REZEPT

2024 年版

実践対応

レセプト 総点検マニュアル

2024年6月現在の診療報酬に準拠

診療時間を記載する

2つ目の診療科名を記載する

検査日を記入する

JN038162

医学通信社

はじめに

本書は，過不足のない診療報酬請求を実現するためのレセプト点検マニュアルです。

今回 2024 年版では，2024 年 6 月現在の診療報酬・薬価基準・審査基準等に準じて，全面的に見直しを行っています。

適正な請求を実現するためには，(1)医師の医療行為が保険診療として適切であること，(2)診療録・伝票等に医療行為が正確に記録されること，(3)その診療録・伝票等から医療事務者が正確にレセプトを作成すること，(4)そのレセプトを医師等の医療者と医療事務者の双方で厳密に点検すること——が肝要です。本書はそのためのマニュアルとして，医師等の医療者にとっても，また保険請求を行う医療事務者にとっても，実務でそのまま役立つ内容となっています。

第 1 章では「**レセプト・チェックの全ポイント**」と題して，保険診療と保険請求の具体的なチェック・ポイントを徹底的に網羅しました。その主要部分は，国保旭中央病院により作成された「**医師のための保険診療手引き**」をもとにし，元・帝京大学医学部内科学講座教授の川杉和夫氏（桐ヶ丘団地診療所）の監修を仰いでいます。

なお，その内容については，審査の一般的な基準に沿ったものとなっていますが，実際の審査では各都道府県の国保連合会・支払基金ごとに解釈や見解が異なることもあります。したがって，本書の内**容が厚生労働省の告示・通知のような絶対的な規定ではないこと，あくまでもレセプト請求上の一つの指標にとどまること**を予めご了解ください。

また，表罫囲み □□□□ と点線囲み □□□□ の解説部分は，社会保険診療報酬支払基金「審査情報」，「診療報酬Ｑ＆Ａ」（杉本恵申著，医学通信社），「プロのレセプトチェック技術」（株式会社ソラスト著　医学通信社）などを参考にしています。

さらに，**第 2 章**では「**診療科別レセプト審査のポイント**」と題して，審査機関の審査委員が，各診療科——外科・内科・泌尿器科・皮膚科・整形外科・脳神経外科・呼吸器外科・麻酔科——の「**最近の審査の傾向**」「**審査チェックポイント**」「**症状詳記のアドバイス**」を，実例をあげて詳細に解説しています。

本書をレセプト請求・点検の現場でお役立ていただき，レセプト請求の精緻化はもちろん，レセプトデータ活用の一助となれば幸いです。

2024 年 6 月

医学通信社

目　次

第 1 章

レセプト・チェックの全ポイント

[※ 本章の内容（囲み枠以外の記載部分）はレセプト審査における一つの指標であり，審査の絶対的な基準ではありません。その点，予めご了解下さい。]

$\boxed{1}$ 基本的事項

レセプト点検のチェックポイント 140

記載もれ
1. **保険者番号・公費番号・受給者番号**の記載（入力）もれがないか。
2. **氏名・性別・生年月日**の記載（入力）もれがないか。
3. **傷病名・診療開始日・診療実日数**の記載（入力）もれがないか。

生年月日
4. **3 歳未満の乳幼児，6 歳未満の幼児**については年齢加算の算定可否に注意する。また，15 歳未満か否かにも注意する。

傷病名
5. **診療内容に適応する傷病名**（疑い病名でも可）が記載されているか。
6. 傷病名が症状病名ではなく**保険適用の病名**か。
7. **主傷病と副傷病**が区別されているか。
8. 傷病名の**入力ミス**（漢字変換ミス等）がないか。
9. **治癒病名**が残っていないか。
10. **前月の疑い病名**が残っていないか。
11. **転帰**が正しく記載されているか。特に 2 回以上初診料を算定している場合，病名の転帰が正しく記載されているか。
12. コンピュータ入力と手書きの混在は極力避けたい。

診療開始日
13. **診療開始日と初診料**の関係は正しいか。

診療実日数
14. **診療実日数と診察料**（初診・再診料）あるいは**入院料**は一致しているか。

内容（全般的事項）
15. 算定は「**1 回につき**」なのか，「**1 日につき**」なのか，「**一連につき**」なのかを確認する。
16. **包括点数の包括項目**を算定していないか。
17. **併算定できない診療項目**を算定していないか。
18. **手技料と器材等がセット**で算定されるケースで，その回数が一致するか。
19. **加算点数のみの算定**はないか（本体の手技料は算定されているか）。
20. 「**1 日につき**」算定する診療項目の回数が診療実日数を上回っていないか。
21. **逓減規定**を正しく算定しているか。

基本

22. 算定期間に制限のある診療項目の算定期間は正しいか。

23. 算定回数に制限のある診療項目の算定回数は正しいか。

24. 症状詳記とレセプトの内容が合致しているか。

25. 摘要欄に算定日や理由など必要なコメントが記載されているか。

時間外・休日・深夜加算

26. 初診，再診，在宅医療，検査，画像診断，処置，手術，麻酔に関連するので確認する。

27. 時間外・休日・深夜の**初診，再診**の場合で，診療内容に**検査**や**画像診断**等があった場合は加算が発生する可能性があるので注意する。

28. 時間外・休日・深夜に**手術**を行っている場合は，**麻酔**についても加算が発生するので要注意。また，**検査や画像診断**についても時間外等に行われている可能性が高いので確認する。

29. 入院であっても，**初診，再診に引き続き検査や画像診断等が行われた場合**は時間外等の加算が発生するので注意する。

30. **6歳未満の患者**について，初診料・再診料・外来診療料の時間外加算等を算定した場合は点数が高くなるので注意する（この場合，乳幼児加算は算定不可）。

初診料

31. 初診料と**診療開始日**が合致しているか。

32. 初診料を算定した**傷病の治癒後，同月に別の傷病で受診した場合**は再度初診料が算定できる。この場合，転帰欄に「治癒月日」の表示がないと，初診料が再診料へ減点されることになるので注意する。

33. **初診または再診と同一日の別傷病での他科受診（初診）**については，2つ目の診療科に限り，（再診料ではなく）146点が算定できる（「注」加算は算定できない）。

34. **複数科を受診した場合**で，初診料を算定した診療科では1月以内は**特定疾患療養管理料**を算定できないが，再診料を算定した診療科においては要件を満たせば特定疾患療養管理料が算定できるので，いずれが主病なのかを確認する。

35. 一傷病の**診療継続中**に他の傷病の初診を行った場合は，初診料ではなく再診料を算定する。

36. 患者が**任意に診療を中止して1月以上経過後に再受診した場合**は，慢性疾患など明らかに同一疾患であると推定される場合を除き，**同一病名・同一病状であっても初診として扱う**。

37. 初診料と C000 往診料は併算定できるが，C001・C001-2 在宅患者訪問診療料（Ⅰ）・（Ⅱ）とは併算定不可。

再診料／外来診療料

38. 原則として，**同一日に2以上の再診（一度帰宅後に再度受診したような場合。電話等再診を含む）**があっても，その都度，再診料又は外来診療料が算定できる。

39. ただし，同一医療機関の複数科において同時に再診を行った場合で，それが**同一の疾患又は関連する疾患**による複数の再診の場合は，2科目以降の再診料又は外来診療料は算定できず，複数科の再診が**別傷病**による場合は，2科目に限り再診料又は外来診療料として38点を算定する（3科目以降は算定できない）。

40. **同一日に2回以上の再診（電話等再診を含む）**があった場合は，摘要欄への記載が必要になる。

41. 同日再診でも，算定要件さえ満たせば**外来管理加算を再度算定**することができる。

42. **電話再診**の算定もれはないか。電話再診でも乳幼児加算や時間外・休日・深夜加算，時間

外対応加算は算定できるが，外来管理加算，地域包括診療加算，認知症地域包括診療加算，外来感染対策向上加算，発熱患者等対応加算，連携強化加算，サーベイランス強化加算，抗菌薬適正使用体制加算，医療情報取得加算，看護師等遠隔診療補助加算は算定できない。また，定期的な医学管理を前提とする場合も算定不可。

43. 外来管理加算と**併算定できない処置，検査等**が行われていないか確認する。

44. 外来診療料に**包括される検査**を行った場合，**検体検査判断料および検体検査管理加算，採血料**は別に算定できる。

45. 外来診療料に**包括される処置**を行った場合，**薬剤料と特定保険医療材料料**は別に算定可。

46. **再診料・外来管理加算・外来診療料とC000往診料は併算定できる**が，C001・C001-2在宅患者訪問診療料（Ⅰ）・（Ⅱ）とは併算定不可。

入院料

47. **入院の起算日**と期間の計算が正しいか。外泊日の算定にも注意する。

48. 前回入院とは**別の傷病によって再入院**した場合は，再入院日を入院起算日とするので注意する。

49. 前回入院と同一傷病であっても，**"急性増悪"によって再入院**した場合は，再入院日を入院起算日とする（コメントがあったほうがよい）。要注意。

50. 午前0時から24時まで**まったく病室を使用していない日をもって外泊日とする**（1泊2日の外泊は診療報酬算定上では外泊とみなさない）。

51. **転院日の入院料**は両方の医療機関で算定できるので注意する（特別の関係にある医療機関でも同じ）。

52. **入院基本料等加算の算定要件**を満たしているか，あるいはもれなく加算を算定しているかを確認する。

53. **入院基本料等加算**には，**患者要件（疾患・病態・年齢等）**により算定できるものがあるので，患者ごとに算定可否を確認する。

54. **障害者施設等一般病棟に90日を超えて入院する患者**については**特定入院基本料**を算定することになるが，90日を経過する日の属する月において重症の状態にある患者等はその対象外となるので，患者の病態を確認する。

55. **入院患者が他医療機関を受診**し，他医療機関でその診療費を保険請求した場合，入院医療機関では，その入院料の種別と他医療機関での受診内容に応じて，**入院料の基本点数から40%〜5%を控除して算定する**。したがって，他医療機関での受診内容を必ず確認する。

56. **特定入院料**などの包括入院料を算定する場合，包括される診療項目を算定していないか，あるいは別に算定できる診療項目の算定もれはないか注意する。

57. 特定入院料を算定できる**2以上の治療室に入院した場合**，特定入院料の算定限度日数は，**他の特定入院料の算定日数を控除して計算する**ので，要注意。

医学管理等

58. **対象病名や期間，回数**などの算定条件と合致しているか。

59. 他の医学管理料や在宅医療料などとの**併算定の可否**を確認する。

60. **傷病名**などから推察して，当然行われているはずの医学管理の算定がもれていないか。

61. **特定薬剤治療管理料**の薬剤名と初回算定年月が摘要欄に記載されているか。また初回月加算や4月目以降の逓減算定が正しく行われているか。

62. **診療情報提供料**は紹介先ごとにそれぞれ算定できる。

63. **退院にあたっての療養指導等に対する診療報酬**（B004 退院時共同指導料 1, B005 退院時共同指導料 2, B005-1-2 介護支援等連携指導料, B006-3 退院時リハビリテーション指導料, B007 退院前訪問指導料, B007-2 退院後訪問指導料, B009 診療情報提供料の退院患者紹介加算, B011-6 栄養情報連携料, B014 退院時薬剤情報管理指導料, B015 精神科退院時共同指導料, C100〜C121 の在宅療養指導管理料）の算定もれに注意する。

在宅医療

64. 対象病名や期間, 回数などの算定条件と合致しているか。

65. 他の医学管理料や在宅医療料などとの**併算定の可否**を確認する。

66. **薬剤や材料**の使用が考えられる在宅医療で, それらの請求がもれていないか。

67. **往診料と初診料・再診料・外来診療料**はそれぞれ別に算定できる。

68. **在宅患者訪問診療料と初診料・再診料・外来診療料・往診料**との併算定はできないので, 要注意。

69. 往診料の**夜間深夜加算（I）・（II）**と初診料・再診料・外来診療料の**時間外加算等**はそれぞれ別に算定できるので注意する。

70. **「同一建物居住者」**とは, 養護老人ホーム, 特別養護老人ホーム, 有料老人ホーム, サービス付き高齢者向け住宅, マンションなどの居住者が該当するが, それらの同一建物に居住する患者 1 人のみに対して訪問診療や訪問リハビリ等を行った場合は, 「同一建物居住者以外の場合」の点数が算定できる。

71. ①往診を実施した患者, ②末期悪性腫瘍で訪問診療開始 60 日以内の患者, ③死亡日から遡って 30 日以内の患者——については, 同一建物居住者訪問診療の患者数に数えないとされている（①は往診料, ②③は在宅患者訪問診療料（I）の「イ 同一建物居住者以外の場合」の点数を算定）。例えば, 同一建物の 2 人の患者に訪問診療を行い, うち 1 人が末期悪性腫瘍患者の場合, その末期悪性腫瘍患者はカウントしないため, 残りの 1 人のみに訪問診療を行ったことになり, 2 人ともに「イ 同一建物居住者以外の場合」の点数の算定となる。

72. **「同一建物」**において**「同一患家」**のみの複数の患者に訪問診療を行った場合は, 在宅患者訪問診療料（I）の「イ 同一建物居住者以外の場合」の点数と, 2 人目以降の患者については初診料・再診料・外来診療料のいずれかを算定する。

73. **退院後に在宅療養を始めて 1 年以内の患者**については, C002 在宅時医学総合管理料, C002-2 施設入居時等医学総合管理料において, **「在宅移行早期加算」**を算定開始月から 3 月を限度に月 1 回算定できる。

74. **在宅療養支援診療所・病院から紹介を受けた医療機関**が, それまで実施していたものと異なる**在宅療養指導管理**（関連性の高い組合せを除く）を行った場合は, その紹介月に限り, それぞれの医療機関で在宅療養指導管理料が算定できる。

75. 退院時に**在宅療養指導管理料**（C100〜C121）を算定した場合, 退院日の属する月に行った在宅療養指導管理の費用は算定できないが, 暦上の翌月ならば算定できる。要注意。

76. **在宅療養指導管理料**を 2 つ以上行っても併算定できない（上記「74」に示す在宅療養支援診療所・病院からの紹介月の例外を除く。C100 退院前在宅療養指導管理料は他の在宅療養指導管理料と併算定可）が, 算定できない指導管理に係る**在宅療養指導管理材料加算**（C150〜C175）・**薬剤料・特定保険医療材料料は別に算定できる**ので, 算定もれに要注意。

77. **「在宅療養指導管理材料加算」**（C150〜C175）のうち, C151 注入器加算と C153 注入器用注射針加算はそれらを処方した場合のみ算定できるが, そのほかの材料加算は, そ

の材料を医療機関が給付又は貸与し患者に使用させている場合は，新たに材料を給付しない月であっても算定できる。

検査・病理診断

78. **検査回数**が正しくカウントされているか。
79. **検査と傷病名が適応している**か。適応外の検査を行っている場合，検査回数が多い場合は，医師による症状詳記が必要となる。
80. 傷病名（当月発症）に対して**診断根拠となる検査や画像診断**が実施されているか。
81. スクリーニング検査から始まり，**目的に沿って段階的に**検査が行われているか。
82. **検査実施料のほかに検査判断料が算定できる検査**（検体検査，呼吸循環機能検査等の一部，脳波検査，神経・筋検査，ラジオアイソトープ検査）について，**判断料の算定もれ**に注意する。
83. **時間外緊急院内検査加算**の算定もれはないか。
84. **外来迅速検体検査加算**（検査実施日に結果を文書で提供し診療を行った場合に算定）の算定もれに注意する（時間外緊急院内検査加算との併算定不可）。
85. **外来受診し検査結果から引き続き入院**となった場合においても，時間外緊急院内検査加算と外来迅速検体検査加算は算定可。要注意。
86. **算定回数が複数月に１回と規定されている検査**の場合，レセプトに前回実施日を記載しなければならない。実施日の間隔は規定を満たしているか。
87. 検体を穿刺・採取した場合，**診断穿刺・検体採取料**の算定もれはないか。血液検査をしている場合の**採血料**の算定もれ，あるいは静脈血か動脈血かに注意する。
88. 生化学的検査における**多項目包括**の項目数の数え方は正しいか。同一日に血液以外の検体（尿，穿刺液・採取液）でも生化学的検査の検査項目を測定した場合は，それらも合算して包括点数を算定し，判断料は生化学的検査で算定する。
89. **D009 腫瘍マーカーを複数回実施した場合**，それぞれ別の悪性腫瘍の疑いで別項目を実施したのであれば，それぞれ算定できるので注意する。
90. 生体検査料の新生児・乳幼児加算，同一月２回目以降の100分の90による逓減算定における**「所定点数」**は，各区分の**「注」**加算を合算した点数なので要注意。
91. 手術や処置と同時に行った**内視鏡検査**は別に算定できないので注意する。

画像診断

92. **X線撮影・診断の回数**が正しくカウントされているか。
93. **時間外緊急院内画像診断加算**の算定もれはないか。
94. **造影剤使用撮影**を行った場合は，造影剤注入手技料の算定もれに注意する。
95. **他の医療機関で撮影したフィルム等**を診断した場合の写真診断料の算定もれはないか。
96. 画像を電子化して管理・保存した場合に算定できる**電子画像管理加算**は，エックス線撮影だけでなく，ポジトロン断層撮影やCT撮影，MRI撮影においても算定できるが，その算定もれはないか。
97. 第3節「通則2」のE200（CT撮影）及びE202（MRI撮影）の**同一月２回目以降の100分の80逓減**における**「所定点数」**には，E200及びE202の**「注」**加算は含まれない（「注」加算は100分の80に逓減せずに算定できる）。
98. 第3節「通則4」新生児・乳幼児・幼児加算の「所定点数」には，E200（CT撮影）及びE202（MRI撮影）の「注3」**造影剤使用加算が含まれる**（「注3」以外の「注」加算は**含まれない**）。

投薬

99. **投与日数（回数），投与量**は多くないか。通常量以上の使用をしている場合は，症状詳記に理由を書くよう医師に依頼する。

100. **特定疾患処方管理加算**（診療所・許可病床数 200 床未満病院）の算定もれはないか。

101. **麻薬，向精神薬等の加算**がもれていないか。

102. **内服薬の多剤投与**（逓減）に関して，種類数の数え方，臨時薬の扱いに誤りはないか。

103. **抗悪性腫瘍剤処方管理加算**の算定もれはないか（許可病床数 200 床以上の病院の入院外の患者に限る）。

104. 後発品のある先発医薬品について，その商品名ではなく**一般名で処方箋を交付**した場合において，後発品が存在するすべての医薬品が一般名処方されている場合は**「一般名処方加算 1」**が，1 品目でも一般名処方があった場合は**「一般名処方加算 2」**が算定できる。

注射

105. 注射薬剤の**用量，期間等**は適切か。特に**抗生物質**には注意する。

106. **抗生剤の長期投与，多剤投与，多量投与**については症状詳記が必要。また，必要な検査等が行われているかを確認する。

107. **点滴注射の回数**が正しくカウントされているか。手技料と診療実日数に整合性があるか。

108. **麻薬等加算，乳幼児加算**の算定もれはないか。

109. **生物学的製剤注射加算**の対象薬剤を確認し，算定もれに注意する。

110. **精密持続点滴注射加算**の対象薬剤を確認し，算定もれに注意する。

リハビリテーション

111. **疾患別リハビリテーション**（H000 ～ H003）については算定限度単位数が 1 日 6 単位と決められているが，**厚生労働大臣が定める患者**〔回復期リハビリテーション病棟入院料の算定患者（リハビリ提供実績が一定水準以上で，かつその効果に係る実績が一定水準を下回る場合を除く），発症後 60 日以内の脳血管疾患等の患者等〕については **1 日 9 単位の算定が可能。**

112. 疾患別リハビリテーションについて，その対象患者（入院患者に限る）に対して，発症・手術・急性増悪・治療開始日など（各リハビリテーション料ごとに違いあり）から 30 日に限り**早期リハビリテーション加算**が算定できるが，それとは別に，リハビリテーション科の配置医師がいる医療機関では発症・手術・急性増悪・治療開始日などから 14 日に限り**初期加算**も算定できる。

処置

113. 処置に使用した**薬剤・材料**の算定もれはないか。

114. **簡単な処置（浣腸，注腸，吸入等）の費用は算定できない**が，それに伴って使用された薬剤料，特定保険医療材料料は別に算定できる。

115. **対称器官の両側に処置**を行った場合の算定に注意する（関節穿刺など特に規定しているもの以外は，両側に行っても算定は 1 回）。

116. **手術当日**の手術に関連する処置は算定できない。

117. 手術当日，手術翌日以降の**ドレナージ**の算定に注意する。

118. **人工腎臓**のさまざまな算定要件や各種加算——①時間外・休日加算，②導入期加算，③障害者加算の算定に注意する。

119. 酸素を使用した場合，酸素の費用が正しく算定されているか，**補正率（1.3）**が乗じられているか確認する。

120. 「通則」と「注」の加算を複数算定する場合，正しい序列に従って算定されているか。序列が間違っていると点数が異なってくるので要注意。

121. 外来患者に対する所定点数 150 点以上の処置及び 1000 点以上の処置については，それぞれ**時間外緊急処置加算**が算定できる。

手術

122. **手術日**が正しく記載されているか。

123. 実際に行われた**手術内容と手術名称**（請求項目）が合致しているか。

124. 実際に行われた**手術部位**が正しく記載され，正しく算定されているか。

125. 手術の際に使用された**医療材料**が正しく算定されているか。①使用目的，②対象疾患名，③状態・症状──が適切か。

126. **輸血用血液フィルター**の算定要件（血液量，対象疾患）が合致しているか。

127. **同一日に同一手術野に複数の手術**を行った場合，手術料が正しく算定されているか。

128. **同一手術野**（原則は同一皮切により行い得る範囲）の解釈に注意する。特に**手足の指**に関しては，1 指ごと又は同一指内の骨・関節ごとに別の手術野とする手術と，5 指全体を同一手術野とする手術がある。

129. **対称器官の両側に手術**を行った場合の算定に注意する（先天性股関節脱臼非観血的整復術など特に規定しているもの以外は，片側ごとに所定点数を算定できる）。

130. **乳幼児加算・幼児加算**の算定もれはないか。

131. **時間外・休日・深夜加算**の算定もれはないか。

132. ①手術時体重 1500g 未満の児又は新生児に対する手術加算，②乳幼児加算・幼児加算，③時間外・休日・深夜の緊急手術加算──における**「所定点数」とは手術料と「注」加算の合計であり，「通則」加算は含まない**ので注意する。

133. **HIV 抗体陽性患者**に観血的手術を行った場合には 4000 点を加算，① **MRSA 感染症患者**，② **B 型肝炎感染患者**，③ **C 型肝炎感染患者**，④**結核患者**に閉鎖循環式麻酔・硬膜外麻酔・脊椎麻酔を伴う手術を行った場合は 1000 点の加算が算定できる。

134. **輸血量**は正しく計算されているか。

135. 輸血に際して，**血液交叉試験等の加算**の算定もれはないか。

136. 「通則」と「注」の加算を複数算定する場合，正しい序列に従って算定されているか。

137. 手術当日に手術に関連して行う処置（ギプスを除く）の費用と注射の手技料は，術前，術後にかかわらず算定できない。また，**診断穿刺・検体採取料**，内視鏡手術時の**内視鏡検査料**（内視鏡フィルム代を含む），手術に**通常使用される保険医療材料**（チューブ，縫合糸等），**衛生材料**（ガーゼ，脱脂綿，絆創膏等），**外皮用殺菌剤，患者の衣類，総量価格 15 円以下の薬剤の費用**も別に算定できない。

麻酔

138. **麻酔時間**が正しく計算されているか。

139. **閉鎖循環式全身麻酔**の各種加算，併施麻酔が正しく算定されているか。

140. 麻酔に使用された**薬剤，材料**の算定もれはないか。

1. 一般的事項

1. 保険診療とは何か

保険診療は各種法令と厚生労働大臣あるいは厚生労働省によって定められた契約診療であり，これからはずれた医療行為に対してはその費用は支払われない。なお，レセプト審査請求の時効は3年である。

2. 療養担当規則の留意事項

(1) 厚生労働大臣の定めのない医療行為は，たとえ学会で常識となっていても認められない。

(2) 健康診断は自己負担。

(3) 研究目的（治験を含む）で行われたものは請求できない。

(4) 食事摂取ができる状態では注射薬よりも内服薬が優先される。

(5) 単なる疲労や通院不便などでは入院は認められない。

3. 医療保険給付対象外の診療

(1) 労務，日常生活に支障のないもの：白髪，そばかすなど

(2) 美容整形手術

(3) 予防医療：予防接種等

　【例外】①破傷風予防のための抗毒素，テタノブリン，②狂犬病ワクチン，③手術，外傷，老人，乳幼児，衰弱患者への予防的抗生物質投与

(4) 妊娠分娩，人工妊娠中絶，業務上の傷病

(5) 喧嘩・泥酔・著しい不行跡による事故は，保険者の認定がなければ給付外

(6) 故意の事故

(7) 刑務所，留置場内，外国在住の場合

(8) 第三者加害行為（例：交通事故）による場合。ただし，被害者が保険証を提示して保険診療を望んだ場合は，傷病届あるいは第三者行為被害届を提出（義務的であり，これにより保険者が請求権を得る）してもらえば保険診療となる。

(9) 他の法令による給付：感染症法など

> 1. 精神保健福祉法，生活保護法，感染症法などの公費負担医療に該当する場合は，各法

令に従い，療養の給付が決まる。生活保護法や老人医療費助成制度等を除き，公費負担の対象となる医療費は対象疾病にかかるものに限られ，一般に医療保険の給付が優先される。

> 2. 労災が適用される患者については，労災保険により療養給付される。労災保険の場合，「労災診療費算定基準」（大部分は健康保険に準ずるが，一部独自の算定ルールあり）に基づき保険請求が行われる。

4. 病名の記載

(1) 再審査請求時には病名の追加は認められないので，医療行為に該当する病名を明記すること。

(2) 病名はできるだけ整理する。

> 1. 急性・慢性の別，身体部位を明記する。
> 　例　閉塞性動脈硬化症（部位を明記）
> 　　　不整脈（上室性，心室性など）
> 　　　帯状疱疹，湿疹（発症部位）
> 　　　肝炎，膵炎（急性・慢性の別）
> 　　　白内障，上腕骨折（左右の別）
> 2. 再発や増悪は，再発日，増悪日を記載する。

5. 症状詳記時の注意点

(1) 診断根拠（症状・検査）および治療とその結果について具体的に記載する。

(2)「予防のため」，「保険適用はないが多数の報告がある」等は認められない。

(3) DPCで病名と症状詳記が一致しない場合は，返戻され説明を求められる。

6. 重点的審査の対象

1. 高点数のレセプト

> ※一定点数以上の高額レセプト…社会保険支払基金および国保連合会の地方支部で重点審査
>
> ※38万点（特定機能病院・臨床研究中核病院では35万点）以上の入院レセプト…社会保険支払基金および国保連合会の本部（特別審

査委員会）で特別審査

※ **35 万点以上**…診療日ごとの症状・経過・診療内容を明らかにする書類添付が必要

※ **添付書類**…①臨床症状，診察・検査所見，治療行為の必要性と経過（担当医が記載）。②投薬・注射・処置・手術等の区分ごとの日々の薬剤使用量を記載した「日計表」。

2. 誤請求の多い施設のレセプト
3. 初診料の誤請求
4. 病名と診療内容の不一致および説明不足
5. 検査項目と回数が多い場合
6. 同系検査の同時実施
7. 投与期間の限定がある向精神薬
8. 条件つき薬剤の適応と期間（カルバペネム系，VCM 等）
9. 成分輸血の適応，量，期間
10. 血液製剤の適応と量，期間
11. アルブミン製剤は疾患で適応が異なる
12. 重症感染症に対するガンマグロブリンは15g ／日まで。説明は必須
13. 体外循環時のヘパリン以外の抗凝固剤は必ず説明を
14. PET（ポジトロン断層撮影）施行時は適切な説明を

7. 査定率を下げるための方策

1. **投薬**：薬剤に対応した病名もれの防止と適正量
2. **注射**：適正量を適正期間
3. **検査**：病名もれの防止。念のための検査は止める
4. **画像**：特に CT 検査の適正頻度
5. **材料**：特に血管形成術，血管内手術時の材料（ガイドワイヤー，ステント，コイル等の過剰使用を避ける）

8. 特別（中央）審査の傾向

1. 大手術時（循環血漿量以上の出血）におけるFFP（新鮮凍結血漿）投与
   ① 手術当日は 4800mL まで
   ② 第 2 日は 2400 ～ 3200mL
   ③ 3 日以後は 800mL ／日
2. 凝固因子補充および慢性期 FFP 投与800mL ／日まで
3. 血小板濃厚液200mL（10 単位）を 2 パック（20 単位）／日まで
4. アルブミン製剤：厳密に適応される。
   ① 高張アルブミン製剤：肺水腫，肝硬変難治性腹水が適応
   ② 等張アルブミン製剤：出血性ショック，重症膵炎，重症熱傷が適応
5. CHDF（持続緩徐式血液濾過）について：疾患によって回数が設定されている。
6. 血液製剤：原則として説明がなければ査定される傾向。

9. DPC 関連

（1）急性骨髄性白血病移植準備の出来高算定開始時期：具体的な移植準備（化学療法，放射線療法）がされた時から出来高となる。
（2）心不全のコーディングで労作狭心症の治療がされているので実態に合ったコーディングへの訂正を求める。
（3）急性腎後性腎不全で膀胱癌手術：コードは急性腎不全ではなく膀胱癌が適切。

2. レセプト症状詳記・審査側からの視点

保険診療は**契約診療**である。レセプト内容が単純・明瞭の場合は補足説明は無用であるが，臨床の現場，特に緊急を要する重症例では診療内容が錯綜する場合が多い。あるいは初期診断の誤りによる矛盾した診療も起こり得る。このような場合に，主治医はいかに考え，判断し，行動したか，そして治療の変更はいかなる時点で行われたかを詳細かつ具体的に記載するのが症状詳記であり，審査側はそれを医学的あるいは臨床の実際に則して判断するわけである。

レセプト内容の**審査の原則**は「必要の限度における診療」であり，「医療の目的は治療である」とするものである。正確な診断はそのための必要条件ではあるが主役ではないことを銘記すべきである。医師の自己満足のための飾りたてた検査は患者さんにとっても保険経済にとっても無用・有害のものとして審査されることを知っていてほしい。

契約診療である以上，約束ごとに伴う責任が保険医にはある。基本的には診療報酬点数表に該当項目ごとに記載されているが，解釈の微妙なものについては点数表以外に，審査の現場からの問い合わせに対する公的な担当官よりの文書による回答が判断の根拠とされる。さらに診療の実際に関する疑義については専門家たちの意見に従っているのが現状である。審査委員はこれらの**諸情報を共有するための内規**ないし注意を知らなければならない。複数のベテラン（専門）委員の意見を総合して判断をしているのが実際であり，症状詳記の内容の判断についても同様の手続きをとっている。

以上のことから，症状詳記の重点は契約条項に沿って診療が行われていることを印象づけることが必要である。

① 症状詳記の書き方

（1）読みやすくわかりやすく

症状詳記を読むとき，最も問題となるのは読みにくいことである。乱暴な走り書き，自己流の崩し字，まったく読めない字がある。楷書でしっかり書くか，ワープロなどで活字化したのに出逢うとほっとする。

次は意味不明の文章である。いわゆる読み込みによる省略文はいただけない。達意の文章が望ましい。

外国語も遠慮してほしい。点検するのは審査会の医師のみではない。最終的には保険者の事務の方がいることを忘れないでほしい。

また略語，記号は点数表に載っている範囲にしてほしい。自分たちだけが理解できる略語は誤解のもとになりかねない。

（2）当月分は詳細かつ具体的に

症状詳記を必要とする症例には当月以前からの継続治療のものが少なからずある。この場合，前月までの説明は重要な診療事項だけでもよいが，当月分は月日を添えて詳細かつ具体的に記載すべきである。無論，前月末から続いている場合は，その開始月日とその時点での問題点を検査成績も加えて記載してほしい。そして具体的な診療方法とその結果まで記載する。「重症のため」などの記載ではなく，重症である病状を示すデータがほしいのである。審査委員はそれによって診療内容を審査することになる。

（3）問題点は別枠で説明

ある大学病院のレセプトに初めてこの記載を見たときは，これはいいと感心したものである。診療内容を点検して感じた問題点が，その項で見事に的を射た説明がなされていると大変うれしく感ずるものである。隔靴掻痒の詳記に悩まされがちな審査委員にとってはありがとうと言いたいくらいである。もっとも，誤りもすぐ明らかになる。そのような場合も実際にあり，これでは救いようがないではないかということにもなる。

② 具体例について

このようにして症状詳記を読んだ後で診療内容の点検に入るわけである。以下に症状詳記の具体的な問題点のいくつかを述べてみたい。

a 病名

病名が診療内容と相応ずることは当然であるが，特に複数の病名の場合，その医学的妥当性に疑念を抱かせられる場合がある。

そのひとつが，**鑑別診断を行った病名の羅列**である。これは，早い時期から症状詳記のなかだけでなく病名欄に書くよう指導が行われているものである。しかし，これらが同一診療開始日にきわめて多数ならんでいるときは抵抗を感ずる。しかも，確定診断名がトップに記載されているときはなおさらである。

症例が示した重要な症状（群）に対し，問診と身体所見によって診断の方向性は狭まり，その後は基本的検査と疫学も考慮しながらアルゴリズムにより段階的に診断をすすめるのが常道である（無論，救急的疾患の場合は自ずから異なる）。そのような思考過程に沿って検査と否定が繰り返され，確定診断が得られる以上，それぞれの疑診は初診日から順次提示されて最終診断名は最後のその月日が記載されるはずである。すべてが同一日（実際は症例に対面した日）と記載されると，鑑別診断表に載っている病名を平面的に抜き出して羅列したととられかねない。診断は段階的に，診療は必要範囲にとどめるという保険診療の大原則を踏み越す恐れがある。

次は，**なぜこの病名が突然現われるのか**といった場合である。いくつかの病名のあとに，まったく関連が不明な病名が記載されながら，症状詳記にはまったくふれていなかったり，適切な臨床根拠が示されない場合である。よくみられるのは「膠原病の疑」である。疑った理由は何かということで返戻になる。

もうひとつの場合は**根拠不明の確定病名**である。例えば「偽膜性腸炎」とあり，塩酸バンコマイシン散の投与がみられるのに便培養すら記載がない場合である。症状詳記があったとしても査定は免れない。そのほか，胃切除術直後に挿入されたゾンデから血性分泌液がみられたので胃潰瘍としてガスター注が行われた場合がよく話題にのぼるが，これまた診断根拠不確実とされている。また，DIC 症例や食道静脈瘤破裂時に上部消化管出血としてガスター注がみられる。これまた胃潰瘍や出血性胃炎によるものでないと適応とはならないが，症状詳記の欄に診断根拠が示されないものが多いばかりでなく，これが食道静脈瘤破裂による出血の胃内貯留によるものであったという説明が症状詳記あるいは返戻に対する回答として記されてはなんともいいようがない。

b 検　査

検査に関する症状詳記の必要性は病名に連動して起こることが多い。

まず第一はその**必要性**についてであろう。診断基準が定められている疾患については，それに含まれる検査の必要性を問われることはない。問題となるのは共通の症状（群）を主症状とするいくつかの疾患がある場合の段階的診断の順序である。

たとえば，ウイルス性活動性慢性肝炎，自己免疫性肝炎および原発性胆汁性肝硬変の病名が列記され，肝炎ウイルスマーカーのほかに自己抗体や抗ミトコンドリア抗体も調べられているレセプトが数枚でてきた場合はどうであろうか。この場合の症状詳記では，まずウイルス性肝炎がマーカーから除外されたうえ，中年女性であることからまず自己抗体の検査が行われ，これも否定されたあと，抗ミトコンドリア抗体を含む原発性胆汁性肝硬変の病像の検討がなされるべきであろう。最初から肝炎ウイルスマーカー，自己抗体，抗ミトコンドリア抗体の同時検査はいただけない。抗ミトコンドリア抗体弱陽性が自己免疫性肝炎やウイルス性慢性活動性肝炎にみられる可能性はあっても，頻度からいえば原発性胆汁性肝硬変ではっきり高く，その診断のための有力な検査であることに変わりはない。

最近目立ってきたのはウイルス性急性肝炎の際の肝炎ウイルス以外のウイルスの検索である。この場合も，肝炎ウイルスマーカーをまず調べ，否定的な場合に順次，頻度を考慮して他のウイルスの検索が行われるべきで，並行して同時に行うべきでない。したがって，症状詳記の項で説明が必要となる。このような順序を追って行かねばならない検査は少なくない。

次の問題は経過を追っての**検査回数**である。特に生化学Ⅰのセット検査は古くて新しい問題であり，回数過多は症状詳記のなかで，病状，検査結果を付記して必要性を述べる必要がある。

その必要度は，急性かつ重症疾患から慢性疾患に至るまで種々であるのは当然である。一般の目安とされるのは，特定疾患に対する特定検査，例えば急性心筋梗塞時の CK（CPK）その他は別として，最重症でも 1 日 1 回が限度であ

り，3日に1回で追う一般的重症例，週1回以下の軽症ないし慢性例といったところが目途となる。これを超える場合は説明を要する。

特定疾患でも急性肝炎における肝機能検査は，発病当月でも4日に1回を超える場合は病状および検査結果の推移の記載が必要である。劇症肝炎の場合は連日となり，経過順調の場合は1週に1回が上限となる。

いずれにしても，回数に関する過剰（B）の査定を受けた場合は再検討のうえ参考とするなり，納得できない場合は各種データを添えて再審査に提出する。新しい病名，データを書き加えることは認められない内規のある審査会があることも承知しておきたい。あまりに粗雑なレセプトの横行に対する処置とされている。

次は，**特定のしばりのある検査**で症状詳記の必要のある例である。

腫瘍マーカーもまた古くて新しい問題であり，今なお査定対象の代表的なものである。PIVKA-Ⅱは凝固検査として行った場合でも同点数なので，この場合はその必要だった病状を記載のうえ，腫瘍マーカーとして行ったものではないことを明らかにする必要がある。

悪性腫瘍（疑）名のないのは論外であるが，病状説明で「どこかに進行癌があると思われるが，病状不良のため検査できなかった」として病名欄に「悪性腫瘍の疑」として数種の一般的腫瘍マーカーの検査が行われているレセプトも珍しくない。「画像診断等の結果から，悪性腫瘍の患者であることが強く疑われる者に対して検査を行った場合」と規定されている以上，症状詳記のこの記載では検査の適応とはならない。

輸血あるいは血漿成分製剤輸注後2カ月で行われたHIV抗体価は，その行為の行われたことを症状詳記欄などに記載しなければ，当月のレセプトではわからない。

c 画像診断

この領域で第1に問題となるのは，症状詳記とは別に，悪性腫瘍患者で**転移診断のための画像診断に対する疑病名記載**の必要性であろう。**手術予定患者の場合**は手術予定あるいは手術例の場合は「転移の疑（臓器名とともに）」病名必要ないと考えられる。問題は手術予定が明示されていない場合である。例えば**肺癌症例**

で「脳，骨転移」の検査が通例行われているが，「疑病名」が併記されていることはむしろ少ない現状である。重大かつ好発部位であるからであろう。審査側からも指摘されることは少ないようである。無論，併記されていれば問題はない。確定診断ならば当然記載すべきである。

これに対して，**胃癌の肝転移疑**の場合は超音波検査なら必要とされていないが，CTスキャンやMRIによる場合は記載しておくのが無難であろう。

糖尿病におけるアルブミン定量（尿）は画像診断とは異なるが，腎症の疑の記載は一般に求められない。ただし経過中，繰り返し施行している場合は，3月に1回のしばりがあるので，前回施行日を記載する必要がある。

次に施行回数に一応のしばりがされていることが多い**頭蓋内血管疾患**でのCTスキャンやMRIがある。一般に発病当月については，前者のみで3，4回，MRIを加えて7回まで，またSPECTは2回までが上限とされているので，それを超える場合は，必要性について症状詳記と検査結果の推移を記載する。

d 投薬・注射

まず，**内服と注射**の問題がある。内服では効果不十分あるいは内服不能の場合に注射によるという規定が明記されている。したがって両者の併用は原則的には認められていない。また，内服が可能であることがレセプト上で明らかな場合は査定の対象となり得る。例えば，出血性胃潰瘍に対しガスター注を7日間使用したあと，他剤の内服があり，ガスター内服が可能と思われる場合は，たとえ減量しても注射は査定への対象となる。他剤の内服の時期，あるいは食有開始の時期を明示する必要がある。

胃潰瘍と胃癌の病名併存例の場合は，明らかに別に存在することを内視鏡所見の図示と生検所見も加えて説明する必要がある。抗潰瘍剤の使用が多くみられるからである。

一方，当初は**胃潰瘍**による出血と考えてH_2ブロッカーなどの使用が行われたが，**生検結果から癌**であることが判明した場合は，癌確診の日時を明記し，H_2ブロッカーの使用は中止する。生検実施後，病理所見の判明するのは4日目くらいであるので，他施設依頼のため遅れた場合はその旨記載する。

消化性潰瘍時の NSAIDs の使用は，投与方法のいかんにかかわらず禁忌とされている。したがって，胃潰瘍に対する積極的治療が同一月のレセプト上にあれば査定は免れない。NSAIDs は慎重投与とあるのは消化性潰瘍の既往がある場合とされるので，S 期に入ったら中止にしておくべきである。

NSAIDs 長期投与による消化性潰瘍の場合は，その適応薬剤を用い，H₂ブロッカーは必要やむを得ない病状を付記し，短期使用の旨を記載する。NSAIDs はその間，休薬しておくのも一法であろう。

膵炎と DIC，膵炎とフサン透析の場合の薬剤は，1種類で必要量を投与する。薬剤は別でも複数種用いるのは正しくない。ただし，ショックを適応とする場合があるときは2種になることがあるし，日時的なズレのある場合は，その旨を付記する。

使用期間の限定された薬剤使用の場合は，特に前月からの継続の場合は使用開始日を詳記に記載する。塩酸バンコマイシン，ハベカシン，マキシピーム，ファーストシン，メロペンなどの抗生剤，DIC 用剤，ショック用剤，静注用免疫グロブリン製剤などがある。

バクトロバン軟膏が無造作に算定されているレセプトもある。易感染患者，易感染患者から隔離困難な場合で，鼻腔内から MRSA が培養陽性の場合であることを明記する。

e　成分輸血

新しいマニュアルによって，以前よりも明確に適応や使用法が規定された。2，3問題はあるものの，注意して査定されないようにしたい。

とりわけ**新鮮凍結血漿**の適応が厳格となり，使用量とともに出血を伴う手術関連で大きな問題となっている。**アルブミン製剤**とともに，明らかに不適切な使用とされている使用法がまだまかり通っているのは無神経といわざるを得ない。**赤血球濃厚液**の場合も，内科系では安易な輸血がまだみられ，特に慢性貧血の場合の代表的な疾患と Hb 量に注意すべきであり，外科的

適応でも判断が求められている。したがって，数値による血算結果の推移を詳記に加える必要がある。

血小板輸血の1日量の上限には注意する必要があるが，関連するものとして **ITP の診断根拠**が不確実なもの，特に再生不良性貧血と併記されたレセプトをみることが少なくない。特殊例はあるとしても，ITP は除外診断である以上，十分な考慮が必要と思われる。この場合問題となるのは，静注用免疫グロブリン大量療法の適応の可否がからんでいるときである。

f　手　術

とりわけ高額レセプトの審査の場で問題になるのは，**手術手技と使用材料**である。複雑あるいは非定型的手術が行われた際は，その必要性と同時に手術手技の図示が求められることが多い。それによって適用手術法が変わったり，使途不明の材料の必要性が明らかにされ，ときには増点される場合も生ずる。

付加価値をもたせた高額の特定保険医療材料を傾向的に使用する施設，とりわけ心臓外科や整形外科の手術例では，その必要性を納得させる詳記が必要となる。できるだけ保険財政を圧迫しないような配慮が求められるからである。

③ 終わりに

以上，症状詳記をみる立場から，実際にレセプト上でよくみられる例の一部について書き記してきた。施設によってはすべてのレセプトに簡単な説明を付したり，逆に複雑なレセプト内容に対して数行の説明しかない場合があるのは適切とはいえない。

また，詳記の末尾に「以上のような次第ですので，よろしく御審査をお願いします」とつけ加えられているのをみると，時には情けない気持ちになることさえある。自らの診療内容は堂々と述べるべきであるし，保険診療の約束を理解した詳記であってほしいと念ずるものである。

2 初診・再診・入院／その他

1. 初診料の留意点

(1) 1傷病の診療継続中に新たに発生した他の傷病の初診を行った場合は，新たな傷病についての初診料は算定できない。ただし，**初診または再診と同一日の別傷病での他科受診（初診）**については，2つ目の診療科に限り，(再診料ではなく) **146点** (情報通信機器を用いた初診の場合は**127点**) が算定できる。その場合，他の「注」加算は算定できない。

(2) **診療中止後1月以上経過して同一医療機関に受診した場合**は，慢性疾患など明らかに同一の傷病である場合を除き，たとえ同一傷病名であっても，初診として取り扱う。

(3) 診察の結果，**該当する疾病がない場合**も，初診料は算定できる。

(4) 届出医療機関において**情報通信機器を用いた初診**を行った場合は**253点**を算定する。

(5) **初診後，即日入院**となった場合，初診料は入院料とは別に算定可 (入院明細書に記載)。ただし，「診療にかかる費用 (一部を除く)」をすべて包括する「小児入院医療管理料」などの特定入院料を算定する場合は，当日の初診料についても包括され，別に算定できない。

(6) **6歳未満の患者**は時間外加算等を算定可 (この場合，乳幼児加算は算定不可)。

(7) 表示診療時間内の場合は，時間外・休日・深夜加算は算定不可。ただし，①**時間外特例医療機関の場合**，②**小児科標榜医療機関での6歳未満の乳幼児の受診の場合**——は，夜間・休日・深夜を診療時間とする場合であっても，夜間・休日・深夜加算が算定できる。

(8) 表示診療時間内であっても，診療所では (要件を満たせば) **夜間・早朝等加算**を算定できる (時間外特例医療機関，小児科標榜医療機関の6歳未満特例加算を算定する場合を除く)。

(9) **休日加算の対象となる休日**は，日曜日，国民の祝日および12月29日〜1月3日。これらの休日を診療日としている医療機関の場合，診療表示時間内は加算はできないが，診療表示時間外は (深夜を除き) 休日加算を算定する。また，これらの日以外の日を医療機関独自の休日とした場合は，(深夜を除き) 時間外加算を算定する。

(10) **産科で分娩後の新生児**が小児科の診察を受けた場合，初診料，再診料は算定できる。

(11) **検診後に同一医療機関で精密検査**を行った場合は，(当日，後日にかかわらず) 初診料は算定できない (精密検査の検査料については，検診の費用に含まれない場合は，算定可)。別の医療機関であれば，算定できる。

(12) **時間外特例加算**は，地域医療支援病院，(認定) 救急病院・診療所，病院群輪番制病院・診療所 (当

番日のみ），共同利用型病院が対象となる。

(13) **自費診療から保険診療に切り替わった場合**，切り替わっても初診料は算定不可。保険給付対象外の外来診療中に，保険給付対象となる傷病につき初診を行った場合にも初診料は算定不可。

(14) **対診を行った場合**，対診を行った保険医が勤務する保険医療機関においても，当該患者につき別個に初診料を算定できる。

(15) ①紹介割合 50％未満又は逆紹介割合 30‰未満の特定機能病院，地域医療支援病院（一般病床 200 床以上），紹介受診重点医療機関（一般病床 200 床以上），②紹介割合 40％未満又は逆紹介割合 20‰未満の許可病床 400 床以上の病院（①の対象病院，一般病床 200 床未満の病院を除く）——において，紹介のない患者（緊急その他やむを得ない事情があるものを除く）の初診料は 216 点（情報通信機器を用いた初診の場合は 188 点），また同一日・別傷病での他科初診は 108 点（情報通信機器を用いた初診の場合は 94 点）となる。

(16) **許可病床 200 床以上の病院で**，①9 月末時点の医薬品取引価格の妥結率が 5 割以下，あるいは②取引価格の妥結率・医療用医薬品の取引・流通改善の取組に係る状況を報告していない場合，**特定妥結率初診料**として 216 点（情報通信機器を用いた初診の場合は 188 点），また同一日・別傷病の他科初診は 108 点（情報通信機器を用いた初診の場合は 94 点）を算定する。

(17) 感染防止対策に係る施設基準に適合する届出診療所において，**外来感染対策向上加算，発熱患者等対応加算，連携強化加算，サーベイランス強化加算，抗菌薬適正使用体制加算**をそれぞれ月 1 回算定できる。

(18) 施設基準を満たす医療機関において初診を行った場合，オンライン資格確認によらない場合は**医療情報取得加算 1** を，オンライン資格確認による場合は同**加算 2** を月 1 回算定できる。

(19) 施設基準を満たす医療機関では，**医療 DX 推進体制整備加算**を月 1 回算定できる。

2．再診料の留意点

(1) **診療所と一般病床 200 床未満の病院**において算定する。施設基準に適合する届出医療機関において**情報通信機器を用いた再診**を行った場合も再診料（75 点）が算定できる。

(2) **同時に 2 以上の傷病**について再診を行った場合は，再診料は 1 回のみの算定となる。

(3) 初診または再診後，再び症状を訴えて受診したような場合（**同日再診**）は，再受診についても再診料が算定できる（最初の受診の際の検査結果を聞きに来ただけというような，一連の行為とみなされる場合を除く）。また，要件を満たせば外来管理加算も再診のつど算定できる。

(4) 患者または看護に当たっている者から電話またはビデオ通話で治療上の意見を求められ指示を与えた場合も再診料は算定できる。この電話等による再診でも乳幼児加算や時間外・休日・深夜加算，夜間・早朝等加算，時間外対応加算，明細書発行体制等加算，薬剤適正使用連携加算は算定できるが，外来管理加算，地域包括診療加算，認知症地域包括診療加算，外来感染対策向上加算，発熱患者等対応加算，連携強化加算，サーベイランス強化加算，抗菌薬適正使用体

初再
入他

制加算，医療情報取得加算3，看護師等遠隔診療補助加算は算定できない。また，定期的な医学管理を前提とする場合も算定不可※。ただし，2018年3月末以前に，3月以上継続して定期的に，電話等による再診料を算定していた患者については，当該医学管理に係る一連の診療が終了するまでの間，当該再診料を引き続き算定できる。その場合，時間外加算，休日加算，深夜加算，夜間・早朝等加算は算定不可。

※　例外として，休日・夜間の救急医療確保のために診療を行う医療機関（地域医療支援病院，救急病院等）への受診を指示したうえで同日に診療情報提供を行った場合，B009診療情報提供料（Ⅰ）が算定可とされた。

(5)　同一医療機関の複数科において同時に再診を行った場合で，それが同一の疾患又は関連する疾患による複数の再診の場合は，2科目以降の再診料は算定できないが，複数科の再診が別傷病による場合は，2科目に限り再診料として38点を算定する（3科目以降は算定できない）。その場合，他の「注」加算は算定できない。

(6)　診察後に検査，画像診断を受けに来ただけ，結果を聞きに来ただけ，薬剤のみを取りに来ただけで，医師の診察がない場合は，再診料は算定できない。

(7)　2以上の傷病で複数科を受診し，一方の科では診察と投薬だけだったが，もう一方の科で「厚生労働大臣の定める検査」や処置を行った場合には，外来管理加算は算定できない。

(8)　病院において処置の手技料の算定がない場合（湿布処置，皮膚科軟膏処置「1」）で薬剤料のみの算定の場合，外来管理加算は算定できる。

(9)　6歳未満の患者については時間外加算等が算定できる。この場合，乳幼児加算は算定不可。

(10)　表示診療時間内の場合は，時間外・休日・深夜加算は算定不可。ただし，①時間外特例医療機関の場合，②小児科標榜医療機関での6歳未満の乳幼児の受診の場合——夜間・休日・深夜を診療時間とする場合でも，これら夜間・休日・深夜加算が算定できる。

(11)　表示診療時間内であっても，診療所では（要件を満たせば）夜間・早朝等加算を算定できる。なお，当該加算と乳幼児加算は併算定可能。

(12)　外来管理加算の算定要件：慢性疼痛疾患管理，リハビリテーション，精神科専門療法，処置，手術，麻酔，放射線治療，超音波検査等，脳波検査等，神経・筋検査，耳鼻咽喉科学的検査，眼科学的検査，負荷試験等，ラジオアイソトープを用いた諸検査，内視鏡検査を行わずに計画的な医学管理を懇切丁寧な説明で行った場合——に算定できる（簡単な症状の確認等を行ったのみで継続処方を行った場合は，再診料は算定できるが，外来管理加算は算定できない）。

(13)　患者からの問い合わせや受診に対して，休日・夜間等365日24時間対応する体制をとっている届出診療所では，区分に応じ，時間外対応加算1〜4が算定できる。電話再診であっても算定可。体制を評価した点数なので，標榜時間内の再診についても一律算定可。

(14)　電子請求を行い，詳細な医療費明細書を患者に無料で交付している診療所では，明細書発行体制等加算が算定できる。明細書が不要との申し出があり交付しなかった患者にも算定可。

(15)　許可病床200床以上の病院（再診料は一般病床200床未満が対象）で，①9月末時点の医薬

品取引価格の妥結率が 5 割以下，あるいは②取引価格の妥結率・医療用医薬品の取引・流通改善の取組に係る状況を報告していない場合，**特定妥結再診料として 55 点**（同一日・別傷病の他科受診は **28 点**）を算定する。

(16) 診療所で，**脂質異常症・高血圧・糖尿病・慢性心不全・慢性腎臓病**（慢性維持透析を行っていないものに限る）・**認知症のうち 2 以上を有する患者**に指導・診療を行った場合，**地域包括診療加算**が算定できる。原則として院内処方で，①時間外対応加算 1，2，3 又は 4 の算定，②常勤換算医師 2 人以上（うち 1 人以上が常勤医師），③在宅療養支援診療所——のいずれかが要件。本加算算定の場合，7 剤投与の減算の対象外となる。電話再診時は算定不可。

(17) 診療所で，**認知症以外に 1 以上の疾患**（脂質異常症，高血圧症，糖尿病とは限らない）を有する者に指導・診療を行った場合，**認知症地域包括診療加算**が算定できる。ただし，1 処方につき**内服薬 5 種類以下，向精神薬 3 種類以下**である場合に限る。地域包括診療加算の届出医療機関で算定でき，算定要件も上記の疾患と投薬の種類数を除き，地域包括診療加算と同じ。

(18) 時間外・休日・深夜の再診後に緊急入院となった場合において，再診料の**時間外・休日・深夜加算**（「注 5」「注 6」）については算定可（再診料の所定点数は入院料に包括）。

(19) 感染防止対策に係る施設基準に適合する届出診療所において，**外来感染対策向上加算，発熱患者等対応加算，連携強化加算，サーベイランス強化加算，抗菌薬適正使用体制加算**をそれぞれ月 1 回算定できる。

(20) オンライン資格確認によらない場合は**医療情報取得加算 3** を，オンライン資格確認による場合は**同加算 4** をそれぞれ 3 月に 1 回算定できる。

(21) へき地診療所・へき地医療拠点病院において，D to P with N（患者が看護師等といる場合の情報通信機器を用いた診療）を実施した場合に**看護師等遠隔診療補助加算**が算定できる。

3. 外来診療料の留意点

(1) **一般病床 200 床以上の病院**において算定する。施設基準に適合する届出医療機関において**情報通信機器を用いた再診**を行った場合は **75 点**を算定する。その他，基本的な取扱いは再診料と同様である。ただし，電話等による再診，外来管理加算は算定できない。

(2) **簡単な検査と処置の費用が包括**されている。検査に係る注加算と時間外緊急院内検査加算，処置に係る注加算は算定できないが，**検体検査判断料，外来迅速検体検査加算，採血料，処置に伴う薬剤料，特定保険医療材料料は別に算定可**。熱傷に対する処置についても別に算定可。

(3) 同一医療機関の複数科において同時に再診を行った場合で，それが同一の**疾患又は関連する疾患**による複数の再診の場合は，2 科目以降の外来診療料は算定できないが，複数科の再診が**別傷病**による場合は，2 科目に限り外来診療料として **38 点**を算定する（3 科目以降は算定できない）。その場合，他の「注」加算は算定できない。また，2 科目以降に外来診療料を算定できない場合，2 科目以降で外来診療料に包括される検査等を行っても，それらは算定できない。

(4) ①紹介割合 50% 未満又は逆紹介割合 30‰未満の特定機能病院，地域医療支援病院，紹介受診

初再
入他

重点医療機関，②紹介割合 40%未満又は逆紹介割合 20‰未満の許可病床 400 床以上の病院（①の対象病院，一般病床 200 床未満の病院を除く）——において，他院（一般病床 200 床未満の病院又は診療所）紹介の申出にもかかわらず受診した患者（緊急その他やむを得ない事情があるものを除く）の外来診療料は 56 点（同一日・別傷病での他科初診は 28 点）となる。

(5) 許可病床 200 床以上の病院で，①9 月末時点の医薬品取引価格の妥結率が 5 割以下，あるいは②取引価格の妥結率・医療用医薬品の取引・流通改善の取組に係る状況を報告していない場合，外来診療料は 56 点（同一日・別傷病の他科初診は 28 点）となる。

(6) 時間外・休日・深夜の再診後に緊急入院となった場合において，外来診療料の**時間外・休日・深夜加算**（「注 8」「注 9」）については**算定可**（外来診療料の所定点数は入院料に包括）。

(7) オンライン資格確認によらない場合は**医療情報取得加算 3** を，オンライン資格確認による場合は同**加算 4** をそれぞれ 3 月に 1 回算定できる。

(8) へき地診療所・へき地医療拠点病院において，D to P with N（患者が看護師等といる場合の情報通信機器を用いた診療）を実施した場合に**看護師等遠隔診療補助加算**が算定できる。

4. 入院料の留意点

(1) 入院料は，①**入院基本料**，②**入院基本料等加算**，③**特定入院料**，④**短期滞在手術等基本料**から構成される。入院料の所定点数はすべて "1 日につき" の点数である。

(2) 入院中に**同一医療機関の他科を受診しても，初診・再診料は算定できない**（歯科を除く）。

(3) **入院の日**とは，保険種別の変更などにかかわらず，医療機関に入院した日をいい，他の医療機関から転医してきた場合は，新たに入院した日を入院の起算日とする。他の医療機関が「特別の関係」にある場合は，前回入院日を起算日とする。

(4) **いったん治癒し，その後再発して入院した場合**，あるいは新たな疾患で再入院した場合は，再入院の日を起算日とする。

(5) 「**14 日以内の期間**」等の初期加算は入院初日から起算する。特定入院料を算定した日についても当該期間にカウントされる。

(6) **入院診療計画，院内感染防止対策，医療安全管理体制，褥瘡対策，栄養管理体制，意思決定支援，身体的拘束最小化**について，別に厚生労働大臣が定める基準を満たす場合に限り，入院基本料・特定入院料・短期滞在手術等基本料 3 が算定できる。
　　栄養管理体制を満たさない場合は，入院料の所定点数から 1 日につき **40 点減算**する（常勤の管理栄養士を確保できない病院で，非常勤管理栄養士または常勤栄養士 1 人を配置している場合に適用される）。診療所については，栄養管理体制は入院料算定の必須要件ではなく，常勤管理栄養士を配置した場合には**栄養管理実施加算（12 点）**が算定できる。
　　身体的拘束最小化の基準を満たさない場合，入院料の所定点数から 1 日につき **40 点減算**する。

(7) 一般病棟入院基本料や療養病床入院基本料等で，看護職員配置や平均在院日数等の基準を満

たさない場合は，**特別入院基本料**として低減された点数を算定する。

(8) 障害者施設等一般病棟（A106 障害者施設等入院基本料を算定）で 90 日を超えて入院する患者のうち「厚生労働大臣が定める状態等にあるもの」以外の者（特定患者）については，特定入院基本料を算定する。A100 一般病棟入院基本料，A104 特定機能病院入院基本料（一般病棟），A105 専門病院入院基本料の算定病棟における 90 日超入院患者については，**A101 療養病棟入院料 1 の例により算定して平均在院日数の計算対象から除外する**か，もしくは**出来高算定として平均在院日数の計算対象とする**（病棟単位で医療機関が選択できる）。

(9) 入院期間が 180 日を超える患者（難病・悪性腫瘍の患者等を除く）については，入院基本料等が減額（初期加算・長期減算等は含めず，入院基本料の所定点数のみを 85％とする）されて保険外併用療養費の対象とされ，差額徴収の対象となる。

(10) 180 日超入院の保険外併用療養費化について，その入院期間の計算は患者単位となるため，**他の医療機関の入院期間も通算**される。ただし，**同一傷病での入院のみ通算**する。退院から 3 ヵ月以上（悪性腫瘍等は 1 月以上），いずれの保険医療機関にも入院していない場合，あるいは同一保険医療機関内の介護療養病床等に 3 ヵ月以上（悪性腫瘍，特定疾患等は 1 月以上）入院した場合は，新たに入院期間を計算する。

(11) ①退院全体に占める**午前中退院の割合が 90％超**の医療機関に 30 日以上入院している患者について，退院日に手術又は 1000 点以上の処置を伴わず入退院支援加算を算定していない場合は，退院日の入院基本料（特別入院基本料等を含む）を **100 分の 92** で算定し，②入院全体に占める**金曜日入院・月曜日退院の割合の合計が 40％超**の医療機関では，手術又は 1000 点以上の処置を伴わない土曜・日曜（金曜日に入院した場合はその直後の土日，月曜日に退院した場合はその直前の土日）の入院基本料（特別入院基本料等を含む）を **100 分の 92** で算定する。

(12) 特定入院料を算定できる 2 以上の治療室に患者を入院させた場合，特定入院料を算定できる日数の限度は，他の特定入院料を算定した日数を控除して計算する。

(13) 各特定入院料について，施設基準適合の届出医療機関の病棟，治療室又は病室において，**一時的に施設基準を満たさなかった場合**は，当該病棟，治療室又は病室の病床区分に応じて，規定の入院基本料等により算定する。

(14) **病棟（病室・治療室含む）から病棟（病室・治療室含む）に移動した日の入院料**については，移動先の病棟（病室・治療室含む）の入院料（入院基本料または特定入院料）を算定する。

(15) A300 ～ A303-2 までの特定入院料に含まれるとされる「**第 2 章第 3 部の各区分の検査**」には，診断穿刺・検体採取料，検査時に使用した薬剤，特定保険医療材料，酸素，内視鏡検査のフィルム等も含まれ，別に算定できない。検体検査判断料のみが算定できる。

(16) A300 ～ A303-2 までの特定入院料に含まれるとされる「**点滴注射**」「**中心静脈注射**」を行った場合，使用した薬剤料については別に算定できる。また，中心静脈注射用カテーテル挿入，中心静脈注射用カテーテル，人工呼吸，酸素テントについても別に算定できる。

(17) **A306 ～ A312，A314，A315，A318，A319 の特定入院料**は「診療に係る費用（一部を除く）」

初再
入他

をすべて包括する。薬剤や特定保険医療材料の費用についても包括され，別に算定できない。初診から即日入院し特定入院料を算定した場合は，初診料についても包括され，別に算定できない。

(18) 午前0時から午後12時まで**丸1日間在院しなかった場合**についてのみ，**外泊としての入院料**を算定する（わずかでも在院した場合は普通の入院料を算定する）。**外泊した場合は**，入院基本料の基本点数(加算減算をしない点数)の15％または特定入院料の15％のみを算定する。ただし，精神及び行動の障害の患者について治療目的で外泊を行った場合は30％（連続して3日を超える場合または同一暦日に6日を超える場合は15％）を算定する。

(19) **外泊期間中の患者が通院して処置等を受けた場合**，入院明細書に含めて当該点数を請求する。

(20) **入院患者の他医療機関受診**については**転医**または**対診**を原則とするが，入院医療機関で行えない専門的診療についての受診は認められる。

(21) 投薬に係る費用を包括している**療養病棟入院基本料等**または**特定入院料の算定患者**に対して，**退院時に退院後に居宅で使用する薬剤を投与**した場合，薬剤料が算定できる。

(22) **短期滞在手術等基本料3**に規定される対象検査・手術を**入院5日目までに実施**した場合は，全診療行為を包括した短期滞在手術等基本料3の所定点数のみを算定する（平均在院日数の計算対象から除く）。また，6日目以降引き続き入院する場合は，**6日目からは出来高での算定と**なる（その場合は平均在院日数の計算は入院初日からカウントする）。**短期滞在手術等基本料3**の手術等については**DPC/PDPS**を優先する。

(23) **同一傷病で退院から7日以内に再入院した場合**，短期滞在手術等基本料は算定不可（他の基本診療料・特掲診療料で算定する）。

(24) 食事提供があれば1食当たりの**入院時食事療養費**が算定できる。患者の標準負担額は，一般の場合で1食490円〔①指定難病患者・小児慢性特定疾病児童・精神病床に1年超入院する患者は280円，②低所得者は入院90日までが230円，91日目以降が180円，③70歳以上の低所得者(Ⅰ)は110円〕であり，食事療養費から標準負担額を控除した額が保険者から給付される。標準負担額は高額療養費の対象となる費用には含めない。

5. その他の留意点

(1) 2024年度改定で「第14部　その他」が新設され，**看護職員処遇改善評価料**は「第2部　入院料等」の「第5節」から移動した。入院患者に対して1日につき算定する。

(2) **外来・在宅ベースアップ評価料（Ⅰ）**は，医療に従事する職員（医師・歯科医師を除く）の賃金改善を図る体制につき，施設基準適合の届出医療機関（外来・在宅医療を行う診療所）で，入院外患者の初診時，再診時，訪問診療時に算定できる。

(3) **外来・在宅ベースアップ評価料（Ⅱ）**は，医療に従事する職員（医師・歯科医師を除く）の賃金改善を図る体制につき，施設基準適合の届出医療機関（外来・在宅医療を行い，入院医療を実施していない診療所）において，外来・在宅ベースアップ評価料（Ⅰ）と併せて算定できる。

(4) **入院ベースアップ評価料**は，主として医療に従事する職員（医師・歯科医師を除く）の賃金

改善を図る体制につき，施設基準適合の届出医療機関（入院基本料，特定入院料，短期滞在手術等基本料の届出医療機関）で，入院患者に対して1日につき算定できる。

1. 妊娠経過中に前置胎盤・早産等を来した場合の初診料：それ以前が他の医療機関での管理で，今回がまったくの初診なら算定可。自院で妊娠管理を行っている場合は算定不可。

2. 初診料と発作を繰り返す疾病の取扱い：喘息性気管支炎・喘息様気管支炎・アレルギー性気管支炎については，（気管支）喘息と同様に取り扱ってよい。すなわち一発作期間をもって一疾病として扱い，そのつど初診として取り扱う。

3. 慢性疾患管理中の休日加算：急性疾患発生時のみ算定可。

4. 胃ポリープ切除術における短期間または同一入院期間の意味：入院の起算日が同じ場合をいう。

5. 同一月に2回同じ病名で入院した場合のA205 救急医療管理加算：初回入院時のみ算定できる。

6. A224 無菌治療室管理加算：90日まで。適応は，白血病，再生不良性貧血，骨髄異形成症候群（MDS），重症複合型免疫不全症など。入院日と退院日は算定できない。

7. 白血病で化学療法後に敗血症：無菌治療室管理加算は算定できない。

8. 急性骨髄性白血病(AML)に対してシタラビン（キロサイド®）使用。無菌室管理が29日間に及んだが，その間に外泊日あり：無菌治療室管理加算は外泊前のみ算定が認められる。

9. A300 救命救急入院料・A301 特定集中治療室管理料：治療内容によって審査される。

10. 経過順調な大動脈解離の保存療法：救命救急入院料は4日までとする。

11. 脳動脈瘤手術例の A300 救命救急入院料：手術日と翌日の2日間のみ認められる。

12. 脳出血・脳梗塞に対する A300 救命救急入院料算定期間：7日間が妥当であろう。

13. 4月初診の急性心筋梗塞の患者が6月に入院し，A300 救命救急入院料を算定：返戻され，6月に入院となった事情を問われる。もし4月以降今回まで請求があれば算定はできない。

14. 内科で特定入院料7日間（心筋梗塞），いったん退院後，同月末に冠動脈バイパス術で特定入院料を14日間算定：後者を7日間とする。

15. 患者家族が延命治療を望まない例でのA300 救命救急入院料：不適と判断する。

16. A300 救命救急入院料の算定できる施設に入院していても内容がそれに伴わないと考えられた時：算定できない。

17. 脳死状態に陥ったあとの救命救急入院料：認められない。

18. A300 救命救急入院料を算定している場合の，時間外緊急院内検査加算または時間外緊急院内画像診断加算：救命救急入院料に含まれるため算定不可。

19. A301 特定集中治療室管理料算定中の手術時の経皮的動脈血酸素飽和度測定と終末呼気炭酸ガス濃度測定：特定集中治療室管理料に含まれるため算定不可。

20. ICU から移動する日の A300 救命救急入院料，A301 特定集中治療室管理料：算定できない。移動先病棟の入院料で算定。

21. ICU 入室中の超音波検査：特定集中治療室

患者要件のある入院基本料等加算一覧

①緊急入院を必要とする重症患者	A205 救急医療管理加算・乳幼児救急医療管理加算
②脳梗塞発症後 4.5 時間以内に rt-PA を投与した患者（他院での実施も可）	A205-2 超急性期脳卒中加算
③緊急搬送された妊産婦	A205-3 妊産婦緊急搬送入院加算
④緊急入院した在宅療養患者	A206 在宅患者緊急入院診療加算
⑤乳幼児（3歳未満）・幼児（3歳以上6歳未満）の患者	A208 乳幼児・幼児加算
⑥三類・四類・五類感染症の患者，指定感染症の患者及びその疑似症患者	A209 特定感染症入院医療管理加算
⑦難病患者	A210 難病等特別入院診療加算「1」難病患者等入院診療加算
⑧二類感染症の患者・新型インフルエンザ等感染症の患者及びその疑似症患者	A210 難病等特別入院診療加算「2」二類感染症患者入院診療加算
⑨重度の肢体不自由児（者），重度の障害者・重度の意識障害者・筋ジストロフィー患者・神経難病患者等	A211 特殊疾患入院施設管理加算
⑩判定スコア 25 以上の超重症児（者）・同 10 以上の準超重症児（者）	A212 超重症児（者）入院診療加算・準超重症児（者）入院診療加算
⑪ HIV 感染患者	A220HIV 感染者療養環境特別加算
⑫二類・三類・四類・五類感染症，新型インフルエンザ等感染症，指定感染症の患者及びその疑似症患者	A220-2 特定感染症患者療養環境特別加算
⑬絶対安静あるいは常時監視と適時適切な看護・介護を要する重症者	A221 重症者等療養環境特別加算
⑭個室に入院している 15 歳未満の麻疹等の感染症患者・易感染性の患者	A221-2 小児療養環境特別加算
⑮重症皮膚潰瘍（Shea 分類Ⅲ度以上）の患者	A226 重症皮膚潰瘍管理加算
⑯悪性腫瘍，後天性免疫不全症候群又は末期心不全で緩和ケアを要する患者	A226-2 緩和ケア診療加算 A226-3 有床診療所緩和ケア診療加算 A226-4 小児緩和ケア診療加算
⑰精神科措置入院又は緊急措置入院に係る患者	A227 精神科措置入院診療加算
⑱精神科応急入院患者等	A228 精神科応急入院施設管理加算
⑲隔離を行った精神障害の患者	A229 精神科隔離室管理加算
⑳身体合併症を有する精神障害の患者，指定難病の患者	A230-3 精神科身体合併症管理加算
㉑抑うつ・せん妄を有する患者，精神疾患を有する患者，自殺企図で入院した患者	A230-4 精神科リエゾンチーム加算
㉒強度行動障害スコアが 10 点以上かつ医療度スコアが 24 点以上の患者	A231-2 強度行動障害入院医療管理加算
㉓入院治療が必要なアルコール依存症又は薬物依存症の患者	A231-3 依存症入院医療管理加算
㉔重度の摂食障害により著しい体重減少が認められる患者（BMI 15 未満）	A231-4 摂食障害入院医療管理加算
㉕栄養障害の患者及び栄養障害の状態になることが見込まれる患者	A233-2 栄養サポートチーム加算
㉖褥瘡予防・管理がむずかしく重点的な褥瘡ケアが必要な患者	A236 褥瘡ハイリスク患者ケア加算
㉗合併症を有しているハイリスク妊娠の患者	A236-2 ハイリスク妊娠管理加算
㉘合併症を有しているハイリスク分娩管理が必要な患者	A237 ハイリスク分娩等管理加算「1」ハイリスク分娩管理加算
㉙合併症を有している地域連携分娩管理が必要な患者	A237 ハイリスク分娩等管理加算「2」地域連携分娩管理加算
㉚48 時間以上継続して人工呼吸器を装着している患者であって，装着状態での入院日から1月以内あるいは入院後の装着日から1月以内の患者	A242 呼吸ケアチーム加算
㉛行動・心理症状や意思疎通の困難さが見られ，身体疾患の治療への影響が見込まれる認知症患者	A247 認知症ケア加算
㉜せん妄のハイリスク患者	A247-2 せん妄ハイリスク患者ケア加算
㉝入院前に6種類以上の内服薬が処方されていたが，退院時に2種類以上減少した入院患者 入院直前又は退院1年前の遅い時点で抗精神病薬を4種類以上内服していたが，退院日までに2種類以上減少したその他これに準ずる精神病棟入院患者	A250 薬剤総合評価調整加算

管理料に含まれるため算定不可。

22．ICU 入室中の病理検査：病理診断・判断料は別途算定できる。

23．ICU 症候群で個室より一般病棟へ移動した場合：その後の特定入院料の算定は認められない。

24．HCU で酸素投与もない場合の A301-2 ハイケアユニット入院医療管理料：算定不可。

25．肺癌末期で HOT（在宅酸素療法）中の患者に救命救急入院料：適切とはいえない。

26．一泊二日の PTCA（経皮経管冠状動脈形成術）で救命救急入院料 2 日：1 日とする。

27．NICU（新生児集中治療施設）から直接退院：酸素投与期間 + 1 日まで認められる。

28．入院 31 日のうち 20 日間外泊をどうするか：外泊は 7 日間認め，13 日間は退院の扱いとする（骨髄移植ドナー待ち例）。

29．精神的サポートとして給食を行った場合：食事療養費は算定できない。

特別食加算の算定

① 次の傷病名等に対する特別食加算の算定は，原則として認められる。
　(1) 胃癌術後，(2) 直腸癌術後，(3) 大腸内視鏡検査時
② 次の傷病名等に対する特別食加算の算定は，原則として認められない。
　(1) 虫垂切除術後，(2) 胆嚢摘出術後，(3) 不整脈
　　　　　　　　　　　　（令 6.4.30 支払基金）

診療録への要点記載を要するもの

● A000 初診料「注 1」情報通信機器を用いた診療（①診療内容，診療日及び診療時間等の要点を記載。②「かかりつけの医師」がいる場合は当該医師が所属する医療機関名，「かかりつけの医師」がいない場合は対面診療により診療できない理由，適切な医療機関としての紹介先の医療機関名，紹介方法及び患者の同意を記載。③オンライン

指針に沿った適切な診療であることを記載）
● A000 初診料「注 10」機能強化加算（他医療機関及び処方されている医薬品を記載）
● A001 再診料（「注 8」外来管理加算：患者からの聴取事項や診察所見の要点を記載。「注 9」電話等による再診：ファクシミリ又は電子メール等による再診では，送受信の時刻を記載し，ファクシミリ等の写しを添付）
● A001 再診料「注 12」地域包括診療加算（患者に処方されている医薬品を記載，お薬手帳のコピー等を添付又は点数算定時の投薬内容を記載。健診等の受診勧奨を行い，その結果等を記載。初回算定時又は算定中断後の再算定時に，患者の署名付の同意書を添付）
● A001「注 14」薬剤適正使用連携加算（情報提供または連携に際し，文書以外を用いた場合は，情報提供内容を記載）
● 入院料通則「他医受診」（入院患者が他医療機関を受診する際に提供した診療情報の写しを添付）
● A100 一般病棟入院基本料「注 5」救急・在宅等支援病床初期加算（入院前の患者の居場所，自院の入院歴の有無，入院までの経過等を記載）
● A101 療養病棟入院基本料（①患者の状態評価・入院療養計画の見直しの要点，入院時と退院時の ADL の程度を記載。②患者の状態に著しい変化がみられた場合は，そのつど，患者の状態を評価して治療ケアを見直し，その要点を記載。③「注 4」治療・看護計画を見直した場合，「医療区分・ADL区分等に係る評価票（療養病棟入院基本料）」の内容を記載）
● A101 療養病棟入院基本料「注 11」経腸栄養管理加算（説明内容の要点を記載）
● A102 結核病棟入院基本料（結核患者に化学療法を行う場合，保健所との連絡調整を行い，その要点を記載）
● A103 精神病棟入院基本料「注 4」重度認知症加算（患者の身体障害の状態及び認知症の状態の評価，当該加算の施設基準に基づく評価，進行予防等の対策の要点，評価日を記載）
● A104 特定機能病院入院基本料（結核患者に化学療法を行う場合，保健所との連絡調整を行い，その要点を記載）
● A104 特定機能病院入院基本料「注 4」重度認知症加算（患者の身体障害の状態及び認知症の状態の評価，当該加算の施設基準に基づく評価，進行予防等の対策の要点，評

価日を記載）
- ●A106 障害者施設等入院基本料「注6」脳卒中を原因とする重度の意識障害により入院する患者，「注13」脳卒中又は脳卒中の後遺症の患者（重度の意識障害者，筋ジストロフィー患者及び難病患者等を除く），「注14」J038 人工腎臓，J038-2 持続緩徐式血液濾過，J039 血漿交換療法，J042 腹膜灌流を行っている慢性腎臓病の患者〔重度の肢体不自由児（者），脊髄損傷等の重度障害者，重度の意識障害者，筋ジストロフィー患者，難病患者等および「注6」または「注13」の算定患者を除く〕（患者の疾患及び状態の該当する医療区分の項目について記録）
- ●A108 有床診療所入院基本料「注7」看取り加算（看取りに係る診療内容の要点等を記載）
- ●A108 有床診療所入院基本料「注10」栄養管理実施加算（栄養補給に関する事項，栄養食事相談に関する事項等を記載した栄養管理計画書の写しを添付）
- ●A109 有床診療所療養病床入院基本料（病状や治療内容等の入院療養状況，入院基本料のA，B，C各区分への該当状況の書面またはその写しを添付。定期的な患者の状態評価，入院療養計画の見直しの要点，入院時と退院時のADLの程度を記載。患者の状態に著しい変化がみられた場合は，そのつど，患者の状態を評価して，治療ケアを見直し，その要点を記載）
- ●A109 有床診療所療養病床入院基本料「注7」看取り加算（看取りに係る診療内容の要点等を記載）
- ●A204-2 臨床研修病院入院診療加算（研修医の診療録の記載に係る指導の内容を記載）
- ●A205-3 妊産婦緊急搬送入院加算（助産所の嘱託医療機関が当該助産所から受け入れた場合のみ：嘱託医療機関であることまたは嘱託医の氏名を記載）
- ●A206 在宅患者緊急入院診療加算「2」（緊急時の受入保険医療機関の名称等を提供した文書の写しを添付）
- ●A226-2 緩和ケア診療加算，A226-3 有床診療所緩和ケア診療加算（緩和ケア診療実施計画書の写しを添付）
- ●A226-2 緩和ケア診療加算「注4」個別栄養食事管理加算（栄養食事管理の内容を記載）
- ●A226-4 小児緩和ケア診療加算（診療実施計画書の写しを添付）
- ●A226-4 小児緩和ケア診療加算「注2」小児個別栄養食事管理加算（緩和ケア診療実施

計画に基づき実施した栄養食事管理の内容を記載当該内容を記録したものを添付）
- ●A229 精神科隔離室管理加算（隔離の理由，1日1回の診察内容を記載）
- ●A230-4 精神科リエゾンチーム加算（診療実施計画書・治療評価書を添付）
- ●A231-3 依存症入院医療管理加算（診療計画の写しを添付）
- ●A233 リハビリテーション・栄養・口腔連携体制加算（指導内容等の要点を簡潔に記載）
- ●A233-2 栄養サポートチーム加算（栄養治療実施計画，栄養治療実施報告書の写しを添付）
- ●A234-4 重症患者初期支援充実加算（支援内容及び実施時間を記載）
- ●A236 褥瘡ハイリスク患者ケア加算「注2」褥瘡ハイリスク患者ケア加算（特定地域）（褥瘡リスクアセスメント票・褥瘡予防治療計画書に基づき実施した褥瘡ケアの内容を記載）
- ●A242-2 術後疼痛管理チーム加算（疼痛管理及び評価の内容を記載）
- ●A244 病棟薬剤業務実施加算（服薬計画の書面の写しを添付。患者の薬物療法に直接関わる業務の実施内容を記録）
- ●A246 入退院支援加算（①退院支援計画の内容を添付又は記載，②退院先を記載または退院先を記載した文書を添付，③「注4」地域連携診療計画加算の算定に当たっては，地域連携診療計画に基づく個別の患者ごとの診療計画を添付）
- ●A246 入退院支援加算「注7」入院時支援加算（作成した療養支援計画書を診療録に添付）
- ●A246 入退院支援加算「注8」総合機能評価加算（総合的な機能評価の結果の説明内容を診療録に記載又は添付）
- ●A246-2 精神科入退院支援加算（①退院困難な要因「シ」に該当する場合，「包括的支援マネジメント導入基準」のうち該当するものを添付または記載，②退院支援計画の内容を診療録等に添付又は記載，③医療保護入院者退院支援委員会の審議記録の写しを添付，④退院先を記載または退院先を記載した文書を添付）
- ●A246-3 医療的ケア児（者）入院前支援加算（療養支援計画書を添付）
- ●A247 認知症ケア加算（①身体的拘束を実施した場合の点数を算定する場合，身体的拘束の開始及び解除日，身体的拘束が必要な状況等を記載，②医師，看護師等と認知

症ケアチームの連携による病棟職員全体での取組み内容を記載）

● **A248 精神疾患診療体制加算 1**（他医療機関が処方した持参薬を投与する場合，その薬剤名，規格，剤形等を記載）

● **A250 薬剤総合評価調整加算**（多職種カンファレンスによる内服薬調整時の評価内容や調整の要点を記載）

● **A251 排尿自立支援加算**（①病棟の看護師等の取組内容，②排尿自立に向けた包括的排尿ケアの計画，③定期的な評価，④退院後に外来で引き続き包括的排尿ケアを実施する必要性を認めた場合にその旨を記載）

● **A301 特定集中治療室管理料「注 4」早期離床・リハビリテーション加算**（取組等の内容および実施時間を記載）

● **A303 総合周産期特定集中治療室管理料「注 3」成育連携支援加算**（分娩方針，母胎の病状，胎児の予後，出生後必要となる治療及び出生後利用可能な福祉サービス等の説明内容の写しを添付）

● **A304 地域包括医療病棟入院料（1 日につき）**（算定患者が退院または退棟した先を記載）

● **A304 地域包括医療病棟入院料「注 10」リハビリテーション・栄養・口腔連携加算**（指導内容等の要点を簡潔に記載）

● **A306 特殊疾患入院医療管理料「注 4」脳卒中を原因とする重度の意識障害により入院する患者，「注 6」脳卒中又は脳卒中の後遺症の患者**（重度の意識障害者，筋ジストロフィー患者及び難病患者等を除く），**「注 7」J038 人工腎臓，J038-2 持続緩徐式血液濾過，J039 血漿交換療法，J042 腹膜灌流を行っている慢性腎臓病の患者**（重度の意識障害者，筋ジストロフィー患者，難病患者等および**「注 4」または「注 6」**の算定患者を除く）（患者の疾患及び状態の該当する医療区分の項目について記録）

● **A307 小児入院医療管理料「注 6」退院時薬剤情報管理指導連携加算**（作成した情報提供文書の写しを診療録等に添付）

● **A308 回復期リハビリテーション病棟入院料**（①入院時または転院時および退院時に行う日常生活機能評価または FIM の測定結果を記載，②定期的に測定した日常生活機能評価または FIM の結果を診療録等に記載）

● **A308-3 地域包括ケア病棟入院料**〔病状，症状，治療計画，検査内容及び日程等について患者に説明・交付した文書の写しを添付。同入院料等を算定した患者が退室した場合，退室先を記載。「注 6」急性期・在宅

患者支援病床初期加算：入院前の患者の居場所（転院の場合は入院前の医療機関名），自院の入院歴の有無，入院までの経過等を記載〕

● **A309 特殊疾患病棟入院料「注 4」脳卒中を原因とする重度の意識障害により入院する患者，「注 6」脳卒中又は脳卒中の後遺症の患者**（重度の意識障害者，筋ジストロフィー患者及び難病患者等を除く），**「注 7」J038 人工腎臓，J038-2 持続緩徐式血液濾過，J039 血漿交換療法，J042 腹膜灌流を行っている慢性腎臓病の患者**〔重度の肢体不自由児（者），脊髄損傷等の重度障害者，重度の意識障害者，筋ジストロフィー患者，難病患者等および**「注 4」または「注 6」**の算定患者を除く〕（患者の疾患及び状態の該当する医療区分の項目について記録）

● **A311 精神科救急急性期医療入院料「注 3」非定型抗精神病薬加算**（1 月に 1 度，治療計画および指導内容の要点を記載）

● **A311-4 児童・思春期精神科入院医療管理料**（作成した診療計画の写しを添付）

● **A312 精神療養病棟入院料**（退院支援委員会会議記録等の写しを添付）

● **A314 認知症治療病棟入院料**（生活機能回復のための訓練及び指導の内容の要点及び実施に要した時間を記載）

● **A315 精神科地域包括ケア病棟入院料**〔①入院前の患者の居場所（転院の場合は入院前の医療機関名），自院の入院歴の有無，入院までの経過等を記載，②退院先を記載〕

● **A318 地域移行機能強化病棟入院料**（①退院支援委員会の議事の要点を記載，医療保護入院者についての退院支援委員会を開催した場合は，審議記録の写しを添付，②退院支援計画の写しを添付）

● **A319 特定機能病院リハビリテーション病棟入院料**（①入院時又は転院時及び退院時の日常生活機能評価，FIM 及び Section GG の測定結果を記載，②定期的に測定した日常生活機能評価または FIM の結果を診療録等に記載）

● **A400 短期滞在手術等基本料「3」**（患者が持参した薬剤を入院中に使用する場合は，特別な理由を記載）

┈┈┈┈┈ **2024 年改定の主なポイント** ┈┈┈┈┈

《初診料・再診料・外来診療料》

医療情報取得加算：初診において，オンライ

ン資格確認によらない場合は**加算1（3点）**，オンライン資格確認による場合は**加算2（1点）**を月1回算定。再診において，オンライン資格確認によらない場合は**加算3（2点）**，オンライン資格確認による場合は**加算4（1点）**を3月に1回算定。

《初診料》

医療DX推進体制整備加算【新設】：①電子請求，②電子資格確認，③電子資格確認により取得した診療情報の閲覧・活用，④電子処方箋，⑤電子カルテ情報共有サービス活用，⑥マイナ保険証利用の実績，⑦医療DX推進体制の掲示，⑧掲示事項のウェブサイト掲載——等の体制が施設基準の要件。

《初診料・再診料》

外来感染対策向上加算：①発熱患者等の受入れを公表し，患者の動線を分ける等の対応を行う体制がある，②感染症法に基づく**第二種協定指定医療機関**である——ことなどが要件とされた。

発熱患者等対応加算【新設】：発熱患者等に対して感染防止対策を講じて初診を行った場合，外来感染対策向上加算に加えて，さらに**20点**を月1回加算できる。

抗菌薬適正使用加算【新設】：①抗菌薬使用状況をモニタリングするサーベイランスに参加，②直近6か月の外来で使用する抗菌薬のうちAccess抗菌薬の使用比率が60％以上又は①のサーベイランス参加病院・有床診療所全体の上位30％以内——の届出医療機関で月1回算定可。

《再診料》

時間外対応加算：「加算2」が新設された。

加算1：常勤の医師・看護師等が常時対応

加算2：非常勤の医師・看護師等が常時対応

加算3：常勤の医師・看護師等が夜間数時間対応

加算4：複数の診療所で対応。当番日は夜間数時間対応

《再診料・外来診療料》

看護師等遠隔診療補助加算【新設】：へき地診療所・へき地医療拠点病院において，**D to P with N**（患者が看護師等といる場合の情報通信機器を用いた診療）を実施した場合に算定可。

《入院料等》

入院料等「通則」：「意思決定支援」「身体的拘束最小化」が新たに要件化された。「意思決定支援」は入院料等を算定するための必須要件とされ，「身体的拘束最小化」は満たせない場合に1日につき**40点の減算**となる。

一般病棟用の重症度，医療・看護必要度：評価項目・基準が以下のとおり変更された。

(1) 「**創傷処置**」「**呼吸ケア（喀痰吸引のみの場合を除く）**」：重症度，医療・看護必要度Ⅰの評価対象を，必要度Ⅱの評価対象となる診療行為を実施した場合とし，「重度褥瘡処置」を評価対象から除外。

(2) 「**注射薬剤3種類以上の管理**」：該当日数の上限を7日間とし，対象薬剤から「アミノ酸・糖・電解質・ビタミン」等の静脈栄養に関する薬剤を除外。

(3) （専門的な治療・処置）①抗悪性腫瘍剤の使用（注射剤のみ），②抗悪性腫瘍剤の内服の管理：入院での使用割合が①6割未満，②7割未満の薬剤を対象薬剤から除外。

(4) （専門的な治療・処置）①抗悪性腫瘍剤の使用（注射剤のみ），③麻薬の使用（注射剤のみ），⑦昇圧剤の使用（注射剤のみ），⑧抗不整脈薬の使用（注射剤のみ），⑨抗血栓塞栓薬の使用，⑪無菌治療室での治療：評価を2点から**3点**に変更。

(5) 「**救急搬送後の入院**」（必要度Ⅰ），「**緊急に入院を必要とする状態**」（必要度Ⅱ）：評価日数を5日間から**2日間**に変更。

(6) **C項目**：対象手術，評価日数を見直し。

(7) **評価対象者**：短期滞在手術等基本料の対象手術等を実施した患者を追加。

(8) 急性期一般入院料1，特定機能病院入院基本料7対1，専門病院入院基本料7対1：B項目の評価が廃止され，**①A3点以上又はC1点以上の該当割合が一定以上，②A2点以上又はC1点以上の該当割合が一定以上**——の両方を満たすこととされた。

(9) **該当患者割合**：各入院料等の施設基準において変更。

(10) **重症度，医療・看護必要度Ⅱのみによる評価**：新たに以下の病棟・治療室が必要度Ⅱのみによる評価とされた。

①許可病床200床未満の病院の急性期一般入院料1の算定病棟（電子カルテを導入していない場合を除く）

②許可病床200床以上400未満の病院の急性期一般入院料2・3の算定病棟

③救命救急入院料2・4を算定する治療室

④特定集中治療室管理料を算定する治療室

《入院基本料》

A100 一般病棟入院基本料・急性期一般入院料1の平均在院日数：18日以内→**16日以内**に短縮された。

ADL維持向上等体制加算の廃止（A100, A104, A108）：それに代わるものとして，入院基本料等加算に**A233 リハビリテーション・栄養・口腔連携体制加算**が新設された。

A101 療養病棟入院基本料：従前の9分類（医療区分3×ADL区分3）から**30分類**に変更。疾患・状態の医療区分3×処置等の医療区分3×ADL区分3＝27区分と，スモン×ADL区分3＝3区分で構成される。

経過措置終了（A101）：看護職員・看護補助者配置20対1以上又は医療区分2・3の患者5割以上の基準が満たせない場合の経過措置（100分の75で算定）が削除された。

経腸栄養管理加算（A101）【新設】：届出医療機関において新たに経腸栄養を開始した患者につき，入院中1回に限り，開始日から7日を限度に算定可。

A106 障害者施設等入院基本料：J038 人工腎臓，J038-2 持続緩徐式血液濾過，J039 血漿交換療法，J042 腹膜灌流を行っている**慢性腎臓病の患者**であって，有床診療所療養病床入院基本料に準じて評価した結果，**医療区分2の患者**については，7対1・10対1の届出病棟では**1581点**，13対1の届出病棟では**1420点**，15対1の届出病棟では**1315点**で算定するとされた。

A109 有床診療所療養病床入院基本料：療養病床の人員配置標準に係る経過措置終了に伴い，看護職員・看護補助者の人員配置基準が4対1に統一され，特定患者8割未満の場合の6対1の基準が削除された。

《入院基本料等加算》

A200 総合入院体制加算：施設基準の**全身麻酔手術**の年間件数が，加算1は800件以上→**2000件以上**，加算2は800件以上→**1200件以上**に引き上げられた。また，**「特定の保険薬局との間で不動産取引等その他特別な関係がないこと」**が要件とされた（2024年3月末以前から不動産の賃貸借取引関係にある場合は特別の関係がないものとみなす）。

A200-2 急性期充実体制加算：手術等の実績を十分有していることが要件の**加算1**と，相当程度有していることが要件の**加算2**に分

けられた。加算1は，緊急手術の実績のほか，**悪性腫瘍手術等の実績を「十分」**（6基準中5つ以上）有していることが要件。加算2は，緊急手術の実績のほか，**悪性腫瘍手術等の実績を「相当」**（6基準中2つ以上）有し，かつ産科・小児科手術の実績を有していることが要件となる。

小児・周産期・精神科充実体制加算（A200-2）【新設】：①異常分娩件数（50件／年以上），②6歳未満の乳幼児の手術件数（40件／年以上），③精神病床を有する，④精神疾患の患者への24時間対応体制，⑤精神病棟入院基本料等の届出医療機関である――等をいずれも満たしていることが要件。

A205 救急医療管理加算：救急医療管理加算2を算定する場合のうち，直近6カ月において**「その他の重症な状態」の割合が5割以上**の医療機関については，**210点**で算定するとされた。

A207 診療録管理体制加算：非常時に備えたサイバーセキュリティ対策（複数の方式によるバックアップの確保，オフラインでの保管など）の整備を評価した**診療録管理体制加算1**が新設された。

A207-3 急性期看護補助体制加算，A214 看護補助加算：注加算の**看護補助体制充実加算1**について，①3年以上の看護補助の勤務経験を有する看護補助者を5割以上配置，②看護補助者に必要な能力を示し，育成・評価に活用していること――が新たに要件とされた。また，**看護補助体制充実加算2**が新設された。身体的拘束を実施した場合は「2」を算定する。

A209 特定感染症入院医療管理加算【新設】：感染症法上の**3類・4類・5類感染症の患者，指定感染症の患者**に対して，適切な感染防止対策を実施した場合に，**1入院に限り7日を限度**（他の患者に感染させるおそれが高く，感染対策の必要性が特に認められる患者に対する場合を除く）として算定する。また，それらの疑似症患者に対しては，初日に限り算定する。

A210 難病等特別入院診療加算：「2」二類感染症患者入院診療加算が，特定集中治療室管理料などの**特定入院料（A300～A303-2）の包括対象外**となった（別に算定可）。

A220-2 特定感染症患者療養環境特別加算：従前の二類感染症患者療養環境特別加算から名称変更され，対象が**2類・3類・4類・5類感染症，新型インフルエンザ等感染症，指定感染症，それらの疑似症**の患者に拡大

された（疑似症の患者については初日のみ算定）。また，当該加算は，地域包括ケア病棟入院料などの**特定入院料（A306〜A319）の包括対象外**となった（別に算定可）。

A226-4 小児緩和ケア診療加算【新設】：届出医療機関（緩和ケアチーム設置）において，緩和ケアを要する**15歳未満の小児患者**（悪性腫瘍，後天性免疫不全症候群，末期心不全の患者のうち，疼痛，倦怠感，呼吸困難等の身体的症状又は不安，抑うつなどの精神症状をもつ患者）に対して，必要な診療を行った場合に算定可。緩和ケアに必要な栄養食事管理を行った場合には**小児個別栄養食事管理加算**が算定可。

A233 リハビリテーション・栄養・口腔連携体制加算【新設】：リハビリ・栄養管理・口腔管理の体制を評価。急性期一般入院基本料・特定機能病院入院基本料（一般病棟）・専門病院入院基本料（7対1・10対1）の算定患者について，計画作成日から14日に限り算定可。

A234-2 感染対策向上加算：加算1・2については**第一種協定指定医療機関**であることが要件とされ，加算3は**第一種協定指定医療機関又は第二種協定指定医療機関**であることが要件とされた。また，注加算として**抗菌薬適正使用加算**（要件は初・再診料の同加算と同じ）が新設された。

A243-2 バイオ後続品使用体制加算【新設】：バイオ後続品の使用促進体制が整備されている届出医療機関において，**バイオ後続品のある先発バイオ医薬品**（バイオ後続品の適応のない患者に使用する先発バイオ医薬品は除く）及び**バイオ後続品**を使用している入院患者について，入院初日に算定可。

A246 入退院支援加算：**入院事前調整加算**（コミュニケーションに特別な支援を要する者又は強度行動障害を有する者に対して，患者・家族等・障害福祉サービス事業者等と入院中の支援について入院前に調整を行った場合に算定）が注加算に新設された。

A246-2 精神科入退院支援加算【新設】：届出医療機関において，①退院困難な入院患者であって在宅療養を希望する者，②連携医療機関において当該加算を算定した転院患者——のいずれかに対して入退院支援を行った場合に，退院時1回に限り算定可。当加算新設に伴い従前の**A227-2 精神科措置入院退院支援加算**が廃止され，「注2」に**精神科措置入院退院支援加算**が設定された。措置入院患者について都道府県等と連携し

て退院支援を行った場合に算定可。

A246-3 医療的ケア児（者）入院前支援加算【新設】：届出医療機関において，当該医療機関の入院期間が通算30日未満の**医療的ケア児（者）**（医療的ケア判定スコア16点以上）の入院前に，医師又は看護職員が患家等を訪問して療養支援計画を策定し，入院前又は入院日に当該計画書を説明し文書で提供した場合に，患者1人1回に限り入院初日に算定可。情報通信機器を用いて入院前支援を行った場合は500点で算定する。

A252 地域医療体制確保加算：医師の労働時間の客観的な記録と確認が要件とされた。また，**特定地域医療提供機関（B水準）**の医師，**連携型特定地域医療提供機関（連携B水準）**から他の医療機関に派遣される医師について，**1年間の時間外・休日労働時間（2024年度は1785時間以下，2025年度は1710時間以下）**の原則が設けられた。

A253 協力対象施設入所者入院加算【新設】：介護保険施設等（介護老人保健施設，介護医療院，特別養護老人ホーム）の入所者を，病状急変等に伴い，当該施設等の協力医療機関として定められた届出医療機関に入院させた場合に，入院初日に算定。①在宅療養支援病院又は在宅療養支援診療所，②在宅療養後方支援病院，③地域包括ケア病棟入院料の届出病棟又は病室を有する医療機関——のいずれかであることが要件。

《特定入院料》

A300 救命救急入院料：救命救急入院料2・4を算定する治療室は，特定集中治療室用の**重症度，医療・看護必要度Ⅱ**のみによる評価に変更された。

A301 特定集中治療室管理料
(1) 特定集中治療室管理料5・6が新設された。1〜4は「**治療室内**」の専任医師の配置を要件とし，5・6は「**医療機関内**」の専任医師の配置を要件とする。「**治療室内**」の専任医師は宿日直を行っていない医師であり，「**医療機関内**」の専任医師は宿日直を行っている医師を含むとされた。
(2) 1〜4において，直近12カ月の新たな入室患者（15歳未満の小児は除く）の**入室日のSOFAスコア**（重要臓器の機能不全のスコア）が一定以上である患者割合が要件とされた。
(3) 重症度，医療・看護必要度は「**Ⅱ**」（診療実績データ使用）による評価とされた。
(4) **特定集中治療室遠隔支援加算**が新設され

た。5・6において，1・2の届出医療機関から情報通信機器を用いて連携し支援を受けた場合に算定可。

A301-2 ハイケアユニット入院医療管理料：重症度，医療・看護必要度の該当患者割合の基準について，以下の①②のいずれも満たすこととされた。

① A項目「蘇生術の施行」「中心静脈圧測定」「人工呼吸器の管理」「輸血や血液製剤の管理」「肺動脈圧測定」「特殊な治療法等」のいずれかに該当する患者割合15％以上

②A項目のいずれかに該当する患者割合が，管理料1は80％以上，管理料2は65％以上

A302-2 新生児特定集中治療室重症児対応体制強化管理料【新設】：高度な医療が必要な重症新生児に対して新生児特定集中治療室管理が行われた場合に，A302新生児特定集中治療室管理料，A303「2」新生児集中治療室管理料，A303-2新生児治療回復室入院医療管理料の算定期間と通算して入室日から7日を限度に算定可。

A304 地域包括医療病棟入院料【新設】：地域において救急患者等の受入れ体制を整え，リハビリ・栄養管理・入退院支援・在宅復帰等の機能を包括的に提供する病棟で，90日を限度に算定（90日超はA100地域一般入院料3により算定）。夜間救急外来に対応するため夜勤看護職員の数が一時的に2未満となった場合は，夜間看護体制特定日減算として100分の5を減算する。

①当該病棟の入院患者の平均在院日数：21日以内，②在宅等への退院患者（退院患者比）：80％以上，③一般病棟からの転棟患者（入院患者比）：5％未満，④救急搬送患者（入院患者比）：15％以上等が要件。

A307 小児入院医療管理料：「注2」「注4」の加算において，保育士を複数名かつ夜間に配置している場合の評価を新設。また，看護補助加算，看護補助体制充実加算が新設された。入院日から14日を限度に算定可。

A308 回復期リハビリテーション病棟入院料

(1) 医療資源の少ない地域で，病室単位で届出可能な「回復期リハビリテーション入院医療管理料」が新設された。

(2) ①入院料1～5：FIMの定期的な測定，②入院料1・2：専従の社会福祉士の配置，

口腔管理の体制整備，③入院料1・3：FIMの測定に関する院内研修，④入院料1：入退院時の栄養状態の評価にGLIM基準を用いること――が要件とされた。従前の「体制強化加算1・2」が廃止された。

A308-3 地域包括ケア病棟入院料

(1) 入院期間（40日以内・41日以上）に応じた評価となった。

(2) 訪問看護に係る実績の基準が引き上げられた。また，「在宅復帰率」「自宅等からの入棟・入室患者の割合」「一般病棟からの転棟患者の割合」の計算から，①短期滞在手術等基本料1・3を算定する患者，②DPC病院において同基本料3の対象手術等を行った患者，③同基本料1の対象手術等を行った患者――が除外された。

(3) 在宅復帰率における「在宅等に退院するもの」から控除する「介護老人保健施設に入所した患者」の算出方法が変更された。

A311-4 児童・思春期精神科入院医療管理料：精神科養育支援体制加算が新設された。虐待等不適切な養育が疑われる20歳未満の精神疾患患者に対する支援体制を整備した届出医療機関において，20歳未満の精神疾患患者について入院初日に算定可。

A315 精神科地域包括ケア病棟入院料【新設】：届出精神病棟を有する医療機関において，精神病棟の入院患者について，A311精神科救急急性期医療入院料，A311-2精神科急性期治療病棟入院料，A311-3精神科救急・合併症入院料を算定した期間と通算して180日を限度として算定可。当該病棟に転棟・転院・入院した日から90日間に限り自宅等移行初期加算が算定できる。

A318 地域移行機能強化病棟入院料

(1) 長期入院患者の退院実績〔1年以上の長期入院患者のうち地域移行機能強化病棟から自宅等に退院した患者数（1カ月当たりの平均）÷当該病棟の届出病床数〕の数値基準が，（2,4％以上→）3.3％以上に引き上げられた。

(2) 地域移行機能強化病棟を1年当たり（30％→）40％以上減らしていることが基準とされた。

(3) 当該入院料の届出期限が，（2024年3月末→）2030年3月末まで延長された。

③ 医学管理等

《医学管理等の留意点》

(1) B000 特定疾患療養管理料，B001「1」ウイルス疾患指導料，B001「4」小児特定疾患カウンセリング料，B001「5」小児科療養指導料，B001「6」てんかん指導料，B001「7」難病外来指導管理料，B001「8」皮膚科特定疾患指導管理料，B001「17」慢性疼痛疾患管理料，B001「18」小児悪性腫瘍患者指導管理料，B001「21」耳鼻咽喉科特定疾患指導管理料，第2部在宅医療の第2節第1款の**「在宅療養指導管理料」**（C100～C121），第8部精神科専門療法のI004 **心身医学療法**——は特に規定する場合（B001「7」とC101「2」）を除き同一月に併算定できない。

(2) B000 特定疾患療養管理料，B001「1」ウイルス疾患指導料，B001「4」小児特定疾患カウンセリング料「イ」，B001「5」小児科療養指導料，B001「6」てんかん指導料，B001「7」難病外来指導管理料，B001「8」皮膚科特定疾患指導管理料，B001「18」小児悪性腫瘍患者指導管理料，B001「22」がん性疼痛緩和指導管理料，B001「23」がん患者指導管理料，B001「24」外来緩和ケア管理料，B001「25」移植後患者指導管理料，B001「27」糖尿病透析予防指導管理料，B001「31」腎代替療法指導管理料，B001「37」慢性腎臓病透析予防指導管理料，B001-2-3 乳幼児育児栄養指導料，B001-3-3 生活習慣病管理料（Ⅱ），B001-9 療養・就労両立支援指導料，B005-6 がん治療連携計画策定料2，B005-6-4 外来がん患者在宅連携指導料，B005-8 肝炎インターフェロン治療計画料，B008-2 薬剤総合評価調整管理料——を算定すべき医学管理を情報通信機器を用いて行った場合，所定点数に代えて規定の点数を算定する。

(3) B000 **特定疾患療養管理料**，B001「6」**てんかん指導料**，B001「7」**難病外来指導管理料**，B001「8」**皮膚科特定疾患指導管理料**，B001「21」**耳鼻咽喉科特定疾患指導管理料**は，①初診料を算定した日から1カ月以内，②入院中および当該医療機関から退院した日から1カ月以内——は算定できない（他の医療機関からの退院後であれば算定可）。この場合の「初診料を算定した日」とは，当該指導管理料に関連する疾患の初診日に限らない。

　　B001「5」**小児科療養指導料**，B001「18」**小児悪性腫瘍患者指導管理料**については，①初診料を算定した日の属する月，②入院中および当該医療機関から退院した日から1カ月以内——は算定できない（他の医療機関からの退院後であれば算定可）。

　　B001「30」**婦人科特定疾患治療管理料**，B001「32」**一般不妊治療管理料**，B001「33」**生殖補助医療管理料**，B001-3 **生活習慣病管理料**は，初診料の算定日の属する月には算定できない。

(4) B000 **特定疾患療養管理料**，B001「5」**小児科療養指導料**，B001「7」**難病外来指導管理料**，B001「17」**慢性疼痛疾患管理料**，B001「18」**小児悪性腫瘍患者指導管理料**，B001-2-12 **外来腫瘍化学療法診療料**，B001-3 **生活習慣病管理料**，B001-3-3 **生活習慣病管理料（Ⅱ）**は，対象疾患が「主病」である場合に限り算定できる。

(5) 「通則3」外来感染対策向上加算・発熱患者等対応加算，「通則4」連携強化加算，「通則5」サーベイランス強化加算，「通則6」抗菌薬適正使用体制加算は，届出診療所において，以下の診療報酬を算定した場合に月1回算定可。

> B001-2 小児科外来診療料，B001-2-7 外来リハビリテーション診療料，B001-2-8 外来放射線照射診療料，B001-2-9 地域包括診療料，B001-2-10 認知症地域包括診療料，B001-2-11 小児かかりつけ診療料，B001-2-12 外来腫瘍化学療法診療料，B006 救急救命管理料，B007-2 退院後訪問指導料

1. B000 特定疾患療養管理料

(1) 喘息様気管支炎・アレルギー性気管支炎での初診，特定疾患療養管理料：（気管支）喘息と同様に取り扱ってよい。すなわち，特定疾患療養管理料の対象疾病となる。
(2) アトピー性皮膚炎は対象外。
(3) 頸腕症候群は算定できない。

> ※ **B000 特定疾患療養管理料**：診療所と許可病床数 200 床未満の病院で同一暦月に 2 回を限度として算定する。必要やむを得なく，看護に当たっている家族等に療養指導をした場合も算定できる。複数の特定疾患により複数の診療科を受診している場合は，主病と認められる特定疾患で受診している診療科でのみ算定する。
> ※ **術後・後遺症における特定疾患療養管理料**：算定できる（対象疾病が主病であり，治癒しておらず，治療・指導を要するもので，計画的な指導管理を行っている場合）。
> ※ **アトピー性皮膚炎**：B001「8」皮膚科特定疾患指導管理料（Ⅱ）が算定できる（16歳以上に限る）。

2. B001「2」特定薬剤治療管理料（図表 1）

(1) 薬剤名を併記する。
(2) 該当病名が必要（例：てんかん）。
(3) 他の疾患に併発した症候性てんかんの際も病名欄に「てんかん」と明記する。

> ※ **B001「2」特定薬剤治療管理料と B000 特定疾患療養管理料**：同月算定可。
> ※ **特定薬剤治療管理料の対象薬剤を複数投与して，それぞれ血中濃度測定を行った場合**：別々に所定点数が算定できるが，同一薬効群の薬剤を一つの疾病に複数用いても，この条件には当てはまらない。たとえば，心疾患およびてんかんを有する患者に対し，ジギタリス製剤と抗てんかん剤を併用した場合はそれぞれの所定点数が算定できるが，

不整脈の患者に対して，キニジンとリドカインを併用しても算定は 1 回のみとなる。

> ※ **慢性疾患で，症状軽快により退院し，増悪により再入院した場合等**：疾病が治癒せず継続しているとみなせる場合は，最初の起算日から数える扱いとなる。転院後，自院に再入院した場合においても同様である。

3. テオフィリン使用例の特定薬剤治療管理料：
気管支喘息，喘息性（様）気管支炎，慢性気管支炎，肺気腫又は未熟児無呼吸発作の患者で算定できる。

4. アミカシン硫酸塩とトブラマイシン（トブラシン®）を使用している場合の特定薬剤治療管理料：
いずれもアミノグリコシド系抗生物質なので，月 1 回のみ算定する。

5. B001「3」悪性腫瘍特異物質治療管理料の初回加算：初回月に限る。

> ※ **B001「3」悪性腫瘍特異物質治療管理料と同一月に算定できる腫瘍マーカー検査**：①急性および慢性膵炎の診断および経過観察のためのエラスターゼ 1，②肝硬変，HBs抗原陽性の慢性肝炎，HCV 抗体陽性の慢性肝炎に対する α-フェトプロテイン，PIVKA Ⅱ半定量又は定量（月 1 回），③子宮内膜症の診断と治療効果判定を目的とした CA125，CA130，CA602（診断又は治療前および治療後に各 1 回），④家族性大腸腺腫症に対する癌胎児性抗原（CEA）。
> ※ **悪性腫瘍特異物質治療管理料と「○○癌術後」の病名**：認められる。腫瘍マーカー検査は，確定診断がついた後の経過観察，効果判定の目的でも行われるもので，手術後の経過，再発チェックの意味で，術後病名でも算定できる。
> ※ **癌確定後に腫瘍マーカーを行った場合**：

図表1 「特定薬剤治療管理料1」（投与薬剤の血中濃度を測定し，投与量を精密に管理した場合に月1回算定）

医学
管理

対　象　薬　剤	所定点数	初月加算	4月目以降	対　象　疾　病
①ジギタリス製剤	470	+280	235	心疾患患者
②抗てんかん剤	470	+280	(470)	てんかん
③免疫抑制剤：シクロスポリン，タクロリムス水和物，エベロリムス，ミコフェノール酸モフェチル	470	移植月含め3月 +2,740	(470)	臓器移植後の免疫抑制
※　ミコフェノール酸モフェチルを含む複数の免疫抑制剤の測定・精密管理	6月に1回，250点を所定点数に加算（初月加算と併算定不可）			
※　エベロリムスを含む複数の免疫抑制剤の測定・精密管理	初回月含め3月は月1回，その後は4月に1回，250点を所定点数に加算（初月加算と併算定不可）			
④テオフィリン製剤	470	+280	235	気管支喘息，喘息性（様）気管支炎，慢性気管支炎，肺気腫，未熟児無呼吸発作
⑤不整脈用剤：プロカインアミド，N-アセチルプロカインアミド，ジソピラミド，キニジン，アプリンジン，リドカイン，ピルジカイニド塩酸塩，プロパフェノン，メキシレチン，フレカイニド，シベンゾリンコハク酸塩，ピルメノール，アミオダロン，ソタロール塩酸塩，ベプリジル塩酸塩	470	+280	235	不整脈
⑥ハロペリドール製剤，ブロムペリドール製剤	470	+280	235	統合失調症
⑦リチウム製剤	470	+280	235	躁うつ病
⑧バルプロ酸ナトリウム，カルバマゼピン	470	+280	(470)	躁うつ病，躁病
⑨シクロスポリン	470	+280	(470)	ベーチェット病で活動性・難治性眼症状を有するもの，その他の非感染性ぶどう膜炎，再生不良性貧血，赤芽球癆，尋常性乾癬，膿疱性乾癬，乾癬性紅皮症，関節症性乾癬，全身型重症筋無力症，アトピー性皮膚炎，ネフローゼ症候群，川崎病の急性期
⑩タクロリムス水和物	470	+280	(470)	全身型重症筋無力症，関節リウマチ，ループス腎炎，潰瘍性大腸炎，間質性肺炎（多発性筋炎又は皮膚筋炎に合併するもの）
⑪サリチル酸系製剤（アスピリン他）	470	+280	235	若年性関節リウマチ，リウマチ熱，慢性関節リウマチ
⑫メトトレキサート	470	+280	235	悪性腫瘍
⑬エベロリムス	470	+280	235	結節性硬化症
⑭アミノ配糖体抗生物質，グリコペプチド系抗生物質（バンコマイシン，テイコプラニン），トリアゾール系抗真菌剤（ボリコナゾール）	470	+280	235	入院患者に数日間以上投与
※　バンコマイシンの複数回測定・精密管理		+530		
⑮トリアゾール系抗真菌剤（ボリコナゾール）	470	+280	235	重症又は難治性真菌感染症，造血幹細胞移植（深在性真菌症予防目的）
⑯イマチニブ	470	+280	235	当該薬剤の適応疾患（慢性骨髄性白血病など）
⑰シロリムス製剤	470	+280	235	リンパ脈管筋腫症
⑱スニチニブ（抗悪性腫瘍剤として投与）	470	+280	235	腎細胞癌
⑲バルプロ酸ナトリウム	470	+280	235	片頭痛
⑳治療抵抗性統合失調症治療薬（クロザピン）	470	+280	235	統合失調症
㉑ブスルファン	470	+280	235	当該薬剤の適応疾患
㉒ジギタリス製剤の急速飽和	740	—	—	重症うっ血性心不全
㉓てんかん重積状態の患者に対し抗てんかん剤の注射などを行った場合	740	—	—	全身性けいれん発作重積状態

注 1．対象薬剤群（表中①～⑳）が異なる場合は別々に所定点数を月1回算定できる（①～㉑の区分ごとに算定可）。
　　㉒又は㉓の740点を算定した月は，各①ジギタリス製剤又は②抗てんかん剤に係る所定点数は別に算定できない。
　 2．②抗てんかん剤を同一月に2種以上投与し，個々に測定・管理を行った場合は，当該月は2回に限り所定点数を算定できる。

「特定薬剤治療管理料2」（胎児曝露を未然に防止する安全管理手順を遵守して投与した場合に月1回算定）

サリドマイド製剤及びその誘導体（サリドマイド，レナリドミド，ポマリドミド）	100	—	—	当該薬剤の適応疾患（多発性骨髄腫など）

B001「3」悪性腫瘍特異物質治療管理料を算定するが，同月にすでに（検査として）腫瘍マーカーを算定している場合は併せて算定できない。

※　**2つの主病がある場合**：対象疾患が主病であることを要件とする医学管理等において，A主病で難病外来指導管理料を，B主病で特定疾患処方管理加算を算定することはできない。
　　1つの主病で，たとえば難病外来指導管理料と特定疾患処方管理加算の各々の対象に該当する場合は，ともに算定できる。

※　**B001「9」〜「11」栄養食事指導料**：胃潰瘍，糖尿病，痛風などの病名があっても，入院時食事療養費の特別食加算（高血圧症患者に対する減塩食など一部特別食に不一致はあるが）が算定されていなければ査定される。

※　**B001「12」心臓ペースメーカー指導管理料**：他の医療機関で移植を行った場合であっても算定できる。

※　**B001「13」在宅療養指導料**：訪問看護・指導時には算定できない。来院時または退院時に算定できる。
※　**家族等に対する指導**
　　家族のみに対する指導は原則算定不可であるが，本人を患家で診察し，その後来院した家族に対し，診察に基づき療養上の指導を行った場合は算定できる。

6. 急性腎不全にB001「15」慢性維持透析患者外来医学管理料：算定できない。

※　**B001「15」慢性維持透析患者外来医学管理料**
(1) 透析導入後3カ月以降の外来患者がすべて対象となる（3カ月目が月の途中である場合は当該月の翌月より算定）。転医してきた場合は，前の医療機関での透析期間も含めて「3カ月」を計算する。
(2) 胸部単純エックス線撮影の写真診断料と撮影料が包括されているが，その手技に係る画像診断の部の「通則」「節」に規定する加算および当該診療項目の「注」に規定する加算は別に算定できる。
(3) CAPD（連続携行式腹膜灌流）を実施している患者については算定できない。

※　**B001「16」喘息治療管理料**：ピークフローメーターを用いて計画的な治療管理を行った場合に，月1回に限り算定する。ピークフローメーターとピークフロー測定日記等に係る費用は所定点数に含まれるため，それらを提供しない場合には算定できない。

B001「17」慢性疼痛疾患管理料の算定
① 骨折，脱臼，捻挫に対する初診月のB001「17」慢性疼痛疾患管理料の算定は，原則として認められない。
② 筋膜炎に対するB001「17」慢性疼痛疾患管理料の算定は，原則として認められる。
(令6.4.30 支払基金)

※　**B001-2 小児科外来診療料**
(1) 届出医療機関（小児科標榜）においては，原則として，6歳未満のすべての患者について当該診療料を1日につき算定する。医療機関単位で算定するため，小児科以外の診療科で診療した場合でも算定できる。また，同一日に複数の科で診療した場合も，当該診療料を1回のみ算定する。
(2) ①初診料・再診料・外来診療料の時間外等加算，小児科特例加算および医療情報取得加算，③外来感染対策向上加算，発熱患者等対応加算，連携強化加算，サーベイランス強化加算，③地域連携小児夜間・休日診療料，④院内トリアージ実施料，⑤夜間休日救急

搬送医学管理料，⑥診療情報提供料（Ⅱ），⑦連携強化診療情報提供料，⑧往診料（注1〜3の加算含む），⑨第14部その他を除き，すべて所定点数に含まれる。

(3) 初診料・再診料・外来診療料の時間外等加算，小児科特例加算を算定する場合は，初診料については115点を減じた点数を，再診料・外来診療料については70点を減じた点数を算定する。

(4) 急性増悪により検査や投薬を頻繁に行った場合でも当該診療料で算定する。

(5) B001-2-11小児かかりつけ診療料，C100〜C121の「在宅療養指導管理料」（他の保険医療機関で算定している患者を含む）との併算定はできない。

(6) 当該医療機関で，当該月に院内処方を行わなかった場合は（院外処方箋を交付しない場合でも），「1」の所定点数で算定する。

※ **B001-2-9地域包括診療料**：在宅療養支援診療所（A001の時間外対応加算1の届出，常勤医師2名以上の配置）又は許可病床200床未満の在宅療養支援病院（A308-3地域包括ケア病棟入院料の届出）において，脂質異常症，高血圧症，糖尿病，慢性心不全，慢性腎臓病（慢性維持透析を行っていないものに限る），認知症のうち2以上の疾患を有する患者に月1回算定。院外処方が原則。当該点数を算定した場合，内服薬7種類以上投薬の低減は非適用。

※ **B001-2-10認知症地域包括診療料**：B001-2-9地域包括診療料の届出を行った在宅療養支援診療所・許可病床200床未満の在宅療養支援病院において，「認知症以外に1以上の疾患を有する者」（1処方につき内服薬5種類以下，1処方につき抗うつ薬・抗精神病薬・抗不安薬・睡眠薬を合わせて3種類以下である者に限る）に指導・診療を行った場合に月1回算定。その他の要件等はB001-2-9地域包括診療料と同じ。

※ **B001-2-11小児かかりつけ診療料**：①専ら小児科又は小児外科を担当する常勤医師1名以上，②B001-2小児科外来診療料を算定，③A001の時間外対応加算1又は2の届出

---等が届出要件。未就学児（6歳以上の患者については6歳未満から小児かかりつけ診療料を算定している者）の入院外患者に対して診療を行った場合に，1日につき算定。電話再診では算定不可。B001-2小児科外来診療料との併算定不可。

---

7. **手術の1週間前にすでに血液学的検査判断料を算定し，同月にB001-4手術前医学管理料を算定した場合**：同検査判断料は算定不可。

8. **B001-4手術前医学管理料を算定した同一月に，逓減が係る検査が行われた場合**：所定点数の100分の90で算定。

9. **B001-5手術後医学管理料**：入院の日から10日以内に行われた閉鎖循環式全身麻酔を伴う手術後に必要な医学管理を行った場合に，手術の翌日から3日間を限度として算定できる。

10. **B001-5手術後医学管理料に包括される検査判断料について**：月末に手術が行われ，手術後医学管理料を算定すべき期間が月をまたがった場合には，翌月については検査判断料が算定できる（判断料の算定は月単位で考えられている）。

※ **再入院後の手術後医学管理料**：入院開始日の考え方は入院料と同じなので，たとえば4月1日に検査入院し，4日に退院した患者が，同月12日に再入院して13日に手術を行ったようなケースでは，入院起算日を4月1日として考える。退院期間中の日数も含めてカウントするため，手術後医学管理料は算定できない。

※ **B001-6肺血栓塞栓症予防管理料**：入院患者（療養病棟・診療所の療養病床を除く）（結核病棟では手術を伴うもの，精神病棟では治療上の必要から身体拘束が行われているものに限る）に肺血栓塞栓症予防のために弾性ストッキングまたは間歇的空気圧迫装置で医学管理を行った場合に，入院中1回のみ算定。予防処置の費用（機器，材料費含む）は所定点数に含まれる。

図表 2　難病関係診療項目の対象疾患

難病（青色の病名は指定難病における病名）	B001「7」難病外来指導管理料（※）	H006 難病患者リハビリテーション料	A210「1」難病患者等入院診療加算
ベーチェット病	○	○*1	×
多発性硬化症	○	○*1	○*1
重症筋無力症	○	○*1	○*1
全身性エリテマトーデス	○	○*1	×
スモン	○	○*1	○*1
再生不良性貧血	○	×	×
サルコイドーシス	○	×	×
筋萎縮性側索硬化症	○	○*1	○*1
強皮症（全身性強皮症），皮膚筋炎及び多発性筋炎	○	○*1	×
特発性血小板減少性紫斑病	○	×	×
結節性動脈周囲炎（結節性多発動脈炎）	○	○*1	×
潰瘍性大腸炎	○	×	×
大動脈炎症候群（高安動脈炎）	○	×	×
ビュルガー病（バージャー病）	○	○*1	×
脊髄小脳変性症（多系統萎縮症を除く）	○	○*1	○*1
クローン病	○	×	×
難治性肝炎のうち劇症肝炎	○	×	×
悪性関節リウマチ	○	○*1	×
パーキンソン病	○	○*1	○*2
進行性核上性麻痺	○	○*1	○*2
大脳皮質基底核変性症	○	○*1	○*2
アミロイドーシス（全身性アミロイドーシス）	○	○*1	×
後縦靱帯骨化症	○	○*1	×
ハンチントン病	○	○*1	○*1
もやもや病（ウィリス動脈輪閉塞症）	○	○*1	×
ウェゲナー肉芽腫症（多発血管炎性肉芽腫症）	○	○*1	×
特発性拡張型心筋症	○	×	×
多系統萎縮症（線条体黒質変性症，オリーブ橋小脳萎縮症及びシャイ・ドレーガー症候群）	○	○*1	○*1
表皮水疱症	○	×	×
膿疱性乾癬（汎発型）	○	×	×
広範脊柱管狭窄症	○	○*1	×
原発性胆汁性胆管炎	○	×	×
重症急性膵炎	○	×	×
特発性大腿骨頭壊死症	○	○*1	×
混合性結合組織病	○	○*1	×
原発性免疫不全症候群	○	×	×
特発性間質性肺炎	○	×	×
網膜色素変性症	○	×	×
プリオン病	○	○*1	○*1
肺動脈性肺高血圧症	○	×	×
神経線維腫症Ⅰ型，神経線維腫症Ⅱ型	○	×	×
亜急性硬化性全脳炎	○	○*1	○*1
バッド・キアリ症候群	○	×	×
慢性血栓塞栓性肺高血圧症	○	×	×
ライソゾーム病	○	○*1	○*1
副腎白質ジストロフィー	○	○*1	○*1
家族性高コレステロール血症（ホモ接合体）	○	×	×
脊髄性筋萎縮症	○	○*1	○*1
球脊髄性筋萎縮症	○	○*1	○*1
慢性炎症性脱髄性多発神経炎／多巣性運動ニューロパチー	○	○*1	○*1
肥大型心筋症	○	×	×

拘束型心筋症	○	×	×
ミトコンドリア病	○	×	×
リンパ脈管筋腫症	○	×	×
スティーヴンス・ジョンソン症候群	○	×	×
黄色靱帯骨化症	○	○*1	×
下垂体性 ADH 分泌異常症	○	×	×
下垂体性ゴナドトロピン分泌亢進症	○	×	×
下垂体性成長ホルモン分泌亢進症	○	×	×
下垂体性 TSH 分泌亢進症	○	×	×
下垂体性 PRL 分泌亢進症	○	×	×
下垂体性前葉機能低下症	○	×	×
クッシング病	○	×	×
シェーグレン症候群	○	○*1	×
成人発症スチル病（成人スチル病）	○	○*1	×
メチシリン耐性黄色ブドウ球菌感染症	×	×	○*1*3
後天性免疫不全症候群（HIV 感染を含む）	○*5	×	○
多剤耐性結核	×	×	○*4

※　**難病法による指定難病**（341 疾患），その他これに準ずる疾患が対象。
*1：日常生活動作に著しい支障を来している状態。
*2：パーキンソン病についてはホーエン・ヤールの重症度分類がステージ 3 以上であって生活機能障害度がⅡ度または
　　Ⅲ度の状態に限る。
*3：開胸心手術または直腸悪性腫瘍手術の後に発症したものに限る。
*4：治療上の必要があって，適切な陰圧管理を行うために必要な構造および設備を有する病室に入院している状態。
*5：血液凝固因子製剤の投与に起因する HIV 感染症（先天性血液凝固因子障害等治療研究事業の受給者症を交付され
　　ている患者に限る）。

> ※　**B008 薬剤管理指導料**：施設基準（薬剤師
> の配置等）に適合し届け出た病院において，
> 週 1 回，月 4 回を限度として算定できる。

◆ 診療録への要点記載を要するもの ◆

- ● **B000 特定疾患療養管理料**（管理内容を記載）
- ● **B001「1」ウイルス疾患指導料**（指導内容
　を記載）
- ● **B001「2」特定薬剤治療管理料**（薬剤の血
　中濃度，治療計画を添付または記載）
- ● **B001「2」「ロ」特定薬剤治療管理料2**（指
　導内容の要点を記録）
- ● **B001「3」悪性腫瘍特異物質治療管理料**（腫
　瘍マーカー検査の結果，治療計画を添付ま
　たは記載）
- ● **B001「4」小児特定疾患カウンセリング料
　「ロ」**（公認心理師が作成した概要の写しを
　添付）
- ● **B001「5」小児科療養指導料**（①指導内容
　の要点，②「注 5」人工呼吸器導入時相談
　支援加算を算定する際，説明等の内容の要
　点を記載）
- ● **B001「6」てんかん指導料**（診療計画，診
　療内容を記載）
- ● **B001「7」難病外来指導管理料**（①診療計画，

診療内容の要点，②「注 5」人工呼吸器導入
時相談支援加算を算定する際，説明等の内
容の要点を記載）
- ● **B001「8」皮膚科特定疾患指導管理料**（診
　療計画，指導内容の要点を記載）
- ● **B001「12」心臓ペースメーカー指導管理料**
　（計測した機能指標の値，指導内容を添付ま
　たは記載）
- ● **B001「14」高度難聴指導管理料**（指導内容
　の要点を記載）
- ● **B001「15」慢性維持透析患者外来医学管理
　料**（特定の検査結果及び計画的な治療管理
　の要点を添付または記載）
- ● **B001「16」「ロ」喘息治療管理料2**（指導
　内容の要点を記載）
- ● **B001「18」小児悪性腫瘍患者指導管理料**（治
　療計画，指導内容を記載）
- ● **B001「20」糖尿病合併症管理料**（糖尿病足
　病変ハイリスク要因に関する評価結果・指
　導計画，実施した指導内容を記載）
- ● **B001「21」耳鼻咽喉科特定疾患指導管理料**
　（診療計画，指導内容の要点を記載）
- ● **B001「22」がん性疼痛緩和指導管理料**（麻
　薬の処方前の疼痛の程度，麻薬の処方後の
　効果判定，副作用の有無，治療計画，指導
　内容の要点を記載）
- ● **B001「22」がん性疼痛緩和指導管理料「注**

● 2」難治性がん性疼痛緩和指導管理加算（説明内容の要点を記載）

● B001「23」がん患者指導管理料（指導内容等の要点を記載）

● B001「23」がん患者指導管理料「ハ」（指導内容の要点もしくは薬剤管理指導記録に記載または説明に用いた文書の写しを添付）

● B001「23」がん患者指導管理料「ニ」（説明および相談内容等の要点を記載）

● B001「24」外来緩和ケア管理料〔患者に説明・交付した緩和ケア実施計画書等の写しを添付〕

● B001「26」植込型輸液ポンプ持続注入療法指導管理料（指導内容の要点を記載）

● B001「27」糖尿病透析予防指導管理料（①糖尿病性腎症のリスク要因に関する評価結果，指導計画および指導内容を記載，②情報通信機器を用いた診療により実施した場合，指導内容，指導実施時間等を記載）

● B001「28」小児運動器疾患指導管理料（指導の要点を記載）

● B001「29」乳腺炎重症化予防ケア・指導料（実施した内容を記載）

● B001「30」婦人科特定疾患治療管理料（指導内容の要点を記載）

● B001「31」腎代替療法指導管理料〔指導内容等の要点を記載（写しの添付でも可）〕

● B001「32」一般不妊治療管理料（①交付した文書の写し及び同意を得た文書を添付。②毎回の指導内容の要点を記載。③初回算定時に不妊症と診断した理由を記載。④当該患者及びそのパートナーが，婚姻関係にある，または治療の結果，出生した子について認知を行う意向がある旨を確認した方法を記載するとともに，提出された文書等がある場合には，当該文書等を添付）

● B001「33」生殖補助医療管理料（①交付した文書の写し及び同意を得た文書を添付。②治療計画の作成時点における胚移植術の実施回数の合計を記載。③毎回の指導内容の要点を記載。④初回算定時に，当該患者及びそのパートナーを不妊症と診断した理由を記載。⑤当該患者及びそのパートナーが婚姻関係にある，または治療の結果，出生した子について認知を行う意向がある旨を確認した方法を記載し，提出された文書等がある場合には，当該文書等を添付）

● B001「35」アレルギー性鼻炎免疫療法治療管理料（説明内容の要点を記載）

● B001「36」下肢創傷処置管理料（毎回の指導の要点を記載）

● B001「37」慢性腎臓病透析予防指導管理料（透析予防診療チームは，慢性腎臓病のリスク要因に関する評価結果，指導計画，実施した指導内容を添付または記載）

● B001「37」慢性腎臓病透析予防指導管理料「注3」「イ」を情報通信機器を用いて行った場合（透析予防診療チームは，情報通信機器を用いた診療により実施した指導内容，指導実施時間等を診療録に記載）

● B001-2-2 地域連携小児夜間・休日診療料（診療内容，診療医師名とその主たる勤務先名を記載）

● B001-2-3 乳幼児育児栄養指導料（指導の要点を記載）

● B001-2-4 地域連携夜間・休日診療料（診療内容，診療医師名とその主たる勤務先を記載）

● B001-2-5 院内トリアージ実施料（患者の来院後速やかに患者の状態を評価し，院内トリアージを行った旨を記載）

● B001-2-7 外来リハビリテーション診療料（当該患者のリハビリテーションの効果や進捗状況等を記載）

● B001-2-9 地域包括診療料（他医と連携し，処方されている医薬品をすべて管理し，記載。お薬手帳のコピーもしくは保険薬局からの文書のコピーを添付。または点数算定時の投薬内容を記載。健康診断や検診の結果等を記載。初回算定時に患者の署名付の同意書を添付）

● B001-2-12 外来腫瘍化学療法診療料（指導内容等の要点を記載又は説明に用いた文書の写しを添付）

● B001-3 生活習慣病管理料（Ⅰ）（①療養計画書の写しを添付，②療養計画書の写しを添付，③管理方針を変更した場合にはその理由および内容等を記載）

● B001-3-2 ニコチン依存症管理料（治療管理の要点を記載）

● B001-3-2「2」ニコチン依存症管理料2（①診療計画書を作成し写しを診療録に添付，②受診を中断する場合は中断理由を記載）

● B001-3-3 生活習慣病管理料（Ⅱ）〔交付した療養計画書の写しを添付（継続して算定する月においても同様）〕

● B001-7 リンパ浮腫指導管理料（指導内容の要点を記載）

● B001-8 臍ヘルニア圧迫指導管理料（指導内容の要点を記載）

● B001-9 療養・就労両立支援指導料（①事業場の産業医等に対して就労と療養の両立

に必要な情報を記載した文書を提供して写しを添付，②診察に同席した産業医等に対する説明内容を記載）

● **B002, B003 開放型病院共同指導料**（主治医：開放型病院において指導等を行った事実。開放型病院：主治医の指導等が行われた旨を記載）

● **B004, B005 退院時共同指導料**（指導内容等の記載または患者・家族等に提供した文書の写しの添付）

● **B005-1-2 介護支援等連携指導料**（指導内容等を記載，患者・家族等に提供した文書とケアプラン等の写しも添付）

● **B005-1-3 介護保険リハビリテーション移行支援料**（患者の同意と介護支援専門員より情報提供を受けたケアプランの写しを添付）

● **B005-4, B005-5 ハイリスク妊産婦共同管理料**（紹介元医師：紹介先病院において医学管理等を行った事実を記載。紹介先病院：主治医の医学管理等が行われた旨を記載）

● **B005-6 がん治療連携計画策定料**（治療計画書の写しを添付）

● **B005-7 認知症専門診断管理料**（患者・家族等に交付した文書の写しを添付）

● **B005-7-2 認知症療養指導料**（①症状，生活機能，行動・心理症状，介護の状況等について認知症療養計画に基づいて行った定期的な評価等の要点を記載，②認知症に係る療養計画を記載）

● **B005-7-3 認知症サポート指導料**（患者及び紹介を受けた他の医療機関に交付した文書の写しを添付）

● **B005-8 肝炎インターフェロン治療計画料**（患者に交付した治療計画書の写しを貼付）

● **B005-9 外来排尿自立指導料**（①退院後に継続的な包括的排尿ケアの必要があると認めた旨を記載，②包括的排尿ケアの計画と見直した場合の計画を添付）

● **B005-11 遠隔連携診療料**（他院の医師と連携して診療を行った際は，診療の内容，診療を行った日，診療時間等の要点を記載）

● **B005-12 こころの連携指導料（Ⅰ）**（患者の生活上の課題等の要点を記載）

● **B006-3 退院時リハビリテーション指導料**（指導又は指示内容を記載）

● **B007 退院前訪問指導料**（指導又は指示内容を記載）

● **B007-2 退院後訪問指導料**（指導又は指示内容の要点を記載）

● **B008-2 薬剤総合評価調整管理料**（医師が内服薬を調整するに当たり，評価した内容

や調整の要点を記載）

● **B009 診療情報提供料（Ⅰ）**（交付文書の写しを添付）

● **B009 診療情報提供料（Ⅰ）「注3」**（保険薬局の保険薬剤師が訪問薬剤管理指導を行う場合は，交付文書のほか，処方箋の写しを添付）

● **B009 診療情報提供料（Ⅰ）「注8」**（心電図，脳波，画像診断の所見等診療上必要な検査結果，画像情報等及び退院後の治療計画等の写しまたはその内容を添付又は記載）

● **B009 診療情報提供料（Ⅰ）「注12」精神科医連携加算**（当該受診日を記載）

● **B009 診療情報提供料（Ⅰ）「注14」歯科医療機関連携加算1**（情報提供を行った歯科医療機関名を記載）

● **B009 診療情報提供料（Ⅰ）「注15」歯科医療機関連携加算2**（当該受診日を記載）

● **B009-2 電子的診療情報評価料**（検査結果や画像の評価の要点を記載）

● **B010 診療情報提供料（Ⅱ）**（患者・家族から診療情報提供の希望があった旨を記載）

● **B010-2 診療情報連携共有料**（交付した文書の写しを添付）

● **B011 連携強化診療情報提供料**（①交付した文書の写しを添付，②次回受診する日）

● **B011-6 栄養情報連携料**（交付した文書の写しを添付）

● **B011-3 薬剤情報提供料**（薬剤情報を提供した旨を記載）

● **B014 退院時薬剤情報管理指導料**〔①（入院時に患者が医薬品等を持参している場合）医薬品等の名称・確認結果を記載。②薬剤情報を提供した旨・提供した情報・指導内容の要点を記載，③保険薬局への情報提供に当たって，患者・家族等・保険薬局に交付した文書の写しを添付〕

● **B015 精神科退院時共同指導料**（①「包括的支援マネジメント　導入基準」のうち該当するものを添付又は記載。②「療養生活の支援に関する計画書」の写しを添付）

────**2024年改定の主なポイント**────

B000 特定疾患療養管理料：対象疾患から**高血圧症，糖尿病，**（遺伝性のものではない）**脂質異常症**が削除され，これら生活習慣病の医学管理料が生活習慣病管理料（Ⅰ）（Ⅱ）に一本化された〔生活習慣病管理料（Ⅱ）を上記3疾患に対する従前の特定疾患療養管理料に代わるものとして新設〕。一方，**ア**

ナフィラキシー，ギラン・バレー症候群が新たに対象疾患に追加された。

B001「4」小児特定疾患カウンセリング料：初回カウンセリングからの期間（初回・1年・2年・4年以内）に応じた区分が新設された。4年を限度とし，2年以内は月2回，2年超4年以内は月1回に限り算定可。また，届出医療機関において情報通信機器を用いて行った場合の点数が新設された。

B001「13」在宅療養指導料：**退院後1月以内の慢性心不全の患者**が対象に追加された。

B001「22」がん性疼痛緩和指導管理料：**難治性がん性疼痛緩和指導管理加算**が新設された。放射線治療と神経ブロックの体制・実績を有する届出医療機関において，がん性疼痛緩和の専門的治療が必要な患者に対して，診療方針等を文書で説明した場合に，患者1人につき1回に限り算定可。

B001「37」慢性腎臓病透析予防指導管理料【新設】：慢性腎臓病透析予防診療チームを設置している届出医療機関で，**入院外の慢性腎臓病の患者**（透析状態になることを予防するための重点的指導管理を要する患者。糖尿病患者又は現に透析療法を行う患者を除く）に対して，医師，看護師又は保健師及び管理栄養士等が共同して，患者の病期分類，食事・運動指導，その他生活習慣に関する指導等を個別に行った場合に月1回算定可。届出医療機関において，情報通信機器を用いて行った場合は，所定点数に代えて**261点又は218点**を算定する。

B001-2 小児科外来診療料：小児抗菌薬適正使用支援加算の対象疾患に，**急性中耳炎，急性副鼻腔炎**が追加された。

B001-2-9 地域包括診療料，B001-2-10 認知症地域包括診療料：算定要件に，①介護支援専門員や相談支援専門員からの相談に対応する，②リフィル処方や長期処方に対応する――ことなどが追加された。

B001-2-11 小児かかりつけ診療料：①発達障害を疑う患者の診療，保護者への相談対応，専門医への紹介等，②不適切な養育にもつながる育児不安等への相談対応，③**B001-2** 小児科外来診療料の算定――等が要件として追加された。また，小児抗菌薬適正使用支援加算の対象疾患に，**急性中耳炎，急性副鼻腔炎**が追加された。

B001-2-12 外来腫瘍化学療法診療料：**外来腫瘍化学療法診療料3**が新設され，①外来腫瘍化学療法診療料1の届出医療機関との連携体制，②緊急の相談等に24時間対応できる連携体制等が要件とされた。専任の医師の配置は求められてない。

注射の「通則7」バイオ後続品導入初期加算の対象が従前の「外来化学療法を実施している患者」から「入院中の患者以外の患者」に拡大されたことに伴い，従前のバイオ後続品導入初期加算が廃止された。

B001-3-3 生活習慣病管理料（Ⅱ）【新設】：特定疾患療養管理料，処方料・処方箋料の特定疾患処方管理加算の対象疾患から**高血圧症，糖尿病，（遺伝性のものではない）脂質異常症**が除外され，これら生活習慣病の医学管理料が生活習慣病管理料（Ⅰ）（Ⅱ）に一本化された。生活習慣病管理料（Ⅱ）は，上記3疾患に対する従前の特定疾患療養管理料に代わるものとして新設された。

管理料（Ⅰ）と同様，許可病床200床未満の病院又は診療所において，高血圧症，糖尿病，脂質異常症を主病とする入院外の患者を対象に月1回算定するが，（Ⅰ）と異なり，検査・注射・病理診断の費用は包括されず別に算定可となる。また，情報通信機器を用いた場合の点数が設定された。

B005-11 遠隔連携診療料：**指定難病の患者**が対象に追加され，最初の算定日から1年を限度とする規定が削除された。

B005-14 プログラム医療機器等指導管理料【新設】：患者自ら使用するプログラム医療機器（特定保険医療材料）に係る指導管理を行った場合に月1回算定。当該管理料の新設に伴い，従前の**B100** 禁煙治療補助システム指導管理加算が廃止された。

B011-6 栄養情報連携料【新設】：他の医療機関・介護保険施設等に転院・入所する患者（B001「10」入院栄養食事指導料の算定患者）について，入院医療機関の管理栄養士と転院・入所先の医療機関・介護保険施設等の管理栄養士が連携して入院中の栄養管理に関する情報を共有した場合に，入院中1回に限り算定可。当該項目の新設に伴い，入院栄養食事指導料の従前の栄養情報提供加算は廃止された。

4 在 宅 医 療

1. 在宅患者診療・指導料（C000 ～ C015）の留意点

(1)「通則5」外来感染対策向上加算・発熱患者等対応加算，「通則6」連携強化加算，「通則7」サーベイランス強化加算，「通則8」抗菌薬適正使用体制加算は，届出診療所において，以下の診療報酬を算定した場合に月1回算定可（**発熱患者等対応加算については感染を疑わせる症状を呈する患者が対象**）。

　　C001 在宅患者訪問診療料（I），C001-2 在宅患者訪問診療料（II），C005 在宅患者訪問看護・指導料，C005-1-2 同一建物居住者訪問看護・指導料，C005-2 在宅患者訪問点滴注射管理指導料，C006 在宅患者訪問リハビリテーション指導管理料，C008 在宅患者訪問薬剤管理指導料，C009 在宅患者訪問栄養食事指導料，C011 在宅患者緊急時等カンファレンス料

(2) 往診の場合の初診料・再診料・外来診療料：併算定できる（夜間・早朝等加算を含む）。再診料を算定する場合，（要件を満たしていれば）外来管理加算も算定できるので注意する。

(3) C001 在宅患者訪問診療料（I），C001-2 在宅患者訪問診療料（II）：週3回を限度とし，4回目の訪問については算定できない（末期悪性腫瘍患者など，厚生労働大臣が定める患者を除く）。再診料・外来診療料・往診料は同時に算定できない。

(4) C001 在宅患者訪問診療料（I），C005-1-2 同一建物居住者訪問看護・指導料，C006 在宅患者訪問リハビリテーション指導管理料，C012 在宅患者共同診療料：「同一建物居住者以外の場合」とは1患家のみにおいて訪問診療等を行う場合（同一建物で1患家又は1患者のみに行う場合も含む）であり，「同一建物居住者の場合」とは同一建物に居住する複数の患者に行う場合である。同一建物居住者には特別養護老人ホームや有料老人ホーム等の居住者のほか，マンションなどの集合住宅等の居住者も含まれる。

(5) C001 在宅患者訪問診療料（I），C001-2 在宅患者訪問診療料（II），C002 在宅時医学総合管理料，C003 在宅がん医療総合診療料：小規模多機能型居宅介護又は複合型サービスを受けている患者への当該項目については，当該サービス利用開始前30日間に在宅患者訪問診療料等を算定していることが要件とされるが，医療機関退院日から当該サービスを利用した場合，その要件は適用されない（医療保険と介護保険の給付調整）。

(6) C001 在宅訪問診療料（I）において，①往診をした患者，②末期悪性腫瘍で訪問診療開始60日以内の患者，③死亡日から遡って30日以内の患者——は，同一建物居住者訪問診療の患者数に数えない（①については往診料，②③については「イ　同一建物居住者以外の場合」の点数を算定する）。したがって，同一建物の2人の患者に訪問診療をして，うち1人が②の末期悪性腫瘍患者の場合，2人とも「イ　同一建物居住者以外の場合」の点数を算定する。

(7) C002 在宅時医学総合管理料，C002-2 施設入居時等医学総合管理料：①届出医療機関（診療所，在宅療養支援病院，許可病床200床未満の病院）において，C001 在宅患者訪問診療料（I）「1」又はC001-2 在宅患者訪問診療料（II）（注1のイ）を月1回以上算定した場合（往診はカウン

トしない）に，月1回に限り算定する。②同一日に訪問診療を行った人数にかかわらず，単一建物において医学管理を実施している人数に応じて算定する。③処方箋を交付しない場合は，**300点**を所定点数に加算する。④同一の患家で2人以上の患者を診療した場合に，2人目以降の患者について初診料・再診料・外来診療及び特掲診療料を算定した場合においては，C001・C001-2在宅患者訪問診療料（Ⅰ）・（Ⅱ）を算定したものとみなす。

(8) **C003 在宅がん医療総合診療料**：同一日に複数回行われた訪問診療または訪問看護は，日数要件にはカウントできないが，回数要件としてはカウントできる。

(9) **C004 救急搬送診療料**：救急用の自動車は医療機関の所有する "ドクターズカー" も該当する。救急搬送に引き続き診療を行った場合（搬送先医療機関での立会診療含む），初診料・再診料・外来診療料を1回に限り算定できる。また，患者の発生した現場に赴き，診療を行ったあと救急用自動車に同乗して診療を行った場合は，往診料を併せて算定できる。

(10) **C005 在宅患者訪問看護・指導料**：訪問看護時に行われた褥瘡処置，気管内吸引等は処置料として算定できない。在宅患者訪問看護・指導料に含まれていると解釈する。

(11) **C005-2 在宅患者訪問点滴注射管理指導料**：週3日以上の点滴注射を訪問看護師等に指示し，それを実施した場合に3日目に（1週につき）算定。回路等の費用は所定点数に含まれるが，薬剤料は別に算定可。週3日以上実施できなかった場合でも，使用した分の薬剤料は算定できる。

(12) **C006 在宅患者訪問リハビリテーション指導管理料**：理学療法士，作業療法士または言語聴覚士が訪問してリハビリ指導を行った場合に算定するものである。医師が自ら訪問してリハビリをした場合は，在宅患者訪問診療料に含まれるため，当該指導管理料は算定できない。

(13) **C007 訪問看護指示料**：難病患者の2カ所の訪問看護ステーションからの指定訪問看護は認められているが，訪問看護指示料は月1回の算定である。

(14) **C008 在宅患者訪問薬剤管理指導料とF500調剤技術基本料**：同一月に併算定できない。

(15) **C012 在宅患者共同診療料**：許可病床数400床未満の在宅療養後方支援病院（在宅医療提供医療機関と24時間連絡体制をとる許可病床200床以上の届出病院）が，在宅医療を提供する連携医療機関と共同で往診又は訪問診療を行った場合に算定する。最初の算定日から1年間に2回（神経難病等の患者，15歳未満の人工呼吸使用患者については年12回）に限り算定可。

2. 在宅療養指導管理料（C100～C121）の留意点

(1) **C101～C121の在宅療養指導管理を同一月に2以上行っている場合**：所定点数は主たるもののみとなるが，在宅療養指導管理材料加算および薬剤・特定保険医療材料はそれぞれについて算定できる。別の医療機関で別の在宅療養指導管理であればそれぞれ算定可〔在宅療養支援診療所・病院や在宅療養後方支援病院などにおいて，下記（3）（4）等の例外あり〕。

(2) **退院時の在宅療養指導管理料**：退院の日1回に限り算定できる。また，退院日の入院基本料についても別に算定できる。この場合において，退院日の属する月に行った在宅療養指導管理の費用は算定できない（暦上の翌月ならば算定可）。また，死亡退院の場合または他の医療機関へ入院するため転院した場合は算定できない。

(3) **在宅療養支援診療所・病院とその紹介先医療機関における在宅療養指導管理料の併算定**：在宅療養支援診療所・病院から紹介を受けた医療機関では，在宅療養支援診療所・病院で実施するものとは異なる在宅療養指導管理（関連性の高い組合せを除く。p.48，図表3参照）を行った場合は，その紹介月に限り，それぞれの医療機関で在宅療養指導管理料が算定できる（紹介月以外では，在宅療養支援診療所・病院と紹介先医療機関において，異なる在宅療養指導管理料の併算定は不可）。

(4) **在宅療養後方支援病院と連携医療機関における在宅療養指導管理料の併算定**：在宅療養後方支援病院では，15歳未満の人工呼吸器使用患者等に限り，在宅医療を提供する連携医療機関と異なる在宅療養指導管理（関連性の高い組合せを除く。p.48，図表3参照）を行った場合に，それぞれの医療機関で在宅療養指導管理料が算定できる（15歳未満の人工呼吸器使用患者等以外では，在宅療養後方支援病院と連携医療機関において，異なる在宅療養指導管理料の併算定は不可）。

(5) **在宅療養指導管理材料加算**：器具を医療機関が給付（または貸与）し使用させている場合に算定する。C151注入器加算とC153注入器用注射針加算については処方した場合に限り算定するが，その他の加算については新たに器具を給付しない月についても算定できる。院外処方により器具を処方した場合には算定できない。

(6) **C100 退院前在宅療養指導管理料**：1泊2日の外泊でレセプト上外泊とならない場合でも，その他の要件を満たしていれば算定できる。

(7) **C100 退院前在宅療養指導管理料と他の在宅療養指導管理料**：同一日以外であれば，同一月でも併せて算定できる。

(8) **C101 在宅自己注射指導管理料**：①外来受診の際に，当該指導管理料に係る薬剤について G000 皮内，皮下及び筋肉内注射，G001 静脈内注射を行った場合，その注射の費用（薬剤料も含む）は別に算定できない。②当該指導管理料算定患者について，C001・C001-2 在宅患者訪問診療料（Ⅰ）・（Ⅱ）の算定日に，当該医療機関で行った G000 皮内，皮下及び筋肉内注射，G001 静脈内注射，G004 点滴注射の費用は算定できない。③ B001-2-12 外来腫瘍化学療法診療料又は注射の部の「外来化学療法加算」を同一月に算定している患者については，当該加算に係る注射薬剤の在宅自己注射指導管理料は算定できない。

(9) **C101 在宅自己注射指導管理料の「導入初期加算」**：新たに在宅自己注射を導入した患者に対し，初回指導日の属する月から3月に限り，月1回に限り算定可。処方内容に変更があった場合（注射薬に変更があった場合。先発バイオ医薬品とバイオ後続品の変更や過去1年以内に処方されたことのある注射薬への変更等は対象外）は，当該指導日の属する月からさらに1月1回に限り算定できる（初回指導月から3カ月以内の処方変更については，算定月は3カ月限度のまま変更はない）。

(10) **C102 在宅自己腹膜灌流指導管理料**：外来での J038 人工腎臓又は J042 腹膜灌流「1」連続携行式腹膜灌流のいずれか一方は，週1回に限り併算定可。その場合，C102 在宅自己腹膜灌流指導管理料の「注1」に規定する2回目以降の費用は算定不可。なお，当該指導管理料の算定患者について，他医療機関において連続携行式腹膜灌流を行っても，それらの点数は算定できない。

(11) **C102-2 在宅血液透析指導管理料**：外来での J038 人工腎臓は，週1回に限り併算定可。その場合，C102-2 在宅血液透析指導管理料の「注1」に規定する2回目以降の費用は算定不可。

(12) **C103 在宅酸素療法指導管理料：「1　チアノーゼ型先天性心疾患の場合」**は，小型酸素ボンベまたはクロレート・キャンドル型酸素発生器を使用するものであり，これらの器具を医療機関が患者に提供した場合，C171 在宅酸素療法材料加算の「1」を算定する。**「2　その他の場合」**は，高度慢性呼吸不全例，肺高血圧症，慢性心不全の患者のうち，安定した病態にある退院患者及び手術待機の患者を対象とする。経皮的動脈血酸素飽和度測定器と経皮的動脈血酸素飽和度測定の費用は所定点数に含まれており別に算定できない。

(13) **C103 在宅酸素療法指導管理料と酸素吸入等の費用**：酸素吸入，突発性難聴に対する酸素療法，酸素テント，間歇的陽圧吸入法，体外式陰圧人工呼吸器治療，喀痰吸引，干渉低周波去痰器による喀痰排出，鼻マスク式補助換気法の費用（これらに係る酸素代，薬剤・材料の費用も含む）は算定できない。

(14) **C103 在宅酸素療法指導管理料の装置を使用した場合の加算点数**：①酸素ボンベ加算（携帯用酸素ボンベ除く）・酸素濃縮装置加算・液化酸素装置加算（設置型液化酸素装置）のいずれかと，②酸素ボンベ加算（携帯用酸素ボンベ）・液化酸素装置加算（携帯型液化酸素装置）のいずれかとの組合せ（すなわち，①から1つ＋②から1つ）でも，併せて算定することができる。

(15) **C105 在宅成分栄養経管栄養法指導管理料**：未消化態蛋白を含まない消化態栄養剤を使用した場合に限られる。具体的な商品名としては，エレンタール®，エレンタール® P，ツインライン NF® のみ（2024 年 4 月現在）。

(16) **C105 在宅成分栄養経管栄養法指導管理料が算定できない濃厚流動食や半消化態栄養剤により鼻腔栄養を行った場合**：C109 在宅寝たきり患者処置指導管理料の算定となる。

(17) **神経因性膀胱などでカテーテルを常時留置して排尿している場合**：「持続導尿」となり，導尿時挿入し排尿後抜去する「導尿」には該当しないので，C106 在宅自己導尿指導管理料は算定不可。

(18) **C107 在宅人工呼吸指導管理料の対象患者**：筋萎縮性疾患など呼吸筋の機能低下により自発呼吸が困難で，長期にわたり人工呼吸に依存する者。C103 在宅酸素療法指導管理料は，高度慢性呼吸不全，肺高血圧症など肺機能低下により酸素摂取量が不足するものが対象患者となる。

(19) **C109 在宅寝たきり患者処置指導管理料**：創傷処置，爪甲除去（麻酔を要しないもの），穿刺排膿後薬液注入，皮膚科軟膏処置，留置カテーテル設置，膀胱洗浄，後部尿道洗浄（ウルツマン），導尿（尿道拡張を要するもの），鼻腔栄養，ストーマ処置，喀痰吸引，干渉低周波去痰器による喀痰排出，介達牽引，矯正固定，変形機械矯正術，消炎鎮痛等処置，腰部又は胸部固定帯固定，低出力レーザー照射および肛門処置の費用（薬剤及び特定保険医療材料に係る費用を含む）は別に算定できない。

(20) **C109 在宅寝たきり患者処置指導管理料を算定している患者に訪問診療を行って，尿道留置カテーテル1本を設置し，別に2本を患者に支給した場合**：設置した1本は訪問診療時の処置の材料「膀胱留置用ディスポーザブルカテーテル」として（ただし処置の手技料は指導管理料に含まれ算定不可），支給した2本は在宅寝たきり患者処置指導管理料に係る特定保険医療材料「在宅寝たきり患者処置用膀胱留置用ディスポーザブルカテーテル」として算定する。

(21) **在宅医療に用いる薬剤**：院外処方で出すことができるが，「投薬」の部の薬剤ではないので，処方箋料は算定できない。

1. C005 在宅患者訪問看護・指導料算定患者での気管内吸引チューブの器材請求：不可。

2. C103 在宅酸素療法指導管理料：算定に当たってはSpO_2測定を月1回程度実施し，その結果について診療報酬明細書に記載する。

3. 単なる心不全時の C103 在宅酸素療法指導管理料：認められない。

4. C105 在宅成分栄養経管栄養法指導管理料の対象：心身障害児も含む。

5. 特養入所中の患者に C105 在宅成分栄養経管栄養法指導管理料：請求不可。

6. C108 在宅麻薬等注射指導管理料を算定している腎癌に，インターフェロンアルファ（スミフェロン®）とテセロイキン（イムネース®）：後者は査定。

診療録への要点記載を要するもの

- **緊急の往診または訪問看護を行った場合**（診療内容等の要点を記載）
- **C000 往診料「注3」在宅ターミナルケア加算**（診療内容の要点等を記載）
- **C000 往診料「注4」看取り加算**（診療内容の要点等を記載）
- **C000 往診料「注9」往診時医療情報連携加算**（当該他の保険医療機関名，参考にした診療情報等および診療の要点を記録）
- **C000 往診料「注10」介護保険施設等連携往診加算**（介護保険施設等の名称，活用した当該患者の診療情報，急変時の対応方針および診療の要点を記録）
- **C001 在宅患者訪問診療料（I）**〔①訪問診療計画，診療内容の要点を記載。②診療時間（開始・終了時刻），診療場所を記載。③患者又はその家族等の署名付の同意書を添付〕
- **C001 在宅患者訪問診療料（I）「注6」在宅ターミナルケア加算**（診療内容の要点を記載）
- **C001 在宅患者訪問診療料（I）「注7」看取り加算**（診療内容の要点を記載）
- **C002 在宅時医学総合管理料，C002-2 施設入居時等医学総合管理料**（在宅療養計画，説明の要点等を記載）
- **C003 在宅がん医療総合診療料**〔①在宅療養支援診療所の連携医療機関に提供した診療情報（患者の病状，治療計画，直近の診療内容等）を添付。②連携医療機関または在宅療養支援病院と連携する訪問看護ステーションが行い，報告を受けた診療内容等を記載〕
- **C004-2 救急患者連携搬送料**（搬送先医療機関に提供した情報の内容について添付または記載，搬送先の保険医療機関名を記載）
- **C005 在宅患者訪問看護・指導料，C005-1-2 同一建物居住者訪問看護・指導料**〔①保健師，助産師，看護師等に対して行った指示内容の要点を記載。②「注4」または「注6」の緊急訪問看護加算を算定する緊急訪問看護の指示内容を記載〕
- **C005-2 在宅患者訪問点滴注射管理指導料**（指示の内容を記載）
- **C006 在宅患者訪問リハビリテーション指導管理料**〔①理学療法士，作業療法士，言語聴覚士に対して行った指示内容の要点を記載。②一時的に頻回の訪問リハが必要であると認められた患者が要介護被保険者等である場合は，頻回の訪問リハが必要だと認めた理由とその期間（14日以内に限る）を記載〕
- **C007 訪問看護指示料**（交付した訪問看護指示書等の写しを添付）
- **C010 在宅患者連携指導料**（他職種から受けた診療情報の内容とその提供日，その診療情報を基に行った診療内容または指導等の内容の要点，診療日を記載）
- **C011 在宅患者緊急時等カンファレンス料**（カンファレンスの実施日・要点・参加医療関係職種等の氏名，患者に行った指導の要点を記載）
- **C013 在宅患者訪問褥瘡管理指導料**（患者等に内容を説明した褥瘡対策に関する診療計画書等を添付）
- **C014 外来在宅共同指導料**（行った指導の内容等の要点を記載，又は患者若しくはその家族等に提供した文書の写しを添付）
- **C015 在宅がん患者緊急時等医療情報連携指導料**（在宅で療養を行っている末期の悪性腫瘍の患者に対して療養上必要な指導を行うにあたり，ICT を用いて活用された患者の情報について，当該情報を記録した者の氏名，記録された日，取得した情報の要点，患者に行った指導の要点を記載）
- **在宅療養指導管理料（C100〜C121）**〔在宅療養を指示した根拠，指示事項（方法，注意点，緊急時の措置等），指導内容の要点を記載〕
- **C102 在宅自己腹膜灌流指導管理料「注3」遠隔モニタリング加算**（モニタリングにより得られた所見等及び行った指導管理の内

- **C102-2 在宅血液透析指導管理料「注3」遠隔モニタリング加算**（算定月は，モニタリングにより得られた所見等および行った指導管理の内容を記載）
- **C103 在宅酸素療法指導管理料「注2」遠隔モニタリング加算**（モニタリングにより得られた臨床所見等および行った指導内容を記載）
- **C107 在宅人工呼吸指導管理料**（指導管理の内容を記載）
- **C107-2 在宅持続陽圧呼吸療法指導管理料「注2」遠隔モニタリング加算**（①患者の状態を踏まえた療養方針を記載，②モニタリングにより得られた臨床所見等と指導内容を記載）
- **C107-2 在宅持続陽圧呼吸療法指導管理料「注3」**（「2」を情報通信機器を用いて行った場合，当該診療に係る初診日およびCPAP療法を開始したことにより睡眠時無呼吸症候群の症状である眠気やいびきなどの症状が改善していることを対面診療で確認した日を記載）
- **C107-3 在宅ハイフローセラピー指導管理料**（指導管理の内容を記載）
- **C110-2 在宅振戦等刺激装置治療指導管理料**（計測した指標と指導内容を添付または記載）
- **C110-3 在宅迷走神経電気刺激治療指導管理料**（計測した指標と指導内容を添付または記載）
- **C110-4 在宅仙骨神経刺激療法指導管理料**（計測した指標と指導内容を添付または記載）
- **C110-5 在宅舌下神経電気刺激療法指導管理料**（計測した指標と指導内容を添付又は記載）
- **C116 在宅植込型補助人工心臓(非拍動流型)指導管理料**（機器の設定内容と指導管理の内容を添付または記載）
- **C118 在宅腫瘍治療電場療法指導管理料**（指導管理の内容を記載）
- **C119 在宅経肛門的自己洗腸指導管理料**（指導計画および実施した指導内容を記載）
- **C152-2 持続血糖測定器加算**（指導記録の写しを添付）

2024年改定の主なポイント

在宅療養支援診療所・病院：①各年度5月～7月の訪問診療の回数が2100回以上の場合は

在宅データ提出加算を届け出ること，②訪問栄養食事指導が可能な体制をとっていること——とする要件が新設された。

また，**24時間往診体制**の施設基準について，医療資源の少ない地域では，看護師等といる患者に対して情報通信機器を用いた診療が24時間可能な体制を確保した場合，同基準を満たすものとされた。

C000 往診料

(1) 厚生労働大臣が定める患者以外の患者（①往診医療機関で訪問診療等を行う患者，②往診医療機関と連携体制を構築する他医療機関で訪問診療等を行う患者，③往診医療機関の外来で継続的に診療を受ける患者，④往診医療機関と平時から連携体制を構築する介護保険施設等の入所患者——以外の患者）に対する**緊急・夜間・休日・深夜**の往診に係る点数が新設された。

(2) **C001・C001-2 在宅患者訪問診療料（Ⅰ）（Ⅱ）と同様，在宅ターミナルケア加算，看取り加算**が新設された。

(3) **往診時医療情報連携加算**が新設された。在宅療養支援診療所・病院以外の他医療機関が訪問診療を行う患者に対し，在宅療養支援診療所・病院が当該他医療機関と平時から連携体制を構築したうえで往診を行った場合に算定。

(4) **介護保険施設等連携往診加算**が新設された。介護保険施設等の入所者の病状急変時に，定期的なカンファレンスを実施するなど平時から当該施設等と連携体制を構築している協力医療機関の医師が往診を行った場合に算定。

C001 在宅患者訪問診療料（Ⅰ），C001-2 在宅患者訪問診療料（Ⅱ）

(1) 在宅ターミナルケア加算について，死亡日及び死亡日前14日以内に**B004 退院時共同指導料1**を算定して訪問診療を行った場合，（Ⅰ）は「1」在宅患者訪問診療料1を，（Ⅱ）は「注1」「イ」を算定する場合に限り算定可とされた。

(2) 厚生労働大臣が定める基準（患者1人当たりの**直近3月の訪問診療回数の平均が12回未満であること**）に適合しなくなった直近1ヵ月は，同一患者の5回目以降の訪問診療料を100分の50にするとされた。

(3) **在宅医療DX情報活用加算**が新設された。①電子請求，②電子資格確認，③電子処方箋，④電子カルテ情報共有サービス活用，⑤医療DX推進体制の掲示，⑥掲示事項のウェブサイト掲載——等に適合した届出医療機

関で月1回算定。

C002 在宅時医学総合管理料，C002-2 施設入居時等医学総合管理料

(1)　単一建物診療患者の数が **10 人以上 19 人以下，20 人以上 49 人以下，50 人以上の場合の点数が新設された**。

(2)　在宅時（施設入居時等）医学総合管理料「1」「2」の単一建物診療患者が①10 人以上 19 人以下，②20 人以上 49 人以下，③50 人以上の場合において，施設基準を満たさない場合（直近 3 月の訪問診療の算定回数等が 2100 回以上の場合），所定点数の 100 分の 60 で算定するとされた。

(3)　**在宅療養移行加算**が病院でも算定可となり，加算 1〜4 の 4 区分となった。

(4)　**包括的支援加算**の対象患者の範囲が，**要介護度 3 以上と認知症高齢者の日常生活自立度のランクⅢ以上**に変更され（障害者支援区分の変更はない），対象患者に**「麻薬の投薬を受けている状態」**が追加された。

(5)　**在宅医療情報連携加算**が新設された。届出医療機関の医師が，連携する他医療機関等の関係職種が ICT を用いて記録した診療情報等を活用して医学管理を行った場合に月 1 回算定。

C003 在宅がん医療総合診療料：**在宅医療情報連携加算**が新設された。届出医療機関の医師が，連携する他医療機関等の関係職種が ICT を用いて記録した診療情報等を活用して医学管理を行った場合に月 1 回算定。

C004-2 救急患者連携搬送料【新設】：第 3 次救急医療機関など救急搬送受入れ実績を有する届出医療機関で，**救急外来を受診した患者又は入院 3 日目までの患者**について，医師，看護師又は救急救命士が同乗して**連携医療機関に転院搬送**する場合に算定。

C005 在宅患者訪問看護・指導料，C005-1-2 同一建物居住者在宅患者訪問看護・指導料

(1)　**訪問看護医療 DX 情報活用加算**が新設された。①電子請求，②電子資格確認，③医療 DX 推進体制の掲示，④掲示事項のウェブサイト掲載——等に適合した届出医療機関で月 1 回算定。

(2)　**遠隔死亡診断補助加算**が新設された。届出医療機関において，C001・C001-2 の**死亡診断加算**及び C005・C005-1-2 の**在宅ターミナルケア加算**を算定する患者（離島等に居住する患者に限る）に対して，看護師が情報通信機器を用いて医師の死亡診断の補助を行った場合に算定。

C015 在宅がん患者緊急時医療情報連携指導料【新設】：在宅療養を行う悪性腫瘍の末期患者の病状急変時に，**ICT 活用**により医療従事者等の間で共有されている人生の最終段階における医療・ケアに関する情報を踏まえ医師が指導を行った場合に月 1 回算定。

C107-2 在宅持続陽圧呼吸療法指導管理料：管理料 2 に，情報通信機器を用いた場合の点数が新設された。

C108 在宅麻薬等注射指導管理料，C108-2 在宅腫瘍化学療法注射指導管理料：従前の C108 在宅悪性腫瘍等患者指導管理料が，**C108 在宅麻薬等注射指導管理料**（麻薬等の注射に関する指導管理）と **C108-2 在宅腫瘍化学療法注射指導管理料**（抗悪性腫瘍剤等の注射に関する指導管理）に分けられ，**C108 在宅麻薬等注射指導管理料の対象に心不全又は呼吸器疾患の末期患者**が追加された。

C161 注入ポンプ加算：**心不全又は呼吸器疾患の末期患者**に対する麻薬注射が対象として追加された。また，別に厚生労働大臣が定める注射薬に**「ペグセタコプラン製剤」**が追加された。

C166 携帯型ディスポーザブル注入ポンプ加算：**心不全又は呼吸器疾患の末期患者**に対する麻薬注射が対象として追加された。

在宅医療

図表3　①在宅療養支援診療所・病院とその紹介先医療機関（※1），②在宅療養後方支援病院とその連携医療機関（※2）において，それぞれ併算定できない在宅療養指導管理料の組合せ

C102 在宅自己腹膜灌流指導管理料	⟷	C102-2 在宅血液透析指導管理料
C103 在宅酸素療法指導管理料	⟷	C107 在宅人工呼吸指導管理料 C107-2 在宅持続陽圧呼吸療法指導管理料 C107-3 在宅ハイフローセラピー指導管理料
C104 在宅中心静脈栄養法指導管理料	⟷	C105 在宅成分栄養経管栄養法指導管理料 C105-2 在宅小児経管栄養法指導管理料
C105 在宅成分栄養経管栄養法指導管理料	⟷	C105-2 在宅小児経管栄養法指導管理料
C105-2 在宅小児経管栄養法指導管理料	⟷	C105-3 在宅半固形栄養経管栄養法指導管理料 C109 在宅寝たきり患者処置指導管理料
C105-3 在宅半固形栄養経管栄養法指導管理料	⟷	C109 在宅寝たきり患者処置指導管理料
C107 在宅人工呼吸指導管理料	⟷	C107-2 在宅持続陽圧呼吸療法指導管理料 C107-3 在宅ハイフローセラピー指導管理料
C107-2 在宅持続陽圧呼吸療法指導管理料	⟷	C107-3 在宅ハイフローセラピー指導管理料
C108 在宅麻薬等注射指導管理料1・2	⟷	C110 在宅自己疼痛管理指導管理料
C108-4 在宅悪性腫瘍患者共同指導管理料	⟷	C110 在宅自己疼痛管理指導管理料
C109 在宅寝たきり患者処置指導管理料	⟷	C114 在宅難治性皮膚疾患処置指導管理料

※1　**在宅療養支援診療所・病院から紹介を受けた医療機関では，在宅療養支援診療所・病院で実施するものとは異なる在宅療養指導管理**（上記の関連性の高い組合せを除く）を行った場合は，その紹介月に限り，それぞれの医療機関で在宅療養指導管理料が算定できる（紹介月以外では，在宅療養支援診療所・病院と紹介先医療機関において，異なる在宅療養指導管理料の併算定は不可）。

※2　**在宅療養後方支援病院では，15歳未満の人工呼吸器使用患者等に限り，在宅医療を提供する連携医療機関と異なる在宅療養指導管理**（上記の関連性の高い組合せを除く）を行った場合に，それぞれの医療機関で在宅療養指導管理料が算定できる（15歳未満の人工呼吸器使用患者等以外では，在宅療養後方支援病院と連携医療機関において，異なる在宅療養指導管理料の併算定は不可）。

図表4　在宅療養指導管理料の算定患者に対する注射の算定可否

	C101 在宅自己注射指導管理料			C104 在宅中心静脈栄養法指導管理料		C108 在宅麻薬等注射指導管理料又は C108-4 在宅悪性腫瘍患者共同指導管理料		
	外来受診時	往診時	訪問診療日	外来受診時 往診時	訪問診療日	外来受診時	往診時	訪問診療日
G000 皮内，皮下及び筋肉内注射	△	○	△	○	○	△	○	△
G001 静脈内注射	△	○	△	○	△	△	○	△
G004 点滴注射	○	○	△	○	△	△	○	△
G005 中心静脈注射	○	○	○	×	×	△	○	△
G006 植込型カテーテルによる中心静脈注射	○	○	○	×	×	△	○	△

○：算定可。

△：当該管理料に係る注射の費用は算定不可（その注射に伴い使用する薬剤・特定保険医療材料も含めて算定できない。ただし，当該管理の対象となる薬剤以外については算定可）。

×：算定不可。

図表5　在宅自己注射指導管理に伴う「注入器」「注射針」の費用の算定

注入器の種別		医療機関が支給		院外処方による支給の可否等	対象となる薬剤の単位（例）
		注入器加算	注射針加算		
A	ディスポーザブル注射器	○	×	・「ディスポーザブル注射器」院外・院内いずれも支給可	40単位1mLバイアル
B	万年筆型注入器	○	○	・「注射針」は，院外・院内いずれも支給可 ・「注入器」は，院内でのみ支給可	300単位1筒
C	注入器一体型キット製剤	×	○	・「注射針」は，院外・院内いずれも支給可 ・「注入器」の費用は薬価に含まれている	300単位1キット

備考　1．院外処方により支給できる器材は，調剤報酬点数表に定める「ディスポーザブル注射器」，「万年筆型注入器用注射針」のみである。

　　　2．院外処方により，ディスポーザブル注射器，注射針を支給した場合は，「注入器加算」「注射針加算」は算定できない。

　　　3．「注入器加算」の対象となる上記A，B以外の注入器については省略した。

図表6　在宅療養指導管理料の算定患者に対する処置の算定可否一覧　　　　　　　　○：算定可　　×：算定不可

	C102 在宅自己腹膜灌流指導管理料	C102-2 在宅血液透析指導管理料	C103 在宅酸素療法指導管理料	C105 在宅成分栄養経管栄養法指導管理料	C105-2 在宅小児経管栄養法指導管理料	C106 在宅自己導尿指導管理料	C107 在宅人工呼吸指導管理料	C107-3 在宅ハイフローセラピー指導管理料	C109 在宅寝たきり患者処置指導管理料	C112 在宅気管切開患者指導管理料	C112-2 在宅喉頭摘出患者指導管理料
J000 創傷処置	○	○	○	○	○	○	○	○	×	×*4	×
J001-7 爪甲除去（麻酔を要しないもの）	○	○	○	○	○	○	○	○	×	×	×
J001-8 穿刺排膿後薬液注入	○	○	○	○	○	○	○	○	×	×	×
J018 喀痰吸引	○	○	×*3	○	○	○	×	×	×	×	×
J018-3 干渉低周波去痰器による喀痰排出	○	○	×*3	○	○	○	×	×	×	×	×
J024 酸素吸入	○	○	×*3	○	○	○	×	×	○	○	○
J024-2 突発性難聴に対する酸素療法	○	○	×*3	○	○	○	×	×	○	○	○
J025 酸素テント	○	○	×*3	○	○	○	×	×	○	○	○
J026 間歇的陽圧吸入法	○	○	×*3	○	○	○	×	×	○	○	○
J026-2 鼻マスク式補助換気法	○	○	×*3	○	○	○	×	×	○	○	○
J026-3 体外式陰圧人工呼吸器治療	○	○	×*3	○	○	○	×	×	○	○	○
J038 人工腎臓	○*1	○*2	○	○	○	○	○	○	○	○	○
J042「1」連続携行式腹膜灌流	○*1	○	○	○	○	○	○	○	○	○	○
J043-3 ストーマ処置	○	○	○	○	○	○	○	○	×	○	○
J045 人工呼吸	○	○	○	○	○	○	×	○	×	○	○
J053 皮膚科軟膏処置	○	○	○	○	○	○	○	○	×	○	○
J060 膀胱洗浄	○	○	○	○	○	×	○	○	×	○	○
J060-2 後部尿道洗浄（ウルツマン）	○	○	○	○	○	×	○	○	×	○	○
J063 留置カテーテル設置	○	○	○	○	○	×	○	○	×	○	○
J064 導尿（尿道拡張を要するもの）	○	○	○	○	○	×	○	○	×	○	○
J118 介達牽引	○	○	○	○	○	○	○	○	×	○	○
J118-2 矯正固定	○	○	○	○	○	○	○	○	×	○	○
J118-3 変形機械矯正術	○	○	○	○	○	○	○	○	×	○	○
J119 消炎鎮痛等処置	○	○	○	○	○	○	○	○	×	○	○
J119-2 腰部又は胸部固定帯固定	○	○	○	○	○	○	○	○	×	○	○
J119-3 低出力レーザー照射	○	○	○	○	○	○	○	○	×	○	○
J119-4 肛門処置	○	○	○	○	○	○	○	○	×	○	○
J120 鼻腔栄養	○	○	○	×	×	○	○	○	×	○	○

■：その処置に伴い使用する薬剤，特定保険医療材料も含め算定できない。ただし，在宅療養指導管理に用いる⑭在宅欄で請求する薬剤，特定保険医療材料については算定できる。

*¹：週1回に限り，J038 人工腎臓又はJ042 腹膜灌流「1」連続携行式腹膜灌流のいずれか一方と併算定可。その場合，C102 在宅自己腹膜灌流指導管理料の「注1」に規定する2回目以降の費用は算定不可となる。

*²：週1回に限り，J038 人工腎臓と併算定可。その場合，C102-2 在宅血液透析指導管理料の「注1」に規定する2回目以降の費用は算定不可となる。

*³：在宅酸素療法指導管理料に含まれる処置に係る酸素代（酸素加算）も算定できない。

*⁴：在宅気管切開患者指導管理料に含まれる創傷処置には気管内ディスポーザブルカテーテル交換も含まれ，別に算定できない。

在宅
医療

図表7　併算定マトリックス〔○：併算定可　△：一部につき併算定可　●：同日算定不可（同月算定可）〕

#	項目	1 往診	2 訪診	3 在医管	4 在医総	5 救急	6 訪看	7 点滴	8 リハ	9 看指	10 喀痰指	11 在薬	12 在栄	13 在連	14 カン	15 在共	16 在褥	17 退院	18 自注	19 小血糖	20 在妊糖	21 腹膜
1	C000 往診料（※1）		●	○	●	○	●	○	●	●	○	●	●	○	●	●	●	○	○	○	○	○
2	C001・C001-2 在宅患者訪問診療料（Ⅰ）（Ⅱ）（※2）	●		○	●	○	●	○	●	●	○	●	●	○	●	●	●	○	○	○	○	○
3	C002 在宅時医学総合管理料（※3）	○	○		×	○	○	○	○	○	○	○	○	×	○	○	○	○	○	○	○	○
4	C003 在宅がん医療総合診療料（※4）	●	●	×		▲	●	●	●	●	●	●	●	●	●	●	●	●	×	×	×	×
5	C004 救急搬送診療料（※5）	○	○	○	▲		○	○	○	○	○	○	○	○	○	○	○	○	○	○	○	○
6	C005 在宅患者訪問看護・指導料（※6）	●	●	○	●	○		○	○	●	○	○	○	○	●	○	●	○	○	○	○	○
7	C005-2 在宅患者訪問点滴注射管理指導料	○	○	○	●	○	○		○	○	○	○	○	○	●	○	○	○	○	○	○	○
8	C006 在宅患者訪問リハビリテーション指導管理料	●	●	●	●	○	○	○		○	○	○	○	○	●	○	○	○	○	○	○	○
9	C007 訪問看護指示料（※7）	○	○	○	●	○	○	○	○		○	○	○	○	●	○	○	○	○	○	○	○
10	C007-2 介護職員等喀痰吸引等指示料	○	○	○	●	○	○	○	○	○		○	○	○	●	○	○	○	○	○	○	○
11	C008 在宅患者訪問薬剤管理指導料	●	●	●	●	○	●	○	●	○	○		○	○	●	○	●	○	○	○	○	○
12	C009 在宅患者訪問栄養食事指導料	●	●	●	●	○	●	○	●	○	○	○		○	●	○	●	○	○	○	○	○
13	C010 在宅患者連携指導料	○	○	×	×	○	○	○	○	○	○	○	○		●	○	○	○	○	○	○	○
14	C011 在宅患者緊急時等カンファレンス料（※8）	○	●	○	●	○	●	○	○	○	○	○	○	○		○	○	○	○	○	○	○
15	C012 在宅患者共同診療料（※9）	○	○	○	●	○	○	○	○	○	○	○	○	○	○		○	○	○	○	○	○
16	C013 在宅患者訪問褥瘡管理指導料	○	○	○	●	○	●	○	○	○	○	○	○	○	●	○		○	○	○	○	○
17	C100 退院前在宅療養指導管理料	○	○	○	○	○	●	○	○	○	○	○	○	○	○	○	●		●	●	●	●
18	C101 在宅自己注射指導管理料（※10）	○	○	○	×	○	○	○	○	○	○	○	○	○	○	○	○	●		×	×	×
19	C101-2 在宅小児低血糖患者指導管理料	○	○	○	×	○	○	○	○	○	○	○	○	○	○	○	○	●	×		×	×
20	C101-3 在宅妊娠糖尿病患者指導管理料	○	○	○	×	○	○	○	○	○	○	○	○	○	○	○	○	●	×	×		×
21	C102 在宅自己腹膜灌流指導管理料	○	○	○	×	○	○	○	○	○	○	○	○	○	○	○	○	●	×	×	×	
22	C102-2 在宅血液透析指導管理料	○	○	○	×	○	○	○	○	○	○	○	○	○	○	○	○	●	×	×	×	×
23	C103 在宅酸素療法指導管理料	○	○	○	×	○	○	○	○	○	○	○	○	○	○	○	○	●	×	×	×	×
24	C104 在宅中心静脈栄養法指導管理料	○	○	○	×	○	○	×	○	○	○	○	○	○	○	○	○	●	×	×	×	×
25	C105 在宅成分栄養経管栄養法指導管理料（※11）	○	○	○	×	○	○	○	○	○	○	○	○	○	○	○	○	●	×	×	×	×
26	C106 在宅自己導尿指導管理料	○	○	○	×	○	○	○	○	○	○	○	○	○	○	○	○	●	×	×	×	×
27	C107 在宅人工呼吸指導管理料	○	○	○	×	○	○	○	○	○	○	○	○	○	○	○	○	●	×	×	×	×
28	C107-2 在宅持続陽圧呼吸療法指導管理料（※12）	○	○	○	×	○	○	○	○	○	○	○	○	○	○	○	○	●	×	×	×	×
29	C108 在宅麻薬等注射指導管理料（※13）	○	○	○	×	○	○	○	○	○	○	○	○	○	○	○	○	●	×	×	×	×
30	C108-4 在宅悪性腫瘍患者共同指導管理料	○	○	○	×	○	○	○	○	○	○	○	○	○	○	○	○	●	×	×	×	×
31	C109 在宅寝たきり患者処置指導管理料	○	○	×	×	○	○	○	○	○	○	○	○	○	○	○	○	●	×	×	×	×
32	C110 在宅自己疼痛管理指導管理料	○	○	○	×	○	○	○	○	○	○	○	○	○	○	○	○	●	×	×	×	×
33	C110-2 在宅振戦等刺激装置治療指導管理料	○	○	○	×	○	○	○	○	○	○	○	○	○	○	○	○	●	×	×	×	×
34	C110-3 在宅迷走神経電気刺激治療指導管理料	○	○	○	×	○	○	○	○	○	○	○	○	○	○	○	○	●	×	×	×	×
35	C110-4 在宅仙骨神経刺激法指導管理料（※14）	○	○	○	×	○	○	○	○	○	○	○	○	○	○	○	○	●	×	×	×	×
36	C111 在宅肺高血圧症患者指導管理料	○	○	○	×	○	○	○	○	○	○	○	○	○	○	○	○	●	×	×	×	×
37	C112 在宅気管切開患者指導管理料（※15）	○	○	○	×	○	○	○	○	○	○	○	○	○	○	○	○	●	×	×	×	×
38	C114 在宅難治性皮膚疾患処置指導管理料	○	○	○	×	○	○	○	○	○	○	○	○	○	○	○	○	●	×	×	×	×
39	C116 在宅植込型補助人工心臓指導管理料（※16）	○	○	○	×	○	○	○	○	○	○	○	○	○	○	○	○	●	×	×	×	×
40	C119 在宅経肛門的自己洗腸指導管理料	○	○	○	×	○	○	○	○	○	○	○	○	○	○	○	○	●	×	×	×	×
41	C120 在宅中耳加圧療法指導管理料（※17）	○	○	○	×	○	○	○	○	○	○	○	○	○	○	○	○	●	×	×	×	×
42	A000 初診料	○	●	×	●	○	○	○	○	○	○	○	○	×	●	○	○	○	○	○	○	○
43	A001 再診料，A002 外来診療料	○	●	×	●	○	○	○	○	○	○	○	○	×	●	○	○	○	○	○	○	○
44	B000 特定疾患療養管理料	○	○	×	×	○	○	○	○	○	○	○	○	○	○	○	○	×	×	×	×	×
45	B001「1」ウイルス疾患指導料	○	○	×	×	○	○	○	○	○	○	○	○	○	○	○	○	×	×	×	×	×
46	B001「3」悪性腫瘍特異物質治療管理料	○	○	×	×	○	○	○	○	○	○	○	○	○	○	○	○	×	×	×	×	×
47	B001「4」小児特定疾患カウンセリング料	○	○	×	×	○	○	○	○	○	○	○	○	○	○	○	○	×	×	×	×	×
48	B001「5」小児科療養指導料	○	○	×	×	○	○	○	○	○	○	○	○	○	○	○	○	×	×	×	×	×
49	B001「6」てんかん指導料	○	○	×	×	○	○	○	○	○	○	○	○	○	○	○	○	×	×	×	×	×
50	B001「7」難病外来指導管理料	○	○	×	×	○	○	○	○	○	○	○	○	○	○	○	○	×	×	△	×	×
51	B001「8」皮膚科特定疾患指導管理料	○	○	×	×	○	○	○	○	○	○	○	○	○	○	○	○	×	×	×	×	×
52	B001「12」心臓ペースメーカー指導管理料	○	○	×	×	○	○	○	○	○	○	○	○	○	○	○	○	×	×	×	×	×
53	B001「17」慢性疼痛疾患管理料	○	○	×	×	○	○	○	○	○	○	○	○	○	○	○	○	×	×	×	×	×
54	B001「18」小児悪性腫瘍患者指導管理料	○	○	×	×	○	○	○	○	○	○	○	○	○	○	○	○	×	×	×	×	×
55	B001「21」耳鼻咽喉科特定疾患指導管理料	○	○	×	×	○	○	○	○	○	○	○	○	○	○	○	○	×	×	×	×	×
56	B001-2-9 地域包括診療料（※18）	○	×	×	○	○	○	○	○	○	○	○	○	○	○	○	○	×	×	×	×	×
57	I004 心身医学療法	○	○	○	×	○	○	○	○	○	○	○	○	○	○	○	○	×	×	×	×	×

×：同月算定不可　▲：併算定の可否不明〕

在宅
医療

	22血透	23酸素	24静栄	25成分	26導尿	27呼吸	28陽呼	29在悪	30在悪共	31処置	32疼痛	33在振戦	34在迷走	35仙骨	36肺高	37気管	38難皮	39植心	40経洗	41中耳	42初診	43再診	44特疾	45ウイ	46悪性	47小特	48小療	49てん	50難病	51皮膚	52心臓	53慢疼	54小悪	55耳特	56地包	57心身
1	○	○	○	○	○	○	○	○	○	○	○	○	○	○	○	○	○	○	○	○	○	○	○	○	○	○	○	○	○	○	○	○	○	○	×	○
2	○	○	○	○	○	○	○	○	○	○	○	○	○	○	○	○	○	○	○	○	●	●	○	○	○	○	○	○	○	○	○	○	○	○	×	○
3	○	○	○	○	○	○	○	○	○	×	○	○	○	○	○	○	○	○	○	○	○	○	×	○	×	×	○	○	○	○	○	○	○	○	×	○
4	×	×	×	×	×	×	×	×	×	×	×	×	×	×	×	×	×	×	×	×	●	●	×	×	×	×	○	×	×	×	×	×	×	×	○	×
5	○	○	○	○	○	○	○	○	○	○	○	○	○	○	○	○	○	○	○	○	○	○	○	○	○	○	○	○	○	○	○	○	○	○	○	○
6	○	○	○	○	○	○	○	○	○	○	○	○	○	○	○	○	○	○	○	○	○	○	○	○	○	○	○	○	○	○	○	○	○	○	○	○
7	○	○	○	○	○	○	○	×	○	○	○	○	○	○	○	○	○	○	○	○	○	○	○	○	○	○	○	○	○	○	○	○	○	○	×	○
8	○	○	○	○	○	○	○	○	○	○	○	○	○	○	○	○	○	○	○	○	○	○	○	○	○	○	○	○	○	○	○	○	○	○	○	○
9	○	○	○	○	○	○	○	○	○	○	○	○	○	○	○	○	○	○	○	○	○	○	○	○	○	○	○	○	○	○	○	○	○	○	○	○
10	○	○	○	○	○	○	○	○	○	○	○	○	○	○	○	○	○	○	○	○	○	○	○	○	○	○	○	○	○	○	○	○	○	○	○	○
11	○	○	○	○	○	○	○	○	○	○	○	○	○	○	○	○	○	○	○	○	○	○	○	○	○	○	○	○	○	○	○	○	○	○	○	○
12	○	○	○	○	○	○	○	○	○	○	○	○	○	○	○	○	○	○	○	○	○	○	○	○	○	○	○	○	○	○	○	○	○	○	○	○
13	○	○	○	○	○	○	○	○	○	○	○	○	○	○	○	○	○	○	○	○	×	○	×	○	○	○	×	○	×	○	○	○	○	○	×	○
14	○	○	○	○	○	○	○	○	○	○	○	○	○	○	○	○	○	○	○	○	●	●	○	○	○	○	○	○	○	○	○	○	○	○	×	○
15	○	○	○	○	○	○	○	○	○	○	○	○	○	○	○	○	○	○	○	○	○	○	○	○	○	○	○	○	○	○	○	○	○	○	○	○
16	○	○	○	○	○	○	○	○	○	○	○	○	○	○	○	○	○	○	○	○	○	○	○	○	○	○	○	○	○	○	○	○	○	○	○	○
17	●	●	●	●	●	●	●	●	●	●	●	●	●	●	●	●	●	●	●	●	○	○	×	×	○	×	×	○	×	×	×	×	×	×	×	×
18	×	×	×	×	×	×	×	×	×	×	×	×	×	×	×	×	×	×	×	×	○	○	×	×	×	×	×	×	△	×	×	×	×	×	×	×
19	×	×	×	×	×	×	×	×	×	×	×	×	×	×	×	×	×	×	×	×	○	○	×	×	×	×	×	×	×	×	×	×	×	×	×	×
20	×	×	×	×	×	×	×	×	×	×	×	×	×	×	×	×	×	×	×	×	○	○	×	×	×	×	×	×	×	×	×	×	×	×	×	×
21	×	×	×	×	×	×	×	×	×	×	×	×	×	×	×	×	×	×	×	×	○	○	×	×	×	×	×	×	×	×	×	×	×	×	×	×
22																					○	○	×	×	×	×	×	×	×	×	×	×	×	×	×	×
23	×																				○	○	×	×	×	×	×	×	×	×	×	×	×	×	×	×
24	×	×																			○	○	×	×	×	×	×	×	×	×	×	×	×	×	×	×
25	×	×	×																		○	○	×	×	×	×	×	×	×	×	×	×	×	×	×	×
26	×	×	×	×																	○	○	×	×	×	×	×	×	×	×	×	×	×	×	×	×
27	×	×	×	×	×																○	○	×	×	×	×	×	×	×	×	×	×	×	×	×	×
28	×	×	×	×	×	×															○	○	×	×	×	×	×	×	×	×	×	×	×	×	×	×
29	×	×	×	×	×	×	×														○	○	×	×	×	×	×	×	×	×	×	×	×	×	×	×
30	×	×	×	×	×	×	×	×													○	○	×	×	×	×	×	×	×	×	×	×	×	×	×	×
31	×	×	×	×	×	×	×	×	×												○	○	×	×	×	×	×	×	×	×	×	×	×	×	×	×
32	×	×	×	×	×	×	×	×	×	×											○	○	×	×	×	×	×	×	×	×	×	×	×	×	×	×
33	×	×	×	×	×	×	×	×	×	×	×										○	○	×	×	×	×	×	×	×	×	×	×	×	×	×	×
34	×	×	×	×	×	×	×	×	×	×	×	×									○	○	×	×	×	×	×	×	×	×	×	×	×	×	×	×
35	×	×	×	×	×	×	×	×	×	×	×	×	×								○	○	×	×	×	×	×	×	×	×	×	×	×	×	×	×
36	×	×	×	×	×	×	×	×	×	×	×	×	×	×							○	○	×	×	×	×	×	×	×	×	×	×	×	×	×	×
37	×	×	×	×	×	×	×	×	×	×	×	×	×	×	×						○	○	×	×	×	×	×	×	×	×	×	×	×	×	×	×
38	×	×	×	×	×	×	×	×	×	×	×	×	×	×	×	×					○	○	×	×	×	×	×	×	×	×	×	×	×	×	×	×
39	×	×	×	×	×	×	×	×	×	×	×	×	×	×	×	×	×				○	○	×	×	×	×	×	×	×	×	×	×	×	×	×	×
40	×	×	×	×	○	×	×	×	×	×	×	×	×	×	×	×	×	×			○	○	×	×	×	×	×	×	×	×	×	×	×	×	×	×
41	×	×	×	×	×	×	×	×	×	×	×	×	×	×	×	×	×	×	×		○	○	×	×	×	×	×	×	×	×	×	×	×	×	×	×
42	○	○	○	○	○	○	○	○	○	○	○	○	○	○	○	○	○	○	○	○																
43	×	×	×	×	×	×	×	×	×	×	×	×	×	×	×	×	×	×	×	×	×															
44	×	×	×	×	×	×	×	×	×	×	×	×	×	×	×	×	×	×	×	×	×	×														
45	×	×	×	×	×	×	×	×	×	×	×	×	×	×	×	×	×	×	×	×	×	×	×													
46	○	○	○	○	○	○	○	○	○	○	○	○	○	○	○	○	○	○	○	○	○	○	○	○												
47	×	×	×	×	×	×	×	×	×	×	×	×	×	×	×	×	×	×	×	×	×	×	×	×	×											
48	×	×	×	×	×	×	×	×	×	×	×	×	×	×	×	×	×	×	×	×	×	×	×	×	×	×										
49	×	×	×	×	×	×	×	×	×	×	×	×	×	×	×	×	×	×	×	×	×	×	×	×	×	×	×									
50	×	×	×	×	×	×	×	×	×	×	×	×	×	×	×	×	×	×	×	×	×	×	×	×	×	×	×	×								
51	×	×	×	×	×	×	×	×	×	×	×	×	×	×	×	×	×	×	×	×	×	×	×	×	×	×	×	×	×							
52	○	○	○	○	○	○	○	○	○	○	○	○	○	○	○	○	○	○	○	○	○	○	○	○	○	○	○	○	○	○						
53	×	×	×	×	×	×	×	×	×	×	×	×	×	×	×	×	×	×	×	×	×	×	×	×	×	×	×	×	×	×	×					
54	×	×	×	×	×	×	×	×	×	×	×	×	×	×	×	×	×	×	×	×	×	×	×	×	×	×	×	×	×	×	×	×				
55	×	×	×	×	×	×	×	×	×	×	×	×	×	×	×	×	×	×	×	×	×	×	×	×	×	×	×	×	×	×	×	×	×			
56	○	○	○	○	○	○	○	○	○	○	○	○	○	○	○	○	○	○	○	○	×	△	×	×	×	×	×	×	×	×	×	×	×	×		
57	×	×	×	×	×	×	×	×	×	×	×	×	×	×	×	×	×	×	×	×	×	×	×	×	×	×	×	×	×	×	×	×	×	×	×	

※1　往診料と在宅患者訪問診療料，在宅患者訪問看護・指導料等は原則として同日算定不可だが，訪問診療等のあとに患者の病状急変等により往診を行った場合は同日算定が認められる。また，往診料と在宅がん医療総合診療料も原則として同日算定不可だが，週3回以上訪問診療を行った場合であって訪問診療を行わない日に緊急往診をした場合は同日算定が週2回に限り認められる。

※2　在宅療養支援診療所とその連携保険医療機関を除き，往診料を算定する往診日の翌日までは在宅患者訪問診療料が算定できない（在宅療養支援診療所とその連携保険医療機関では算定可）。C001-2 在宅患者訪問診療料（Ⅱ）も同じ。C001 と C001-2 の同日算定不可。また，C001「1」において，「注6」酸素療法加算を算定した月に，C103 在宅酸素療法指導管理料，C107 在宅人工呼吸指導管理料との併算定不可。

※3　C002-2 施設入居時等医学総合管理料も同じ。C002 と C002-2 の併算定不可。

※4　在宅療養指導管理料（C100～C121）や悪性腫瘍特異物質治療管理料等の包括的管理料を算定したのちに在宅がん医療総合診療料を算定するのであれば，在宅療養指導管理料もしくは悪性腫瘍特異物質治療管理料等と在宅がん医療総合診療料との同月算定は認められる（順序が逆の場合は同月算定不可）。

※5　C004-2 救急患者連携搬送料も同じ。C004 と C004-2 の併算定不可。

※6　C005-1-2 同一建物居住者訪問看護・指導料も同じ。C005 と C005-1-2 の同日算定不可。

※7　C007「注4」衛生材料等提供加算は，C002 在宅時医学総合管理料，C002-2 施設入居時等医学総合管理料，C003 在宅がん医療総合診療料，C005-2 在宅患者訪問点滴注射管理指導料，在宅療養指導管理料（C100～C121）を算定した場合は算定不可。

※8　在宅患者緊急時等カンファレンス料に係る指導と別に継続的に実施している訪問診療を同一日に行った場合は，C001・C001-2 在宅患者訪問診療料（Ⅰ）（Ⅱ）との併算定は認められる。

※9　C014 外来在宅共同指導料「1」（在宅療養を担う医療機関で算定），C015 在宅がん患者緊急時医療情報連携指導料も同じ。
　　C014 外来在宅共同指導料「2」（外来診療を行う医療機関）については，A000 初診料・A001 再診料・A002 外来診療料・C000 往診料・C001 在宅患者訪問診療料（Ⅰ）・C001-2 在宅患者訪問診療料（Ⅱ）と併算定不可。

※10　C101 在宅自己注射指導管理料「2」については，B001「7」難病外来指導管理料と併算定可。

※11　C105-2 在宅小児経管栄養法指導管理料，C105-3 在宅半固形栄養経管栄養法指導管理料も同じ。C105，C105-2，C105-3 の併算定不可〔在宅療養指導管理料（C100～C121）の併算定不可〕。

※12　C107-3 在宅ハイフローセラピー指導管理料も同じ。C107-2 と C107-3 の併算定不可（在宅療養指導管理料の併算定不可）。

※13　C108-2 在宅腫瘍化学療法指導管理料，C108-3 在宅強心剤持続投与指導管理料も同じ。C108，C108-2，C108-3 の併算定不可（在宅療養指導管理料の併算定不可）。

※14　C110-5 在宅舌下神経電気刺激療法指導管理料も同じ。C110-4 と C110-5 の併算定不可（在宅療養指導管理料の併算定不可）。

※15　C112-2 在宅喉頭摘出患者指導管理料も同じ。C112 と C112-2 の併算定不可（在宅療養指導管理料の併算定不可）。

※16　C117 在宅経腸投薬指導管理料，C118 在宅腫瘍治療電場療法指導管理料も同じ。C116，C117，C118 の併算定不可（在宅療養指導管理料の併算定不可）。

※17　C121 在宅抗菌薬吸入療法指導管理料も同じ。C120 と C121 の併算定不可（在宅療養指導管理料の併算定不可）。

※18　B001-2-10 認知症地域包括診療料も同じ。B001-2-9 と B001-2-10 の併算定不可。また，A001 再診料の所定点数は包括され算定できないが，「注5」～「注7」の時間外等加算，「注19」医療情報取得加算3・4は別に算定可。

5 検査・病理診断

1. 検査の留意点

(1) 「**検体検査**」の場合，検査内容は検体別に記載されることが多い。検体などから，その検査が点数表上のどの検査分類（尿・糞便等検査，血液学的検査，生化学的検査など）に該当するかを判断し，検査の手技料のみならず，検査分類ごとの検査判断料を忘れずに算定する。

(2) 検査に当たって診断穿刺・検体採取を行った場合は併せて穿刺・採取料を算定する。特に血液検査の場合は静脈血液採取が行われることになるが，当然の了解事項であるとして，血液採取の記載は省略されることが多い。D400 血液採取料の算定もれは要注意ポイント。ただし，血液採取料は入院外の患者についてのみの算定となるので，要注意（また，血液ガス分析など，動脈血を採取する場合は，D419「3」の動脈血採取で算定することになるので特に注意する）。

(3) 眼や耳など**対称器官**の検査料は，特に規定する場合を除き，両側の器官に係る点数である。

(4) 同一検体につき，定性検査・半定量検査・定量検査のうち 2 項目以上を併せて行った場合，またはスクリーニング検査とその他の検査を一連として行った場合は，それぞれ主たる検査の点数のみ算定する（ただし，併せて行う検査の区分が異なる場合はそれぞれについて算定する）。

(5) **検査に伴って薬剤を使用**した場合は，点数表の「検査」の部で，薬剤料のみを算定する（処方料や注射料などは算定不可）。**特定保険医療材料を使用**した場合も，「検査」の部で併せて算定する。

(6) 同一区分の**検査判断料**は，入院・外来または診療科の別にかかわらず月 1 回の算定とする。

(7) **他区分の点数を準用した場合**には，その準用先の区分の「注」が適用される。判断料についても準用先の区分の判断料を算定する。また，他区分の点数を準用する検査と準用先の検査は，生体検査の逓減規定における「**同一検査**」とみなされる。

(8) **D007 血液化学検査 10 項目以上の入院時初回加算**は，入院料の起算日とは関係なく，再入院のつど算定できる。

(9) 2 回目以降に所定点数の 100 分の 90 で算定する場合の「**所定点数**」とは，当該項目に掲げられている点数に当該「注」の加算点数を合算した点数である。

2. 病理診断（N000 ～ N007）の留意点

(1) 病理標本作製料と病理診断・判断料を合算した点数で算定する。検体を穿刺・採取した場合は，さらに検査の部の「第 4 節　診断穿刺・検体採取料」の点数を合算する。

(2) 薬剤を施用した場合は，特に規定する場合を除き，検査の部において「第 5 節　薬剤料」の

点数を合算して算定する。また，特定保険医療材料を使用した場合，検査の部において「第6節　特定保険医療材料料」の点数を合算して算定する。

A．検査の通則

1. 検査は治療に必要な限度で行う。

2. ○○大学方式のような慣習的診療：原則として認められない。

3. 脳死状態での頻回検査：認められない方向にある。

4. 尿と血清の生化学的検査回数の計が診療実日数を超えて請求：返戻され検討が求められる。

5. 検体検査料の時間外緊急院内検査加算：緊急に検査を要する場合とは，直ちに何らかの処置・手術が必要な場合である。単に投薬をしただけの場合は算定不可。

6. くも膜下出血で10日後より脳死状態の症例に15日間，積極的な検査，治療：施行日を明らかにするよう返戻される。

7. 基本的検体検査実施料を算定している医療機関における外来での入院前および手術時検査：基本的検体検査実施料に含まれるため，外来での検査は算定できない。

8. 生化学的検査（Ⅰ）の注に規定する10項目以上の包括点数を算定する場合の入院時初回加算と入院料の起算日との関係：関係なく入院ごとに算定できる。

9. Aクリニックに通院中の患者が特別の関係にある医療機関B病院に入院またはB病院で手術を行う患者である場合の入院前検査（HBs抗原，梅毒検査及び血液型）：基本的検体検査実施料に含まれるため，上記B病院で基本的検体検査実施料を算定する場合には，Aクリニックでは算定できない。

10. 入院で基本的検体検査実施料，手術前医学管理を算定した症例の外来でのHBs抗原，梅毒反応，血液型の算定：認められない。

診療録への要点記載を要するもの

● D001「17」プロスタグランジンE主要代謝物（尿）（本検査を1月に1回行う場合，その詳細な理由および検査結果を記載）
● D003「9」カルプロテクチン（糞便）（慢性的な炎症性腸疾患が疑われる場合の内視鏡前の補助検査として実施する場合，その要旨を記載。また，本検査を1月に1回行う場合，詳細な理由および検査結果を記載）
● D006-11 FIP1L1-PDGFRα融合遺伝子検査（本検査を必要と判断した理由または本検査を再度実施した場合の理由を記載）
● D006-12 EFFR遺伝子検査（肺癌の組織を検体とした検査が実施困難である医学的な理由を記載）
● D006-19 がんゲノムプロファイリング検査（①血液を検体とする場合，固形腫瘍の腫瘍細胞を検体とした検査が実施困難である医学的な理由を記載，固形腫瘍の腫瘍細胞を検体として実施したがんゲノムプロファイリング検査で，包括的なゲノムプロファイルの結果を得られなかった旨を記載。②C-CATへのデータ提出及び二次利用について，患者に対して書面を用いて説明し，同意の有無について記載，③C-CATへのデータ提出又はデータの二次利用に係る同意が得られない場合，その旨を記載）
● D006-22 RAS遺伝子検査（血漿）（大腸癌の組織を検体とした検査が実施困難である医学的な理由を記載）
● D006-27 悪性腫瘍遺伝子検査（血液・血漿）「1」〜「5」，「8」（肺癌の組織を検体とした検査が実施困難である医学的な理由を記載）
● D006-27 悪性腫瘍遺伝子検査（血液・血漿）「6」BRAF遺伝子検査（大腸癌の組織を検体とした検査が実施困難である医学的な理由を記載）
● D006-27 悪性腫瘍遺伝子検査（血液・血漿）「9」マイクロサテライト不安定性検査（固形癌の組織を検体とした検査が実施困難である医学的な理由を記載）
● D006-28 Y染色体微小欠失検査（検査を実施する医学的な理由を記載）

● D007「57」ロイシンリッチα2グリコプロテイン（医学的な必要性から，本検査を1月に1回行う場合，その詳細な理由及び検査結果を記載）

● D008「51」遊離メタネフリン・遊離ノルメタネフリン分画（褐色細胞腫を疑う医学的な理由を記載）

● D014「48」抗HLA抗体（スクリーニング検査）（抗体関連拒絶反応を強く疑う等の理由により1年に1回，さらに算定する場合，その理由と医学的な必要性を記載）

● D014「49」抗HLA抗体（抗体特異性同定検査）（1年に2回，さらに算定する場合，その理由と医学的な必要性を記載）

● D023「24」細菌核酸・薬剤耐性遺伝子同時検出（敗血症を疑う根拠を記載）

● D023-2 その他の微生物学的検査「5」クロストリジオイデス・ディフィシルのトキシンB遺伝子検出（下痢症状ならびに本検査を行う前のクロストリジオイデス・ディフィシル抗原及びクロストリジオイデス・ディフィシルトキシンの検査結果を記載）

● D026「注6」遺伝カウンセリング加算（医遺伝カウンセリングを行う場合，患者に対面診療を行っている保険医療機関の医師は，当該診療の内容，診療を行った日，診療時間等の要点を記載）

● D211-3 時間内歩行試験（①検査結果の評価，②到達した距離，施行前後の動脈血酸素飽和度，呼吸・循環機能検査等の結果を記載）

● D211-4 シャトルウォーキングテスト（①検査の評価，②歩行可能距離または歩行持続時間，施行前後の動脈血酸素飽和度，呼吸・循環機能検査等の結果を記載）

● D215 超音波検査（「3」の「ニ」の胎児心エコー法を除く）（①当該検査で得られた主な所見を記載する，②医師以外が検査を実施した場合は，測定値や性状等を記載した文書について医師が確認した旨を記載する，③検査で得られた画像を診療録に添付する，また，測定値や性状等について文書に記載した場合は，その文書を診療録に添付する）

● D215 超音波検査「3」「ニ」胎児心エコー法（当該検査で得られた主な所見を記載）

● D220 呼吸心拍監視，新生児心拍・呼吸監視，カルジオスコープ（ハートスコープ），カルジオタコスコープ（観察した呼吸曲線，心電曲線，心拍数の各観察結果の要点を記載）

● D225-4 ヘッドアップティルト試験（検査中に測定された指標等を記載）

● D237 終夜睡眠ポリグラフィー「1」，「2」，「3」の「ロ」（検査結果の要点を記載）

● D237 終夜睡眠ポリグラフィー「3」の「イ」（検査結果の要点を記載し，検査中の安全精度管理に係る記録を添付）

● D238 脳波検査判断料（遠隔脳波診断を行った場合，報告文書またはその写しを添付）

● D246 アコースティックオトスコープを用いた鼓膜音響反射率検査（リコーダーによる記録を残す）

● D282-2 行動観察による視力検査（検査結果の要点を記載）

● D283 発達及び知能検査，D284 人格検査，D285 認知機能検査その他の心理検査（分析結果を記載）

● D291-2 小児食物アレルギー負荷検査（同検査の危険性・必要性等について患者・家族に説明した文書の写しを添付）

● D291-3 内服・点滴誘発試験（同検査の危険性・必要性等について患者・家族に説明した文書の写しを添付）

● D313 大腸内視鏡検査（放射線医学的に大腸過長症と診断され，かつ慢性便秘症で，大腸内視鏡検査が実施困難であると判断された場合は診断根拠となった画像を添付）

● N000 病理組織標本作製「2」セルブロック法によるもの（組織切片を検体とした病理組織標本作製が実施困難である医学的な理由を記載）

● N002 免疫染色（免疫抗体法）病理組織標本作製（セルブロック法による病理組織標本に対する免疫染色を行った場合，組織切片を検体とした病理組織標本作製が実施困難である医学的な理由を記載）

2024年改定の主なポイント

D006-4 遺伝学的検査：届出医療機関において，患者から1回に採取した検体を用いて複数の遺伝子疾患の検査を行った場合，**①主たる検査の所定点数，②当該点数の100分の50の点数を合算**して算定するとされた。

D006-29 乳癌悪性度判定検査【新設】：早期浸潤性乳癌患者を対象に，原則として患者1人につき1回に限り算定可。

D296-3 内視鏡用テレスコープを用いた咽頭画像等解析【新設】：6歳以上の患者に対し，発症後48時間以内に内視鏡用テレスコープを用いて，インフルエンザウイルス感染症の診断を行った場合に算定。

D412-3 経頸静脈的肝生検【新設】：届出医療機関において，出血傾向等の患者に対して

経頸静脈的に肝生検を行った場合に，採取部位の数にかかわらず所定点数のみを算定。

B. スクリーニング検査

※ 「基本的検査」（日本臨床検査医学会日常初期診療における臨床検査の使い方小委員会，2003年）

基本的検査(1)（いつでもどこでも必要な検査）
1. 尿検査：蛋白，糖，潜血
2. 血液検査：白血球数，ヘモグロビン，ヘマトクリット，赤血球数，赤血球恒数（指数）
3. CRP
4. 血液化学検査：血清総蛋白濃度，アルブミン［アルブミン・グロブリン比（A/G比）］

基本的検査(2)（入院時あるいは外来初診時でも必要のあるとき行う）
1. 尿検査：色調，混濁，pH，比重，蛋白，糖，潜血，尿沈渣
2. 血液検査：白血球数，ヘモグロビン，ヘマトクリット，赤血球数，赤血球恒数（指数），血小板数，末梢血液像
3. 化学検査：血清総蛋白濃度,血清蛋白分画,随時血糖（またはヘモグロビンA1c），総コレステロール，中性脂肪，AST，ALT，LD，ALP，γGT，コリンエステラーゼ，尿素窒素，クレアチニン，尿酸
4. 糞便検査：潜血反応
5. 血清検査：CRP，HBs抗原・抗体検査，HCV抗体，梅毒血清反応
6. 胸部単純X線撮影
7. 腹部超音波検査
8. 心電図検査

1. **入院時ルチン検査**：検尿（一般定性半定量・沈査），血沈，血算・血液像
   (1) 末梢血液像検査の要件：血算に異常があった場合，または血液病など必要が認められる場合。
   (2) 凝固系検査算定例が増えているがどうか：適応のない場合は算定できず，適応があっても算定回数は必要範囲に止める。

2. **手術前検査**（その旨を明記）
   (1) 入院時ルチン検査
   (2) 梅毒血清反応，HBs抗原（抗体不可），

HCV抗体，血液型，凝固系検査，胸部レ線検査，心電図（UCGはルチンとしては不可），呼吸機能（肺気量分画とフローボリュームカーブ），血糖，肝・腎機能検査
   (3) 手術前医学管理料の導入
   (4) 3カ月以内に梅毒，肝炎マーカーの検査が行われており，再び術前検査として行った場合：認められない。

3. **手術後検査の注意**（付．手術後医学管理料）
   (1) 手術の種類により異なる。
   (2) 術後の時期（早期・中期・後期）により異なる。
   (3) 合併症の有無により異なる。
   (4) 検査項目により異なる。もし査定を受けたら，その記録を残す。
   (5) 上記の状態がわかるように，必要に応じて経過説明を書く。

4. **経過観察のための検査**
   (1) スクリーニング的検査の繰り返しは避ける。
   (2) 入院後10日くらいまで2～3回，以後2～4週間に1回くらいまでが妥当。これ以上の場合は詳記が必要。
   (3) 中心静脈栄養時の検査（**図表8**）
   (4) ICU入院10日間の検査の標準回数
   ①電解質（3～4回／日）
   ②血糖（インスリン使用時3～4回／日）
   ③AST（GOT），ALT（GPT），CK（CPK），LD（LDH）（1回／日）
   ④LD（LDH）アイソザイム（1回／10日）
   ⑤BUN・クレアチニン（1回／日）
   ⑥血算（1回／2日），血液像（2回／10日）
   ⑦救命救急入院料算定時は，電解質・血算・血液ガス・心電図などは算定不可。特定集中治療室管理料算定時も血液ガス・心電図などは算定不可。
   (5) 透析その他，特定疾患時の検査：申し合わせに従う。

---

1 赤血球沈降速度（ESR）とC反応性蛋白（CRP）併施

原則，同一検体での赤血球沈降速度（ESR）とC反応性蛋白（CRP）の併施算定は認められる。
（平17.4.25支払基金，最終更新：平26.9.22）

図表 8　TPN（中心静脈栄養）のモニタリング：
　　　　必須検査とその実施頻度

	TPN 実施前	TPN 開始期	TPN 安定期[1]
体重	○	毎日	週1回
尿量・尿比重	○	毎日	毎日
尿糖・尿ケトン体	○	6時間ごと	毎日
血中尿素窒素	○	毎日	週2〜3回[2]
血球検査	○	週2〜3回	週1回
血糖	○	毎日1〜2回	週2〜3回
血清電解質[3]	○	週2〜3回	週1回
血液生化学[4]	○	週1〜2回	週1回
プロトロンビン時間	○	週1〜2回	週1回
血液ガス分析[5]	○	週1〜2回	週1回

1）安定していればさらに頻度を減らしてもよい。
2）2日ないし3日分をまとめて測定する。
3）Na，K，Cl，Mg，P
4）蛋白代謝；TP，Alb，BUN，Cr
　肝機能；AST（GOT），ALT（GPT），TB，Alb
　脂質代謝；総コレステロール，中性脂肪
5）pH，PO_2，PCO_2，BE

2　赤血球沈降速度（ESR）

　初診時以外で，「高血圧症」のみの病名に対する赤血球沈降速度（ESR）の算定は認められない。
　　　　　　　　　　　　　　（平17.4.25 支払基金）

C．注意すべき「組合せ検査」の同時施行

1．次のような1次検査と2次検査の同時施行は認められない。

（1）定性と定量
（2）血算と網赤血球数，Fe，UIBC など
（3）細菌培養と薬剤感受性，抗酸菌同定培養
（4）HBs 抗原・HBc-IgM 抗体と HBe 抗原
（5）PT と第VII因子，APTT と第VIII因子など

2．次のような重複検査（検査価値が類似）は認められない。

（1）CRP，血清アミロイド A 蛋白（SAA）
（2）HbA1c，グリコアルブミン，1,5AG（ただし，妊娠中の患者，1型糖尿病患者，経口血糖降下薬の投与を開始して6月以内の患者，インスリン治療を開始して6月以内の患者等については，いずれか1項目を月1回に限り別に算定可）。
（3）結合型と遊離型の T_3，T_4
（4）ASO，ASK の併施：初診月のみとする。

（5）LE テスト定性と抗核抗体
（6）PT，トロンボテスト，ヘパプラスチンテスト
（7）APTT，PTT，全血凝固時間
（8）フィブリノゲン半定量または定量とトロンビン時間
（9）総蛋白（TP），アルブミン，蛋白分画の併施：主たるもの2つを算定する。
（10）同系の腫瘍マーカー
（11）血糖と1,5AG

1　出血時間，プロトロンビン時間（PT），活性化部分トロンボプラスチン時間（APTT）

　心臓カテーテル法による諸検査施行前の出血時間，プロトロンビン時間（PT），活性化部分トロンボプラスチン時間（APTT）は認められる。　　　（平17.4.25 支払基金，最終更新：平26.9.22）

2　プロトロンビン時間（PT）

　原則として，消化管内視鏡検査（ポリープ切除を実施しない場合）の術前検査として，プロトロンビン時間（PT）は認められる。
　　　　　　（平22.6.21 支払基金，最終更新：平26.9.22）

同一日の糞便中ヘモグロビン定性等の2回の算定

　同一日における2検体での D003「5」糞便中ヘモグロビン定性，D003「7」糞便中ヘモグロビン又は D003「8」糞便中ヘモグロビン及びトランスフェリン定性・定量の2回の算定は，原則として認められる。　　（令6.4.30 支払基金）

D．腫瘍関連マーカーの保険請求上の問題点

※　悪性腫瘍が疑われる患者に対して腫瘍マーカー検査を行った場合は，D009 腫瘍マーカーで算定し（図表10），悪性腫瘍であることが確定した患者に対して腫瘍マーカー検査を行った場合は，B001「3」悪性腫瘍特異物質治療管理料で算定する。

1．腫瘍マーカーの意義：一般的な考え方として，診断に寄与するというよりは，治療効果と再発の監視用と考えたい。したがって画像診断との併施が求められる。

図表9 週1回・月1回・複数月1回のみ算定の検査（右欄の期間に1回に限り算定）等

区分番号	項目名	期間
D001「8」	トランスフェリン（尿）	3月
D001「9」	アルブミン定量（尿）	3月
D001「13」	ミオイノシトール（尿）	1年
D001「15」	Ⅳ型コラーゲン（尿）	3月
D001「17」	プロスタグランジンE主要代謝物（尿）（※2）	3月
D001「18」	シュウ酸（尿）	1年
D001「19」	L型脂肪酸結合蛋白（L-FABP）（尿）（※1）	3月
D003「9」	カルプロテクチン（糞便）（※2）	3月
D004「7」	IgE定性（涙液）	1月
D004「9」	マイクロバブルテスト	1週
D005「9」	ヘモグロビンA1c（HbA1c）（※3）（※4）	1月
D006-2	造血器腫瘍遺伝子検査	
D006-6	免疫関連遺伝子再構成	6月
D006-9	WT1mRNA	1月
D007「8」	マンガン（Mn）	3月
D007「17」	グリコアルブミン（※4）	1月
D007「21」	1,5-アンヒドロ-D-グルシトール（1,5AG）（※4）	1月
D007「23」	総カルニチン、遊離カルニチン（※5）	6月
D007「27」	リポ蛋白（a）	3月
D007「28」	ヘパリン	1月
D007「30」	シスタチンC	3月
D007「31」	25-ヒドロキシビタミンD（※6）	3月
D007「32」	ペントシジン	3月
D007「33」	イヌリン	6月
D007「44」	レムナント様リポ蛋白コレステロール（RLP-C）	3月
D007「47」	アセトアミノフェン	
D007「50」	マロンジアルデヒド修飾LDL（MDA-LDL）（※7）	3月
D007「50」	ELFスコア	6月
D007「57」	ロイシンリッチα2グリコプロテイン（※2）	3月
D007「63」	1,25-ジヒドロキシビタミンD_3（※8）	3月
D007「64」	血管内皮増殖因子（VEGF）	1月
D008「18」	脳性Na利尿ペプチド（BNP）	1月
D008「20」	脳性Na利尿ペプチド前駆体N端フラグメント（NT-proBNP）	1月
D008「24」	低カルボキシル化オステオカルシン（ucOC）（※9）	6月
D008「25」	Ⅰ型コラーゲン架橋N-テロペプチド（NTX）（骨粗鬆症の場合）	6月
D008「25」	酒石酸抵抗性酸ホスファターゼ（TRACP-5b）	6月
D008「34」	Ⅰ型コラーゲン架橋C-テロペプチド-β異性体（β-CTX）（尿）（※9）	6月
D008「35」	Ⅰ型コラーゲン架橋C-テロペプチド-β異性体（β-CTX）（※9）	6月
D008「39」	デオキシピリジノリン（DPD）（尿）（骨粗鬆症の場合）	6月
D008「52」	抗ミュラー管ホルモン（AMH）	6月
D009「2」	α-フェトプロテイン（AFP）	1月
D009「9」	前立腺特異抗原（PSA）（※10）	3月
D009「10」	PIVKA-Ⅱ半定量又は定量	1月
D009「19」	抗p53抗体	1月
D009「31」	S2,3PSA%（※11）	3月
D009「32」	プロステートヘルスインデックス（phi）（※11）	3月
D013「12」	HBVコア関連抗原（HBcrAg）	1月
D014「19」	抗RNAポリメラーゼⅢ抗体（腎クリーゼのリスクが高い者、腎クリーゼ発症後の者）	3月
D014「24」	抗シトルリン化ペプチド抗体定性又は同定量（陰性の場合）（※12）	3月
D014「46」	抗グルタミン酸レセプター抗体	1月
D014「48」	抗HLA抗体（スクリーニング検査）	1年
D015「18」	TARC	1月
D015「26」	SCCA2	1月
D023「4」	HBV核酸定量（※13）	1月

区分番号	項目名	期間
D023「8」	EBウイルス核酸定量（※14）	1月
D023「26」	HIVジェノタイプ薬剤耐性	3月
D026	検体検査判断料	1月
D026「注4」	検体検査管理加算	1月
D026「注6」	遺伝カウンセリング加算	1月
D026「注8」	骨髄像診断加算	1月
D026「注7」	遺伝性腫瘍カウンセリング加算	1月
D027	基本的検体検査判断料	1月
D205	呼吸機能検査等判断料	1月
D206	（心臓カテーテル法による諸検査）血管内超音波検査加算，血管内光断層撮影加算，冠動脈血流予備能測定検査加算，血管内視鏡検査加算	1月
D207「4」	血管内皮機能検査	1月
D215	超音波検査「2」断層撮影法「イ」訪問診察時に行った場合	1月
D215	超音波検査「3」心臓超音波検査「ニ」胎児心エコー法	1月
D215-2	肝硬度測定（※15）	3月
D215-3	超音波エラストグラフィー（※15）	3月
D215-4	超音波減衰法検査	3月
D217	骨塩定量検査	4月
D219	ノンストレステスト（入院外患者）（※16）	1週
D222-2	経皮的酸素ガス分圧測定	3月
D225-3	24時間自由行動下血圧測定	
D233	直腸肛門機能検査	1月
D237	終夜睡眠ポリグラフィー「1」「2」（C107-2算定患者又は当該保険医療機関からの依頼により睡眠時無呼吸症候群に対する口腔内装置を製作した歯科医療機関から検査の依頼を受けた患者の場合）	6月
D237	終夜睡眠ポリグラフィー「3」（C107-2算定患者は初回月2回）	1月
D237-2	反復睡眠潜時試験（MSLT）	1月
D237-3	覚醒維持検査	1月
D238	脳波検査判断料	1月
D241	神経・筋検査判断料	1月
D255-2	汎網膜硝子体検査	1月
D256-2	眼底三次元画像解析	1月
D256-3	光干渉断層血管撮影	1月
D258-2	網膜機能精密電気生理検査（※17）	3月
D258-3	黄斑局所網膜電図，全視野精密網膜電図（※18）	1年
D261「注」	小児矯正視力検査加算	3月
D265-2	角膜形状解析検査	1月
D265-2	角膜形状解析検査（角膜移植後の患者の場合）	2月
D270-2	ロービジョン検査判断料	1月
D274-2	前眼部三次元画像解析	1月
D282-4	ダーモスコピー（※19）	4月
D285	認知機能検査その他の心理検査「1」操作が容易なもの「イ」簡易なもの（※15）	3月
D286-2	イヌリンクリアランス測定	6月
D287	内分泌負荷試験（※20）	1月
D290-2	尿失禁定量テスト（パッドテスト）	1月
D291-3	内服・点滴誘発試験	2月
D294	ラジオアイソトープ検査判断料	1月
D324	血管内視鏡検査	1月
D211-3	時間内歩行試験：1年に4回限度	
D211-4	シャトルウォーキングテスト：1年に4回限度	
D216-2	残尿測定検査：1月に2回限度	
D244-2	補聴器適合検査：1月に2回限度	
D291-2	小児食物アレルギー負荷検査：12月に3回限度	

※1 医学的必要性からそれ以上算定する場合は，詳細な理由をレセプト摘要欄に記載する。
※2 医学的必要性から1月に1回行う場合は，詳細な理由と検査結果を診療録およびレセプト摘要欄に記載する。
※3 クロザピンを投与中の患者については，月2回算定可。
※4 妊娠中の患者，1型糖尿病患者，経口血糖降下薬の投与開始から6月以内の患者，インスリン治療開始から6月以内の患者等については，月2回算定可。
※5 先天性代謝異常症の診断補助または経過観察のために実施する場合は，月1回。
※6 診断時には1回とし，その後は3月に1回とする。
※7 糖尿病患者の経皮的冠動脈形成術治療時に，治療後の再狭窄に関する予後予測の目的で測定する場合，別に術周1回に限り算定可。
※8 活性型ビタミンD₃剤による治療開始後1月以内は2回を限度とし，その後は3月に1回。
※9 治療開始前に1回に限り算定可。その後は6月以内に1回。
※10 施行間隔の詳細は通知を参照のこと。

※11 前立腺針生検法等により前立腺癌の確定診断がつかない場合においては，3月に1回に限り，3回を限度として算定。
※12 関節リウマチの治療薬選択のために行う場合は患者1人につき原則1回に限り算定。
※13 免疫抑制剤投与や化学療法を行う悪性リンパ腫等の患者にB型肝炎の再活性化を考慮して行った場合。治療中及び治療後1年以内に限り月1回算定可。
※14 病名ごとの施行間隔の詳細は通知を参照のこと。
※15 医学的必要性から3月に2回以上算定する場合は，レセプト摘要欄に理由と医学的根拠を詳細に記載する。
※16 入院患者の場合は1週間に3回算定可。
※17 初回診断時1回，以降3月に1回（網膜手術前後は各1回）
※18 年2回実施の場合，レセプト摘要欄に医学的必要性を記載。
※19 医学的必要性から4月に2回算定の場合，レセプト摘要欄にその理由を記載し，この場合でも月1回を限度。
※20 「1 下垂体前葉負荷試験」の「イ 成長ホルモン」については月2回まで算定可。

検査
病理

図表10 疾患別の主な腫瘍マーカー

疾患名	主な腫瘍マーカー
頭頸部癌	SCC抗原
食道癌	CEA，SCC抗原
肺癌	CEA（腺癌），SLX（腺癌），CA19-9（腺癌），CYFRA（扁平上皮癌），SCC抗原（扁平上皮癌），NSE（小細胞癌），ProGRP（小細胞癌）
肝細胞癌	AFP，PIVKA-II半定量・定量，AFP-L3%
胆道癌	CEA，CA19-9，DUPAN-2，CA50，SPan-1
胃癌	CEA，STN，CA72-4，CA19-9，NCC-ST-439，CA125
膵癌	CA19-9，SPan-1，DUPAN-2，CA125，CEA，エラスターゼ1，NCC-ST-439，SLX，STN
大腸癌	CEA，CA19-9，NCC-ST-439
乳癌	CA15-3，CEA，NCC-ST-439，TPA など
子宮頸部癌	SCC抗原，STN，CEA，HCGβ-CF
子宮体部癌	CA125，HCGβ-CF
卵巣癌	CA125，CA72-4，STN，SLX，HCGβ-CF，GAT
前立腺癌	PSA，PSA-ACT，PAP（前立腺酸ホスファターゼ抗原）
膀胱癌	BFP
神経芽細胞腫	NSE

2. 必ずしも画像診断を要求されない場合

(1) B・C型慢性肝炎および肝硬変の際のAFP
(2) 前立腺癌疑いの際のPAP（前立腺酸ホスファターゼ抗原），PSA（前立腺特異抗原）
(3) 高齢者で侵襲度の高い検査（大腸鏡検査）のない大腸癌疑いのCEA（癌胎児性抗原定性）

α-フェトプロテインレクチン分画（AFP-L3%）
　原則として，初診月又は再診月に傷病名が「慢性肝炎」のみの場合，α-フェトプロテインレクチン分画（AFP-L3%）は認められない。
（平22.6.21 支払基金，最終更新：平26.9.22）

---

3. 腎癌に対するPAP，PSA：返戻される。本来は前立腺癌と上皮性尿路癌が目標。

4. 肺癌と前立腺癌の腫瘍マーカーの併施：両方とも算定可。

5. 同一月に「疑い」が「確診」になった場合：悪性腫瘍特異物質治療管理料で請求する。

6. 初回加算：初回月のみ算定可。

7. 同一悪性腫瘍名の場合，「疑診」として腫瘍マーカーを算定できる間隔：統一見解はないが，3～6カ月の線が言われている。

8. 治療中のマーカー（管理料）検査の間隔：一般に治癒的の手術後では3～6カ月，非治癒的治療では間隔が狭められる。この際は画像診断を併施すべきである。

9. 数種のマーカーの組み合わせ：同系のものを避け，4種以内とする。

10. 子宮内膜症での腫瘍マーカー：術前・術後の2回までは認められる。

11. 肺癌の疑いでAFP，CA19-9：認められない。

12. 3年前の肝癌の疑い（慢性活動性肝炎が主病）にAFP，CEA，CA19-9：後2者は不可。

【付】各種癌の際の原発・転移に関する検査：医師の常識によるとしたいが，保険者にも理解できるように注記または疑病名を付けてもらいたい。

E. 脂質の検査

脂質異常が予見される場合に行う。

1. **基本検査**：T-cho（総コレステロール），TG（トリグリセライド，中性脂肪），HDL-C，LDL-C

2. **リン脂質とβ-リポ蛋白**：前者は他の脂質と並行して動き，後者は主としてLDL-コレステロールと並行するので検査の必要を認めない（原則）。

3. **リポ蛋白（a）**：3カ月に1回のみ算定。

4. **エステル型コレステロール**：高脂血症の臨床では（一般に）必要でない。

5. **リポ蛋白分画とコレステロール分画の併施**：認められない。

---

1 リポ蛋白分画とコレステロール分画

　原則として，リポ蛋白分画とコレステロール分画の併施は認められない。【留意事項】治療上必要となる場合は，当該理由を詳記することにより認められる場合もある。

（平18.3.27支払基金，最終更新：平26.9.22）

2 高脂血症又は脂質異常症に対するアポリポ蛋白等の算定

　高脂血症又は脂質異常症に対する次の検査の算定は，原則として認められる。

(1) D007「10」アポリポ蛋白
(2) D007「15」リポ蛋白分画
(3) D007「21」リポ蛋白分画（PAGディスク電気泳動法）

---

(4) D007「34」リポ蛋白分画（HPLC法）

（令6.4.30支払基金）

3 高脂血症疑い又は脂質異常症疑いに対するアポリポ蛋白等の算定

　高脂血症疑い又は脂質異常症疑いに対する次の検査の算定は，原則として認められない。

(1) D007「10」アポリポ蛋白
(2) D007「15」リポ蛋白分画
(3) D007「21」リポ蛋白分画（PAGディスク電気泳動法）
(4) D007「34」リポ蛋白分画（HPLC法）
(5) D007「27」リポ蛋白（a）
(6) D007「44」レムナント様リポ蛋白コレステロール（RLP-C）

（令6.4.30支払基金）

---

6. **電気泳動法**：TchとTGがともに高値の場合，特にⅢ型の確診に必須。

7. **アポリポ蛋白**
(1) 家系的に著しい血清脂質異常がある場合。
(2) Tch 300mg/dL以上，TG 500mg/dL以上の場合。
(3) 原発性高脂質血症の疑いが強い場合。
(4) 動脈硬化が強い場合。

8. **甲状腺機能検査**：脂質検査のルチンとしては認められない。

F. 糖尿病に関する検査

1. **診断のための検査**：日本糖尿病学会の基準による。

2. **知っておきたい検査の意味**
(1) 診断用：75g負荷血糖（糖尿病・境界型・正常の条件）
(2) 病型分類：インスリン定量，抗GAD抗体
(3) 重症度分類：インスリン（C-ペプチド）定量（同時測定は不可）。
(4) 治療法確定：日差変動
(5) 経過観察：HbA1c（NGSP）
(6) 再調整〔HbA1c（NGSP）〕：空腹時・食後血糖，1,5AG，グリコプロテイン，インスリン定量など

1型糖尿病（当月確定又は疑い）がない場合

の抗 GAD 抗体

　糖尿病で 1 型糖尿病（当月確定又は疑い）がない場合の D008「19」抗グルタミン酸デカルボキシラーゼ抗体（抗 GAD 抗体）の算定は，原則として認められない。　　　　（令 6.3.29 支払基金）

3. 75g 常用糖負荷試験：診断に用い，経過観察には 2 回法も含めた日内変動を見る。

※　**糖負荷試験と同一日に他の血液検査を行った場合**：採血の費用は糖負荷試験の所定点数に含まれているため，採血料は別に算定できない。

1　常用負荷試験

　次の傷病名に対する D288 糖負荷試験「1」常用負荷試験の算定は，原則として認められる。
　（1）糖尿病疑い，（2）境界型糖尿病，（3）耐糖能異常（糖代謝障害を含む），（4）妊娠糖尿病（疑い含む）。　　　　（令 6.3.29 支払基金）

2　耐糖能精密検査

　原則として，「糖尿病疑い」の初診月に耐糖能精密検査（糖負荷試験）は認められる。

　　　　（平 19.3.16 支払基金，最終更新：平 26.9.22）

4. HbA1c，グリコアルブミン，1,5AG：主たるものを月 1 回算定する。ただし，妊娠中の患者，1 型糖尿病患者，経口血糖降下薬の投与を開始して 6 月以内の患者，インスリン治療を開始して 6 月以内の患者等については，いずれか 1 項目を月 1 回に限り別に算定可。

1　HbA1c 検査

　原則として，糖尿病若しくは糖尿病疑いの明示がなく，膵臓疾患または肝臓疾患のみの場合の HbA1c 検査は認められない。【留意事項】膵臓疾患，特に慢性膵炎または肝臓疾患，特に肝硬変等では糖尿病の合併が多く見られ，血糖値の平均を評価することには臨床的有用性がある。こうした場合は「糖尿病」または「糖尿病疑い」等の病名を明細書に記載することとなるが，これらの病名がない場合には，詳記等により検査をする医学的な必要性が認められる場合に限られる。

　　　　（平 17.4.25 支払基金，最終更新：平 26.9.22）

2　HbA1c の算定

　糖尿病の傷病名のない場合の，次の傷病名に対する D005「9」HbA1c の算定は，原則と

して認められない。
　（1）成長ホルモン分泌不全性低身長症，（2）ターナー症候群，（3）腎臓疾患，（4）下垂体疾患，（5）低血糖（疑い含む）　　（令 6.4.30 支払基金）

5. 腎症早期発見の目的で尿中微量アルブミン測定：3 カ月に 1 回行うことは認められるが，早期糖尿病性腎症（糖尿病性腎症第 1 期又は第 2 期のもの）に限る。

1　アルブミン定量（尿）

　糖尿病性早期腎症（第 1 期又は第 2 期の記載のないもの）に対してのアルブミン定量（尿）の算定を認める。

　　　　（平 23.2.28 支払基金，最終更新：平 26.9.22）

2　グリコアルブミンの算定

　糖尿病の傷病名のない場合の，次の傷病名に対する D007「17」グリコアルブミンの算定は，原則として認められない。
　（1）下垂体疾患，（2）ターナー症候群，（3）低身長　　　　（令 6.4.30 支払基金）

6. 糖尿病性腎症における免疫学的検査：適切でない。

7. インスリンと C-ペプチド（CPR）の併施：一方のみ算定。

1　インスリン（IRI）

　原則として，糖尿病確定後の患者に対して，インスリン（IRI）は認められる。【留意事項】C-ペプチド（CPR）との併施は，インスリン異常症等の場合を除き原則として認められない。インスリン治療中は認められない。

2　C-ペプチド（CPR）

　原則として，糖尿病確定後の患者に対して，C-ペプチド（CPR）は認められる。【留意事項】インスリン（IRI）との併施は，インスリン異常症等の場合を除き原則として認められない。

　　　　（平 18.3.27 支払基金，最終更新：平 30.2.26）

8. CPR を血液・尿の両方で測定した場合：血液のみ認められる。

G. 肝炎ウイルス関連検査

《肝炎ウイルスマーカーの選択基準》

図表 11　血清肝線維化マーカー，血小板数，ICG15 分値による肝硬変の予測

	ヒアルロン酸	タイプⅣ コラーゲン	ヒアルロン酸 タイプⅣ コラーゲン	PⅢP*	血小板	ICG15 分値
カット・オフ値	130ng/mL	250ng/mL		18ng/mL	14万/mm^3	18%
感度（%）	87	77	68	60	67	64
特異度（%）	90	86	95	57	72	63
正診率（%）	90	83	96	58	74	64

* PⅢP；procollagen Ⅲ peptide（プロコラーゲンⅢペプチド）

（1994 年日本消化器病学会「肝機能研究班」より抜粋）

<u>（注：以下，1～5 について太字は必須，他は必要
に応じての検査）</u>

1.　急性肝炎
①型別診断：**HA-IgM 抗体，HBs 抗原，HBc-
IgM 抗体，HCV 抗体定性・定量**
②経過観察：B 型肝炎→**HBs 抗原，HBe 抗原，
HBe 抗体**
C 型肝炎→ HCV NS 抗体，HCV コア抗体，
HCV-RNA
③治癒判定：B 型→**HBs 抗原，HBs 抗体**
C 型→**HCV コア抗体，HCV-RNA**

2.　慢性肝疾患
①型別診断：**HBs 抗原，HBs 抗体，HBc 抗
体半定量・定量，**HCV 抗体定性・定量，
HCV NS 抗体，HCV コア抗体，HCV-
RNA
②急性増悪期：**HA-IgM 抗体，HBs 抗原，
HBc-IgM 抗体，HBe 抗原，HBe 抗体，
HBV DNA/DNA-p，HCV 抗体，**HCV-
RNA

3.　慢性肝炎
①経過観察：B 型→**HBe 抗原，HBe 抗体，**
HBs 抗原，HBV DNA/DNA-p（検査間
隔は通常 2～4 週に 1 回）
C 型→HCV 抗体定性・定量，HCV NS 抗体，
HCV-RNA（検査間隔は通常 3～4 カ月
に 1 回）
②抗ウイルス剤の適応判定
B 型→**HBs 抗原，HBe 抗原，HBe 抗体，
HBV DNA/DNA-p**
C 型→**HCV コア抗体，HCV-RNA，**HCV
NS 抗体

4.　無症候性キャリアの経過観察
B 型→**HBs 抗原，HBe 抗原，HBe 抗体**
C 型→**HCV コア抗体，HCV 抗体定性・
定量，**HCV NS 抗体

5.　HB ワクチンの接種対象者の選別
**HBs 抗原，HBs 抗体，HBc 抗体半定量・定
量**

**6.　HCV 核酸検出と HCV 核酸定量（PCR 法）
の同時算定：認められない。**

7.　血清線維化マーカー：重複に注意（図表 11）
（肝線維化のみに適応）。

※　**内視鏡検査時**：HBs 抗原，HCV 抗体値（定
性，定量）。
※　**スクリーニング検査における HBs 抗体検
査**：認められない可能性が強い。ただし，
肝機能障害があり，その原因をつかむため
の HBs 抗体検査は認められる。

1　HBs 抗原定性・半定量
（1）心臓カテーテル法による諸検査など観血
的検査や PTCA 施行前の HBs 抗原定性・半
定量は認められる。
（2）人工腎臓実施時（初回）に HBs 抗原定性・
半定量の算定は認められる。
（平 17.4.25 支払基金，最終更新：平 26.9.22）
（3）原則として，内視鏡検査時における HBs
抗原定性・半定量は認められる。
（平 18.3.27 支払基金，最終更新：平 24.9.24）
2　HCV 抗体定性・定量
（1）心臓カテーテル法による諸検査など観血
的検査や PTCA 施行前の HCV 抗体定性・
定量は認められる。
（2）人工腎臓実施時（初回）に HCV 抗体定性・
定量の算定は認められる。
（平 17.4.25 支払基金，最終更新：平 26.9.22）

図表 12 肝機能検査法の選択基準（7 版）

	肝疾患の発見のための*		測定意義			経過観察	
	集検	ドック	肝細胞障害の診断	胆汁うっ滞の診断	重症度の判定	急性	慢性
AST（GOT）	◎	◎	◎	◎		◎	◎
ALT（GPT）	◎	◎	◎	◎		◎	◎
ALP	○	◎	○	◎		○	○
γ-GT（γ-GTP）	◎	◎	○	◎		○	○
総ビリルビン		○	○	◎	◎	◎	○
直接ビリルビン			○	◎		○	○
総蛋白		○			○		○
アルブミン		○			◎		○
ChE		○			◎		○
ZTT	○	○					○
総コレステロール	◎	◎		◎	◎		○
プロトロンビン時間		○	○	○	◎	◎	○
ICG 試験					◎		○
血小板数		○			◎	○	◎

◎：必須，○：できるだけ行う。
*：HBs 抗原，HCV 抗体の測定を同時に行うことが望ましい。
〔日本消化器病学会関連研究会肝機能研究班（編）：肝炎ウイルスマーカー・肝機能検査法の選択基準，文光堂，p.20，2007 より引用〕

図表 13 肝機能に関し，必要に応じて行う検査とその意義

検査	特に注目される病態・疾患
ALP アイソザイム	ALP 上昇例の鑑別
ICG Rmax	肝予備能の判定
蛋白分画	慢性肝障害診断，肝硬変の推定
血中アンモニア，遊離アミノ酸	肝性昏睡，劇症肝炎
総胆汁酸	無黄疸性肝障害，重症度の判定
尿ビリルビン	黄疸の鑑別
血清鉄	ヘモクロマトーシスなど
セルロプラスミン	Wilson 病
肝線維化マーカー	活動性肝病変，肝線維化
血液の凝固因子・線溶因子・阻止因子	肝細胞障害，重症度の判定
抗核抗体（ANA）	自己免疫性肝炎
抗ミトコンドリア抗体（AMA）	原発性胆汁性肝硬変
AFP，PIVKA-Ⅱ	肝細胞癌

〔日本消化器病学会関連研究会肝機能研究班（編）：肝炎ウイルスマーカー・肝機能検査法の選択基準，文光堂，p.29，2007 より引用〕

（3）原則として，内視鏡検査時における HCV 抗体定性・定量は認められる。
（平 18.3.27 支払基金，最終更新：平 26.9.22）

3 HCV 核酸検出及び HCV 核酸定量と HCV コア蛋白又は HCV コア抗体の併算定

① C 型肝炎に対する D023「9」HCV 核酸検出と D013「5」HCV コア蛋白又は D013「7」HCV コア抗体の併算定は，原則として認められない。

② C 型肝炎に対する D023「15」HCV 核酸定量と D013「5」HCV コア蛋白又は D013「7」HCV コア抗体の併算定は原則として認められない。
（令 6.3.29 支払基金）

4 HBs 抗原

（1）原則，健診等の結果，血液検査の結果及び症状等から「B 型肝炎の疑い」病名がある場合において，スクリーニングを目的として実施した，D013 肝炎ウイルス関連検査の「3」の HBs 抗原の算定は認められる。

（2）原則として，手術前及び観血的検査前において，スクリーニングを目的として実施した D013 肝炎ウイルス関連検査の「3」の HBs 抗原の算定は認められる。

（3）原則として，「B 型肝炎」の抗ウイルス療法，肝庇護療法及び免疫療法の治療をしている経過観察において，D013 肝炎ウイルス関連検査の「3」の HBs 抗原を測定し算定することは認められる。
（平 28.2.29 支払基金）

検査病理

5 ヒアルロン酸

(1) 「慢性肝炎」の病名がない場合,「肝機能障害」又は「肝細胞癌疑い」に対するヒアルロン酸は認められない。

(2) 原則,肝硬変に対するヒアルロン酸は認められない。

(3) 原則,「慢性肝炎」の病名がない場合,肝細胞癌に対するヒアルロン酸は認められない。

(4) 原則,「慢性肝炎」の病名がない場合であっても,原発性胆汁性肝硬変に対するヒアルロン酸は認められる。

(平 22.6.21 支払基金,更新:平 26.9.22)

6 B型肝炎に対する食道ファイバースコピーの算定

B型肝炎〔食道静脈瘤(疑い含む)がない場合〕に対する D306 食道ファイバースコピーの算定は,原則として認められない。

(令 6.4.30 支払基金)

7 Mac-2 結合蛋白糖鎖修飾異性体の算定

① 次の傷病名に対する D007「50」Mac-2 結合蛋白糖鎖修飾異性体の算定は,原則として認められる。

(1) 慢性肝炎,(2) アルコール性肝炎,(3) 非アルコール性脂肪性肝炎,(4) 原発性胆汁性胆管炎,(5) 自己免疫性肝炎,(6) ヘモクロマトーシス,(7) ウイルソン病,(8) 特発性門脈圧亢進症,(9) 肝硬変

② 次の傷病名に対する D007「50」Mac-2 結合蛋白糖鎖修飾異性体の算定は,原則として認められない。

(1) 肝機能障害・肝障害(疑い含む),(2) 脂肪肝(疑い含む),(3)急性肝炎(疑い含む),(4) 肝癌疑い,(5) ヘモクロマトーシス疑い,(6) ウイルソン病疑い,(7) 特発性門脈圧亢進症疑い

(令 6.4.30 支払基金)

8 原発性胆汁性胆管炎に対するα-フェトプロテイン(AFP)の算定

原発性胆汁性胆管炎(原発性胆汁性肝硬変)に対する D009 の「3」α-フェトプロテイン(AFP)の算定は,原則として認められる。

(令 6.4.30 支払基金)

H. 呼吸不全時の検査

1. 血液ガスと電解質測定:急性期4日間は4～6回/日,以後1週間は2～3回/日,2週間以後は必要に応じて1回/日以内を目安とする。慢性期は必要に応じて1回/日とす

る。これを超えた場合は,病状説明が必要。

2. 血液ガスと動脈血採血の算定:別に算定する。動脈血採血の点数は1日につきである。血液回路から採取した場合は算定できない。

3. 経皮的血液ガス分圧測定の適応:新生児かつ循環・呼吸不全のある症例での全麻時(麻酔時間を超えない)。

4. 超未熟児における血液ガス分析:6回/日。2週間までは3回/日以内,それ以後は1回/日とする。

1 血液ガス分析①

急性期の呼吸不全の場合,毎日複数回の血液ガス分析の算定は認められる。【留意事項】1日の必要回数については,個々の病状により異なる。急性期とは,通常,1～2週間程度である。

(平 17.4.25 支払基金,最終更新:平 26.9.22)

2 血液ガス分析②

原則として,症状の安定している慢性期の呼吸不全においては,毎日複数回の「血液ガス分析」の実施は認められない。【留意事項】慢性呼吸不全の急性増悪期にあっては,連日あるいは1日に複数回の動脈血ガス分析が必要となる場合もあり,このような症例に対しては認められる。

(平 18.3.27 支払基金,最終更新:平 26.9.22)

3 血液採取(静脈)での血液ガス分析

代謝性アシドーシス(糖尿病性ケトーシス,糖尿病性ケトアシドーシス等)に対する血液採取(静脈)での D007「36」血液ガス分析の算定は,原則として認められる。(令 6.3.29 支払基金)

I. 心筋梗塞時の検査

1. CK アイソザイム:原則として2回。**心室筋ミオシン軽鎖 I**:発症月のみ2回まで。

2. 心房性 Na 利尿ペプチド(ANP):心不全のある場合のみ認められる。

1 心不全又は心不全の疑い以外の傷病名に対する BNP

心不全又は心不全の疑い以外の傷病名に対する D008「18」脳性 Na 利尿ペプチド(BNP)

の算定は，原則として認められない。

(令6.3.29 支払基金)

2 BNP の連月算定

心不全の確定病名に対する D008「18」BNP の連月の算定は，原則として認められる。

(令6.4.30 支払基金)

3. **PCI翌日の心筋 TnT（心筋トロポニンT）定性・定量**：認められない。

4. **経皮的冠動脈形成術（PTCA）前後の ANP**：2回まで。

5. **血清酵素活性と心電図**：発症当日は3～6時間ごと，その後，安定するにつれ，1回／日，1回／3～7日とする。

6. **白血球数・CRP**：当日2回まで，以後1回／3～7日。

7. **心拍出量測定**：1週間くらい認められる。

8. **経過順調な心筋梗塞2日目以降の観血的動脈圧測定**：認められない。

9. **PTCA終了後，改めて右心カテーテル**：認められる。

10. **午前11時に CAG（冠動脈造影），午後3時に PTCA を傾向的に行い，両者の技術料を請求**：後者のみの算定とする。

11. **必要があって左心カテーテルで冠動脈造影のほかに右心カテーテルも行った場合**：それぞれ算定できる。

12. **左心カテーテルによる検査を算定しているが冠疾患名なし**：適応とならない。

13. **心筋トロポニンIと心筋トロポニンTを同一月に併せて実施した場合**：主たるもののみ算定。

(1) **高血圧症の経過観察に心電図と心臓超音波検査（UCG）の併施**：1回／年は認められる。
(2) **指尖容積脈波・血管伸展性検査**：高血圧

症で初診，6月，1年後くらい。貧血では意味なし。
(3) **血液ガス測定とイオン化 Ca 同時測定**：セットになっている機器あり。不要な場合は後者を査定。
(4) **UCG の検査回数**：1月に3回を限度。
(5) **呼吸心拍監視時のホルター心電図**：算定できない。

J. モニターについて

（呼吸心拍監視・中心静脈圧・観血的動脈圧・持続的脳圧測定・経皮的動脈血酸素飽和度）

1. **期間**：呼吸心拍監視以外は14日を限度（救命救急センター・ICU・CCU 含む）。

2. **呼吸心拍監視算定上の留意事項**
(1) 算定開始日を記載する。
(2) 装着と休止を繰り返した場合の算定開始日は最初の日。
(3) 特定入院料算定（救命救急入院，特定集中治療室）例では算定不可。
(4) 全身麻酔当日は算定不可。
(5) 癌を含む死亡前の監視や単なる不整脈の監視では認められない。あるいは短期間のみとされる。
(6) 再入院の場合は再入院日が算定開始日となるが，装着中止後30日以内の再装着の場合の起算日は最初に算定した日。
(7) ペースメーカー設置時は3日以内。
(8) 新生児・未熟児については，心機能障害・呼吸機能障害があるか，その恐れのある患児に，常時監視を行っている場合に算定する。
(9) 人工呼吸時の呼吸心拍監視：算定不可。人工呼吸の所定点数に含まれる。
(10) 痙攣発作時の呼吸心拍監視：必要だった旨の説明を付記する。

呼吸心拍監視

硬膜外麻酔，脊椎麻酔，静脈麻酔による手術に伴う呼吸心拍監視は認められる。【留意事項】手術を伴わない硬膜外麻酔として，硬膜外ブロックでは，偶発事故の発生は少ないことから，呼吸心拍監視の算定については，「心

機能の低下があり，神経ブロックによる血圧降下の及ぼす影響が著しく，合併症の危険性が増す」等の医学的に必要な理由がある場合に限られる。　(平20.8.25 支払基金，最終更新：平26.9.22)

3. 経皮的動脈血酸素飽和度（SpO_2）測定

(1) 経皮的動脈血酸素飽和度測定と動脈血酸素濃度測定の同時施行：前者は14日まで。後者は必要最低限に抑える。

(2) 人工呼吸時の経皮的動脈血酸素飽和度測定の算定：算定不可。人工呼吸の所定点数に含まれる。

(3) 内頸動脈経皮的酸素飽和度測定の算定：まだ認められない。

(4) 酸素投与のない例では算定不可。

(5) 術後ICU（全症例）での経皮的動脈血酸素飽和度測定と終末呼気炭酸ガス濃度測定の算定：全麻あるいは硬膜外ないし脊椎麻酔の実施中なら算定できるが，術後ICUの場合は管理料に含まれる。

(6) 前記の病態を示唆する病名，治療内容が必要（特に外来患者では酸素吸入を要した場合またはそれに準じた治療内容，例えば喘息発作に対する救急的な点滴療法などを要した場合は算定できるが，それ以外はD査定とする）。

4. 心拍出量の頻回検査：2回目以降は90％で算定する。

5. 深部体温測定関連

(1) 全身麻酔時の測定は別に算定できない。

(2) 術後3日くらいは適応があれば認められる。

(3) 深部体温の全麻時以外の算定：たとえ同日でも算定してよい。

6. トノメトリー法による非観血的連続血圧測定と麻酔：麻酔時に限り算定できる。

7. スワンガンツカテーテル挿入による血行動態検査と右心カテーテル法：従来区別していたが，後者のみ算定が認められる。

8. 末梢血管血行動態検査の適応：慢性動脈閉塞症の診断と病態把握の場合のみ適応。

9. 特定入院と一般入院のある場合のモニター日数：合計14日間とする。

10. 電気痙攣療法時の経皮的動脈血酸素飽和度測定：短時間（麻酔）なので算定不可。

K. 膠原病関連検査

1. 不明熱，膠原病疑い，関節リウマチ（RA）疑い：1次検査として，RA，抗核抗体（ANA），CH_{50}，蛋白分画（以上，検査Aとする）が認められる。

1　リウマトイド因子（RF）半定量，リウマトイド因子（RF）定量

原則として，初診時に「膠原病の疑い」の病名に対するリウマトイド因子（RF）半定量，リウマトイド因子（RF）定量は認められる。
　(平19.3.16 支払基金，最終更新：平26.9.22)

2　抗核抗体価・抗DNA抗体価

原則として，「疑い病名」あるいは「注記」がない場合，抗てんかん剤に対する抗核抗体，抗DNA抗体定性，抗DNA抗体定量は認められない。【留意事項】「疑い病名」又は「注記」の記載がある場合は認める。
　(平22.6.21 支払基金，最終更新：平26.9.22)

3　全身性エリテマトーデス疑いに対する抗核抗体等の併算定

全身性エリテマトーデス疑いに対するD014「17」抗DNA抗体定性又は抗DNA抗体定量とD014「5」抗核抗体等[※]の併算定は，原則として認められる。

(※) 抗核抗体等：D014「5」抗核抗体（蛍光抗体法）定性，抗核抗体（蛍光抗体法）半定量，抗核抗体（蛍光抗体法）定量，D014「6」抗核抗体（蛍光抗体法を除く）　(令6.3.29 支払基金)

4　血清補体価（CH_{50}）

原則として，初診時に「膠原病の疑い」の病名に対する血清補体価（CH_{50}）は認められる。
　(平19.3.16 支払基金，最終更新：平26.9.22)

5　ループスアンチコアグラント定性，ループスアンチコアグラント定量

(1) 「抗リン脂質抗体症候群」の病名がない場合，「膠原病疑い」に対するループスアンチコアグラント定性，ループスアンチコアグラント定量は認められない。

(2) 原則，「抗リン脂質抗体症候群」の病名がない場合であっても，「習慣流産」に対する

> ループスアンチコアグラント定性，ループ
> スアンチコアグラント定量は認められる。
>
> （平 22.6.21 支払基金，最終更新：平 26.9.22）

2. **全身性エリテマトーデス（SLE）疑い**：検
   査 A ＋抗 DNA 抗体価。

3. **補体算定の上限**：週 1 回まで。

4. **複数の関連疾患の疑いが併記され，その根
   拠が記載されていない場合**：返戻か査定。

5. **SLE の経過観察中の抗 ds-DNA 抗体と抗
   ss-DNA 抗体の同時測定**：前者のみが有意。
   後者の意義は不確定（以上は，査定には関係
   ない）。

6. **抗シトルリン化ペプチド抗体，抗ガラクトー
   ス欠損 IgG 抗体，マトリックスメタロプロ
   テイナーゼ 3（MMP-3），C_1q 結合免疫複合体，
   モノクローナル RF 結合免疫複合体，IgG 型
   リウマトイド因子，C_3d 結合免疫複合体のう
   ち，2 項目以上を併せて実施した場合**：主た
   るもの 1 つに限り算定する。

7. **抗好中球細胞質抗体（ANCA）定性の適
   応**：いずれも ELISA 法による。C-ANCA
   は Wegener 症候群，P-ANCA は急速進行
   性腎炎症候群のみ。

8. **MPO-ANCA**：血管炎症候群の病名があれ
   ば認められる。

9. **抗カルジオリピン抗体と抗カルジオリピン β_2
   グリコプロテイン I 複合体を併せて実施した場
   合**：主たるもののみ算定する。

L. 甲状腺疾患関連検査

1. **甲状腺自己抗体検査算定時の注意**：サイロ
   グロブリン抗体かマイクロゾーム抗体かを明
   記。

2. **経過観察中の甲状腺自己抗体検査反復**：必
   要性を注記。一般には不要。

3. **甲状腺機能異常症の経過観察**：TSH と FT_4
   （T_4）あるいは FT_3（T_3）のみで十分。

> **トリヨードサイロニン（T_3），遊離トリヨード
> サイロニン（FT_3），サイロキシン（T_4），遊離
> サイロキシン（FT_4）**
>   原則として，T_3 と FT_3，T_4 と FT_4 の併施
> は認められない。
> T_3 および T_4，あるいは FT_3 および FT_4 の
> 組み合わせによる併施は認められる。【留意
> 事項】まれに，TBG 異常症等で $T_3 \cdot T_4$ と
> $FT_3 \cdot FT_4$ との間に乖離（かいり）が見られる
> ことがあり，臨床的にそのようなことが想定
> され T_3 と FT_3，T_4 と FT_4 の併施測定の医学
> 的必要性が認められる場合に限り認められる。
>
> （平 17.4.25 支払基金，最終更新：平 26.9.22）

4. **甲状腺機能低下症での TSH 刺激性レセプ
   ター抗体**：適当でない。

5. **結節性甲状腺腫とサイログロブリン**：濾胞
   破壊の補助診断なので，主として甲状腺癌の
   鑑別の一助に留める。

6. **抗甲状腺ペルオキシターゼ抗体と抗マイク
   ロゾーム抗体を併せて実施した場合**：主たる
   もののみ算定する。

M. 白血病・悪性リンパ腫関連の検査

1. **腫瘍マーカーの検査**：認められない。

2. **染色体検査**：原則として 1 回／月。白血病，
   悪性リンパ腫，骨髄異形成症候群などが対象。

> **染色体検査**
>   次の傷病名に対する D006-5 染色体検査の算
> 定は，原則として認められる。
>   （1）白血病の疑い，（2）悪性リンパ腫の疑い，
> （3）骨髄異形成症候群の疑い，（4）多発性骨髄
> 腫の疑い，（5）骨髄増殖性疾患（骨髄線維症，
> 本態性血小板血症，真性多血症等を含む）の
> 疑い。
>
> （令 6.3.29 支払基金）

3. **Major BCR-ABL1 mRNA**：TMA 法により
   測定した場合に限り，算定できる。

4. WT1 mRNA：AML の微小残存病変（MRD）のモニタリングマーカー，あるいは MDS の診断補助または進行度モニタリングマーカーとして算定できる。

5. HTLV-Ⅰ抗体定性又は半定量：成人 T 細胞性白血病，HTLV-Ⅰ関連ミエロパシーが対象。

6. リンパ球関連免疫学的検査：一般の癌では，免疫学的治療を行っている場合だけ認められる。自己免疫疾患・リンパ系悪性疾患で認められる。

7. sIL-2R をリンパ性白血病の疑いで算定：適応とならない。本検査は，非ホジキンリンパ腫，ATL の診断目的で算定できる。また，確定診断後の経過観察で測定した場合は，B001「3」悪性腫瘍特異物質治療管理料の「ロ」で算定する。

8. AML（急性骨髄性白血病）に sIL-2R：現在適応なし。

9. 造血器悪性腫瘍における検査の目安（全日入院の場合）：末梢血一般，末梢血液像→月に 14 回前後，生化学，CRP → 14 回前後。

┌─────────────────────────────┐
造血器腫瘍細胞抗原検査
　次の傷病名に対する D005「15」造血器腫瘍細胞抗原検査の算定は，原則として認められる。(1) 骨髄異形成症候群，(2) 多発性骨髄腫。
　　　　　　　　　　　　　　（令 6.3.29 支払基金）
└─────────────────────────────┘

10. ARDS（診療実日数 30 日）：D ダイマー 17 回→ 10 回，APTT 20 回→ 10 回，フィブリノゲン定量 17 回→ 10 回，蛋白分画 17 回→ 4 回，CRP 24 回→ 10 回

N. 血栓性疾患と凝固・線溶系検査

1. 播種性血管内凝固（DIC）：血小板，FDP，PT，APTT，フィブリノゲンを最初の週は 1 回／ 1 ～ 2 日，その後 1 回／週。

2. DIC の診断不確実，または基礎疾患があっ

て DIC 発症の危険性大
(1) TAT，プロトロンビンフラグメント F1 + 2，フィブリンモノマー複合体
(2) D ダイマー
(3) プラスミン-PI 複合体

3. 静脈血栓症：1 回のみ。
(1) 先天性（家族歴・反復性）：AT-Ⅲ，プロテイン-C，S，ヘパリン cofactor，その他（フィブリノゲン，PAI-1，PIP）
(2) 後天性（原病）：ループスアンチコアグラント定性または定量，循環抗凝血素，プロテイン-C 活性または抗原，S 活性または抗原など
(3) 凝固線溶系検査：プロテイン C 活性または抗原などを頻回検査は適応なし。
(4) D ダイマー：最近は DIC の診断のみならず，血栓症の診断や抗凝固療法の経時的モニターとしても使用されている。

4. 動脈血栓症：1 回のみ。
(1) 梗塞：「1」に準じ，場合により「2」の一部を追加。
(2) 基礎疾患：血小板放出因子，トロンビン活性（TAT または SFMC，D ダイマー）。

5. ワルファリンカリウム（ワーファリン®等）使用時に活性化部分トロンボプラスチン時間（APTT）併施：適切でないので査定される。

┌─────────────────────────────┐
出血時間，プロトロンビン時間（PT），活性化部分トロンボプラスチン時間（APTT）
　心臓カテーテル法による諸検査施行前の出血時間，プロトロンビン時間（PT），活性化部分トロンボプラスチン時間（APTT）は認められる。　　（平 17.4.25 支払基金，最終更新：平 26.9.22）
└─────────────────────────────┘

┌─────────────────────────────┐
プロトロンビン時間（PT）
　原則として，消化管内視鏡検査（ポリープ切除を実施しない場合）の術前検査として，プロトロンビン時間（PT）は認められる。
　　　　（平 22.6.21 支払基金，最終更新：平 26.9.22）
└─────────────────────────────┘

┌─────────────────────────────┐
手術前においてスクリーニングを目的として実施した D006「13」D ダイマー定性，D006「16」D ダイマー半定量および D006「15」D ダイマーの算定
└─────────────────────────────┘

手術前において，スクリーニングを目的として実施した D006「13」D ダイマー定性，D006「16」D ダイマー半定量及び D006「15」D ダイマーの算定は，血栓症の発症リスクの高い症例を除き，原則として認められない。

(平 30.3.22 支払基金)

O. 細菌学的検査

1. 原則として必要なものに絞る。特に嫌気性培養，鼻腔培養，結核菌培養等は病名，理由などを記載する。

2. **症状等から同一起因菌によると判断された場合**：異なった部位または同一部位の数カ所から検体を採取した場合は主たる部位または1部位のみの所定点数を算定する。

　　例えば肺炎の起因菌同定のため，痰，咽頭液あるいは気管支鏡による採痰，肺胞洗浄液の細菌培養を行った場合は D018 細菌培養同定検査の「1」口腔，気道または呼吸器からの検体の点数のみの算定となる。ただし気管支鏡などの技術料は別に算定できる。

3. **感染症の記載のない開心術後の多種細菌検査**：認められない。

4. **細菌培養**：週1回を目途とする。

※ **細菌培養同定検査**：培養検査に引き続き同定検査を予定していた場合であれば，菌が出ず，結果的に同定検査が行われなかった場合でも，細菌培養同定検査は算定できる。

5. **実日数1日で薬剤感受性試験**：培養陽性菌名と2度目に患者が来院しなかったことを付記する。翌月請求のときは実日数0として，前記の注を付記する。

6. **血液培養時の血液塗抹標本，細菌顕微鏡検査**：別に算定できない（劇症レンサ球菌感染症を除く）。

細菌顕微鏡検査

　　原則として，血液培養の際の検体での細菌顕微鏡検査は認められない。【留意事項】原則として，血液培養の際の検体からの細菌顕微鏡は認められないが，マラリア，アメーバ赤痢等顕微鏡検査による形態学的診断が極めて重要な役割を演じる疾患であって，当該疾病を疑う医学的必要性が認められる場合は，D005「7」血中微生物検査により算定する。

(平 17.4.25 支払基金，最終更新：平 26.9.22)

7. **移植術後の細菌培養**：血液・痰・尿について1回認められる。

8. **開心術前に行った咽頭などからの細菌培養**：算定できない。

9. **大手術前の MRSA の咽頭培養**：院内感染防止対策に含まれると理解される。

10. **単なる急性上気道炎で MRSA の鼻腔，咽頭培養**：認められない。

11. **鼻腔と喀痰の MRSA 検査**：一方のみ算定。

12. **初診月の結核菌同定検査**：一般的にありえない。注記が必要。

13. **ツベルクリン反応と結核菌群核酸同定検査**：結核（疑い）病名が必要。

14. **肺結核で，咽頭粘液，胃液，骨髄液について結核菌群核酸検出**：一連として扱う。

15. **結核菌群核酸検出，抗酸菌核酸同定の同時算定について**：原則として，前者その他で結核が否定されたあとに後者を施行する。試料採取が困難な場合で，両者の疑いがあるときは後者による。

16. **結核菌群核酸検出あるいは抗酸菌核酸同定の施行回数**：同一目的の場合は治療開始前1回のみ。肺と髄液のように病巣が異なる場合は，病名欄にその病名を掲げて別に算定できる。治療開始後の核酸検出あるいは同定は菌の生死を区別できないので不可。

17. **抗酸菌分離培養検査の場合**：検体の採取部位が異なる場合でも，同時または一連とし

て検体を採取した場合には所定点数の算定は1回のみ。

18. 結核菌分離培養の算定法：同一臓器では3回まで認められる。複数場所よりの採取は，それぞれの病名のない限り一連として1回とする。結核菌核酸同定は1回のみ算定。

19. 3カ月以内の再入院での梅毒反応，肝炎ウイルスマーカー検査：原則として認められない。輸血後などは理由を付して算定する。

---

1 梅毒血清反応（STS）定性

(1) 心臓カテーテル法による諸検査など観血的検査やPTCA施行前における梅毒血清反応（STS）定性は認められる。**【留意事項】**梅毒血清反応（STS）半定量，梅毒血清反応（STS）定量の算定は認められない。

(2) 人工腎臓実施時（初回）における梅毒血清反応（STS）定性は認められる。**【留意事項】**梅毒血清反応（STS）半定量，梅毒血清反応（STS）定量の算定は認められない。

（平17.4.25 支払基金，最終更新：平26.9.22）

(3) 原則として，内視鏡検査時における梅毒血清反応（STS）定性は認められる。

（平18.3.27 支払基金，最終更新：平26.9.22）

2 ヘリコバクター・ピロリ除菌療法の取扱い

ヘリコバクター・ピロリ感染胃炎において，除菌前の感染診断の請求がないヘリコバクター・ピロリ除菌療法については，内視鏡検査による胃炎の診断及びヘリコバクター・ピロリの感染診断（陽性）が，他医療機関（検診も含む）で実施された場合，病名及び症状詳記等にその旨の記載があれば，原則として認める。なお，内視鏡検査又は造影検査において確定診断がなされた胃潰瘍又は十二指腸潰瘍についても同様に取扱う。　（平29.9.25 支払基金）

3 ヘリコバクター・ピロリ感染診断において，プロトンポンプ・インヒビター（PPI）投与中止又は終了後2週間以上経過せず実施したヘリコバクター・ピロリ抗原定性

ヘリコバクター・ピロリ感染診断において，プロトンポンプ・インヒビター（PPI）投与中止又は終了後2週間以上経過せず実施したD012の「25」ヘリコバクター・ピロリ抗原定性の算定は，原則として認められない。

（令4.1.31 支払基金）

---

4 ASO定性等

① 次の傷病名に対するD012「1」抗ストレプトリジンO（ASO）定性又はD012「3」抗ストレプトキナーゼ（ASK）定性等[※]の算定は，原則として認められる。

(1) 溶連菌感染症（疑い含む），(2) リウマチ熱（疑い含む），(3) 急性糸球体腎炎（疑い含む）。

② 次の傷病名に対するD012「1」抗ストレプトリジンO（ASO）定性又はD012「3」抗ストレプトキナーゼ（ASK）定性等[※]の算定は，原則として認められない。

(1)関節リウマチ，(2)上気道炎（急性・慢性）。

(※) D012「1」抗ストレプトリジンO（ASO）定性，抗ストレプトリジンO（ASO）半定量又は抗ストレプトリジンO（ASO）定量，D012「3」抗ストレプトキナーゼ（ASK）定性又は抗ストレプトキナーゼ（ASK）半定量

（令6.3.29 支払基金）

5 急性胃腸炎に対するロタウイルス抗原定性（糞便）等

ロタウイルス感染症疑いがない急性胃腸炎に対するD012「8」ロタウイルス抗原定性（糞便），ロタウイルス抗原定量（糞便）の算定は，原則として認められない。　（令6.3.29 支払基金）

6 ロタウイルス感染に対するロタウイルス抗原定性（糞便）等の算定

ロタウイルス感染に対するD012感染症免疫学的検査「8」ロタウイルス抗原定性（糞便）又はD012感染症免疫学的検査「8」ロタウイルス抗原定量（糞便）の算定は，原則として年齢にかかわらず認められる。　（令6.4.30 支払基金）

ヘリコバクター・ピロリ感染診断において，プロトンポンプ・インヒビター（PPI）投与中止又は終了後2週間以上経過せず実施したD023-2の2尿素呼気試験（UBT）の算定（検査結果が陽性の場合）

ヘリコバクター・ピロリ感染診断において，プロトンポンプ・インヒビター（PPI）投与中止又は終了後2週間以上経過せず実施したD023-2の2尿素呼気試験（UBT）の算定は，検査結果が陽性の場合であっても，原則として認められない。

（令4.1.31 支払基金）

---

20. 病原性大腸菌O-157の検査手順：①便の培養→②血清抗体法によるO抗原またはH抗原の同定→③ベロトキシン検出──の3段

階で行う。

21. **PCT**：敗血症（細菌性）を疑う患者を対象として測定した場合に算定できる。ただし，エンドトキシン検査を併せて実施した時には主たるもののみの算定となる。

> **敗血症疑いでのプロカルシトニン（PCT）定量等の算定**
> 　敗血症疑いでのD007 血液化学検査「59」プロカルシトニン（PCT）半定量又はプロカルシトニン（PCT）定量の算定は，細菌培養同定検査（血液）がない場合でも原則として認められる。　　　　　　　（令6.4.30 支払基金）

22. **結核菌特異的インターフェロン-γ産生能**：診察または画像診断等により，結核感染が強く疑われる患者を対象とした場合のみ算定できる。

23. **抗酸菌核酸同定**：適応は抗酸菌感染症（結核，非結核性抗酸菌症など）であるが，結核患者の退院の可否を判断する目的でも算定できる。

24. **外来で血液培養なしでのプレセプシン**：査定される。

P. ラジオアイソトープ（RI）検査

1. **腹腔膿瘍疑いでのGaシンチ**：適応あり。

2. **心筋シンチグラフィー**：核種は原則1種類。

3. **肺癌術前の骨シンチグラフィー**：説明を要する。

4. **肺癌術後の肺血流シンチグラフィー**：認められない。

5. **パーキンソン病でのMIBGシンチグラフィー**：MIBG-I123 を用いたシンチグラフィーについて，パーキンソン病又はレビー小体型認知症を適応として審査上認めるとする見解が支払基金により示されている（平24.3.16）。

6. **ポジトロン断層・コンピューター断層複合撮影（PET/CT）**：悪性リンパ腫患者の治療効果判定にも算定可能。

Q. 内視鏡検査

1. **内視鏡のグルカゴン注射**：全例使用の施設の場合，返戻されて使用理由を問われる。

2. **胃内視鏡検査時にブチルスコポラミン臭化物（ブスコパン®等）10A使用**：誤りとみなされる。査定される。

3. **上部消化管内視鏡の前処置としてのミダゾラム（ドルミカム®注）等**：認められる。

4. **内視鏡時の局所麻酔剤**：2剤まで認められる。

5. **胃癌で診療実日数15日。上部消化管内視鏡検査3回（初回は診断目的，2回目は貧血進行のため，第3回は切除範囲決定の目的）**：2回まで認められる。

6. **大腸癌で病名なく胃内視鏡検査**：査定。

7. **内視鏡時のフルマゼニル（アネキセート®）使用**：ベンゾジアゼピン系薬剤使用の場合のみ認められる。

> ※　**大腸内視鏡検査を行う前に高位浣腸を行った場合**：検査や画像診断の前処置としての高位浣腸は検査等の所定点数に含まれる扱いである。同じく検査前投与として下剤を投与した場合は，検査（または画像診断）の部の薬剤として算定する（処方料，調剤料等は算定できない）。

> **子宮腟部びらんに対するコルポスコピーと腟洗浄（熱性洗浄を含む）の併算定**
> 　子宮腟部びらんに対するD321 コルポスコピーとJ072 腟洗浄（熱性洗浄を含む）の併算定は，原則として認められない。　（令6.3.29 支払基金）

R. 超音波検査

1. **頸部超音波診断（パルスドプラ法）**：頸動脈閉塞が疑われた場合に算定。

図表14　超音波検査の算定方法

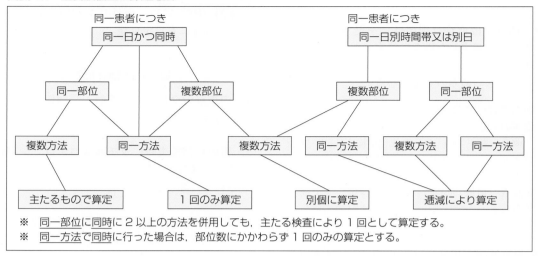

※　同一部位に同時に2以上の方法を併用しても，主たる検査により1回として算定する。
※　同一方法で同時に行った場合は，部位数にかかわらず1回のみの算定とする。

2．産婦人科での超音波検査：「腹部腫瘤」に対しては月1回，「不妊症」では月3回まで認められる（**図表15**）。

※　**D215 超音波検査「2」断層撮影法の「その他」の「体表」**：肛門，甲状腺，乳腺，乳房，表在リンパ節，睾丸，腋窩等は「体表」に含まれる。前立腺，腹部大動脈，胸部大動脈は「胸腹部」に該当する。

※　**D215 超音波検査「3」心臓超音波検査の「通知」にある所定点数に含まれる"同時に記録した心電図"**：心臓超音波検査の補助手段であり，通常1～2誘導程度のもの。よって，心臓超音波検査とD208心電図検査との併算定は可能なこともある。

1　超音波検査とパルスドプラ法加算
(1)　原則として，腎悪性腫瘍に対して超音波検査（断層撮影法）を施行する場合にパルスドプラ法加算は認められる。【留意事項】原則として良性腫瘍では有用性は低いが，腎血管筋脂肪腫などの血管の豊富な腫瘍では，パルスドプラ法が必要である場合がある。
(2)　原則として，尿管腫瘍に対して超音波検査（断層撮影法）を施行する場合にパルスドプラ法加算は認められない。【留意事項】原則として良性腫瘍では有用性は低いが，進行病変では診断的価値が高いことから，悪性腫瘍，血管病変では必要である場合がある。
(3)　原則として，精索静脈瘤に対して超音波

検査（断層撮影法）を施行する場合にパルスドプラ法加算は認められる。
(4)　精索及び精巣捻転症に対して超音波検査（断層撮影法）を施行する場合にパルスドプラ法加算は認められる。

（平19.3.16 支払基金，最終更新：平26.9.22）

(5)　原則として，乳癌が疑われる患者に対するスクリーニング検査として，超音波検査の断層撮影法におけるパルスドプラ法加算は認められない。

（平22.6.21 支払基金，最終更新：平26.9.22）

2　超音波検査（断層撮影法）（その他）のパルスドプラ法加算の算定
①　頸動脈又は内頸動脈狭窄症（疑いを含む）に対するD215 超音波検査（断層撮影法）（その他）のパルスドプラ法加算の算定は，原則として認められる。
②　頸動脈又は内頸動脈狭窄症（疑いを含む）のない，次の基礎疾患に対するスクリーニング検査としてのD215 超音波検査（断層撮影法）（その他）のパルスドプラ加算の算定は，原則として認められない。
　　基礎疾患：高血圧症，脂質異常症，糖尿病，虚血性脳疾患

（令6.4.30 支払基金）

3　超音波検査（断層撮影法）（関節リウマチ）
　原則として，「関節リウマチ」に対する診断及び経過観察を目的として実施した「超音波検査（断層撮影法）（その他）」の算定は認められる。【留意事項】経過観察として認める場合の期間（算定間隔）については，個々の症

図表 15　産婦人科における超音波検査の保険適用

　産科領域における超音波診断法には，次に述べるようなものがあるが，産科における超音波検査には健康保険では給付外になるものも含まれているので注意を要する。

適応疾患		保険適用基準	検査回数
胎児正常発育		給付外	
妊娠週数の確認		給付外	
切迫流産；胎児の生死判定には超音波診断法が hCG 判定より優先される。		妊娠 5 週～ 妊娠 16 週未満*	外来　1 回 / 週 入院　2 回 / 週
子宮内胎児（芽）死亡		妊娠 5 週以降	
胞状奇胎		妊娠 5 週以降	
切迫早産		この病名のみにては給付外*	
子宮内胎児発育遅延		妊娠 22 週以降	外来　1 回 /2 週 入院　1 回 / 週
児頭骨盤不均衡		妊娠 37 週以降	1～2 回
胎児異常；胎児奇形，胎児水腫，水頭症，胎児内臓異常		給付外	
胎位異常；骨盤位，横位，斜位		妊娠 28 週以降	28 週以降 1 回 / 月 36 週以降 1 回 / 週
前（低）置胎盤		妊娠 22 週以降	1～2 回 /2 週
常位胎盤早期剥離		妊娠 22 週以降	1～2 回
臍帯異常；臍帯巻絡，単一臍帯動脈など		給付外	
羊水過多（少）症		妊娠 22 週以降	1 回 /2 週
子宮外妊娠（頸管妊娠を含む）		妊娠 5 週以降	1 回 /1 週，1～2 回
巨大児		給付外	
多胎妊娠		妊娠 5 週以降	1～2 回
子宮頸管無力症	診断	妊娠 12 週以降	1 回
	頸管縫縮術	手術前後	各 1 回
子宮体癌			1 回
子宮内膜症	診断		1 回
	治療中		1 回 /4 週
排卵誘発剤使用時			3 回 /1 周期
卵巣機能不全		初診時	1 回
悪性腫瘍診断時		診断時	1 回

（*編注：平成 20 年 7 月 10 日厚生労働省保険局医療課事務連絡「疑義解釈資料の送付について（その 3）」別添 1 問 17 に基づき，一定の条件を満たす場合は超音波検査が算定できることとなった）
〔日本産婦人科学会（編）：産婦人科医のための社会保険 ABC，メジカルビュー社，2007 年〕

　例により適正なものとする。　（平 29.2.27 支払基金）

狭心症（確定後）の傷病名のみに対する D215 の 3 心臓超音波の算定

　狭心症（確定後）の傷病名のみに対する D215 の 3 心臓超音波イ経胸壁心エコー法の算定は，原則として認められる。　（令 4.1.31 支払基金）

S．その他の検査

1．小児のインフルエンザ診断：臨床診断で可。ただし成人ではインフルエンザ抗原定性検査は必須。

2．ノロウイルス抗原定性：以下のいずれかに該当する患者について，ノロウイルス感染症が疑われた場合に算定する。

　ア．3 歳未満の患者

　イ．65 歳以上の患者

　ウ．悪性腫瘍の診断が確定している患者

　エ．臓器移植後の患者

　オ．抗悪性腫瘍剤，免疫抑制剤，または免疫抑制効果のある薬剤を投与中の患者

3．該当病名なしでのカンジダ抗原定性，半定量または定量，エンドトキシン測定：認められない。

4．脳梗塞で抗血小板療法時の β **トロンボグロ**

ブリン（**β-TG**）：月1回認められる。

5. **脳波検査**：てんかん慢性期では年に1～2回。抗痙攣剤減量中では月2回。統合失調症では認められない。

> ※ D235脳波検査の「注2」の "他医作成脳波診断" を算定した場合：D238脳波検査判断料は別に算定できない。

6. **脳死判定時の聴性誘発反応検査**：脳幹障害時に1回のみ認められる。

7. **屈折検査と調節検査の算定法**：屈折異常のない場合は屈折検査のみとし，前月以前に屈折異常の病名がある例では調節検査のみとする。ただし，白内障手術時は別とする。

8. **角膜曲率半径計測**：1回の測定のみ。ただし手術前後は認められる。

9. **アレルギー性結膜炎に精密眼底検査**：認められない。

10. **副鼻腔炎術前検査に ICG，$β_2$-マイクログロブリン（$β_2MG$）**：認められない。

11. **血友病経過中に肝障害が起こった場合**：一般的な凝固検査がしてあれば，第Ⅷ因子以外の凝固因子の定量は認められない。

12. **サイトメガロウイルス pp65 抗原定性**：適応疾患は，臓器移植後，造血幹細胞移植後，HIV感染症であった。しかし最近，高度細胞性免疫不全の患者でも算定できるようになった。ただし，高度細胞性免疫不全の患者では，当該検査が必要になった理由を記載することが算定条件になっている。

13. **PTCA（経皮的冠動脈形成術）前後に CAG のほかドプラーフローワイヤー（血流をみる）**：認められない。

14. **開心術中に行った食道カラードプラ法**：認められない。

15. **冠動脈疾患に対する経食道的超音波法**：算定できない。

16. **急性心筋梗塞に対する心臓カテーテル法による諸検査時，脈管造影用カテーテル標準（Ⅰ）1本，脈管造影用カテーテル心臓マルチパーパス1本の算定**：「心臓マルチパーパス型とは，心臓カテーテル検査において左右両冠動脈造影及び左心室造影を1本のカテーテルで行うことのできるものをいう。心臓マルチパーパス型は，1回の造影につき1本のみ算定できるものとする。なお，他の造影用カテーテルと同時に使用した場合はいずれか主たるもののみ算定する」と定められている。

> **心臓カテーテル法による諸検査**
>
> 原則として，ペースメーカー移植術と同日に行った心臓カテーテル法による諸検査（右心カテーテル）は認められる。【留意事項】左心カテーテルについては，傷病名より，必要性を判断する。(平22.6.21 支払基金, 最終更新：平26.9.22)

17. **超音波用カテーテルとその他のカテーテルの本数**：別に数える。

18. **腎炎の疑いで終わった症例の検査**
    (1) 蛋白尿または顕微鏡的血尿（変形赤血球の存在）の常在の証明。
    (2) 免疫学的検査は「腎炎」確定後に必要に応じて行う。

19. **気管支喘息例への特異的 IgE 半定量・定量**：3カ月に1回，非特異的 IgE 検査は6カ月に1回認められる。

20. **骨粗鬆症の確定診断**：骨塩測定のみでは不可。必ず腰椎 X-P を必要とする。

21. **MD 法による骨塩定量検査で使用したフィルム**：算定可。DIP 法では算定できない。

22. **HIV 検査**：AIDS の病名のある場合とハイリスク例で算定。「疑い」では算定不可。

> ※ **HIV 検査**：入院時スクリーニング検査，術前検査としては認められない。

23. 手術前医学管理料に含まれる検査の中にHIV-1抗体があるが，これは術前検査としてすべての例に認めるということか：これは，HIV-1抗体が行われても管理料に含まれるということで，本検査はハイリスクの症例のみ認めるというしばりは生きている。

1 HIV-1抗体又はHIV-1，2抗体等の同時測定定量

　入院時の検査として，または内視鏡検査時の検査として，HIV-1抗体又はHIV-1，2抗体定性，HIV-1，2抗体半定量，HIV-1，2抗体定量，HIV-1，2抗原・抗体同時測定定性又はHIV-1，2抗原・抗体同時測定定量は認められない。

（平20.8.25支払基金，最終更新：平26.9.22）

2 抗好中球細胞質ミエロペルオキシダーゼ抗体（MPO-ANCA）

　原則，ANCA関連血管炎（疑いを含む）に対して，抗好中球細胞質ミエロペルオキシダーゼ抗体（MPO-ANCA）は認められる。【留意事項】「ANCA関連血管炎の疑い」に対して，MPO-ANCAを連月算定する場合は，ANCA関連血管炎を疑う所見等のコメントが必要であり，単に「ANCA関連血管炎の疑い」の病名が記載されているだけでは，MPO-ANCAの算定は認められない。

（平26.2.24支払基金，最終更新：平26.9.22）

3 終夜睡眠ポリグラフィー

　原則として，**C103在宅酸素療法指導管理料「2」のその他の場合について，在宅酸素療法指導管理料を慢性心不全で算定する場合で，**睡眠時無呼吸症候群の病名がない場合，**終夜睡眠ポリグラフィー「1」〜「3」は認められない。**【留意事項】慢性心不全患者にはSAS（とりわけ中枢性SAS）の合併が高頻度に見られること。また，その治療には在宅酸素療法（HOT）と並んで在宅持続陽圧呼吸療法（C-PAP）が有効であることが知られている。PSGを施行した慢性心不全患者でSASの病名が付いていないレセプトでは，PSGを必要とした理由や無呼吸低呼吸指数（AHI）の値に関してコメントすることが適当である。

（平22.6.21支払基金，最終更新：平26.9.22）

4 アレルギー性鼻炎の疑いに対するD015「11」非特異的IgE半定量および非特異的IgE定量の算定

　アレルギー性鼻炎の疑いに対して，D015「11」非特異的IgE半定量および非特異的IgE定量の算定は，原則として認められる。

（平30.3.22支払基金）

5 胆汁酸の算定

　次の傷病名に対する D007「13」胆汁酸の算定は，原則として認められない。

　（1）高血圧症，（2）高脂血症 （令6.4.30支払基金）

6 抗SS−A／Ro抗体定性等の算定

① シェーグレン症候群（疑い含む）に対するD014「16」抗SS−B／La抗体定性等[※1]及びD014「18」抗SS−A／Ro抗体定性等[※2]の算定は，原則として認められる。

② 次の傷病名に対するD014「16」抗SS−B／La抗体定性等[※1]の算定は，原則として認められない。

　（1）膠原病，（2）強皮症，（3）全身性エリテマトーデス疑い

③ 次の傷病名に対するD014「18」抗SS−A／Ro抗体定性等[※2]の算定は，原則として認められない。

　（1）膠原病，（2）強皮症

（※1）D014「16」抗SS−B／La抗体定性，抗SS−B／La抗体半定量又は抗SS−B／La抗体定量

（※2）D014「18」抗SS−A／Ro抗体定性，抗SS−A／Ro抗体半定量又は抗SS−A／Ro抗体定量 （令6.4.30支払基金）

7 葉酸の算定

① 次の傷病名に対するD007「41」葉酸の算定は，原則として認められる。

　（1）大球性貧血，（2）巨赤芽球性貧血（疑い含む），（3）葉酸欠乏症

② 次の傷病名に対するD007「41」葉酸の算定は，原則として認められない。

　（1）甲状腺機能亢進症（疑い含む），（2）溶血性貧血（疑い含む），（3）汎血球減少症（疑い含む） （令6.4.30支払基金）

8 20歳以上の屈折異常に対する初診時の精密眼圧測定の算定

　20歳以上の屈折異常（近視・遠視・混合乱視・近視性乱視・遠視性乱視）に対して，初診時のD264精密眼圧測定の算定は原則として認められる。 （令6.4.30支払基金）

9 シスタチンCの算定

① 次の傷病名に対するD007「30」シスタチンCの算定は，原則として認められる。

　（1）腎機能低下（疑い含む），（2）慢性腎炎，（3）腎不全の疑い，

② 次の傷病名に対するD007「30」シスタチ

ンCの算定は，原則として認められない。
(1) 末期腎不全，(2) 腎不全（透析施行中）
（令6.4.30 支払基金）

10　標準純音聴力検査の算定
①　次の傷病名に対するD244自覚的聴力検査「1」標準純音聴力検査の算定は，原則として認められる。
(1) 難聴（疑い含む），(2) 感音性難聴（疑い含む），(3) 突発性難聴，(4) 中耳炎，(5) めまい，(6) 耳管狭窄症，(7) メニエール病，(8) 内リンパ水腫，(9) 顔面神経麻痺
②　3歳未満の患者に対するD244自覚的聴力検査「1」標準純音聴力検査の算定は，原則として認められない。
（令6.4.30 支払基金）

11　自記オージオメーターによる聴力検査の算定
①　次の傷病名に対するD244自覚的聴力検査「1」自記オージオメーターによる聴力検査の算定は，原則として認められる。
(1) 難聴，(2) 突発性難聴，(3) メニエール病
②　3歳未満の患者に対するD244自覚的聴力検査「1」自記オージオメーターによる聴力検査の算定は，原則として認められない。
（令6.4.30 支払基金）

12　簡易聴力検査の算定
①　次の傷病名に対するD244自覚的聴力検査「3」簡易聴力検査「イ」気導純音聴力検査の算定は，原則として認められる。
(1) 難聴，(2) 突発性難聴，(3) 中耳炎，(4) めまい，(5) 耳管狭窄症，(6) メニエール病，(7) 顔面神経麻痺
②　次の傷病名に対するD244自覚的聴力検査「3」簡易聴力検査「ロ」その他（種目数にかかわらず一連につき）の算定は，原則として認められる。
(1) 難聴，(2) 突発性難聴，(3) 中耳炎，(4) めまい，(5) 耳管狭窄症，(6) メニエール病，(7) 顔面神経麻痺
（令6.4.30 支払基金）

13　内耳機能検査の算定
①　次の傷病名に対するD244自覚的聴力検査「5」内耳機能検査（種目数にかかわらず一連につき）の算定は，原則として認められる。
(1) 難聴，(2) 突発性難聴，(3) メニエール病
②　次の傷病名に対するD244自覚的聴力検査「5」内耳機能検査（種目数にかかわらず一連につき）の算定は，原則として認められ

ない。
(1) 中耳炎，(2) 耳管狭窄症，(3) 顔面神経麻痺
（令6.4.30 支払基金）

14　耳鳴検査の算定
①　メニエール病に対するD244自覚的聴力検査「5」耳鳴検査（種目数にかかわらず一連につき）の算定は，原則として認められる。
②　次の傷病名に対するD244自覚的聴力検査「5」耳鳴検査（種目数にかかわらず一連につき）の算定は，原則として認められない。
(1) 中耳炎，(2) 耳管狭窄症，(3) 顔面神経麻痺
（令6.4.30 支払基金）

T．病理診断

1. 特定入院料（救命救急入院料等）と別途に病理診断料（N006），病理判断料（N007）を算定できる。病理診断料を算定できる保険医療機関は，病理診断を専ら担当する医師が勤務する病院でなければならない。また病理部門の要員を備えていること。

2. **病理組織標本作製における臓器名：明記する。**

1　免疫染色（免疫抗体法）病理組織標本作製
①　原則として，病理組織標本作製のみを施行している場合，ヘリコバクター・ピロリの除菌判定のためのN002免疫染色（免疫抗体法）病理組織標本作製「8」その他（1臓器につき）は認められない。【留意事項】除菌後は菌数が減るため検出しにくいこと，また雑菌が増えることがあり，その鑑別に免疫染色が必要である場合がある。
②　原則として，病理組織標本作製のほかにヘリコバクター・ピロリ関連の検査を施行している場合，ヘリコバクター・ピロリの除菌判定のためのN002免疫染色（免疫抗体法）病理組織標本作製「8」その他（1臓器につき）は認められない。
（平19.3.16支払基金，最終更新：平26.9.22，一部修正）

2　乳癌に対する免疫染色（免疫抗体法）病理組織標本作製（その他）
乳癌に対するN002免疫染色（免疫抗体法）病理組織標本作製「8」その他の算定は，原則として認められる。
（令6.3.29 支払基金）

乳癌の診断において D410 乳腺穿刺又は針生検（片側）「2」その他により採取した検体を用いた場合の N000 病理組織標本作製

　乳癌の診断において，D410 乳腺穿刺又は針生検（片側）「2」その他により採取した検体を用いた場合，N000 病理組織標本作製の算定は原則として認められない。　（令2.7.27支払基金）

診断穿刺・検体採取料等の算定がない場合の N000 病理組織標本作製の算定

　診断穿刺・検体採取料又は手術料の算定がない場合，N000 病理組織標本作製の算定は原則として認められない。　（令4.1.31支払基金）

---

3. 経皮的血栓除去時の血栓の病理診断：算定できない。

4. 貧血の病名で骨髄像以外に病理組織標本作製（生検）：後者は過剰として査定。

5. アテローム，ガングリオンの病理組織診断：算定できない。

6. 胃癌で食道浸潤のある場合の内視鏡生検：2臓器ではなく1臓器として算定する。

7. 胃癌手術に際して胃，リンパ節，膵臓（病変なし）の病理診断：2臓器として算定する。

8. 腹部大動脈・総腸骨動脈の血管移植術に際しての病理診断：1臓器のみの算定とする。

9. 虫垂切除時の病理組織診断：20歳以上では認められる。

10. 術中迅速診断：1手術1回の算定が原則。

11. 下肢 PTA での組織採取・病理診断：血栓と思われるので算定不可。

12. S状結腸・直腸癌手術時の病理組織学的診断：2臓器とする。

13. 大腸内視鏡検査の際，盲腸，横行結腸およびS状結腸・上部直腸からポリープを切除した場合の生検回数：3臓器（限度）である。

14. 尿路感染症での病理診断：認められない。

15. 内視鏡施行時の細胞診と病理組織学的診断の併施：後者のみ認められる。

16. 肺癌切除試料で電子顕微鏡加算：paraneoplastic syndrome（傍腫瘍症候群または腫瘍随伴症候群）例でのみ認められる。

17. 肺癌診断のための細胞診の回数：最高6回まで認められる。

6 画像診断

《画像診断の留意点》

(1) **撮影料，診断料，フィルム料**等をそれぞれ算定する。造影剤を使用した場合は，**造影剤の薬剤料と造影剤注入手技料**も別に算定できるので，注意する。

(2) 逓減計算の結果，端数が生じた場合の**端数処理**は，撮影料，診断料ごとに，それぞれの点数計算の最後に四捨五入で行う。

(3) 休日・時間外・深夜に院内で撮影および画像診断が行われた場合は，**時間外緊急院内画像診断加算**（1日につき）が算定できる（他の医療機関で撮影されたフィルムを診断した場合は算定不可）。

(4) **時間外緊急院内画像診断加算**は，入院中の患者には算定できないが，診療表示時間外に外来受診した患者に対して，画像診断の結果入院の必要性を認めて引き続き入院となった場合は，算定できる。

(5) **画像診断に伴って薬剤を使用**した場合は，点数表の「画像診断」の部で，薬剤料のみを併せて算定する（処方料や注射料などは算定できない）。**特定保険医療材料を使用**した場合も，「画像診断」の部で併せて算定する。

(6) エックス線診断料において，「**同一の部位**」とは，腎と尿管，胸椎下部と腰椎上部のように同一フィルム面に撮影しうる範囲をいう。ただし，「食道・胃・十二指腸」，「血管系（血管および心臓）」，「リンパ管系」，「脳脊髄腔」については，それぞれ全体を「同一部位」とする。「血管系」については，動脈系と静脈系は別部位とみなす。

(7) 一般に**写真診断料，撮影料は部位ごとに算定**する。

(8) エックス線診断料において，「**同一の方法**」による撮影とは，単純撮影，特殊撮影，造影剤使用撮影，乳房撮影のそれぞれの撮影方法をいい，「**2以上のエックス線撮影**」とは，単純撮影，特殊撮影，造影剤使用撮影，乳房撮影のうち2種以上の撮影を行った場合をいう。**デジタル撮影とアナログ撮影**については区別せず，「同一の方法」「1種の撮影」として扱う。

(9) 画像を電子媒体に保存・管理した場合は，一連の撮影につき，**電子画像管理加算**を算定する。フィルムへのプリントアウトを行った場合にも算定できるが，当該フィルムの費用は算定できない。同一部位につき同時に2種類以上の方法で撮影を行った場合には一連の撮影とみなし，主たる撮影に係る電子画像管理加算のみを算定する。また，他の医療機関で撮影したフィルム等について診断のみを行った場合は算定できない。

(10) 届出医療機関において，**専ら画像診断を10年以上担当する医師**が，読影結果を文書により主

治医に報告した場合に，① E001 写真診断又は E004 基本的エックス線診断料，② E102 核医学診断，③ E203 コンピューター断層診断──の①②③ごとに**画像診断管理加算1**，**画像診断管理加算2**，**画像診断管理加算3**または**画像診断管理加算4**が，月の最初の診断の日に算定できる。また，遠隔画像診断による画像診断の結果を受信側の医療機関が送信側の医療機関に文書等により報告した場合についても，同様に**画像診断管理加算1**，**画像診断管理加算2**，**画像診断管理加算3**または**画像診断管理加算4**が算定できる。

(11) 心臓または血管の動態を把握するために使用したロールフィルム（シネフィルム）については所定点数に含まれ別に算定できない。

(12) エックス線写真撮影の失敗等により再撮影を行った場合は，**再撮影に要した費用は算定できない**。患者の故意や重大な過失である場合を除き，再撮影の費用は医療機関の負担とする。

A. 通 則

1. 画像診断の電子媒体保存
(1) 電子媒体の費用は検査に係る所定点数に含まれるので，別途算定できない。
(2) プリントアウトした場合のフィルム料は算定できない。
(3) CT，MRI の電子媒体保存は算定可。

2. はっきりした目的の示されない胸部 X-P：
返戻される。

3. 位置確認のためのエックス線透視：算定不可。

※ **透視診断と写真診断を併施した場合**：透視診断の必要はないものとみなされ，両者の同時算定が認められない場合がある。透視診断結果に基づき，疾患が疑われる部分について写真診断を行ったものであれば認められる。

透視診断
(1) 腎盂造影撮影時の透視診断，尿管造影撮影時の透視診断，膀胱造影撮影時の透視診断，血管造影撮影時の透視診断，子宮卵管造影撮影時の透視診断，膵胆管造影撮影時の透視診断については認められない。
(2) 原則として，関節造影撮影時の透視診断，胆のう造影撮影時の透視診断は認められない。
(平 20.8.25 支払基金，最終更新：平 26.9.22)

4. 対称側に病名があるとき：一連とならない。

5. 頭部・頸椎，骨盤・腰椎：それぞれの病名がないと一連となる。副鼻腔も同様。

6. 肺・肋骨，側弯症における胸椎・腰椎 X-P：一連とする。

画像診断
画像診断における腎と尿管，仙骨と尾骨は，それぞれ同一の部位の取扱いとする。
(平 20.8.25 支払基金，最終更新：平 26.9.22)

7. 植物状態の濃密な診療：認められない。

8. 門脈造影時のプロスタグランジン製剤使用：アルプロスタジル（リプル®，パルクス®等）は認められる。

9. 2 時間以上間隔をおいた胃・腸の透視診断：別個に算定できるが，病名が必要。

10. 単なる術前検査における胸部エックス線検査：一方向のみ認められる。

11. 乳腺造影，後頭下穿刺による造影剤注入，尿道造影時の造影剤の注入手技：腔内注入，穿刺注入は算定不可。胆嚢手術中の造影も同様である。

12. ガストログラフイン®造影 CT 時の造影剤加算：手技料に含まれる。

CT 撮影時にイオトロクス酸を用いて造影した場合の造影剤使用加算（CT）の算定

　CT 撮影時にイオトロクス酸（ビリスコピン点滴静注 50）を用いて造影した場合の造影剤使用加算（CT）の算定は，原則として認められる。

(令 6.4.30 支払基金)

13. 関節リウマチや変形性関節症で毎月，関節の多方向撮影：注意する。

14. イレウス管を用いた腸管造影：造影剤撮影で算定。

15. UCG，胸部エックス線写真または ECG のない BNP/HANP 測定：認められない。

16. マルチスライス CT 後の CAG（冠動脈造影）：マルチスライス CT の後に CAG が必要であった理由を記載すること。

大腸造影撮影（逆行性）時のガスコンドロップ内用液の注腸注入

　大腸造影撮影（逆行性）時のガスコンドロップ内用液の注腸注入は，原則として認められない。

(令 4.1.31 支払基金)

B. 造影剤の量

1. 脳血管撮影の場合：椎骨動脈では 20mL 以下，上腕からの逆行性造影でも 200mL 以下。

2. 冠動脈造影時の造影剤：300mL まで。

3. 膵頭部癌での選択造影：250mL を限度とし，造影血管を付記する。

4. PTCA（経皮経管的冠動脈形成術）：300mL まで。

C. CT と MRI

※　同一月に CT および MRI を 2 回以上行った場合：部位にかかわらず，2 回目以降は一連につき所定点数の **100 分の 80** に相当する点数により算定する。2 回目以降の点数に

ついても，造影剤使用加算や冠動脈 CT 撮影加算，外傷全身 CT 加算，心臓 MRI 撮影加算などの「注」加算，「通則 4」の新生児・乳幼児加算は算定できる。その際，造影剤使用加算などの「注」加算についてはすべて，100 分の 80 に低減せずに算定できる。

※　**コンピューター断層撮影診断料「通則 4」の新生児・乳幼児・幼児加算**：所定点数の 100 分の 80 又は 100 分の 50 又は 100 分の 30（頭部外傷の場合はそれぞれ 100 分の 85，100 分の 55，100 分の 35）を加算するが，その「所定点数」には CT, MRI ともに「注」の造影剤使用加算が含まれる（基本点数及び造影剤使用加算の合計点数に対し加算する）。

※　**CT, MRI において「造影剤を使用した場合」**：静脈内注射，点滴注射，腔内注入，穿刺注入等により造影剤使用撮影を行った場合をいい，経口造影剤を使用した場合を除く。

1. 単純 CT と造影 CT の同日施行：後者のみ認められる。

2. 同日に同一部位に CT と MRI を行った場合：後者のみ認められる。

3. 直腸癌入院で転移巣検索の目的で，日を異にして肝臓・骨盤などの CT 検査：一連とする。

4. 頭蓋単純撮影：外傷時のみ認められる。

5. 脳血管障害時の CT の回数：入院時，1 ～ 2 週間後，3 ～ 4 週間後の 3 回。

6. 脳手術後の CT と MRI：一般に 4 回まで。MRI を入れて 7 回まで。

脳梗塞の診断時における CT 撮影と MRI 撮影の併算定

　脳梗塞の診断時における E200 コンピューター断層撮影（CT 撮影）「1」CT 撮影と E202 磁気共鳴コンピューター断層撮影（MRI 撮影）の併算定は，原則として認められる。

(令 6.4.30 支払基金)

7. 脳槽造影 CT の算定法：一般に 3，6，24，

48 時間に撮影するが，これらは一連とする。

8. 心弁膜症での CT と MRI：一方のみ認められる。

9. 心膜炎時の CT と MRI：CT のみ認められる。

10. 冠動脈内血栓溶解療法（PTCR）前後の MRI：研究段階なので認められない。

11. PTCA 翌日の確認造影：認められない。

12. 心臓と胸部大動脈の MRI：一連とする。

13. 末梢動脈血流障害に対する MRI：条件を満たしている場合は認められる。

14. 回復不能が明らかな胸腰椎多発転移例での CT，MRI 頻回検査：認められない。

15. MRI 時の経口造影剤の使用：造影剤加算の算定は認められない。

16. 脳血管障害時のシングルホトンエミッション CT（SPECT）：初診月は 2 回，以後月に 1 回。

17. dual SPECT での核種の使用量：薬用量の下限とする。

18. 心臓の SPECT で負荷を行った場合：実施日を記載する。

19. 心筋 SPECT 時の核種が 2 種の場合：原則として 1 種類とする。

20. dual CT で理由が明記してない場合：高い方のみの算定となる。

21. SPECT の解析算定：不可。

22. 心筋梗塞後に心筋 SPECT と PET：心筋 SPECT による評価が不十分な場合に PET を施行する。PET のみの施行は認められない。

MSCT（マルチスライス CT）
　原則として，心房細動などの頻脈性不整脈

を合併していない場合の虚血性心疾患に対して造影剤を使用する場合の MSCT（マルチスライス CT）は認められる。

（平 22.6.21 支払基金，最終更新：平 26.9.22）

23. 同一日に安静時 SPECT と負荷後 SPECT：負荷後 SPECT のみの算定となる。

24. 弁置換術前の心筋 SPECT：適応と認められない。

25. くも膜下出血手術前の Xe-CT（非放射性キセノン脳血流動態検査）：認められない。

26. 脳血流評価のためのキセノンガス使用量：1 回 925 MBq で十分。ダイアモックス負荷で 2 回行う条件は，発症直後，手術適応例，術後早期など。

27. 古い脳梗塞のある症例で AC バイパス術前に脳血流スキャン：脳梗塞そのものに治療の必要性がある場合はよい。

28. 脳血管造影を 1 回で 3 血管に行い別々に請求：1 回のみ認められる。

29. 1 ルートで行った冠動脈造影と脳血管造影：両者の手技料が認められる。

診療録への要点記載を要するもの

● **画像診断管理加算（遠隔画像診断によるものを含む）**（報告された文書又はその写しを添付）
● **E200-2 血流予備量比コンピューター断層撮影**（①検査結果および検査結果に基づき患者に説明した内容を記載，②患者に説明した書面またはその写しを添付）
● **E202 磁気共鳴コンピューター断層撮影（MRI 撮影）**（MRI 対応型ペースメーカー，MRI 対応型植込型除細動器又は MRI 対応型両室ペーシング機能付き植込型除細動器を植え込んだ患者は，機器を植え込んでいることを示すカードの写しを添付）

7 投 薬・注 射

1. 投薬料の留意点

(1) その投薬が**独立した診療行為としての投薬**（「投薬」の部で算定）なのか，それとも**検査や処置，麻酔などに伴って薬剤が使用**されたものか（それぞれ「検査」「処置」等の部で薬剤料のみ算定。調剤料，処方料などは算定できない）——に注意する。

(2) 調剤料・処方料・処方箋料は「**1処方**」ごとに算定する。

(3) 薬剤料の算定は，内服薬は「**1剤1日分**」ごとに，頓服薬は「**1回分**」ごとに，外用薬は「**1調剤**」ごとに薬剤料を合算したのちに端数処理（**五捨五超入**）をする。

(4) 「**1剤**」とは，1回の処方で，服用時点，服用回数（1日の服用回数および投薬日数）が同じものをいう（①配合不適，②固形剤と内用液剤，③服用方法が違う場合などは除く）。1剤のなかに薬が何種類あっても，必ず薬価の合計金額を出してから点数に直す。

(5) 「**1調剤**」とは，1回の調剤行為で調剤可能な薬剤の総量をいう。

(6) **内服薬多剤投与**（1処方7種類以上。投薬期間が2週間以内の臨時投薬を除く）は，**処方料を29点，処方箋料を32点**で算定し（A001再診料の地域包括診療加算を算定する場合は対象外），1処方のうちのすべての内服薬の**薬剤料を100分の90**で算定する（A001再診料の地域包括診療加算又はB001-2-9地域包括診療料を算定する場合は対象外）。この場合の「1種類」のカウントの仕方は，①錠剤・カプセル剤：1銘柄ごとに1種類，②散剤・顆粒剤・液剤：1銘柄ごとに1種類，③散剤・顆粒剤・液剤を混合して服用できるよう調剤を行ったもの：1種類，③所定単位（1剤）当たりの薬価が205円以下の場合：1種類——とし，臨時投薬は対象としない。

(7) **向精神薬多剤投与**（抗不安薬を3種類以上，睡眠薬を3種類以上，抗うつ薬を3種類以上，抗精神病薬を3種類以上または抗不安薬および睡眠薬を4種類以上。臨時の投薬等を除く）を行った場合は，**低減点数**（処方料を18点，処方箋料を20点，薬剤料を100分の80）で算定する。

(8) 特定機能病院，一般病床200床以上の地域医療支援病院・紹介受診重点医療機関，許可病床400床以上（一般病床200床以上）の病院で紹介割合・逆紹介割合が低い場合（A000初診料の「注2」「注3」，A002外来診療料の「注2」「注3」を算定する病院）で，1処方につき投与期間が30日以上の投薬を行った場合は，**処方料・処方箋料・薬剤料を100分の40**で算定する。

(9) 入院外の患者に対して，**治療目的でない，①うがい薬のみの投与，②血行促進・皮膚保湿剤（ヘパリンナトリウム又はヘパリン類似物質）の投与**については，投薬の費用（調剤料・処方料・薬剤料・処方箋料・調剤技術基本料）は算定できない。

(10) 入院外の患者に，**1処方につき63枚を超えて貼付剤を投薬**した場合には，調剤料，処方料，薬剤料（超過分），処方箋料，調剤技術基本料は算定できない（医師が必要と判断した場合を除く）。

(11) 薬剤師が常勤している場合，**F500 調剤技術基本料**が同一暦月に１回のみ算定できる。

(12) 診療所又は許可病床数 200 床未満の病院にて，成人病等の特定疾患の患者に対して薬剤の処方期間が 28 日以上の処方を行った場合，あるいは処方箋を交付した場合には，F100，F400 の**特定疾患処方管理加算**を月１回，１処方につき算定できる。また，許可病床数 200 床以上の届出病院にて，治療開始に当たり投薬の必要性，危険性等について文書により説明を行ったうえで抗悪性腫瘍剤を処方した場合，あるいは処方箋を交付した場合には，F100，F400 の**抗悪性腫瘍剤処方管理加算**を月１回，１処方につき算定できる。なお，投与薬剤について説明文書が患者に渡されている場合に **B011-3 薬剤情報提供料**が算定できるので，要注意。

(13) **複数の診療科で異なる医師が処方した場合又は処方箋を交付した場合**には，それぞれに処方料又は処方箋料が算定できる。なお，同一の医療機関で一連の診療に基づいて，同時に同一の患者に２枚以上の処方箋を交付した場合は，１回として算定する。

(14) 施設基準適合の医療機関で，後発品のある先発医薬品について，すべての医薬品（２品目以上の場合に限る）をその商品名ではなく**一般名で処方箋を交付した場合は一般名処方加算「1」**を，**１品目でも一般名処方が含まれている場合は一般名処方加算「2」**を，**処方箋の交付１回につきそれぞれ算定**できる。なお，後発品の存在しない漢方や，後発品のみ存在する薬剤等は対象外となる。

(15) 院内処方の診療所において，〔後発医薬品の規格単位数量〕÷〔後発医薬品のある先発品と後発品を合算した規格単位数量〕が 90％以上の場合は**「外来後発医薬品使用体制加算 1」**が，85％以上の場合は同**「2」**が，75％以上の場合は同**「3」**が算定できる。

2. 注射料の留意点

(1) その注射が**独立した診療行為としての注射**（「注射」の部で算定）なのか，それとも**検査や処置などに伴って行われた注射**なのか（それぞれ「検査」「処置」等の部で薬剤料のみ算定。注射手技料は算定できない）——に注意する。

(2) G001 静脈内注射，G004 点滴注射，G005 中心静脈注射，G006 植込型カテーテルによる中心静脈注射のうち２以上を同一日に併せて行った場合は，主たるものの所定点数のみ算定する。

(3) G004 点滴注射，G005 中心静脈注射，G006 植込型カテーテルによる中心静脈注射の回路にかかる費用，穿刺部位のガーゼ交換等の処置料と材料料は所定点数に含まれ，別に算定できない。

(4) 入院患者には G000 皮内，皮下及び筋肉内注射，G001 静脈内注射は算定できず，それぞれ薬剤料のみ算定する（１日ごとに計算する）。

(5) G004 点滴注射「1」「2」が算定できない場合，すなわち点滴注射量が１日 500mL（6 歳未満は 100mL）に満たない場合，①入院外の患者に限り G004「3　その他の場合」を算定し，②入院患者については薬剤料のみを算定する（この場合においても G020 無菌製剤処理料は算定可）。

(6) 生物学的製剤注射を行った場合は**生物学的製剤注射加算**が，精密持続点滴注射を行った場合は**精密持続点滴注射加算**（１日につき）が，麻薬を使用した場合は**麻薬注射加算**が算定できる。

投薬
注射

(7) G001 静脈内注射，G002 動脈注射，G004 点滴注射，G005 中心静脈注射，G006 植込型カテーテルによる**中心静脈注射**について，入院外の患者（悪性腫瘍を主病とする患者を除く）に対して，治療開始に当たり注射の必要性，危険性等について文書により説明を行ったうえに化学療法を行った場合は，**外来化学療法加算1，外来化学療法加算2**を1日につき算定できる。

(8) 入院外の患者に対する注射に当たって，当該患者に対し，バイオ後続品に係る説明を行い，バイオ後続品を使用した場合は，**バイオ後続品導入初期加算**が3月を限度として月1回に限り算定できる。

A．通 則

1. **処方期間**：原則として，患者の病態に応じた期間処方できる。

2. **同一患者に同一日に院内処方と院外処方**：（原則として）認められない。

> ※ **緊急時の臨時処方として同一日に院内処方と院外処方を行った場合**：処方箋料と院内投薬の薬剤料のみを算定する。院内投薬に係る処方料，調剤料，調剤技術基本料は算定できない。

3. **患者のミスで薬を紛失した場合**：再投薬分は保険適用とならない。

4. **薬剤の適応と量**：能書記載の範囲とする。小児の最高薬用量は成人量を超えない。

5. **適応外使用**（例：注射液→外用）：認められない。

6. **禁忌無視**：査定される。

7. **処方過多**：服用回数・時期の同じものは1処方として薬価を計算。一般に，4剤を超えるか，150単位を超える多剤処方は返戻されることがある。

8. **頓服の出し方**：1回量を基準として，10日間まで。

9. **低容量で多数のアンプルを使用した場合**：高容量に換算する（例：フサン® 10mg/瓶を10瓶使用→50mg/瓶を2瓶使用）。

10. **入院中に食無28日で内服薬30日分処分の場合**：処方は7日分（入院時の慣例）のみ認められる。

11. **注射薬残量破棄の取扱い**：70%以上使用と保存不能の場合は全量の算定が認められる。

12. **作用機序の同じもの，効果の同じものの併用**
    (1) **抗生剤**：重症例でも常用量とする。骨髄抑制を伴った重症感染症でも，常用量の50%増しとする。
    (2) **脳血流増進剤**：内服・注射を含めて一方のみとする。
    (3) **蛋白分解酵素阻害剤**：一方にまとめる。

13. **数回の手術に対する点滴など**：手術ごとに時系列的に内容を説明する。

14. **死亡直前の癌の積極的な化学療法**：認められない。

15. **脳死判定後の治療を以前と同様に行っている場合**：認められない。

16. **新生児などで薬剤の一部使用の場合**：その製品の最低価格のもので請求し，残量廃棄を明記する。

17. **浣腸，坐薬使用時のキシロカイン®ゼリー**（塩酸リドカイン）：認められない。

18. **1日で死亡例にプラスチック注射針算定**：24時間を超えなければ不可。

19. **中心静脈注射部位の消毒**：算定できない。

20. **禁忌**：以下のような使用は査定の対象となる。

(1) **NSAIDs（非ステロイド消炎鎮痛剤）**
①消化性潰瘍，②喘息，③出血を伴う血小板異常，④重篤な肝・腎障害，⑤重篤な高血圧症，⑥直腸炎（坐薬）

(2) **緑内障・前立腺肥大に抗コリン剤**

(3) **高カロリー輸液と各種病態**

(4) **ロペミン®（塩酸ロペラミド）**
①出血性大腸炎，②抗生物質の投与に伴う偽膜性大腸炎の患者等（感染性下痢，潰瘍性大腸炎は原則禁忌。特に必要とする場合は慎重に投与すること）。

(5) **ベザトール® SR（ベザフィブラート）**
①人工透析患者，②腎不全（血清クレアチニン 2.0mg/dL 以上），③本剤過敏症等

(6) **静注用脂肪乳剤**
①血栓症・DIC，②重篤な肝障害，③出血傾向

(7) **コデインリン酸塩**
①重篤な呼吸抑制時，②気管支喘息発作時，③重篤な肝障害

※ **副腎皮質ホルモン剤**
①有効な抗菌薬の存在しない感染症，②全身の真菌症，③結核性疾患，④単純疱疹性角結膜炎，⑤消化性潰瘍，⑥精神病，⑦高血圧・電解質異常，⑧血栓症，⑨最近内臓手術を行った症例，⑩急性心筋梗塞，⑪緑内障・後嚢白内障
【水溶性塩剤】①腎不全のある場合，②感染症のある関節腔内・滑液膜内・腱鞘内・腱周囲への使用，③各種感染性眼疾患への眼科的投与，④動揺関節の関節腔内投与
※ **抗生剤（特に慎重投与を要する場合）**
①腎不全時（ほとんどの抗生剤），②腎毒性の強いもの〔ファンギゾン®（アムホテリシン B）〕，③腎・肝毒性の強いもの〔トブラシン®（トブラマイシン）〕

診療録への要点記載を要するもの

● **F200 薬剤**（ビタミン剤の薬剤料を算定する場合：当該ビタミン剤の投与が必要かつ有効と判断した具体的な趣旨を記載）
● **F400 処方箋料**（訪問薬剤管理指導を実施している保険薬局から情報提供があった場合：その文書を添付）

● **G004 点滴注射「注3」血漿成分製剤加算**（輸注の必要性・副作用・輸注方法等を患者に説明し交付した文書の写しを添付）

2024 年改定の主なポイント

投薬「通則」：「通則3」の投薬時における薬剤の容器の取扱いについて，患者が医療機関又は薬局に当該容器を返還した場合の実費の返還の取扱いが廃止された。

F100 処方料
(1) 従前の「注5」特定疾患処方管理加算1（処方期間 28 未満）が廃止され，特定疾患処方管理加算は**処方期間 28 以上の場合**（従前の加算2）のみ算定可となった。
(2) 特定疾患処方管理加算の対象疾患から**高血圧症，糖尿病，（遺伝性のものではない）脂質異常症**が削除され，**アナフィラキシー，ギラン・バレー症候群**が追加された。

F400 処方箋料
(1) 従前の特定疾患処方管理加算1（処方期間 28 日未満）が廃止。特定疾患処方管理加算は**処方期間 28 以上の場合**（従前の加算2）のみ算定可となり，「リフィル処方箋の複数回の使用による合計の処方期間が 28 日以上」の場合も算定可とされた。
(2) 特定疾患処方管理加算の対象疾患から**高血圧症，糖尿病，（遺伝性のものではない）脂質異常症**が削除され，**アナフィラキシー，ギラン・バレー症候群**が追加された。
(3) 以下の①～③のいずれにも該当する場合，処方箋料の「1」「2」「3」の所定点数に代えて，低減点数（18点・29点・42点）で算定するとされた。
　① 直近3月の処方箋交付回数が 12,000 回超の医療機関
　② 保険薬局（調剤点数表「00」「4」特別調剤基本料 A を算定）と不動産取引等その他の特別な関係がある
　③ 保険薬局において当該医療機関に係る処方箋集中率（特定の医療機関に係る処方箋受付回数を全ての処方箋受付回数で除して得た値）が9割を超えている

注射「通則7」：バイオ後続品導入初期加算は，従前は「外来化学療法を実施している患者」のみを対象としていたが，「**入院中の患者以外の患者**」に対象が拡大された。

※ **薬剤の添付文書中の「年齢・症状により適宜増減」の一般的な取扱い**

投薬
注射

（1）小児は体重に応じた投与量とする。

（2）高齢者や肝・腎障害者等は減量する。

（3）増量は，おおむね常用量の2倍程度が限度とされている（個々の薬剤により相違あり）。

※ 「1日数回使用」：使用量の上限が決められている場合を除き，通常5～6回くらいまでとされる。

※ 長期の旅行等の場合の長期投与：国内旅行や帰郷等の場合は，保険医療機関への受診が可能なため長期投与は認められない。

※ 特定疾患処方管理加算：28日以上の長期投与に係る56点の加算は，特定疾患に対する処方についてのみ算定可。

※ 生物学的製剤注射加算（「通則3」）：注射料を1日につき算定する場合は1日につき加算し，1回につき算定する場合は1回につき加算する（「通則5」麻薬加算も同様）。

※ 1処方で7種類以上の内服薬投与の場合の逓減：①投薬期間が2週間以内の臨時薬，②A001「注12」地域包括診療加算またはB001-2-9地域包括診療料を算定する場合——は種類数に勘定されない。臨時薬を含めて7種類以上となる場合は，臨時薬である旨を明記する。7種類以上となった場合は，1処方すべての内服薬（臨時薬も含める）の薬剤料が逓減される。

B. 気管支喘息と薬剤

1. テオドール®（テオフィリン）が400mg／日を超えた場合：血中濃度を明記。

2. ムコダイン®（L-カルボシステイン），ムコソルバン®（アンブロキソール塩酸塩）の併用：認められる。

3. 吸入に注射薬を使用：認められない。

4. 点鼻薬と抗アレルギー内服薬：小児のアレルギー性鼻炎では認められる。

5. 喘息にアロチノロール塩酸塩錠「DSP」®（アロチノロール塩酸塩）：禁忌。

6. 作用機序の同じ抗アレルギー薬の使用：一方のみとする。

C. 消化性潰瘍と薬剤

1. トロンビン内服：一般に1回2万単位，重症例は10万単位。30万単位まで。

2. プロトンポンプ阻害剤

（1）十二指腸潰瘍は6週まで。胃潰瘍，吻合部潰瘍，逆流性食道炎は8週まで。使用開始日を明記する。逆流性食道炎の難治・再発例のみ維持療法が認められる。

（2）NSAIDsとPPI（プロトンポンプ阻害剤），H_2ブロッカーの併用：認められない。ただし，ネキシウム®とタケプロン®を除く。

（3）注射薬〔タケプロン®（ランソプラゾール）〕は1週間を限度として認められる。

（4）ガスター®注（ファモチジン）とPPI注併用は後者のみ認められる。

（5）再投与は，少なくとも3カ月程度の休薬期間後再発が確認された場合が望ましい。

（6）胃全摘後患者にPPI：認められない。

3. 胃切除のない逆流性食道炎：フオイパン®（カモスタットメシル酸塩）は認められない。

4. H_2ブロッカーの適応と用量

（1）注射：消化性潰瘍，ストレス潰瘍，出血性胃炎による「上部消化管出血」と麻酔前。

（2）ガスター®注（ファモチジン）の適応条件：「侵襲ストレスによる上部消化管出血の抑制」の（　）内，「集中管理を必要とする」とあるのは，術後ICUに入るもの，呼吸・循環モニターを要するもの，全麻2時間以上に及ぶものを指す。また後段のうち，脳血管障害と多臓器不全も上記の条件に合致するもので，頭部外傷は意識障害レベル30以上のもの，広範囲熱傷は指数が10以上のものである。——以上の状況での予防的投与は3日間程度とする。

（3）腎不全時のガスター®注：20mg×2A／日は7日まで，以後は1A／日に減量。

（4）胃ポリープでのポリペクトミー後潰瘍：術後ストレス潰瘍として3日間認められる。

（5）胃癌のストリップバイオプシー施行後のH_2ブロッカー：3日の注射を含む2週間は認められる。

（6）再発年月日の書き換えは必ず行う。

図表 16　ヘリコバクター・ピロリ感染の診断と治療

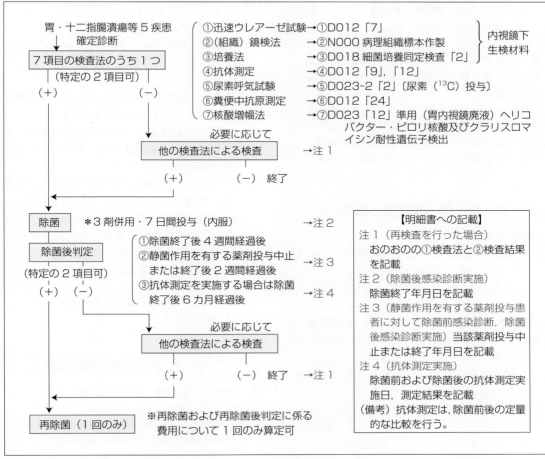

<備考>「静菌作用を有する薬剤」とは，一般に，ランソプラゾール，オメプラゾール，ラベプラゾールナトリウム，エソプラゾールマグネシウムなどのプロトンポンプ阻害薬（PPI）をいう。

(7) ストレス潰瘍に対するH_2ブロッカー：一般では7日間。

(8) ストレス潰瘍の予防に対するH_2ブロッカー注の使用期間：3日間×20mgとする。

(9) 内服：消化性潰瘍，出血性胃炎。びらんなどを伴う急性胃炎は潰瘍時の半量。

(10) 術後チューブより出血あり，吻合部潰瘍としてガスター®注：手術侵襲ストレス潰瘍に対して3日間程度認められる。

(11) H_2ブロッカー注射中のNSAID：査定の対象となる。

(12) 当初は胃潰瘍と考えH_2ブロッカーを使用したが，胃癌だった場合：癌と診断されたときまでは認められる。

(13) 胃亜全摘後ガスター®注：胃潰瘍の存在部位を記載する。

(14) 食道癌手術後のガスター®：認められない。

5. その他

(1) 非ステロイド性抗炎症薬の副作用防止用の抗潰瘍剤の併用：対応する病名が必要。

【付】慢性胃炎に対する多剤併用：査定対象となり得る。

(2) 胃腸管吻合部へのベリプラスト®使用：認められない。

(3) 上部消化管出血という病名はいつまで認められるか：急速に出血源を確定すべきで，7日以上そのままは考えられない。

(4) すでに肝硬変症で食道静脈瘤破裂の診断名のある症例，あるいはDICの病名のある症例で，上部消化管出血に対しH_2ブロッ

カーなどの注射が行われている場合：誤解
を避けるための納得のゆく説明がない場合
は，返戻ないし査定される。

**モサプリドクエン酸塩の効能・効果である慢
性胃炎に伴う症状の改善に対する特定疾患処
方管理加算 2**

　モサプリドクエン酸塩（商品名：ガスモチ
ン錠等）の効能・効果である慢性胃炎に伴う
症状の改善に対する特定疾患処方管理加算 2
の算定は認められる。　　　（令 2.7.27 支払基金）

D. 肝・胆・膵疾患と薬剤

1. **病名の注意**
　(1) なるべく，漫然とした「肝障害」という
　　　病名は避ける。査定の原因となる。
　(2)「急性」か「慢性」かをはっきり記載する。

2. **強力ネオミノファーゲンシー®，小柴胡湯**
　(1) 強ミノ C：40 ～ 60mg ／日，100mg ／
　　　日を超えない。14 日間で漸減。
　(2) 慢性肝炎に対する小柴胡湯エキス：長期
　　　投与が認められる。
　(3) 広範囲熱傷時の急性肝障害に強ミノ C，
　　　アデラビン® 注（肝臓エキス・フラビンア
　　　デニンジヌクレオチド）：算定不可。

3. **アミノ酸製剤**
　(1) 肝不全用アミノ酸製剤（アミノレバン®
　　　等）の適応は「肝性脳症」であって，肝硬
　　　変ではない。
　(2) アミノレバン®（肝不全用アミノ酸製剤）
　　　の用量：1 回 500 ～ 1,000mL。
　(3) キドミン®（腎不全用アミノ酸製剤）の
　　　用量は腎不全でも急性と慢性では異なる。
　(4) 肝腎不全時のアミノ酸の適応：キドミン®
　　　（腎不全用アミン酸製剤）。アミノレバン®，
　　　モリヘパミン®（肝不全用アミノ酸製剤）。

4. **C 型慢性肝炎にインターフェロン使用**：薬
　剤開始年月日を必ず記載。

5. **肝硬変症の GI 療法（グルカゴン・インス
　リン療法）**：劇症肝炎の記載がなければ認め
　られない。

6. 食道静脈瘤出血時のピトレシン® 注射液（バ
　ソプレシン）：5A まで認められる。

7. 肝腫瘍へのエタノール注入：エタノールは
　算定しない。

8. フサン®（ナファモスタットメシル酸塩），
　ミラクリッド®（ウリナスタチン）
　(1) 膵炎に対するフサン® 注の投与期間：術
　　　後膵炎では 1 週間とする。食無日数＋ 4 日
　　　間を限度とする。
　(2) フサン® 透析時の膵炎にフサン® 全身投
　　　与：透析日数を差し引いた回数とする。
　(3) 急性心不全と膵炎にミラクリッド® とフ
　　　サン® の同日投与：重複と考える。
　(4) 重症潰瘍性大腸炎に文献に従いミラク
　　　リッド® 投与：認められない。

※　フサン® 等の蛋白分解酵素阻害剤について
　は図表 17 参照。

E. ビタミン剤の投与法

1. **漫然とした投与**：査定の対象となる。

※　原則として経口投与。注射用製剤は経口
　摂取や経腸管補給が困難な場合に適応。

---

2. **再評価を上回る使用**：査定される。**総合な
　いし混合ビタミン剤とそれに重複するものの
　併用**：後者が査定される（再評価量に関係な
　く）。

3. **ビタミン B₁₂ の漫然たる使用およびニュー
　ロパチーに対する 14 日間以上の使用**：査定
　される。

4. **食有でビタミン B，C 剤併用**：査定される。

5. **ビタミン剤注と食事**：五分粥以下の日数を
　付記する

6. **中心静脈注射（1,500kcal ／日以上）の場合**：
　食無とする。

7. **ビタミン K の適応と量**

図表 17　蛋白分解酵素阻害剤の種類と適応

	膵炎	DIC	体外循環時の凝固防止	急性循環不全
ガベキサートメシル酸塩				
注射用エフオーワイ® 100	○*1	○	×	×
注射用エフオーワイ® 500	×	○	×	×
カモスタットメシル酸塩				
フオイパン® 錠 100mg	○*2	×	×	×
ナファモスタットメシル酸塩				
注射用フサン® 10	○*3	○	○*4	×
注射用フサン® 50	×	○	○*4	×
ナファモスタットメシル酸塩注射 　　用 10mg	○*3	○	○*4	×
ナファモスタットメシル酸塩注射 　　用 50mg, 100mg, 150mg	×	○	○*4	×
ウリナスタチン				
ミラクリッド®	○*5	×	×	○（出血性・細菌性・外傷性・ 熱傷性のショック）

○：適応，×：適応不可。
*1：急性膵炎，慢性再発性膵炎の急性増悪期，術後の急性膵炎。
*2：慢性膵炎における急性症状の緩解。また，ほかの適応疾患として，術後逆流性食道炎がある。
*3：膵炎の急性症状（急性膵炎，慢性膵炎の急性増悪，術後の急性膵炎，膵管造影後の急性膵炎，外傷性膵炎）の改善。
*4：出血性病変又は出血傾向を有する患者の血液体外循環時の灌流血液の凝固防止（血液透析及びプラスマフェレーシス）。
*5：急性膵炎（外傷性，術後及び ERCP 後の急性膵炎を含む），慢性再発性膵炎の急性増悪期。

(1) 重症肝障害に基づく凝固因子欠乏ではビタミン K の適応はない。
(2) 吸収不全による場合がよい適応となる。
(3) 長期 IVH のビタミン K の必要量は 2 mg ／日。
(4) ケイツー® カプセル 5 mg（メナテトレノン）は，分娩準備状態が開始された以降の時期（概ね分娩前 1 週間以内）で，ヘパプラスチンテストが 110％以下の場合が適応。

8. ビタミン剤使用についての日医・厚生労働省合意事項
(1) レセプトに注記する必要のない病名
ウエルニッケ脳症，脚気心，ビタミン B$_1$ 欠乏症，末梢神経炎，中枢神経障害，術後腸管麻痺，神経痛，関節痛，筋肉痛
(2) レセプトに注記が必要な病名
・ビタミンの需要増大（消耗性疾患，甲状腺機能亢進症，妊娠，授乳，肉体疲労）
・ビタミン摂取・吸収障害（下痢，嘔吐，脱水，食欲低下，術後衰弱）

F.　高カロリー輸液

1. 1,000 ～ 1,500kcal ／日の輸液と食有の場合：食事の質と摂取カロリーを付記して，併用の理由を記載する。

2. イントラリポス輸液® の量：10% 500mL または 20％ 250mL を 1 日量とする。2 g/kg/日以内とする。

3. 慢性動脈閉塞症にイントラリポス®（ダイズ油）：禁忌で全査定。

G.　ウロキナーゼ投与時の留意点
（t-PA 等の抗血栓薬含む）

1. 心筋梗塞：24 万単位製剤を 96 万単位，30 分で点滴。冠動脈内注入は 12 万単位×8 まで。

2. 肺梗塞：24 万単位×7 日。300 万単位まで。

3. 脳梗塞：発症 5 日以内。6 万単位／日×7 日。

4. 末梢動脈閉塞症：発症 10 日以内。初期 6 万 ～ 24 万単位／日，漸減 7 日間まで。

5. 川崎病（MCLS），バージャー病：適応なし。

6. 動脈血栓除去術とウロキナーゼ併用：ウロキナーゼは認められない。

7. 脳梗塞で選択的にウロキナーゼを注入する際の量：冠動脈内血栓融解法に準じて96万単位を限度とする。

8. ウロキナーゼによる脳室洗浄：6万単位／日まで。

9. 抗悪性腫瘍剤動注時のウロキナーゼ：算定できない。

10. t-PA（グルトパ®, アクチバシン®）：発症4.5時間以内の虚血性脳血管障害および発症後6時間以内の急性心筋梗塞が適応。虚血性脳血管障害では60mgまで。

11. t-PA製剤で効果なきため，連続的にウロキナーゼ注入を行った場合：間隔を置いて施行した場合を除き査定される。

12. 来院時救急でt-PA注，次いで予防のためPTCRでウロキナーゼ使用：発症後の経過時間，使用薬剤の単位に注意。いずれにしても予防目的使用は認められない。

13. くも膜下出血血管攣縮にラジカット®（エダラボン）：不可。脳梗塞の病名が必須。

14. ノバスタン®，スロンノン®（アルガトロバン水和物）の冠動脈内注入：認められない。

15. 同日に連続して発症した心筋梗塞と肺梗塞に対し，アクチバシン®〔アルテプラーゼ（遺伝子組換え）〕2,400万単位，2回使用：1回のみ認められる。

H. DIC治療（14日間が限度）

1. 2014年度診療報酬改定で，DIC（130100播種性血管内凝固症候群）に関する請求に大きな変更点があった。すなわち，DPC病院では，DICの診断群分類で請求する場合に，次の内容を記載した症状詳記を添付することが新たに必要となった。

(1) DICの原因と考えられる基礎疾患

(2) 厚労省DIC基準によるDICスコア，または急性期DIC診断基準（日本救急医学会DIC特別委員会）によるDICスコア

(3) 入院期間中に実施された治療内容（DICおよび，DICの原因疾患に対する治療を含む）および検査値等の推移

2. フサン®（ナファモスタットメシル酸塩）：毎時0.06〜0.2mg/kg。

3. フオイパン®（カモスタットメシル酸塩），ミラクリッド®（ウリナスタチン）：適応なし（図表17）。

4. DIC疑いで蛋白分解酵素阻害剤：不可（確定病名が必要）。

5. DIC時に脂肪乳剤使用：禁忌である。

6. エフオーワイ®（ガベキサートメシル酸塩）とフサン®（ナファモスタットメシル酸塩）の併用：どちらか一方のみ。

7. 胃癌で多臓器転移，DICを伴う例にメソトレキセート®（メトトレキサート），5-FU®（フルオロウラシル）の使用：過剰と判断される。

8. 敗血症性DIC等におけるリコモジュリン®とAT製剤（ノイアート®，献血ノンスロン®）の併用：基本的には行わない。併用した場合には詳記するが，査定される可能性も高い。

9. リコモジュリン®：6〜7日間以上の投与では，査定される傾向である。

I. 静注用降圧剤

1. 術中高血圧用剤の使用（術後2日まで認められる）

(1) プロスタンディン®（アルプロスタジルアルファデクス）500：毎分0.1〜0.2μg/kg。

(2) ヘルベッサー®（ジルチアゼム塩酸塩）：毎分5〜15μg/kg。

(3) ペルジピン®（ニカルジピン塩酸塩）：

はじめ毎分 2 〜 10μg/kg, 緊急時 10 〜 30μg/kg。

(4) ミリスロール®（ニトログリセリン）：毎分 0.5 〜 5μg/kg, 急性心不全時は 0.05 〜 0.1μg/kg。

2. **高血圧性緊急症に対するヘルベッサー®注（ジルチアゼム塩酸塩）：7 日間まで。**

3. **ペルジピン®注：10mg × 25A ／日まで。**

4. **ペルジピン®注を解離性大動脈瘤に使用：不可。高血圧性緊急症が適応。**

5. **ペルジピン®の髄注：認められない。**

6. **低用量のミリスロール®（ニトログリセリン）の連用：15mg 以下は査定。**

J. ニコリン®（シチコリン）の投与法
〔付.ヒルトニン®（プロチレリン酒石塩水和物）〕

1. **頭部外傷・脳手術に伴う意識障害：1,000mg ／日まで。**

2. **脳卒中後麻痺（上肢機能改善）：250 〜 1,000 mg ／日，4 週間連日。1 年以内。**

3. **脳梗塞急性意識障害：1,000mg ／日。連日 2 週間。**

4. **急性膵炎：蛋白分解酵素阻害薬とともに，1,000mg ／日，連日 2 週間。**

5. **ヒルトニン®（プロチレリン酒石塩水和物）：くも膜下出血，頭部外傷後の遷延性意識障害が適応。**

6. **植物状態にヒルトニン®：認められない。**

K. 骨粗鬆症用剤

1. **骨粗鬆症の治療：腰椎の X-P 撮影，骨塩定量により診断確定した例のみ認められる。**

2. **V.D₃（ビタミン D₃）：6 カ月以上。エルシ**

トニン®（エルカトニン）（1 回 10μg）。

3. **カルシトニン・エストロゲンとオステン®（イプリフラボン）の併用：不可。V.D₃（ビタミン D₃）併用は可。**

4. **テリボン®の使用（56.5μg を 1 週間に 1 回皮下注）：24 カ月（104 週）間までとする。**

L. 人工呼吸時の薬剤

1. **人工呼吸器使用時の薬剤投与の留意点**
   (1) ドルミカム®（ミダゾラム）：24 筒／日まで。
   (2) ディプリバン®（プロポフォール）：10 筒／日まで。

2. **人工呼吸管理中の鎮静法，非動化法に用いられる薬剤の投与法，投与量**
(1) **使用薬剤**
   ①鎮静剤
   【ベンゾジアゼピン系】ドルミカム® 10mg/A（ミダゾラム），サイレース静注® 2mg/A（フルニトラゼパム），セルシン® 10mg/2mL/A（ジアゼパム）
   ②鎮痛剤
   【麻薬】モルヒネ塩酸塩 10mg/A，ペチジン塩酸塩，ペチロルファン® 35mg, 50mg/A（ペチジン塩酸塩・レバロルファン酒石酸塩）
   【非麻薬性鎮痛剤】ペンタゾシン，レペタン® 0.2mg/A（ブプレノルフィン塩酸塩）
   ③麻酔剤
   ケタラール® 200mg/V, 500mg/V（ケタミン塩酸塩），ディプリバン® 200mg/A, 500 mg/V（プロポフォール）
   ④筋弛緩剤
   エスラックス® 50mg/5 mL, 25mg/2.5 mL（ロクロニウム臭化物）
(2) **投与法**
   通常の使用は「鎮静剤」の間歇的静脈内投与で，1 回 1A を 3 〜 6 時間ごとに静脈内投与する。点滴などで持続的に投与するときにも，投与量は間歇的投与と同じ程度である。
   以上の投与量ではどうしても人工呼吸器との同調が得られないときには，「鎮痛剤」〔レ

投薬注射

ペタン（ブプレノルフィン塩酸塩），ペンタゾシン，ペチジン塩酸塩35mgを1A，モルヒネ塩酸塩5〜10mg〕を「鎮静剤」と同時にまたは回数を減らして投与する。

また「筋弛緩剤」の併用も人工呼吸器との同調が得られないときには用いるとよい。

以上の投与量ではどうしても人工呼吸器との同調が得られないときには，「鎮静剤」の増量もやむをえない。1回量は上記と同様にして投与回数を1日20回程度までとする。日数は最高10日程度とする。

（3）麻酔剤投与

ほとんど行うことはない。どうしても人工呼吸器との同調ができないときに，一時的に行う。ケタミン塩酸塩なら30〜60mg／時程度を点滴投与する。その他の静脈麻酔剤ではディプリバン（プロポフォール）。

3. ARDS（成人呼吸促迫症候群）にソル・メドロール®（メチルプレドニゾロンコハク酸エステルナトリウム）のパルス療法：量の上限は，1,000mg／日までとする。

M. 循環器用剤

1. 冠拡張剤の適応：狭心症に限る。

2. ミリスロール®（ニトログリセリン）投与量：100mg／日まで。

3. 急性心不全時のミリスロール®：1発作7日まで。

4. 脳出血時の高血圧にミリスロール®注：認められない。

5. 僧帽弁口狭窄症のある症例にミリスロール®の長期使用：よくない。

6. ショック時のアドレナリンとノルアドレナリン注の上限：100管／日。

7. イノバン®（ドパミン塩酸塩），ドブトレックス®（ドブタミン塩酸塩）：両者併せて24A／日まで。

8. 閉塞性動脈硬化症に長期にわたってパルクス®（アルプロスタジル）とノバスタン®（アルガトロバン）を使用：薬物療法で壊死がコントロールできない場合は切断術を考慮。コントロールできる場合は内服に切り替える。

9. シグマート®注（ニコランジル）：12A／日までとする。7日間まで。

10. 経過良好なPTCA後のシグマート®使用：必要ない。

11. シグマート®：心原性ショックでは禁忌。急性心筋梗塞では4日まで。

12. ハンプ®注（カルペリチド）の量と期間：1日20本を限度とする。7日間まで。

13. 心房細動を伴うときのカタクロット®（オザグレルナトリウム）使用：不可。

14. ワソラン®（ベラパミル塩酸塩）：5A／日まで。

15. メキシチール®注（メキシレチン塩酸塩）：6A／日まで。

16. 急性心筋梗塞時にプロタノール®（l-イソプレナリン塩酸塩）30Aを延長使用：ペーシングをすべきである。用いるとしても10Aまで。

17. ミラクリッド®（ウリナスタチン）：急性循環不全（出血性，細菌性，外傷性および熱傷性ショック）には1回10万単位，1日1〜3回，3日間。心原性ショックは不可（図表17）。

18. 出血性ショック時のミラクリッド®注の使用期間：原則として3日。

19. 心筋梗塞例でワーファリン®（ワルファリンカリウム）使用による出血症状あり，FFP（新鮮凍結血漿）の使用：認められない。

20. 肺梗塞にプロスタグランジン®：適応なし。

21. ノバスタン®，スロンノン®等（アルガトロバン水和物）の使用期間：4週間を超えて投与した経験は少ないので，本剤の投与期間は4週間を目途とするとあるが，PGE₁に準じたい（3週）。

22. 大動脈瘤術後にアルプロスタジル（パルクス®等）の使用：認められない。

23. 遊離皮弁術時のプロスタンディン®（アルプロスタジル／アルファデクス）：認められる。

24. 胆管癌・閉塞性黄疸，肝性昏睡にプロスタンディン®注射用と免疫グロブリン測定：査定される。

25. 慢性骨髄性白血病，GVHD でプロスタンディン®注射用500μg 10.5V 膀胱洗浄に使用：査定。

26. 「診療開始より長期経過した閉塞性動脈硬化症」に対するドルナー®錠20μg（ベラプロストナトリウム）6錠およびエパデール®300mg（イコサペント酸エチル）3カプセルの併用投与：認められる。

27. エパデール®300mg 3カプセルの併用投与：認められる。

28. 高血圧性緊急症に対するヘルベッサー®注（ジルチアゼム塩酸塩）：体重50kgとして当日は厳重なモニター監視の下に（ブロックを起こしやすい）20本まで。あとは6本程度，7日間まで。

29. アダラート®L内服（2020年12月販売中止）（ニフェジピン）の常用量で効果がない場合：他剤併用とする。さらなる増量では見るべき降圧作用が期待できない。

30. 昇圧目的にアルブミンを使用した同日にペルジピン®注（ニカルジピン塩酸塩）：後者査定。

31. CABG 例にプロスタンディン®注（アルプロスタジル／アルファデクス），アンプラーグ®錠（サルポグレラート塩酸塩）：両者とも不可。

32. プロスタンディン®注500：慢性動脈閉塞症では認められない。

N. 抗生剤の使用上の留意点

《原　則》

1. 抗生剤の使用・併用：必要最小限とし，濫用しない。MRSA 感染症を誘起しやすい使用法は厳に慎むこと。

2. 使用量の算定：1日総使用量を1単位とする。

3. 用量（小児最高量は成人量を超えない）
   (1) 常用量・重症難治例・敗血症・心内膜炎・髄膜炎の場合の量の区分に注意。
   (2) 2剤以上の併用：同効薬は重症例でも原則として常用量とする。ただし，急性白血病などの多剤併用化学療法により生じた高度の骨髄抑制に伴う重症感染症時には，1.5倍量あるいは重症量も認められる。
   (3) 術後の感染症予防：常用量とする（図表18）。

4. 重症の基礎疾患・免疫不全のある症例で，能書記載の使用量を超えること：保険診療では原則として認められない（能書の改訂を待つ）。

5. 直腸癌手術前に腸内細菌のトランスロケーション予防のための抗生剤使用：認められない。

《一般抗生剤》

1. 投与期間14日間と明示されているもの（注射薬）：マキシピーム®（2022年6月販売中止）（セフェピム塩酸塩水和物），メロペン®（メロペネム水和物），ファーストシン®（セフォゾプラン塩酸塩）。

※ その他，投与期間が原則として14日間と定められている抗生剤（注射薬）：アルベカシン硫酸塩（ハベカシン®，アルベカシン硫酸塩注射液「ケミファ」），パズフロキサシンメシル酸塩（パシル®，パズクロス®）。

図表 18　手術の種類別にみた抗菌薬の選択と投与方法

日本での分類	欧米での分類 surgical wound classification	手術例と主な目標菌	抗菌薬	投与方法
無菌手術	Class I Clean	ヘルニア，甲状腺・乳腺手術など，手術野の消毒をはじめ手術中も無菌的な操作が可能な手術。　コアグラーゼ陰性ブドウ球菌，黄色ブドウ球菌	ペニシリン薬（ABPC/SBT，PIPC）第一世代セフェム薬（CEZ）第二世代セフェム薬（CMZ，CTM）	手術中から創閉鎖後3〜4時間をカバーし，大きな手術では24時間カバー
準無菌手術	Class II Clean-contami-nated	手術前は無菌手術と同じ処置が可能であるが，常在菌の存在する臓器にメスが加えられる手術のうち，術中の異常な汚染のない手術。グラム陰性桿菌，嫌気性菌，腸球菌，ブドウ球菌属	第一世代セフェム薬 第二世代セフェム薬	手術中から創閉鎖後3〜4時間をカバーし，術後3〜4日間使用する。
準無菌手術	Class III Contami-nated	同上であるが，術中に無菌技法に重大な過失があった手術，消化管などから著明な汚染があった手術。グラム陰性桿菌，嫌気性菌，腸球菌，ブドウ球菌属	第二世代セフェム薬 新しいセフェム薬（CFPM，CPR，CZOPなど）	手術中から創閉鎖後3〜4時間をカバーし，術後約3〜7日間使用する。
汚染手術		偶発的な新鮮開放創。コアグラーゼ陰性ブドウ球菌，黄色ブドウ球菌	ペニシリン薬　第二世代セフェム薬	同上
汚染手術	Class IV Dirty-infected	壊死組織が残っている古い外傷。穿孔性腹膜炎，腹腔内膿瘍，痔瘻の手術などすでに感染が成立しているか，汚染が手術前すでに起こっている。グラム陰性桿菌，嫌気性菌，腸球菌，ブドウ球菌	第二世代セフェム薬 新しいセフェム薬 カルバペネム薬（IPM/CS，PAPM/BP，MEPM）	感染症の治療として投与計画を立てる。診断時点から薬剤投与開始し，さらに手術中から創閉鎖後3〜4時間をカバーし，術後約7日間使用する。

（品川長夫：日医会誌第 123 巻第 11 号，カラー図説 21，2000）

2. **ABPC 静注製剤**：アンピシリンは 2 g／日まで。髄膜炎では単独 12g／日，併用 6 g／日まで認められる。

3. **髄膜炎時の投与量**：ベンジルペニシリンカリウム（PCG）は単独 2,000 万単位／日，併用 1,000 万単位／日まで。

4. **細菌性心内膜炎時の PCG と CEZ（セファメジン®α 等）の併用**：CEZ は 5 g／日とする。

5. **ゲンタシン® 注（ゲンタマイシン硫酸塩）**：一般には 120mg／日程度。2 週間。

6. **クラリス® 200mg 錠（クラリスロマイシン）×2 の慢性副鼻腔炎，慢性気管支炎に対する投与期間**：一般には 2 週間以内，急性増悪があれば 3 カ月以内は認められる。

7. **シプロキサン® 注（シプロフロキサシン）**：first choice は認められない。「カルバペネム，第 3 世代セフェム系またはそれ以降のセフェム系注射用抗生物質を使用しても充分な効果が得られない例でかつ経口抗菌剤が投与不可能な場合」に限定される。ただし，first choice ではないが重症肺炎等で説明が合理的であれば認められる。

8. **検査後（CAG 等）のセファメジン®α（セファゾリンナトリウム）**：1 g／日とする。

9. **セファメジン®α（セファゾリンナトリウム）の簡単な術後の使用量**：2 g／日以下とする。

10. **小児の気管支喘息時の抗生剤投与**：感染症によることが多いので認められる。

11. 細菌性急性腸炎に対するセフメタゾン®（セフメタゾールナトリウム）：認められる。

12. MRSA 髄膜炎にバクトラミン®（スルファメトキサゾール・トリメトプリム）：適応なし。

13. チエナム®（イミペネム水和物・シラスタチンナトリウム）の併用時の量：2g／日まで。

14. カナマイシン（アミノグリコシド系抗生剤）：感染予防目的では不可。適応症は「細菌性赤痢」「腸炎」。

15. ペントシリン®注（ピペラシリンナトリウム）：一般には4g／日，最高16g／日まで。

16. 手術後創部より菌培養陽性，感受性試験で耐性のセフェム剤12日間注射：感受性結果が判明するまで予防的投与として7日間くらいは認め，あとは査定。

17. 開心術後の抗生剤：感染合併のない例では1剤とする。

18. ペースメーカー設置後の抗生剤：5日間までとする。

19. 大腸癌手術前のフラジール®内服錠（メトロニダゾール）：認められない。

20. 腎不全症例での抗生剤の量：排泄が腎から行われるものについては半量とする。

《抗 MRSA 薬》

1. 投与する場合は確定診断が得られていること。感染部位を明記し，投与期間は原則として14日間以内とする。

2. MRSA 感染症という病名：臓器など部位を明示。

3. 起因菌不明な場合の MRSA 用剤：認められない。

4. バンコマイシン塩酸塩の使用量：内服は骨髄移植時の消化管内殺菌（1回500mgを1日4～6回，30日間），Clostridium による偽膜性腸炎（1回125mg～500mgを1日4回，14日）。点滴静注は MRSA が適応。成人1～2g，小児40mg/kg/日，乳児（1週未満20～30mg/kg/日，1年未満30～40mg/kg/日）。一般14日間。

5. 偽膜性大腸炎：バンコマイシン塩酸塩は，注射の適応ではなく，内服による。

6. 深部臓器と腸管とにバンコマイシン塩酸塩適応疾患があった場合：それぞれ14日間まで認められる（内服と静注）。心内膜炎では21日まで可。

7. 高齢者へのバンコマイシン塩酸塩注：1g／日とする。

8. バンコマイシン塩酸塩とハベカシン®（アルベカシン硫酸塩）の併用：一方のみ認められる。両者併せて14日間が限度。ただし，膿瘍形成例や難治例では14日以上の投与が認められる。また，症例によっては塩酸バンコマイシンとハベカシン®併用もあり得る。

9. MRSA 培養陽性（キャリア）の患者に対するバンコマイシン塩酸塩投与：不可。

10. 喀痰より MRSA を検出し，バンコマイシン塩酸塩注による治療を行ったが，呼吸器感染症を思わせる膿性痰がなかった場合：認められない。

11. 手術前咽頭培養で MRSA 陽性，術直後より胸部陰影あり，MRSA 肺炎としてバンコマイシン塩酸塩注1回，ガンマグロブリン（人免疫グロブリン）5g×2日：診断に疑義あり。認められない。

12. 人工弁術後で MDS, MRSA 感染症（血液）の際のバンコマイシン塩酸塩注の量（70歳，ネフローゼ症候群）：腎不全の記載がないので常用量可。

13. 8月発症の MRSA 肺炎に10月，11月とも17日間バンコマイシン塩酸塩注：11月分

図表 19　外用薬 1 回 14 日分の最大投与量（長期投与を除く）―整形外科関係―

使　用　薬　剤　等	投　与　量　等
【軟膏】　　●褥瘡軟膏（ユーパスタコーワ） 　　●非ステロイド消炎鎮痛剤（インテバン軟膏，セクターゲル等） 　　●ステロイド軟膏	400g（1 カ月 800g） 150g（1 カ月 300g） 80 ～ 100g
【貼付剤】　　●カトレップ，モーラス等 　　●モーラステープ 　　● MS 温・冷シップ等（1 枚 20g）	入院外の患者に対しては，1 処方につき 63 枚まで（やむを得ず 63 枚超を処方した場合は理由明記）
【ローション】　　●インテバン外用液，セクターローション等	150mL（1 カ月 300mL）
【スチック】　　●スミルスチック，スチックゼノール等	150g（1 カ月 300g）
【坐薬】　　●ボルタレンサポ，インテバン坐剤等	40 個（ただし RA 60 個）（1 カ月 80 個）

※　傷病名，疾患部位により適宜増減する。
※　容量が製品により異なるため，おおよその目安とする。
※　1 カ月に 14 日分× 3 回処方されることもあるため，適宜考慮する。
※　軟膏，貼付剤等が併用された場合は，上記の約 1.5 倍まで，または合計で 1 カ月 800 点までとする。

は査定。

14. **MRSA 感染症のバンコマイシン塩酸塩：**使用無効例には，感受性検査を絶対条件として注射用タゴシッド®（テイコプラニン）の 14 日間の使用が認められる。

15. **注射用タゴシッド®（テイコプラニン）の投与期間：**14 日以内。

16. 人工弁感染時は長期投与もやむをえない。

17. **バクトロバン®軟膏（ムピロシンカルシウム水和物）使用上の注意点：**まったく予防的なのは不可。適正な症例に 3 日間を限度に使用。

18. **ハベカシン®（アルベカシン硫酸塩）の吸入を含む外用：**認められない。

19. 頭蓋骨折部に MRSA 検出，ハベカシン®（アルベカシン硫酸塩）使用：適応とならない。

20. 緑膿菌，MRSA 感染症にエリスロマイシン，ミノマイシン®（ミノサイクリン塩酸塩）の併用：認められない。

《抗真菌剤》

※　投与期間が原則として 14 日間と定められ

ている抗真菌剤：フロリード®ゲル経口用 2 ％（ミコナゾール），エンペシド®トローチ（クロトリマゾール）。

1. **重症の基礎疾患がない場合の抗真菌剤投与：**2 週間以内とする。

2. **診断根拠のない抗真菌薬投与：**認められない。

3. **アンコチル®（フルシトシン）とフロリード® F（ミコナゾール）の併用：**注射を主とし，1 週間まで。

4. **眼内真菌症：**ジフルカン®（フルコナゾール）400mg ／日× 12 日＋ 200mg ／日× 12 日以内とする。

5. **ジフルカン®（フルコナゾール）投与期間：**30 日投与例で β-D グルカン 1 回のみでは 14 日に査定。

6. 詳記に説明のないジフルカン®（フルコナゾール）400mg ／日：200mg ／日に減量する。

7. 急性白血病に伴う内臓真菌症に対して，ジフルカン®（フルコナゾール），イトリゾール®（イトラコナゾール）の併用：認められない。イトリゾール®は査定。

8. 肺真菌症, 全身帯状疱疹, 低マグネシウム血症, DIC, 急性 GVHD, サイトメガロウイルス感染症：ポリミキシン B 硫酸塩 100 万単位 (3 錠まで), ファンギゾン® シロップ (アムホテリシン B) (16mL まで)。

9. 肺アスペルギルス症にイトリゾール® 内用液 (イトラコナゾール)：適応でない。

10. 真菌性口内炎に抗真菌剤 (注射用) の含嗽：フロリード® ゲル (ミコナゾール) を用いるべきである。

11. 深部内臓カンジダ症に対する抗真菌剤の 3 者併用：2 剤まで認められる。

12. 検尿でカンジダが認められたのみで抗真菌剤を静脈投与：認められない。

13. ファンガード® (ミカファンギンナトリウム) の投与期間：2 ～ 3 週間以内とする。

14. 肺カンジダ疑いでファンガード® (ミカファンギンナトリウム)：疑いでは認められない。

15. ポリミキシン B 硫酸塩内服の 31 日間使用：適当でない。

16. 血液疾患におけるブイフェンド® 錠の投与量：能書どおりで,「初日 800 mg/day, 2 日目以降 600mg/day」に従い, 原則これを超える量は認められない。

17. 真菌疾患のない事例に対する抗真菌剤 (ジフルカン® 等) の投与：造血幹細胞移植後であっても, 認められない。

《抗ウイルス剤》

1. ヘルペス脳炎に対するゾビラックス® 点滴静注 (アシクロビル) の日数上限：14 日間までとする。

2. 口唇, 陰唇ヘルペスにゾビラックス® 内服と軟膏の併用：認められる。

3. 単なる「脳炎」の病名でのゾビラックス®：認められない。

4. ヘルペス脳炎にゾビラックス点滴静注®：6V ／日で 14 日を限度とする。

5. 原因ウイルスを同定できなかった脳炎にゾビラックス® 点滴静注 12 日間：7 日間とする。

6. 急性白血病治療中に発症したサイトメガロウイルス血症に対するホスカビル® (ホスカルネットナトリウム水和物)：不可。本剤は AIDS 患者のサイトメガロウイルス網膜炎が適応である。

7. アシクロビル：骨髄移植後の単純疱疹予防は経口投与しか認められていない。

O. 抗悪性腫瘍剤の使用上の留意点

1. 白血病化学療法時のそれぞれの使用量と使用法：JALSG (日本成人白血病治療共同研究グループ)-AML の範囲で認められる。

2. ベプシド® (エトポシド)：AML (急性骨髄性白血病) が適応だが, CML (慢性骨髄性白血病) の急性増悪でも認められる。

3. L-アスパラギナーゼ (ロイナーゼ) 投与による AT Ⅲ (アンチトロンビンⅢ) 低下に対してノイアート® (乾燥濃縮人アンチトロンビンⅢ) 投与：ノイアートは認められない。FFP (新鮮凍結血漿) は可。

4. キロサイド N® (シタラビン) による急性白血病に対する大量療法の認可：【適応】AML, ALL (急性リンパ性白血病) で再発例および難治例の寛解 (サルベージ) 療法, 地固め療法。【用法】成人で 2g/m^2 × 2/日を 6 日間。小児では 3g/m^2 × 2/日を 3 日間。

5. 急性白血病の分化誘導療法：現在のところ認められない。ベサノイド® (トレチノイン) は APL (急性前骨髄球性白血病) のみ。

6. CML 急性転化例にシクロスポリン：認められない。

7. 悪性リンパ腫に対しエンドキサン®（シクロホスファミド水和物）2,200mg 5 日間点滴静注：総量 8,000mg まで認められる。1,600mg×5日とする。

8. 悪性リンパ腫にシタラビン大量療法：適応あり。

9. リツキサン®（リツキシマブ）：CD20 陽性の検査日を記載。1 週間隔で投与。

10. 小児血液悪性疾患における抗腫瘍剤大量療法
   (1) シタラビン（キロサイド® N 等）大量療法：3g/m², 12 時間ごと 6 回点滴静注。
   (2) メソトレキセート®（メトトレキサート）大量・ロイコボリン®（ホリナートカルシウム）救援療法：メソトレキセート® 3g/m², 7 ～ 14 日ごと, 3 クール。ロイコボリン® 15mg/m², 6 時間ごと 7 回。
   (3) エンドキサン®（シクロホスファミド水和物）大量療法：非ホジキンリンパ腫で 1.2g/m², 3 回／週, ALL で 1 回／週。
   (4) 小児の白血病治療時は体表面積を付記（小児科の申し合わせ事項）。

11. メソトレキセート®（メトトレキサート）大量療法時のロイコボリン®（ホリナートカルシウム）の規定以上の使用：血中濃度測定成績を指標としている場合は, 常用量の 2 倍まで。

12. ホジキン病にメソトレキセート®（メトトレキサート）大量療法でロイコボリン®（ホリナートカルシウム）の量：45A まで。

13. アイソボリン®（レボホリナートカルシウム）, 5-FU®（フルオロウラシル）にシスプラチン, ランダ®（シスプラチン）の併用：シスプラチン®, ランダ®は査定。

14. シスプラチン大量 1 回投与後のカイトリル®注（グラニセトロン塩酸塩）：とりあえず 7 日間まで認められる。

15. 少量の 3 種の制癌剤を 5 回, 間歇的に使用して起こった悪心・嘔吐に対し, カイトリル®（グラニセトロン塩酸塩）30 日間使用例：投与回数の 2 倍, 10 回まで認められる。

16. プリンペラン®（メトクロプラミド）20A とカイトリル®（グラニセトロン塩酸塩）2A 併用：後者のみ 1A とする。

17. 癌性疼痛にデュロテップ® MT パッチ（フェンタニル）：毎日の張替えでも算定可とする。

18. 癌末期の疼痛にモルヒネ注（小容量）を多数使用：保険上, 大容量のものが望ましい。

19. 癌性腹膜炎疑いでサンドスタチン®（オクトレオチド酢酸塩）：疑い病名では算定不可。

20. サンドスタチン®（オクトレオチド酢酸塩）：カルチノイド腫瘍かガストリン産生腫瘍, 末端肥大症が確定した場合および進行・再発性癌患者の緩和医療における消化管閉塞に伴う消化器症状の改善が適応となる。

21. 癌性腹膜炎にランダ®（シスプラチン）の腹膜内撒布：認められない。

22. 縦隔腫瘍に対するランダ®の胸腔内注入：認められない。

23. 外来化学療法中の検査：CRP, WBC, 凝固系等は外来受診回数認められる。

24. 進行再発癌で外来化学療法：8 万点以上は必ず詳記を添付のこと。

25. 食道癌にパラプラチン®（カルボプラチン）：適応なし。

26. シスプラチンの術中腹腔内撒布：認められる。

P. 静注用人免疫グロブリン（ガンマグロブリン等）の使用基準

1. 適応：レセプト上で重症かつ抗生物質使用の認められるもの。

2. 骨髄移植時の感染：細菌（20g），HSV（高力価で 5 g ／日，3 日間），CMV（週 1 回，200 〜 400mg ／日で予防。治療時は HSV と同じ）。

3. 一般的な重症例：15g ／月。

4. 白血病など強力な骨髄抑制例の敗血症：20g ／月，1 クール 3 日間。

5. 半減期を超えて再発があるとき：再投与が認められる（使用日を付記）。

6. ITP（特発性血小板減少性紫斑病）：摘脾あるいは大手術前，緊急時は 1 日 200 〜 400mg/kg，5 日間連日使用。

7. ITP で頭蓋内出血を危惧したヴェノグロブリンIH®（ポリエチレングリコール処理人免疫グロブリン）：3 日間認められる。

8. ITP にポリグロビン N®（pH4 処理酸性人免疫グロブリン）2.5g × 1，5 g × 10 日間，摘脾手術前使用：1 日 400mg/kg，5 日間まで。使用方法に疑義あり，返戻。

9. ITP でステロイド投与のないガンマグロブリン®（人免疫グロブリン）大量療法：認められない。

10. 悪性リンパ腫に特発性血小板減少性紫斑病併発例：ヴェノグロブリン IH®（ポリエチレングリコール処理人免疫グロブリン）大量使用に関して，投与前後における血小板数の変動を知らせる。

11. 低ないし無ガンマグロブリン血症：血中濃度 200mg 以上を保つようにする。初回 200〜600mg/kg。以後毎月 100〜300mg/kg。

12. 帯状疱疹での適応：全身性あるいは頭蓋内感染の場合のみ認められる。高力価で 5g/日，3 日間。

13. 間質性肺炎に免疫グロブリンの大量療法：適応ではない。

14. SLE による重症血小板減少症に対し緊急避難のため静注用ガンマグロブリン（人免疫グロブリン）大量療法：認められる。

15. 重症筋無力症クリーゼに大量ガンマグロブリン® 投与：適応でない。

16. SLE で血小板 4000，眼底出血に対してガンマグロブリン®（人免疫グロブリン）大量投与：認められない。

17. 川崎病（MCLS）急性期：ベニロン®（乾燥スルホ化人免疫グロブリン）とヴェノグロブリン IH®（ポリエチレングリコール処理人免疫グロブリン）などのみ承認。発病 7 日以内に，200mg／kg／日。5 日間。体重を記載すること。

18. 劇症型溶連菌感染症時の抗生剤の量と静注用免疫グロブリンの量：髄膜炎と同じ。

19. 慢性炎症性脱髄性多発根神経炎（CIDP）に対するガンマグロブリン®（人免疫グロブリン）療法：400mg/kg/ 日 × 5 日まで認められる。

20. 体重 42.5kg の CIDP 症例に献血グロベニン-I®（ポリエチレングリコール処理人免疫グロブリン）95g 使用：0.4g/kg × 5 日間なので 85g まで。

21. ギラン・バレー症候群にヴェノグロブリンIH®（ポリエチレングリコール処理人免疫グロブリン）2.5g 50mL 12V × 2：査定される。

22. 血漿交換時の投与：認められない。

23. 腔内注入：ペプシン処理製剤のみ。150 mg。

24. 開心術も含めて大手術後の低グロブリン血症・感染予防投与：認められない。

25. 弁膜症の手術時に感染性心内膜炎の所見あり，ヴェノグロブリンIH®（ポリエチレン

グリコール処理人免疫グロブリン）使用：考えられない。

26. 下腿壊死時の発熱，白血球増加に免疫グロブリン6本の併用：壊死物質吸収によることが多いので，必ずしも敗血症とは考えられない。4本だけ認められる。

27. 「重症感染症」でガンマグロブリン®投与：細菌培養検査がされていない場合は認められない。

28. 骨髄腫に外来でガンマグロブリン®投与：抗生剤が投与されていない例では不可。

29. 造血幹細胞移植後：3カ月（day100）くらいを目安として，毎週20，月に80〜100まで認める傾向にある。

Q. サイトカイン関連

1. G-CSF（顆粒球コロニー形成刺激因子）使用：適応条件と使用開始年月日を付記する。

> ※ **化学療法時にG-CSF製剤を使用**：好中球の値など使用前後のデータを付記する。

2. MDS（骨髄異形成症候群）にG-CSF投与：白血病への悪化を促進する恐れがあるので認められない。

3. 多発性骨髄腫にG-CSF：認められない。G-CSFは化学療法後の白血球減少が適応である。多発性骨髄腫や悪性リンパ腫の原疾患による白血球減少症はG-CSFの適応でない。

4. AML（急性骨髄性白血病）で化学療法時にG-CSF投与：同時投与は不可。G-CSF単独は可。

5. グラン®（フィルグラスチム）適応の拡大：造血幹細胞移植に関する造血幹細胞の末梢血中への動員と，移植時の好中球数の増加促進。

6. 放射線療法による白血球減少症にノイトロジン®注（レノグラスチム）：認められる。

7. アンサー®（結核菌熱水抽出物）とノイトロジン®の併用：前者は査定。

8. 特発性間質性肺炎に対するエンドキサンパルス療法の結果起こった好中球減少に対するグラン®注：認められない。

9. 骨髄腫・サイトメガロウイルス肺炎にノイトロジン®：査定。

10. エポジン®（エポエチンベータ）使用時：体重，Hb濃度を記載。

11. 多発性骨髄腫，慢性腎不全でMAP輸血繰り返しながらエリスロポエチン投与：エリスロポエチンは認められない。

12. 再生不良性貧血にエリスロポエチン：適応ではないが，ネスプ®（ダルベポエチンアルファ）は骨髄異形成症候群に伴う貧血に適応が追加になった。

> ※ **エリスロポエチン製剤算定上の留意点**
> 1. 貯血量が800mL以上の自己血貯血を行った場合，自己血輸血を行わなかった場合でも自己血貯血の手技料と薬剤料を算定可。
> 2. 明細書の「摘要」欄に「貯血量，投与前の体重・Hb濃度」を記載する。
> 3. エリスロポエチン製剤は貯血量800mL以上が要件のため，貯血が月をまたぐ場合や入外に分かれる場合，「残り400mLは翌月貯血」等とコメントを記すのが望ましい。
> 4. エリスロポエチン製剤の使用の有無にかかわらず，自己血貯血を外来で行った場合や貯血を行った月と手術予定日の属する月が異なる場合は「手術予定年月日」を摘要欄に記載する。

13. ロイコプロール®（2019年6月販売中止）（ミリモスチム）の適応と化学療法剤：適応は急性骨髄性白血病〔シタラビン，エノシタビンのみ〕，卵巣癌〔シクロホスファミド，ドキソルビシン，シスプラチンのみ〕，骨髄移植後（同種・同系）の顆粒球数増加促進。

14. ITP（特発性血小板減少性紫斑病）とTTP

（血栓性血小板減少性紫斑病）にリツキサン®
（リツキシマブ）：慢性 ITP と後天性 TTP,
ともに適応。

15. ALL（急性リンパ性白血病）にリツキサン：
適応でない。

R. その他

1. 漢方薬の多剤併用：2 剤までなら認められる。

2. 柴苓湯を RA に使用：一般的には不可。ス
テロイド減量時は認める。

3. ベル麻痺にステロイド療法（プレドニゾロ
ン等）：20 ～ 40mg ／日とする。

4. 髄膜腫手術時のトロンビン局所使用：認め
られない。

5. 骨髄移植時のソル・メドロール®（メチル
プレドニゾロンコハク酸エステルナトリウ
ム）：腎移植に準ずる。

6. ITP に対し副腎皮質ステロイド効なきため，
ボンゾール®（ダナゾール），サンディミュン®
（シクロスポリン）：いずれも保険診療上，適
応とはならない。

7. 破傷風のけいれんにベクロニウム臭化物と
ドルミカム®（ミダゾラム）併用：前者を主
薬とする。後者は 24A ／日以下とする。

8. タナドーパ®（ドカルパミン）：外来は原則
1 カ月，正当な理由があれば 3 カ月認められる。

9. エラスポール®（シベレスタットナトリウム
水和物）：
（1）SIRS（全身性炎症反応症候群）など，
適応が限定されている。
（2）原則として人工呼吸器使用下のみ認めら
れる。使用要点を記載する。
（3）手術当日は認められない。（編注：術前に
SIRS が存在せず，特に予定手術の場合，手術
当日の数時間後に SIRS を発症してかつ急性
肺障害を伴う病態にいたることは考えにくい

ため）

10. トラクリア®錠の適応：適応は肺動脈性肺
高血圧症で WHO 機能分類クラス II，III お
よび IV に限る。

11. 皮膚筋炎・間質性肺炎でネオーラル®（シ
クロスポリン）：認められない。

12. 高脂血症用剤の大量使用：
（1）シンレスタール®（プロブコール）1,000mg
／日（家族性高コレステロール血症の場合）
（2）メバロチン®（プラバスタチンナトリウ
ム）20mg ／日（重症の場合）
（3）リポバス®（シンバスタチン）20mg ／
日（LDL-コレステロール値の低下が不十
分な場合）
　　上記量を使用の場合は，（　）内の文章
を付記すること。

13. ガバペン（ガバペンチン）の適応：他の
抗てんかん薬で充分な効果が得られないてん
かん患者の部分発作に対する抗てんかん薬と
の併用。

14. アカルボースの使用法〔付．ベイスン®（ボ
グリボース）〕
（1）アカルボース，ベイスン® とも薬剤治療
時にも併用可。
（2）術前・術後は中止。
（3）万一発生した低血糖発作にはグルコース
投与。
（4）ベイスン® はむしろ血糖降下剤との併用
例で使用。

15. 椎間板炎に対するニューキノロン剤：5 カ
月まで認められる。

16. アキレス腱炎に腱内注射：腱鞘内注射で
算定。

17. ステロイド剤の関節内注入：外来 1 日で 2
関節まで。同一関節週 1 回。1 日量はデキサ
換算で 5mg まで。股関節は不可。

18. 両側膝関節に注射の場合：1A × 2 とする。

19. アルツ®（ヒアルロン酸ナトリウム）の維持療法：当初週1回，連続5回だが，症状改善が見られない場合は5回を限度に中止の注意があるため使用開始時期付記。

20. オンダンセトロン注射液®（オンダンセトロン塩酸塩水和物）の残量破棄の場合：使用量で薬価計算。

21. プロスタルモン®・F（ジノプロスト）の手術当日からの投与：不可。少なくとも2，3日後とする。

22. プロスタルモン®・F（ジノプロスト）の使用法：当初2mgずつ1日2回点滴，3日間で無効なら中止。有効の場合は漸減し7日間使用を目途とする。単なる便秘は適応外。

23. ソルダクトン®（カンレノ酸カリウム）：1日600mg以内，2週間まで。

24. 術中肝障害にプロスタンディン®（アルプロスタジルロアルファデクス）（500μg）：肝血流量増加の目的では不可。

25. 直腸ポリープの内視鏡的切除後，止血剤8日間の使用：3日くらいとする。

26. セレネース®（ハロペリドール）を心不全症例のレスピレータ使用時に大量4日間注：禁忌症例であり，認められない。

27. 慢性腎不全にステロイドパルス療法：認められない。

28. 透析にヘパリン® Na（ヘパリンナトリウム），人工心肺でフサン®（ナファモスタットメシル酸塩）50mgを使用：一方を査定。

29. エンペシド®クリーム（クロトリマゾール）の腟トリコモナスでの使用：適応なし。

30. エンペシド®腟錠（クロトリマゾール）の本人使用：認められない。

31. 癌末期のモルヒネ塩酸塩の上限量：一定の基準はないが，そこに至った経過を付記する。

32. アンペック®坐剤（モルヒネ塩酸塩水和物）の量：MSコンチンに準ずるが，頻回の挿入は苦痛があることを考慮する。

※　解熱用の坐薬が頓用として処方された場合の投薬料の区分：坐薬は外用薬であり，外用薬は用いる時点・回数の規則性のあるなしにかかわらず外用薬として区分する。

過活動膀胱治療剤（抗コリン薬2種類並びに抗コリン薬及びβ₃受容体作動薬）の併用
① 過活動膀胱治療剤について，抗コリン薬2種類の併用は，原則として認められない。
② 過活動膀胱治療剤について，抗コリン薬とβ₃受容体作動薬の併用は，原則として認められる。　　　　　　（令6.4.30 支払基金）

前立腺肥大症に対するα₁遮断薬と排尿改善薬と抗男性ホルモン薬の併用
　前立腺肥大症に対するα₁遮断薬と排尿改善薬（ホスホジエステラーゼ5阻害剤・植物エキス配合剤・アミノ酸配合剤）と抗男性ホルモン薬（抗アンドロゲン薬・5α還元酵素阻害薬）の併用投与は，原則として認められる。
　　　　　　　　　　　　　　（令6.4.30 支払基金）

ヘパリン類似物質の算定
　次の傷病名に対するヘパリン類似物質（ヒルドイド）の算定は，原則として認められる。
　（1）皮膚炎（乾燥性）・湿疹（乾燥性），（2）皮脂欠乏性湿疹，（3）乾皮症，（4）皮脂欠乏性皮膚炎　　　　　　（令6.4.30 支払基金）

精製ヒアルロン酸ナトリウム点眼液の算定
　結膜炎（アレルギー性含む）に対する精製ヒアルロン酸ナトリウム点眼液（ヒアレイン点眼液）の算定は，原則として認められない。
　　　　　　　　　　　　　　（令6.4.30 支払基金）

ジクアホソルナトリウム及びレバミピド点眼液の算定
　次の傷病名に対するジクアホソルナトリウム（ジクアス点眼液3%）及びレバミピド点眼液（ムコスタ点眼液 UD2%）の算定は，原則として認められない。
　（1）角膜炎，（2）兎眼症　　　（令6.4.30 支払基金）

医薬品の適応外使用に係る保険診療上の取扱い〔内服薬・外用薬〕

（平19.9.21〜令6.2.26 支払基金）

●**アザチオプリン**【内服薬】（他に分類されない代謝性医薬品）〔イムラン錠50mg，アザニン錠50mg〕：原則として，「アザチオプリン【内服薬】」を「視神経脊髄炎」，「全身型重症筋無力症」に対して処方した場合，当該使用事例を審査上認める。

●**アシクロビル**（抗ウイルス剤／アシクロビル）〔主な製品名（以下同）：ゾビラックス錠〕
(1) 原則，内服用「アシクロビル」を「水痘」に対し処方した場合，単純ヘルペスウイルス感染症である「ヘルペス性歯肉口内炎」に対し処方した場合，「ボルテゾミブ使用時の管理」，「造血幹細胞移植時の管理」に対して処方した場合，審査上認める。
(2) 原則，内服用又は注射用の「アシクロビル」を単純ヘルペスウイルス又は水痘・帯状疱疹ウイルス感染症である「角膜ヘルペス，角膜内皮炎，桐沢型ぶどう膜炎」に対し処方した場合，審査上認める。
(3) 原則，「カルフィルゾミブ，もしくはイキサゾミブクエン酸エステル使用時の帯状疱疹の発症抑制」，「ベンダムスチン塩酸塩使用時の帯状疱疹の発症抑制」に対して処方した場合，審査上認める。

●**アジスロマイシン水和物**【内服薬】〔主としてグラム陽性菌，マイコプラズマに作用するもの／ジスロマック錠250mg，他後発品あり〕：原則として，「アジスロマイシン水和物【内服薬】」を「肺非結核性抗酸菌症」に対して処方した場合，審査上認める。
(1) 当該使用例においては，アジスロマイシン単剤使用ではなく，他の抗菌薬と併用する。
(2) 当該使用例を第一選択薬とする場合は，原則としてクラリスロマイシンを検討した後に投与する。
(3) 当該使用例の用法・用量
　成人にはアジスロマイシンとして250mg（力価）を1日1回経口投与する。なお，結節・気管支拡張型の場合には，1日1回500mg（力価）を，1週間に3回原則として隔日経口投与することもできる。
(4) 投与開始後，経過を観察し，原則として喀痰検査を行う。喀痰検査にて培養陰性後，概ね1年以上投与を継続する。
(5) 添付文書に記載されている使用上の注意等に従い，適正使用に努める。また，国内外の各種学会ガイドライン等，最新の情報を参考にした上で投与する。

●**アジスロマイシン水和物**【内服薬・注射薬】〔主としてグラム陽性菌，マイコプラズマに作用するもの／アジスロマイシン水和物〕〔ジスロマック点滴静注用(500)，ジスロマック細粒小児用10%，ジスロマックカプセル小児用100mg，ほか後発品あり〕：原則，「小児副鼻腔炎」，「百日咳」，「現行の適応症について小児」に対して処方・使用した場合，審査上認める。

●**アスピリン**【内服薬】（その他の血液・体液用薬／アスピリン）〔バイアスピリン錠，バファリン配合錠〕：原則，「網状皮斑に対して血栓・塞栓形成の抑制量程度」として処方した場合，審査上認める。

●**アセタゾラミド**【内服薬】（利尿剤／アセタゾラミド）（ダイアモックス末，ダイアモックス錠250mg）：原則，「周期性四肢麻痺」，「発作性失調症」に対して処方した場合，審査上認める。

●**アセメタシン**【内服薬】（解熱鎮痛消炎剤）〔ランツジールコーワ錠〕：原則，「好酸球性膿疱性毛包炎」に対して処方した場合，審査上認める。

●**アデノシン三リン酸二ナトリウム**【内服薬】（他に分類されない代謝性医薬品／アデノシン三リン酸二ナトリウム）〔アデホスコーワ顆粒，アデホスコーワ腸溶錠〕：原則，「内耳障害に基づく耳鳴症」，「感音難聴」に対して処方した場合，審査上認める。

●**アテノロール**【内服薬】（不整脈用剤）〔テノーミン錠〕：原則，「小児の頻脈性不整脈（洞性頻脈，期外収縮）」に対して「0.5〜2mg/kgを1日1回」処方した場合及び「20歳未満で体重が成人と同等の者の頻脈性不整脈（洞性頻脈，期外収縮）」に対して「25〜100mgを1日1回」処方した場合，審査上認める。

●**アドレナリン**【外用薬】（副腎髄質ホルモン／アドレナリン）〔ボスミン液〕：原則，「クループ症候群」に対し処方した場合，審査上認める。

●**アミトリプチリン塩酸塩**【内服薬】（精神神経用剤／塩酸アミトリプチリン）〔トリプタノール錠〕：原則，「慢性疼痛におけるうつ病・うつ状態」に対し処方した場合，「片頭痛」，「緊張型頭痛」に対して処方した場合，審査上認める。

●**アメジニウムメチル硫酸塩**（低血圧治療剤／メチル硫酸アメジニウム）〔リズミック錠〕：原則，「起立性調節障害」に対し処方した場合，「小児の起立性調節障害」に対し処方した場合，審査上認める。

●**アモキサピン**【内服薬】（精神神経用／アモキサピン）〔アモキサンカプセル，アモキサン細粒〕：原則として，「逆行性射精症」に対して処方した場合，審査上認める。

●**アモキシシリン水和物**【内服薬】（主としてグラム陽性・陰性菌に作用するもの／アモキシシリン水和物）〔アモキシシリン細粒，アモリン細粒，サワシリン細粒，パセトシン細粒，ワイドシリン細粒，サワシリン錠，パセトシン錠，アモキシシリンカプセル，アモペニキシンカプセル，アモリンカプセル，サワシリンカプセル，パセトシンカプセル〕：原則，「急性副鼻腔炎」に対して処方した場合，審査上認める。

●**アリピプラゾール**【内服薬】（精神神経用剤／アリピプラゾール）〔エビリファイ錠，エビリファイOD錠，エビリファイ散，エビリファイ内用液〕：原則，「ジル・ドゥ・ラ・トゥーレット症候群」に対して処方した場合，審査上認める。

●**イソソルビド**【内服薬】（利尿剤／イソソルビド）〔イソバイド，メニレットゼリー〕：原則，「急性低音障害型感音難聴」，「内リンパ水腫」に対して処方した場合，審査上認める。

●イソソルビド硝酸エステル【外用薬】（冠動脈拡張剤／硝酸イソソルビド）〔フランドルテープ〕：原則，「心不全」に対し処方した場合，審査上認める。

●イミプラミン塩酸塩【内服薬】（精神神経用剤／塩酸イミプラミン）〔トフラニール錠〕：原則，「慢性疼痛におけるうつ病・うつ状態」に対し処方した場合，「末梢性神経障害性疼痛」に対して処方した場合，審査上認める。

●インドメタシン（解熱鎮痛消炎剤／インドメタシン）〔インドメタシン坐剤，インテダール，インテバン坐剤，インデラニック坐剤，インデラボロン坐剤，インメシン坐剤，ミカメタン坐剤〕
 (1) 原則，「インドメタシン【坐剤】」を「癌性疼痛」に対し処方した場合，審査上認める。
 (2) 原則，「インドメタシン【内服薬】」を「好酸球性膿疱性毛包炎」に対し処方した場合，「片頭痛」，「筋収縮性頭痛」に対して処方した場合，審査上認める。

●インドメタシン ファルネシル【内服薬】（解熱鎮痛消炎剤／インドメタシン ファルネシル）〔インフリーカプセル，インフリーSカプセル〕：原則，「片頭痛」，「筋収縮性頭痛」，「好酸球性膿疱性毛包炎」に対して処方した場合，審査上認める。

●エタンブトール塩酸塩（抗結核剤／塩酸エタンブトール）〔エブトール〕：原則，「非結核性抗酸菌症」に対し処方した場合，審査上認める。

●エトポシド（抗悪性腫瘍剤／エトポシド）〔ベプシドS，ラステットS，ベプシド注，ラステット注，ラステットSカプセル，ベプシドカプセル〕：原則，「卵巣癌」，「急性白血病」，「慢性骨髄単球性白血病」に対して処方した場合，審査上認める。

●エナラプリルマレイン酸塩（ACE阻害剤／マレイン酸エナラプリル）〔レニベース錠〕：原則，「小児の高血圧，小児の心不全」に対し処方した場合，審査上認める。

●L-アルギニン塩酸塩【内服薬】（他に分類されない代謝性医薬品／L-アルギニン塩酸塩）〔アルギU配合顆粒〕：原則，「ミトコンドリア病」に対して使用した場合，審査上認める。

●塩酸シプロフロキサシン【内服薬】（合成抗菌剤／塩酸シプロフロキサシン）〔シプロキサン錠〕：原則，「日本紅斑熱」，「結核」，「非結核性抗酸菌症」，「サルモネラ（感染）症」，「髄膜炎菌感染症」に対して処方した場合，審査上認める。

●カナマイシン一硫酸塩【内服薬】（主としてグラム陰性菌に作用するもの／カナマイシン一硫酸塩）〔カナマイシンカプセル，カナマイシンシロップ，カナマイシンドライシロップ〕：原則，「肝性昏睡時の腸管内殺菌」に対して処方した場合，審査上認める。

●ガバペンチン【内服薬】（抗てんかん剤／ガバペンチン）〔ガバペン錠，ガバペンシロップ〕：原則，「神経障害性疼痛」に対して「通常，成人には，ガバペンチンとして300mg〜900mgを1日3回分割経口投与」として処方した場合，審査上認める。

●カプトプリル【内服薬】（血圧降下剤／カプトプリル）〔カプトリル錠，カプトリル細粒〕：原則，「現行の適応症について小児」に処方した場合，審査上認める。

●カルバマゼピン（向精神作用性てんかん・躁状態治療剤／カルバマゼピン）〔テグレトール細粒，テグレトール錠〕：原則，「抗痙攣薬の神経因性疼痛，各種神経原性疼痛，がん性疼痛」，「多発性硬化症に伴う異常感覚・疼痛」，「頭部神経痛」，「頚部神経痛」，「発作性運動誘発舞踏アテトーシス」に対して処方した場合，審査上認める。

●カルベジロール【内服薬】（血圧降下剤）〔アーチスト錠〕：原則，「アンジオテンシン変換酵素阻害薬，利尿薬，ジギタリス製剤等の基礎治療を受けている小児の虚血性心疾患又は拡張型心筋症に基づく慢性心不全」に対して「0.05mg/kg/日（最大6.25mg/日）を1日2回に分けて処方開始し，2週間ごとに徐々に増量し，0.35〜0.4mg/kg/日を1日2回に分けて維持。本剤に対する反応性により維持量を増減」し処方した場合，審査上認める。

●クエチアピンフマル酸塩【内服薬】（精神神経用剤／クエチアピンフマル酸塩）〔セロクエル錠，セロクエル細粒〕：原則，「パーキンソン病に伴う幻覚，妄想，せん妄等の精神病症状」に対して処方した場合，審査上認める。

●クラリスロマイシン【内服薬】（主としてグラム陽性菌マイコプラズマに作用するもの／クラリスロマイシン）〔クラリス錠，クラリシッド錠〕：原則，「好中球性炎症性気道疾患」に対して処方した場合，審査上認める。

●クラリスロマイシン（小児用）【内服薬】〔主としてグラム陽性菌，マイコプラズマに作用するもの（614）／クラリスロマイシン（小児用）〕〔クラリシッド・ドライシロップ10%小児用100mg，クラリスドライシロップ10%小児用，クラリシッド錠50mg小児用，クラリス錠50小児用50mg〕：原則，「歯周組織炎，顎炎」に対し処方した場合，審査上認める。

●クロタミトン（鎮痒剤／クロタミトン）〔オイラックス，クロタミトン軟膏〕：原則，「疥癬」に対し処方した場合，審査上認める。

●クロナゼパム【内服薬】（抗てんかん剤／クロナゼパム）〔リボトリール錠，リボトリール細粒〕：原則，「レム（REM）睡眠行動異常症」に対して処方した場合，審査上認める。

●クロピドグレル硫酸塩【内服薬】（その他の血液・体液用薬／クロピドグレル硫酸塩）〔プラビックス錠，クロピドグレル錠〕：原則，「非心原性脳梗塞急性期」，「一過性脳虚血発作急性期」の再発抑制に対して「通常，成人には，投与開始日にクロピドグレルとして300mgを1日1回経口投与し，その後，維持量として1日1回75mgを経口投与」した場合，審査上認める。

●クロファジミン【内服薬】（抗ハンセン病剤）〔ランプレンカプセル50mg〕：原則，「Mycobacterium-abscessus症」，「多剤耐性結核」に対して処方した場合，審査上認める。

●クロモグリク酸ナトリウム（気管支拡張剤／クロモグリク酸ナトリウム）〔インタールエアロゾル〕
 (1) 原則，「クロモグリク酸ナトリウム【外用薬】」を「現行の適応症について，3歳以下の小児」の症例でスペーサーを用いての使用に対して処方した場合，審査上認める。

(2) 原則,「クロモグリク酸ナトリウム【内服薬】」を「現行の適応症について6か月未満の乳児」に対して処方した場合,審査上認める。

●コルヒチン【内服薬】（痛風治療剤／コルヒチン）〔コルヒチン錠〕：原則,「ベーチェット病」,「掌蹠膿疱症」に対し処方した場合,審査上認める。

●酢酸メテノロン【内服薬】（たん白同化ステロイド剤／酢酸メテノロン）〔プリモボラン錠〕：原則,「骨髄異形成症候群及び骨髄線維症における貧血改善」に対して処方した場合,審査上認める。

●サプロプテリン塩酸塩（天然型テトラヒドロビオプテリン／塩酸サプロプテリン）〔ビオプテン顆粒〕：原則,「BH₄反応性フェニルアラニン水酸化酵素異常症」に対し処方した場合,審査上認める。

●ジアゼパム（マイナートランキライザー／ジアゼパム）〔ホリゾン錠,ホリゾン散,ホリゾン注射液,セルシン錠,セルシン散,セルシン注射液〕：原則,「新生児痙攣,鎮静」,「てんかん」に対して処方した場合,審査上認める。

●ジアフェニルスルホン【内服薬】（その他の外皮用薬／ジアフェニルスルホン）〔レクチゾール〕：原則,「シェーンライン・ヘノッホ紫斑病」に対し小児に0.5～1.5mg/kg/日,成人に50～150mg/日を処方した場合,審査上認める。

●シクロスポリン【内服薬】（他に分類されない代謝性医薬品／シクロスポリン）〔ネオーラル内用液,ネオーラルカプセル〕：原則,「慢性炎症性脱髄性多発神経炎」に対して処方した場合,審査上認める。

●ジクロフェナクナトリウム（解熱鎮痛消炎剤／ジクロフェナクナトリウム）〔ボルタレンSRカプセル,ボルタレン錠,ボルタレンサポ〕

(1) 原則,「ジクロフェナクナトリウム【内服薬】」を「片頭痛」,「筋収縮性頭痛」,「顎関節症の関節痛」,「尿管結石」に対し処方した場合,審査上認める。

(2) 原則,「ジクロフェナクナトリウム【外用薬】」を「尿管結石」に対し処方した場合,審査上認める。

●シクロホスファミド【内服薬】（アルキル化剤／シクロホスファミド）〔エンドキサン錠〕：原則,「関節リウマチ」,「慢性炎症性多発ニューロパチー」,「免疫介在性ニューロパチー」,「多発性硬化症」,「重症筋無力症」,「ベーチェット病」,「ステロイド抵抗性膠原病」,「慢性炎症性脱髄性多発神経炎（CIDP）」に対して処方した場合,審査上認める。

●シクロホスファミド水和物【内服薬・注射薬】（アルキル化剤／シクロホスファミド水和物）〔経口用エンドキサン原末,エンドキサン錠50mg,注射用エンドキサン100mg,同500mg〕：原則,「後天性血友病A」に対して処方・使用した場合,審査上認める。

●ジソピラミド（不整脈治療剤／ジソピラミド）〔リスモダンカプセル,リスモダンR錠,リスモダンP静注〕：原則,「小児の頻脈性不整脈」に対し処方した場合,審査上認める。

●ジピリダモール【内服薬】（血管拡張剤／ジピリダモール）〔ペルサンチン-Lカプセル,ペルサンチン錠,アンギナール錠,アンギナール散〕：原則,「川崎病冠動脈後遺症合併症の管理」に対して処方した場合,審査上認める。

●シメチジン【内服薬】（消化性潰瘍用剤／シメチジン）〔タガメット錠,タガメット細粒20%,カイロック細粒40%,ほか後発品あり〕：原則,「PFAPA症候群」に対して処方した場合,審査上認める。

●臭化ジスチグミン【外用薬】（眼科用剤／臭化ジスチグミン）〔ウブレチド点眼液〕：原則,「片眼弱視」に対して処方した場合,審査上認める。

●スピロノラクトン【内服薬】（抗アルドステロン性利尿降圧剤／スピロノラクトン）〔アルダクトンA細粒,アルダクトンA錠〕：原則,「腎性尿崩症」,「現行の適応症について小児」,「低カリウム性周期性四肢麻痺」に対して処方した場合,審査上認める。

●スルタミシリントシル酸塩水和物（合成ペニシリン製剤／トシル酸スルタミシリン）〔ユナシン錠,ユナシン細粒小児用〕：原則,「手術創などの二次感染,顎炎,顎骨周囲蜂巣炎」に対して処方した場合,審査上認める。

●スルファメトキサゾール・トリメトプリム【内服薬】（合成抗菌剤／ST合剤）〔バクタ顆粒,バクトラミン顆粒,バクタ錠,バクトラミン錠〕：原則,「ニューモシスチス肺炎」に対し処方した場合,「ノカルジア症」に対して処方した場合,審査上認める。

●セレギリン塩酸塩【内服薬】（抗パーキンソン剤／セレギリン塩酸塩）〔エフピーOD錠〕：原則,「L-dopa製剤の併用がないパーキンソン病」に対して処方した場合,審査上認める。

●タクロリムス水和物【内服薬】（他に分類されない代謝性医薬品／タクロリムス水和物）〔プログラフカプセル,プログラフ顆粒〕：原則,「ラスムッセン脳炎」,「若年性特発性関節炎」に対して処方した場合,審査上認める。

●チアミン塩化物塩酸塩（ビタミンB₁／塩酸チアミン）〔塩酸チアミン散,塩酸チアミン注射液〕,チアミン硝化物（ビタミンB₁／硝酸チアミン）〔硝酸チアミン〕：原則,「ビタミンB₁依存性楓糖尿症,ピルビン酸脱水素酵素異常症」に対し処方した場合,審査上認める。

●チクロピジン塩酸塩【内服薬】（抗血小板剤／塩酸チクロピジン）〔パナルジン細粒,パナルジン錠〕：原則,「冠動脈ステント留置後の血栓予防」に対し処方した場合,「心筋梗塞」に対して処方した場合,審査上認める。

●チザニジン塩酸塩【内服薬】（鎮けい剤）〔テルネリン錠,テルネリン顆粒〕：原則,「緊張型頭痛」に対して処方した場合,審査上認める。

●テガフール・ギメラシル・オテラシルカリウム【内服薬】（代謝拮抗剤／テガフール・ギメラシル・オテラシルカリウム）〔ティーエスワン配合カプセル,ティーエスワン配合顆粒,ティーエスワン配合OD錠〕：原則,「食道癌」に対し処方した場合,サイトカインおよび分子標的薬治療が困難な場合に限り「腎細胞癌」に対し処方した場合,審査上認める。

●デキサメタゾン【内服薬】（副腎ホルモン剤／デキサメタゾン）〔デカドロン錠〕：原則,「急性閉塞性喉頭炎（クループ症候群）」に対して処方した場合,審査上認める。

●デスモプレシン酢酸塩【内服薬】（脳下垂体ホルモン剤／デスモプレシン酢酸塩）（ミニリンメルトOD錠60μg）：原則,「尿浸透圧あるいは尿比重低下に伴う夜尿症」に

対して「1日1回60μg製剤を経口投与」した場合，当該使用事例を審査上認める。

●デノパミン【内服薬】（強心剤）〔カルグート錠，カルグート細粒〕：原則，「現行の適応症について小児」に対して「1〜1.5（最大3）mg/kg/日を1日3回に分けて（成人量を超えない）」処方した場合，審査上認める。

●デュロキセチン塩酸塩【内服薬】（精神神経用剤／デュロキセチン塩酸塩）〔サインバルタカプセル20mg，同30mg，他後発品あり〕：原則，「神経障害性疼痛」に対して処方した場合，審査上認める。

●ドキシサイクリン塩酸塩水和物【内服薬】（主としてグラム陽性・陰性菌，リケッチア，クラミジアに作用するもの／ドキシサイクリン塩酸塩水和物）〔ビブラマイシン錠（50）・（100）〕：原則，「熱帯熱マラリア」，「レプトスピラ症」，「リケッチア感染症」，「ライム病等のボレリア属感染症」，「日本紅斑熱」，「つつが虫病」，「ざ瘡（化膿性炎症を伴うもの）」，「小児のリケッチア感染症」に対して処方した場合，審査上認める。

●トレミフェンクエン酸塩（乳癌治療剤／クエン酸トレミフェン）〔フェアストン錠〕：原則，「閉経前乳癌」に対し処方した場合，審査上認める。

●トロンビン（局所用止血剤／トロンビン）〔（経口用トロンビン）経口用トロンビン細粒，（外用液）トロンビン液モチダソフトボトル，（外用末）トロンビン，（経口・外用液）献血トロンビン経口・外用剤〕：原則，「内視鏡生検時出血」に対し処方した場合，審査上認める。

●ナプロキセン【内服薬】（解熱鎮痛消炎剤／ナプロキセン）〔ナイキサン錠〕：原則，「顎関節症の関節痛」に対して処方した場合，審査上認める。

●ニフェジピン【内服薬】（血管拡張剤／ニフェジピン）〔セパミット-Rカプセル，セパミット-R細粒，セパミット細粒，アダラートカプセル〕：原則，「小児の高血圧」に対して処方した場合，審査上認める。

●バラシクロビル塩酸塩【内服薬】（抗ウイルス剤／バラシクロビル塩酸塩）〔バルトレックス錠，バルトレックス顆粒〕：原則，「急性網膜壊死」，「ヘルペスウイルス性虹彩炎」に対して処方した場合，「特発性末梢性顔面神経麻痺（ベル麻痺）」に対して処方した場合，審査上認める。

●ハロペリドール【内服薬】【注射薬】（精神神経用剤／ハロペリドール）〔セレネース錠，セレネース細粒，セレネース注〕：原則，「器質的疾患に伴うせん妄・精神運動興奮状態・易怒性」に対して処方した場合，審査上認める。

●ビオチン（ビタミンH／ビオチン）〔ビオチン散，ビオチン注射液〕：原則，「ビオチン依存性マルチプルカルボキシラーゼ欠損症」に対し処方した場合，審査上認める。

●ビカルタミド【内服薬】（その他の抗腫瘍用剤／ビカルタミド）（カソデックス錠80mg，同OD錠80mg，他後発品あり）：原則，「アンドロゲン受容体陽性唾液腺癌」に対して使用した場合，当該使用事例を審査上認める。

●ビソプロロールフマル酸塩【内服薬】（不整脈用剤／ビソプロロールフマル酸塩）〔メインテート錠〕：原則，「肥大型心筋症」に対して処方した場合，審査上認める。

●ヒドロキシカルバミド【内服薬】（抗悪性腫瘍剤／ヒド

ロキシカルバミド）〔ハイドレアカプセル〕：原則，「真性赤血球増多症，本態性血小板血症，慢性骨髄単球性白血病」に対し処方した場合，「急性骨髄性白血病」に対して処方した場合，審査上認める。

●ヒドロクロロチアジド（チアジド系降圧利尿剤／ヒドロクロロチアジド）〔ダイクロトライド錠〕：原則，「腎性尿崩症」に対し処方した場合，審査上認める。

●ピルシカイニド塩酸塩水和物【内服薬】（不整脈用剤）〔サンリズムカプセル〕：原則，「現行の適応症について小児」に対して「2mg/kg/日を1日3回に分けて」処方した場合，審査上認める。

●ファモチジン（H₂受容体拮抗剤／ファモチジン）〔ガスター散，ガスター錠，ガスターD錠，ガスター注射液〕：原則，「胃食道逆流現象」に対し処方した場合，審査上認める。

●ブスルファン（アルキル化剤／ブスルファン）〔マブリン散〕：原則，「造血幹細胞移植前処置」を目的に処方した場合，審査上認める。

●フマル酸クエチアピン【内服薬】（精神神経用剤／フマル酸クエチアピン）〔セロクエル錠，セロクエル細粒〕：原則，「器質的疾患に伴うせん妄・精神運動興奮状態・易怒性」に対して処方した場合，審査上認める。

●プランルカスト水和物【内服薬】（その他のアレルギー用薬／プランルカスト水和物）〔オノンカプセル〕：原則，「現行の適応症について小児」に対して処方した場合，審査上認める。

●フルダラビンリン酸エステル【内服薬】（抗悪性腫瘍剤／リン酸フルダラビン）〔フルダラ錠〕：原則，「慢性リンパ性白血病」に対し処方した場合，審査上認める。

●プレドニゾロン【内服薬】（副腎ホルモン剤／プレドニゾロン）〔プレドニゾロン散，プレドニゾロン錠，プレドニン錠〕：原則，「進行性筋ジストロフィー（デュシェンヌ型・ベッカー型）」，「難治性てんかん」，「点頭てんかん」，「非けいれん性てんかん重積状態」，「群発性頭痛」に対して処方した場合，審査上認める。

●プロカテロール塩酸塩水和物【外用薬】（気管支拡張剤／塩酸プロカテロール）〔メプチン吸入液〕：原則，「乳児の喘鳴症状」に対し処方した場合，審査上認める。

●フロセミド【内服薬】（利尿剤／フロセミド）〔ラシックス錠，ほか後発品あり〕：原則，「高カリウム性周期性四肢麻痺」に対して処方した場合，審査上認める。

●ヘパリン類似物質【外用薬】（血液凝固阻止剤／ヘパリン類似物質）〔ヒルドイドクリーム，ヒルドイドソフト軟膏，ヒルドイドローション〕：原則，「アトピー性皮膚炎に伴う乾皮症」に対し処方した場合，審査上認める。

●ベラパミル塩酸塩【内服薬】（血管拡張剤／ベラパミル塩酸塩）〔ワソラン錠〕：原則，「ベラパミル感受性心室頻拍」，「片頭痛」，「群発性頭痛」に対して処方した場合，「肥大型心筋症」に対して処方した場合，審査上認める。

●ペロスピロン塩酸塩水和物【内服薬】（精神神経用剤／ペロスピロン塩酸塩水和物）〔ルーラン錠〕：原則，「器質的疾患に伴うせん妄・精神運動興奮状態・易怒性」に対して処方した場合，審査上認める。

●ポラプレジンク【内服薬】（消化性潰瘍用剤／ポラプレジ

ンク）〔プロマックD錠, プロマック顆粒〕：原則,「味覚障害」
に対して処方した場合, 審査上認める。

●**ミコフェノール酸 モフェチル**【内服薬】(他に分類
されない代謝性医薬品／ミコフェノール酸 モフェチル)〔セルセプ
トカプセル, セルセプト懸濁用散, 他後発品あり〕：原則として,
「同種造血幹細胞移植時の移植片対宿主病の抑
制」,「ステロイド依存性ネフローゼ症候群」,「頻
回再発型ネフローゼ症候群」に対して処方した
場合, 審査上認める。

●**ミゾリビン**【内服薬】(免疫抑制剤／ミゾリビン)〔ブレディ
ニン錠〕：原則,「副腎皮質ホルモン剤のみでは治
療困難な場合の, 腎炎における尿蛋白抑制効果
又は腎組織障害の軽減」に対し処方した場合,
審査上認める。

●**ミドドリン塩酸塩**【内服薬】(血管収縮剤／メトリジン
錠2mg, メトリジンD錠2mg)：原則,「起立性調節障害」
に対して処方した場合, 審査上認める。

●**ミノサイクリン塩酸塩**【内服薬】(主として
グラム陽性・陰性菌, リケッチア, クラミジアに作用するもの／
ミノサイクリン塩酸塩)〔ミノマイシン錠, ミノマイシンカプセル,
ミノマイシン点滴静注用〕：原則,「日本紅斑熱」に対し
て処方した場合, 審査上認める。

●**メキタジン**【内服薬】(抗ヒスタミン剤／メキタジン)〔ゼス
ラン錠〕：原則,「年長児の気管支喘息・アレルギ
ー性鼻炎患者」に対して処方した場合, 審査上
認める。

●**メコバラミン**(末梢性神経障害治療剤／メコバラミン)〔メ
チコバール注射液, バンコミンS注〕
(1) 原則,「ベル麻痺, 突発性難聴, 反回神経麻
痺」,「帯状疱疹」,「帯状疱疹後神経痛」に対し
処方した場合, 審査上認める。
(2) 原則,「メコバラミン【内服薬】」を「帯状疱
疹」,「帯状疱疹後神経痛」に対して処方した場
合, 審査上認める。

●**メシル酸ペルゴリド**【内服薬】(抗パーキンソン剤／メ
シル酸ペルゴリド)〔ペルマックス錠〕：原則,「L-dopa製
剤の併用がないパーキンソン病」に対して処方
した場合, 審査上認める。

●**メキシレチン塩酸塩**【内服薬】(不整脈用剤)〔メキシチ
ールカプセル〕：原則,「小児の頻脈性不整脈（心室
性）」に対して「5～10mg/kg/日を1日3回に
分けて」処方した場合, 審査上認める。

●**メトキサレン**(その他の外皮用薬／メトキサレン)〔オクソ
ラレン軟膏, オクソラレンローション〕
(1) 原則,「メトキサレン【外用薬】」を「乾癬」
に対し処方した場合, 審査上認める。【留意事
項】外用PUVA（光化学）療法として用いる。
(2) 原則,「メトキサレン【内服薬】」を「乾癬」
に対し処方した場合, 当該使用事例を審査上
認める。【留意事項】内服PUVA（光化学）療
法として用いる。

●**メトトレキサート**【内服薬】(他に分類されない代謝性医
薬品／代謝拮抗剤)(リウマトレックスカプセル2mg, 他後発品あ
りメソトレキセート錠2.5mg)：原則,「多発性筋炎・皮
膚筋炎」,「若年性皮膚筋炎」,「高安動脈炎」,
「ANCA関連血管炎（顕微鏡的多発血管炎, 多
発血管炎性肉芽腫症）に対して処方した場合,

審査上認める。

●**メドロキシプロゲステロン酢酸エステル**【内
服薬】(卵胞ホルモン及び黄体ホルモン剤／メドロキシプロゲステ
ロン酢酸エステル)〔ヒスロンH錠, 他後発品あり（現在, 承認さ
れている効能・効果及び用法・用量から, プロベラ錠2.5mg, ヒス
ロン錠5は除外)〕
(1) 原則,「子宮内膜異型増殖症」に対して処方
した場合, 審査上認める。
① 子宮内膜異型増殖症の標準的治療は子宮
全摘出術であり, 当該使用例は妊孕性温存
を希望する症例に限る。
② 当該使用例の用法・用量：メドロキシプ
ロゲステロン酢酸エステルとして通常成人1
日400～600mgを2～3回に分けて経口投
与する。なお, 症状により適宜増減する。
(2) 原則,「子宮内膜間質肉腫（ただし, 低異型
度子宮内膜間質肉腫に限る）」に対して処方し
た場合, 審査上認める。

●**メトロニダゾール**【内服薬】(抗原虫剤／メトロニダゾー
ル)〔フラジール内服錠〕：原則,「プロピオン酸血症,
メチルマロン酸血症」の改善とコントロールに
対して処方した場合, 審査上認める。

●**モルヒネ塩酸塩**【内服薬】【注射薬】【外用薬】(あへんア
ルカロイド系麻薬・モルヒネ系製剤／モルヒネ塩酸塩)〔オプソ内
服液, 塩酸モルヒネ注射液, アンペック坐剤〕：原則,「筋萎
縮性側索硬化症（ALS）」,「筋ジストロフィーの
呼吸困難時の除痛」に対して処方した場合, 審
査上認める。

●**モルヒネ硫酸塩**【内服薬】(あへんアルカロイド系麻薬／
モルヒネ硫酸塩)〔MSコンチン錠, カディアンカプセル, カディ
アンスティック粒, モルペス細粒〕：原則,「筋萎縮性側索
硬化症（ALS）」,「筋ジストロフィーの呼吸困難
時の除痛」に対して処方した場合, 審査上認める。

●**ランソプラゾール／アモキシシリン／クラ
リスロマイシン**【内服薬】(その他の抗生物質製剤／ラン
ソプラゾール・アモキシシリン・クラリスロマイシン)〔ランサッ
プ〕：原則,「ヘリコバクター・ピロリ菌陽性の特
発性血小板減少症」に対して処方した場合, 審
査上認める。

●**リスペリドン**【内服薬】(精神神経用剤／リスペリドン)〔リ
スパダール錠, リスパダール細粒〕：原則,「器質的疾患に
伴うせん妄・精神運動興奮状態・易怒性」,「パー
キンソン病に伴う幻覚」に対して処方した場合,
審査上認める。

●**リネゾリド**【内服薬】(合成抗菌剤)〔ザイボックス錠
600mg, 他後発品あり〕：原則,「多剤耐性結核」に対
して処方した場合, 審査上認める。

●**リファンピシン**(抗結核・抗ハンセン病抗生物質／RFP)〔リ
マクタンカプセル, リファジンカプセル〕：原則,「非結核性
抗酸菌症」に対し処方した場合, 審査上認める。

●**リボフラビン**(ビタミンB₂／リボフラビン)〔リボフラビ
ン散〕, **リボフラビンリン酸エステルナトリウ
ム**(ビタミンB₂／リン酸リボフラビンナトリウム)〔リン酸リボ
フラビンナトリウム注射液〕：原則,「ビタミンB₂依存
性マルチプルアシルCoA脱水素酵素異常症」に
対し処方した場合, 審査上認める。

●**レトロゾール**【内服薬】(その他の腫瘍用薬)(フェマーラ

錠2.5mg, 他後発品あり）：原則，「子宮内膜間質肉腫（ただし，低異型度子宮内膜間質肉腫に限る）」に対して処方した場合，審査上認める。

●ロキソプロフェンナトリウム水和物【内服薬】（解熱鎮痛消炎剤／ロキソプロフェンナトリウム水和物）〔ロキソニン錠，ロキソニン細粒〕：原則，「片頭痛」，「緊張型頭痛」に対し処方した場合，「顎関節症の関節痛」に対して処方した場合，「尿管結石」に対し処方した場合，審査上認める。

●ワルファリンカリウム【内服薬】（血液凝固阻止剤／ワルファリンカリウム）〔ワーファリン錠〕：原則，「心房細動」，「冠動脈バイパス術」に対して処方した場合，審査上認める。

●d-クロルフェニラミンマレイン酸塩・ベタメタゾン配合【内服薬】（副腎ホルモン剤／d-クロルフェニラミンマレイン酸塩・ベタメタゾン配合）〔セレスタミン配合錠，セレスタミン配合シロップ〕：原則，「好酸球性副鼻腔炎」に対して処方した場合，審査上認める。

副腎皮質ホルモン剤と免疫抑制剤の併用

原則，副腎皮質ホルモン剤が使われている疾患（SLEに代表される各種の膠原病，間質性肺炎に代表される呼吸器疾患，潰瘍性大腸炎等の炎症性腸疾患，ネフローゼに代表される各種腎疾患等）に対して，副腎皮質ホルモンに抵抗性のある症例に対して免疫抑制剤の併用は認められる。（平23.1.25 国保中央会）

医薬品の適応外使用に係る保険診療上の取扱い〔注射薬〕

（平19.9.21～令6.2.26 支払基金）

●アシクロビル【注射薬】（抗ウイルス剤／アシクロビル）〔主な製品名（以下同）：ゾビラックス点滴静注用，他後発品あり〕：原則，単純ヘルペスウイルス感染症である「ヘルペス性歯肉口内炎」，「急性網膜壊死」に対し処方した場合，審査上認める。

●アセタゾラミドナトリウム（利尿剤／アセタゾラミドナトリウム）〔ダイアモックス注射用〕：原則，「脳梗塞，もやもや病等の閉塞性脳血管障害」における「脳循環予備能（安静時及び負荷時の脳血流量の増加）の検査（SPECT又は非放射性キセノン脳血流動態検査）」を目的に，静脈内に「500～1,000mg又は15～17mg/kg」を処方した場合，審査上認める。

●アセチルコリン塩化物（副交感神経興奮剤／塩化アセチルコリン）〔オビソート注射用，ノイコリンエー〕：原則，「術中の迅速な縮瞳」を目的に処方した場合，審査上認める。

●アデノシン三リン酸二ナトリウム（他に分類されない代謝性医薬品／アデノシン三リン酸二ナトリウム）〔アデホス-Lコーワ注，トリノシンS注射液，ATP注〕：原則，「心房性（上室性）頻脈」，「発作性上室頻拍」に対して処方した場合，審査上認める。

●アドレナリン（副腎髄質ホルモン／アドレナリン）〔ボスミン注〕：原則，心停止時の心拍再開のため，1回1mg静注（反復投与）した場合，「現行の適応症について小児」に対し処方した場合，審査上認める。

●アトロピン硫酸塩水和物（鎮けい剤／硫酸アトロピン）〔硫酸アトロピン注射液〕：原則，「現行の適応症について小児」に対し処方した場合，審査上認める。

●アミオダロン塩酸塩（不整脈用剤／塩酸アミオダロン）〔アンカロン注〕：原則，「難治性かつ緊急を要する場合の，心房細動又は心房粗動」に対し処方した場合，審査上認める。

●アミカシン硫酸塩（主としてグラム陰性菌に作用するもの／アミカシン硫酸塩）〔アミカシン硫酸塩注射液，アミカマイシン注射液〕：原則，「結核」に対して処方した場合，「現行の適応症」に対し「1回で1日量を静脈内に投与」した場合，「非結核性抗酸菌症（アミカシン感受性の場合に限る）」に対して投与した場合，審査上認める。

●アルプロスタジル（その他の循環器官用薬／アルプロスタジル）〔リプル注〕：原則，「突発性難聴」，「血行再建後の血流維持」に対して処方した場合，審査上認める。

●アルプロスタジルアルファデクス（その他の循環器官用薬／アルプロスタジルアルファデクス）〔注射用プロスタンディン〕：原則，「突発性難聴」に対して処方した場合，審査上認める。

●アンピシリンナトリウム（主としてグラム陽性・陰性菌に作用するもの／アンピシリンナトリウム）〔ビクシリン注射用〕：原則，「現行の適応症について小児」に対して点滴静注した場合，「リステリア症」に対して処方した場合，「細菌性髄膜炎」に対して「1回2gを4時間毎，静脈内に投与」した場合，審査上認める。

●アンピシリンナトリウム／クロキサシリンナトリウム（その他の抗生物質製剤／アンピシリンナトリウム・クロキサシリンナトリウム）〔注射用ビクシリンS〕：原則，「現行の適応症について小児」に対して点滴静注した場合，審査上認める。

●アンピシリンナトリウム・クロキサシリンナトリウム水和物〔その他の抗生物質製剤（複合抗生物質製剤を含む）〕〔注射用ビクシリン〕：原則，「骨髄炎」に対して処方した場合，「感染性心内膜炎」に対し「1回2gを4～6時間ごとに静脈内に投与（1日8～12g）」，「細菌性髄膜炎」に対し「1回2gを4時間ごとに静脈内に投与（1日12g）」した

場合，審査上認める。

●**アンピシリンナトリウム・スルバクタムナトリウム**（β-ラクタマーゼ阻害剤配合抗生物質／アンピシリンナトリウム・スルバクタムナトリウム）〔ユナシンS静注用〕：原則，「皮膚軟部組織感染症，髄膜炎」に対し処方した場合，審査上認める。

●**イダルビシン塩酸塩**（アントラサイクリン系抗悪性腫瘍剤／塩酸イダルビシン）〔イダマイシン注〕：原則，「骨髄異形成症候群（高リスク群），難治性の造血器悪性腫瘍」に対し処方した場合，審査上認める。

●**イホスファミド**（抗悪性腫瘍剤／イホスファミド）〔注射用イホマイド〕：原則，「悪性リンパ腫」に対し処方した場合，審査上認める。

●**イミペネム水和物・シラスタチンナトリウム**（主としてグラム陽性・陰性菌に作用するもの）（チエナム点滴静注用0.5g，チエナム点滴静注用キット0.5g 他後発品あり）：原則，「肺非結核性抗酸菌症（ただし，対象菌種はMycobacteriumabscessus症に限る）」に対して投与した場合，審査上認める。

●**イリノテカン塩酸塩水和物**（臨床腫瘍）（抗悪性植物成分製剤／イリノテカン塩酸塩水和物）〔カンプト点滴静注，トポテシン点滴静注〕：原則，「神経内分泌細胞癌」に対して投与した場合，審査上認める。

●**インジゴカルミン注射液**（機能検査用試薬，その他の診断用薬（体外診断用医薬品を除く）／インジゴカルミン注射液）〔インジゴカルミン注20mg「第一三共」〕：原則，「尿路損傷部位の検査又は尿管口の位置確認」を目的に，「静注又は尿路内注入薬として使用」した場合，審査上認める。

●**インスリンアスパルト（遺伝子組換え）**（その他のホルモン剤／インスリンアスパルト（遺伝子組換え））〔ノボラピッド注，ノボラピッド注フレックスペン，ノボラピッド注イノレット，ノボラピッド注ペンフィル〕：原則，「高血糖」，「グルコース・インスリン・カリウム療法（GIK療法）」に対して処方した場合，審査上認める。

●**インスリンアスパルト（遺伝子組換え）②**（その他のホルモン剤）〔ノボラピッド注フレックスタッチ，ノボラピッド注フレックスペン，ノボラピッド注イノレット，ノボラピッド注ペンフィル，ノボラピッド注100単位/mL〕：原則，「妊娠糖尿病」に対して投与した場合，審査上認める。

●**インスリンデテミル（遺伝子組換え）**（その他のホルモン剤）〔レベミル注フレックスペン，レベミル注イノレット，レベミル注ペンフィル〕：原則，「妊娠糖尿病」に対して投与した場合，審査上認める。

●**インスリンヒト（遺伝子組換え）**（その他のホルモン剤）〔ヒューマリンR注カート，ヒューマリンR注ミリオペン，ノボリンR注フレックスペン，ヒューマリンR注100単位/mL，ノボリンR注100単位/mL〕：原則，「妊娠糖尿病」に対して投与した場合，審査上認める。

●**インスリンリスプロ（遺伝子組換え）**（その他のホルモン剤）〔ヒューマログ注カート，ヒューマログ注ミリオペン，ヒューマログ注ミリオペンHD，ヒューマログ注100単位/mL〕：原則，「妊娠糖尿病」に対して投与した場合，審査上認める。

●**インドシアニングリーン**（機能検査用試薬／インドシアニングリーン）〔ジアグノグリーン注射用，オフサグリーン静注用〕：原則，「リンパ管静脈吻合術時のリンパ管検索」に対し「手足の皮内・皮下注射として使用」

した場合，審査上認める。

●**エトポシド**（抗腫瘍性植物成分製剤／エトポシド）〔ラステット注，ベプシド注〕：原則，「造血幹細胞移植の前治療」に対して投与した場合，審査上認める。

●**エトポシド（臨床腫瘍）**（抗腫瘍性植物成分製剤／エトポシド）〔ラステット注，ベプシド注〕：原則，「神経内分泌細胞癌」に対して投与した場合，審査上認める。

●**エノシタビン**（抗悪性腫瘍薬・シタラビン誘導体／エノシタビン）〔注射用サンラビン〕：原則，「骨髄異形成症候群（高リスク群），難治性の造血器悪性腫瘍」に対し処方した場合，審査上認める。

●**L-アルギニン塩酸塩**（他に分類されない代謝性医薬品／L-アルギニン塩酸塩）〔アルギU 点滴静注20g 10% 200mL〕：原則，「ミトコンドリア病」に対して使用した場合，審査上認める。

●**オキサリプラチン**（その他の腫瘍用薬／オキサリプラチン）〔エルプラット点滴静注液〕
(1) 原則，「症状詳記等により医学的妥当性があると判断」された場合，「胃癌に対するFOLFOX療法」の投与を審査上認める。
(2) 原則，FOLFOX療法として「食道癌」に対して投与した場合，審査上認める。

●**オルプリノン塩酸塩水和物**（強心剤）〔コアテック注〕：原則，「現行の適応症について小児」に対して処方した場合，審査上認める。

●**ガニレリクス酢酸塩**（その他のホルモン剤（ホルモン剤を含む）／ガニレリクス酢酸塩）（ガニレスト皮下注0.25mgシリンジ）：原則，「卵巣過剰刺激症候群の発症リスクが高い症例」に対して使用した場合，審査上認める。

●**カルボプラチン**（抗悪性腫瘍白金錯化合物／カルボプラチン）〔パラプラチン注射液，注射用パラプラチン〕，（その他の腫瘍用剤／カルボプラチン）〔パラプラチン注射液〕
(1) 原則，「子宮体癌」，「神経内分泌細胞癌」，「胸腺癌」に対し処方した場合，審査上認める。
(2) 原則，現行の適応症に対し動脈注射として使用した場合，「腎機能障害がある尿路上皮癌」に対し点滴静注した場合，審査上認める。

●**カンレノ酸カリウム**（利尿剤／カンレノ酸カリウム）〔ソルダクトン静注用〕：原則，「現行の適応症について小児」に処方した場合，審査上認める。

●**クリンダマイシンリン酸エステル**（主としてグラム陽性菌に作用するもの／クリンダマイシンリン酸エステル）〔ダラシンS注射液〕：原則，「壊死性筋膜炎」，「毒素ショック症候群」に対して「静脈内に投与」した場合，審査上認める。

●**ケトプロフェン**（解熱鎮痛消炎剤／ケトプロフェン）〔カピステン筋注〕：原則，「局所麻酔剤と併用して疼痛部位（トリガーポイント）への局所注入」に対して処方した場合，審査上認める。

●**ゲムシタビン塩酸塩**（代謝拮抗剤／ゲムシタビン塩酸塩）〔ジェムザール注射用200mg，同1g，他後発品あり〕
(1) 原則，「転移を有する胚細胞腫・精巣がん」に対し二次化学療法として静脈内にオキサリプラチン又はパクリタキセルと併用投与した場合，審査上認める。

投薬注射

(2) 原則，「進行軟部肉腫」に対して使用した場合，当該用事例を審査上認める。

●**ゲンタマイシン硫酸塩**（主としてグラム陽性・陰性菌に作用するもの／ゲンタマイシン硫酸塩）〔ゲンタシン注〕：原則，「黄色ブドウ球菌等による感染性心内膜炎」に対して「他の抗菌剤と併用」して処方した場合，審査上認める。

●**コハク酸プレドニゾロンナトリウム**（副腎ホルモン剤／コハク酸プレドニゾロンナトリウム）〔水溶性プレドニン〕：原則，「自己免疫性視神経炎」に対して処方した場合，審査上認める。

●**コハク酸メチルプレドニゾロンナトリウム**（副腎ホルモン剤／コハク酸メチルプレドニゾロンナトリウム）〔ソル・メドロール静注用，注射用プリドール，ソル・メドロール，デカコート注射用，注射用ソル・メルコート〕：原則，「多発ニューロパチー」，「慢性炎症性脱髄性多発神経根ニューロパチー（CIDP）」，「フィッシャー症候群」，「好酸球性肉芽腫」，「チャグストラウス症候群」，「皮膚筋炎・多発性筋炎・封入体筋炎」，「免疫介在性ニューロパチー」，「進行性全身性硬化症（PSS）」，「パルス療法としての使用」，「急性散在性脳脊髄炎（ADEM）」，「間質性肺炎」，「特発性肺ヘモジデローシス」に対して処方した場合，審査上認める。

●**ジアゼパム**【内服薬・注射薬】（マイナートランキライザー／ジアゼパム）〔ホリゾン錠，ホリゾン散，ホリゾン注射液，セルシン錠，セルシン散，セルシンシロップ，セルシン注射液〕：原則，「てんかん」に対し処方した場合，審査上認める。

●**シアノコバラミン**（ビタミンB_{12}／シアノコバラミン）〔シアノコバラミン注射液〕：原則，「ビタミンB_{12}依存性メチルマロン酸血症」に対し処方した場合，審査上認める。

●**シクロスポリン**（他に分類されない代謝性医薬品／シクロスポリン）〔サンディミュン点滴静注用〕：原則，「二次性血球貪食性リンパ組織球症」に対して投与した場合，当該使用事例を審査上認める。

●**シクロホスファミド**（アルキル化剤／シクロホスファミド）〔注射用エンドキサン〕：原則，「ステロイド抵抗性膠原病」，「多発性硬化症」，「慢性炎症性脱髄性多発神経炎（CIDP）」，「血縁者間同種造血細胞移植（HLA半合致移植）における移植片対宿主病の抑制」に対して投与した場合，審査上認める。

●**シスプラチン**（抗悪性腫瘍剤／シスプラチン）〔ランダ注，ブリプラチン注〕：原則，「悪性黒色腫」，「扁平上皮癌」，「神経内分泌細胞癌」に対し処方した場合，現行の適応症に対し動脈注射として使用した場合，審査上認める。

●**シタラビン**（代謝拮抗剤／シタラビン）〔キロサイドN注，キロサイド注〕：原則，「造血幹細胞移植前処置」として処方した場合，審査上認める。

●**シプロフロキサシン**（合成抗菌剤／シプロフロキサシン）〔シプロキサン注〕：原則，「膿胸・肺膿瘍・肺化膿症・慢性呼吸器疾患の二次感染」，「好中球減少時の不明熱」，「子宮内感染症」に対して処方した場合，審査上認める。

●**スルバクタムナトリウム／アンピシリンナトリウム**（主としてグラム陽性・陰性菌に作用するもの／スルバクタムナトリウム，アンピシリンナトリウム）〔ユナシン-S静注用，ピシリバクタ静注用〕

(1) 原則，「脳膿瘍」に対して「1回3g〜4.5gを6時間毎，静脈内に投与」した場合，審査上認める。

(2) 原則，「肩桃周囲膿瘍」，「顎骨周囲の蜂巣炎」，「喉頭膿瘍」，「咽頭膿瘍」，「虫垂炎」に対して処方した場合，審査上認める。

(3) 原則，「皮膚・軟部組織感染症」に対して「1回3gを6時間毎，静脈内に投与」した場合，審査上認める。

●**セツキシマブ（遺伝子組換え）**（その他の腫瘍用薬）〔アービタックス注射液〕：原則，「EGFR陽性の治癒切除不能な進行・再発の結腸・直腸癌」，「頭頸部癌」に対して「隔週」で投与した場合，審査上認める。

●**セトロレリクス酢酸塩**〔その他のホルモン剤（ホルモン剤を含む）／セトロレリクス酢酸塩〕（セトロタイド注射用0.25mg）：原則，「卵巣過剰刺激症候群の発症リスクが高い症例」に対して使用した場合，審査上認める。

●**セファゾリンナトリウム水和物**（主としてグラム陽性・陰性菌に作用するもの／セファゾリンナトリウム水和物）〔セファメジンα注用〕：原則，「現行の適応症の重症例」に対し「1回2gを8時間毎，静脈内に投与」した場合，審査上認める。

●**セフォタキシムナトリウム**（主としてグラム陽性・陰性菌に作用するもの／セフォタキシムナトリウム）〔クラフォラン注用，セフォタックス注用〕：原則，「細菌性髄膜炎」に対し「1回2gを4〜6時間毎，静脈内に投与」した場合，審査上認める。

●**セフタジジム水和物**（主としてグラム陽性・陰性菌に作用するもの／セフタジジム水和物）〔モダシン静注用〕：原則，「発熱性好中球減少症」に対し「1回2gを8時間毎，静脈内に投与」した場合，審査上認める。

●**ダウノルビシン塩酸塩**（アントラサイクリン系抗悪性腫瘍剤／塩酸ダウノルビシン）〔ダウノマイシン〕：原則，「骨髄異形成症候群（高リスク群），難治性の造血器悪性腫瘍」に対し処方した場合，審査上認める。

●**ダントロレンナトリウム水和物**（骨格筋弛緩剤／ダントロレンナトリウム水和物）〔ダントリウム静注用〕：原則，「悪性高熱症の抑制」に対し処方した場合，審査上認める。

●**チオペンタールナトリウム**（全身麻酔剤／チオペンタールナトリウム）〔ラボナール注射用〕：原則，「低酸素性脳症」，「外傷性脳挫傷」，「脳炎」，「脳浮腫」，「開頭手術後」，「けいれん重積発作」に対して処方した場合，審査上認める。

●**チオ硫酸ナトリウム水和物**（解毒剤／チオ硫酸ナトリウム水和物）〔デトキソール静注液〕：原則，「シスプラチン動脈注射時における副作用軽減目的」で処方した場合，審査上認める。

●**デキサメタゾンパルミチン酸エステル**【注射薬】（副腎ホルモン剤／デキサメタゾンパルミチン酸エステル）〔リメタゾン静注〕：原則，「二次性血球貪食性リンパ組織球症」に対して投与した場合，審査上認める。

●**ドキソルビシン塩酸塩**（アントラサイクリン系抗悪性

腫瘍剤／塩酸ドキソルビシン）〔アドリアシン注〕：原則，「卵巣癌」に対し処方した場合，審査上認める。

●**ドセタキセル水和物** (抗腫瘍性植物成分製剤 (424) ／ドセタキセル水和物）〔タキソテール点滴静注用20mg・80mg〕：原則，「尿路上皮癌（腎機能障害がある場合又は二次化学療法として使用される場合に限る）」に対し静脈内に投与した場合，審査上認める。

●**ドセタキセル水和物・ドセタキセル** (抗腫瘍性植物成分製剤／ドセタキセル水和物・ドセタキセル）〔タキソテール点滴静注用20mg，同80mg，他後発品あり〕：原則，「進行軟部肉腫」に対して使用した場合，審査上認める。

●**ドパミン塩酸塩** (急性循環不全改善薬／塩酸ドパミン）〔イノバン注〕：原則，「麻酔時の昇圧，乏尿等の急性循環不全の前状態」に対し処方した場合，審査上認める。

●**トリアムシノロンアセトニド** (副腎ホルモン剤／トリアムシノロンアセトニド）〔ケナコルトA筋注用，関節腔内用水懸注〕：原則，「黄斑浮腫」に対し処方した場合，審査上認める。

●**ドロペリドール** (全身麻酔剤／ドロペリドール）〔ドロレプタン注射液〕：原則，「中枢性鎮痛薬（麻薬を含む）投与に伴う悪心・嘔吐」に対し処方した場合，審査上認める。

●**ニトログリセリン** (血管拡張剤／ニトログリセリン）〔ミリスロール注〕，(ニトログリセリン注射液／ニトログリセリン）〔ミリスロール注1mg／2mL，バソレーター注1mg，ニトログリセリン注1mg／2mL〔HK〕，ミオコール静注1mg〕：原則，「異常高血圧」，「開心術後心不全」，「冠動脈虚血」，「肺動脈性肺高血圧症」に対して処方した場合，「分娩時の緊急子宮弛緩」を目的とする治療として，1回60〜90μg，最大100μgを緩徐に静脈内に投与した場合，審査上認める。

●**ニムスチン塩酸塩** (抗悪性腫瘍剤／塩酸ニムスチン）〔ニドラン注射用〕：原則，「悪性黒色腫」に対し処方した場合，審査上認める。

●**乳酸リンゲル（デキストラン加）**〔血液代用剤／乳酸リンゲル（デキストラン加）〕〔サヴィオゾール輸液〕：原則，「区域麻酔に伴う血圧低下の管理」に対して処方した場合，審査上認める。

●**パクリタキセル** (抗腫瘍性植物成分製剤／パクリタキセル）〔タキソール注射液30mg，100mg〕
(1) 原則，「尿路上皮癌（腎機能障害がある場合又は二次化学療法として使用される場合に限る）」に対し，「A法（通常，成人にはパクリタキセルとして，1日1回210mg／㎡（体表面積）を3時間かけて点滴静注し，少なくとも3週間休薬する。これを1クールとして投与を繰り返す）又はC法（通常，成人にはパクリタキセルとして1日1回80mg／㎡（体表面積）を1時間かけて点滴静注し，週1回投与を3週間連続する。これを1クールとして，投与を繰り返す）により点滴静注」した場合，審査上認める。
(2) 原則，「胸腺癌」に対して併用投与した場合，審査上認める。

●**パパベリン塩酸塩** (鎮けい剤／パパベリン塩酸塩）〔パパベリン塩酸塩注40mg〕：原則，開頭術時の「脳血管攣縮」

に対して局所に使用した場合，当該使用事例を審査上認める。

●**バソプレシン** (脳下垂体ホルモン剤／バソプレシン）〔ピトレシン注射液〕：原則，「急性低血圧」，「ショック時の補助治療」に対して処方した場合，審査上認める。

●**ビアペネム** (主としてグラム陽性・陰性菌に作用するもの／ビアペネム）〔オメガシン点滴用〕：原則，「発熱性好中球減少症 (FN)」に対して処方した場合，審査上認める。

●**人免疫グロブリン** (血液成分製剤／人免疫グロブリン）〔ガンマグロブリン〕：原則，麻疹，A型肝炎，ポリオの予防及び症状の軽減のため「低出生体重児，新生児」に対し処方した場合，審査上認める。

●**ヒドロキシエチルデンプン** (血液代用剤／ヒドロキシエチルデンプン）〔ヘスパンダー輸液〕：原則，「区域麻酔に伴う血圧低下の管理」に対して処方した場合，審査上認める。

●**ヒドロコルチゾンコハク酸エステルナトリウム** (副腎皮質ホルモン／コハク酸ヒドロコルチゾンナトリウム）〔ソルコーテフ〕：原則，「循環系ショック状態」に対し処方した場合，審査上認める。

●**ヒドロコルチゾンリン酸エステルナトリウム** (副腎皮質ホルモン／リン酸ヒドロコルチゾンナトリウム）〔水溶性ハイドロコートン注射液〕：原則，「循環系ショック状態」に対し処方した場合，審査上認める。

●**ピペラシリンナトリウム** (主としてグラム陽性・陰性菌に作用するもの／ピペラシリンナトリウム）〔ペントシリン注射用，ペントシリン筋注用，ペントシリン静注用〕
(1) 原則，「外傷・熱傷・手術創等の二次感染」に対して処方した場合，審査上認める。
(2) 原則，「現行の適応症」に対し「1回3gを6時間毎，静脈内に投与」した場合，審査上認める。

●**ピルシカイニド塩酸塩水和物** (不整脈用剤／サンリズム注射液〕：原則，「現行の適応症について小児」に対して「1〜1.5mg／kgを10分かけて静脈内に投与」した場合，審査上認める。

●**ブドウ糖** (糖類剤／ブドウ糖）〔大塚糖液50％（200mL，500mL），大塚糖液70％（35mL）他後発品あり〕：原則，「栄養障害」又は「経口摂取困難」に対して，血液透析，血液濾過，血液透析濾過又は持続緩徐式血液濾過等の治療中に透析回路の静脈側から投与した場合，審査上認める。

●**フルオロウラシル** (代謝拮抗剤／フルオロウラシル）〔5-FU注〕
(1) 原則，「症状詳記等により医学的妥当性があると判断」された場合，「胃癌に対するFOLFOX療法」の投与を審査上認める。
(2) 原則，FOLFOX療法として「食道癌」に対して投与した場合，審査上認める。

●**フルコナゾール** (トリアゾール系抗真菌剤／フルコナゾール）〔ジフルカン静注液〕：原則，「真菌性角膜炎，アカントアメーバ角膜炎又は真菌による重篤な眼感染症に対する注射液の局所使用（点眼，結膜下注射，硝子体内注射，眼内灌流）又は全身使用」

を目的に処方した場合，審査上認める。

●**フロセミド**（利尿剤／フロセミド）〔ラシックス注〕：原則，「急性・慢性腎不全による乏尿」に対して処方した場合，審査上認める。

●**ベクロニウム臭化物**（骨格筋弛緩剤／臭化ベクロニウム）〔マスキュラックス静注用〕：原則，「人工呼吸時の筋弛緩」に対し処方した場合，審査上認める。

●**ヘパリンカルシウム**（血液凝固阻止剤／ヘパリンカルシウム）〔カプロシン注，ヘパリンカルシウム注，ヘパリンカルシウム皮下注〕：原則，「抗リン脂質抗体症候群合併妊娠」に対して処方した場合，審査上認める。

●**ヘパリンナトリウム**（血液凝固阻止剤／ヘパリンナトリウム）〔ヘパリンナトリウム注〕：原則，「抗リン脂質抗体症候群合併妊娠」に対し処方した場合，審査上認める。

●**ベンジルペニシリンカリウム**（主としてグラム陽性菌に作用するもの／ベンジルペニシリンカリウム）〔注射用ペニシリンGカリウム〕：原則，「脳膿瘍」に対して「1回400万単位を4時間毎，静脈内に投与」した場合，「壊死性筋膜炎」に対して「1回200〜400万単位を4〜6時間毎，静脈内に投与」した場合，審査上認める。

●**放射性医薬品基準人血清アルブミンジエチレントリアミン五酢酸テクネチウム（99mTC）注射液**（放射性医薬品／放射性医薬品基準人血清アルブミンジエチレントリアミン五酢酸テクネチウム（99mTC））〔プールシンチ注〕：原則，「リンパ浮腫」に対して投与した場合，審査上認める。

●**放射性医薬品基準ヒドロキシメチレンジホスホン酸テクネチウム（99mTc）**〔放射線医薬品／放射性医薬品基準ヒドロキシメチレンジホスホン酸テクネチウム（99mTc）〕〔クリアボーンキット，クリアボーン注〕：原則，「心シンチグラムによる心アミロイドーシスの診断」に対して使用した場合，審査上認める。

●**放射性医薬品基準ピロリン酸テクネチウム（99mTc）注射液調製用**（放射性医薬品）〔テクネピロリン酸キット〕：原則，「心シンチグラムによる心疾患の診断」目的で骨シンチグラムと同様の用法により使用した場合，審査上認める。

●**ポリドカノール**（失血剤／エトキシスクレロール，ポリドカスクレロール）：原則，「ストーマ静脈瘤出血」，「消化管出血」に対して投与した場合，審査上認める。

●**ホスホマイシンナトリウム**（主としてグラム陽性・陰性菌に作用するもの／ホスホマイシンナトリウム）〔ホスミシンS静注用，ホスミシンSバッグ点滴静注用〕：原則，「緑膿菌を含むバイオフィルム等による多剤耐性菌による感染症（他抗菌薬との併用療法）」に対して処方した場合，審査上認める。

●**ミコナゾール**（真菌症治療剤／ミコナゾール）〔フロリードF注，フロリードF点滴静注用〕：原則，「真菌性角膜炎」，「アカントアメーバ角膜炎」に対し処方した場合，審査上認める。

●**ミダゾラム**（催眠鎮静剤，抗不安剤／ミダゾラム）〔ドルミカム注射液〕

(1) 原則，「けいれん重積状態を含むてんかん重積状態」，「区域麻酔時の鎮静」に対して処方し

た場合，審査上認める。

(2) 原則，「消化器内視鏡検査及び消化器内視鏡を用いた手術時の鎮静に対して使用した場合，審査上認める。

●**ミトキサントロン塩酸塩**（アントラキノン系抗悪性腫瘍剤／塩酸ミトキサントロン）〔ノバントロン注〕：原則，「骨髄異形成症候群（高リスク群），難治性の造血器悪性腫瘍」に対し処方した場合，審査上認める。

●**ミノサイクリン塩酸塩**【内服薬】【注射薬】（主としてグラム陽性・陰性菌，リケッチア，クラミジアに作用するもの／ミノサイクリン塩酸塩）〔ミノマイシン錠，ミノマイシンカプセル，ミノマイシン点滴静注用〕：原則，「日本紅斑熱」に対して処方した場合，審査上認める。

●**ミリモスチム**（白血球減少症治療，天然M-CSF／ミリモスチム）〔ロイコプロール〕：原則，「骨髄不全症候群に伴う好中球減少」に対し処方した場合，審査上認める。

●**ミルリノン**（強心剤／ミルリーラ注射液，ミルリーラK注射液）：原則，「現行の適応症について，小児」に対して処方した場合，審査上認める。

●**メチルプレドニゾロンコハク酸エステルナトリウム**（副腎皮質ホルモン剤／メチルプレドニゾロンコハク酸エステルナトリウム）〔ソル・メドロール〕

(1) 原則，「脳炎・脳症」，「髄膜炎」，「肥厚性硬膜炎」，「脊髄炎」，「視神経炎」，「重症筋無力症」，「多発性硬化症」，「慢性炎症性脱髄性多発神経炎」，「ギラン・バレー症候群」，「膠原病・免疫性疾患」，「ベーチェット病」，「Bell麻痺」，「トローサ・ハント症候群」に対し処方した場合，審査上認める。

(2) 原則，「広汎性円形脱毛症（脱毛が急速に進行している，脱毛巣が25%以上の成人症例）」に対し500mg/日もしくは8mg/kg/日を3日連続で点滴静注した場合，審査上認める。

●**メトトレキサート**（代謝拮抗剤／メトトレキサート）〔注射用メソトレキセート〕：原則，「造血幹細胞移植における移植片対宿主病（GVHD）の管理」，「悪性リンパ腫」に対して使用した場合，審査上認める。

●**メロペネム水和物**（主としてグラム陽性・陰性菌に作用するもの／メロペネム水和物）〔メロペン点滴用バイアル，メロペン点滴用キット〕：原則，「細菌性髄膜炎」に対して「1回2gを8時間毎，静脈内に投与」した場合，審査上認める。

●**溶連菌抽出物**（その他の腫瘍用薬／溶連菌抽出物）〔ピシバニール注射用〕：原則，「がま腫」に対して処方した場合，審査上認める。

●**ラニムスチン**（アルキル化剤／ラニムスチン）〔注射用サイメリン〕：原則，「造血幹細胞移植前処置」として処方した場合，審査上認める。

●**ランジオロール塩酸塩**（不整脈用剤）〔注射用オノアクト，コアベータ静注用〕：原則，「現行の適応症について，小児」に対して「2.5mg/kg/分で開始し，数分ごとに倍々にして最大80mg/kg/分」処方した場合，審査上認める。

●**リドカイン**（局所麻酔剤／リドカイン）〔静注用キシロカイン，オリベス静注用〕：原則，「けいれん重積状態を含むて

んかん重積状態」，「頻脈性不整脈及び現行の適応症について小児」，「難治性疼痛治療」に対して処方した場合，審査上認める。

●**リドカイン塩酸塩**（静注・点滴用製剤）（局所麻酔剤／リドカイン塩酸塩）〔静注用キシロカイン，オリベス静注用，オリベス点滴用〕：原則，「静脈内区域麻酔」に対して処方した場合，審査上認める。

●**硫酸マグネシウム水和物**（鎮けい剤／硫酸マグネシウム水和物，ブドウ糖）〔コンクライト Mg 液，静注用マグネゾール〕：原則，「心室頻拍症」，「子癇」，「心室頻拍」に対して処方した場合，審査上認める。

●**リュープロレリン酢酸塩**（キット製剤）〔その他のホルモン剤（抗ホルモン剤を含む）〕〔リュープリン注射用 3.75mg，リュープリン注射用キット 3.75mg，リュープリン SR 注射用キット 11.25mg，リュープリン PRO 注射用キット 22.5mg，他後発品あり〕
 (1) 原則，「中枢性思春期早発症」に対して「4週毎に1回，1.88mg 又は 3.75mg を皮下注射」した場合，審査上認める。
 (2) 原則，「アンドロゲン受容体陽性唾液腺癌」に対して使用した場合，当該使用事例を審査上認める。

●**リン酸デキサメタゾンナトリウム**（副腎ホルモン剤／リン酸デキサメタゾンナトリウム）〔デカドロン注射液〕：原則，「細菌性髄膜炎」，「急性閉塞性喉頭炎（クループ症候群）」に対して処方した場合，審査上認める。

●**リン酸フルダラビン**（代謝拮抗剤／リン酸フルダラビン）〔フルダラ静注用〕：原則，「造血幹細胞移植の前治療」として処方した場合，審査上認める。

●**レボドパ**（抗パーキンソン剤／レボドパ）〔ドパストン静注〕：原則，「レボドパ製剤の経口投与ができないパーキンソン病，パーキンソン症候群」に対して投与した場合，審査上認める。

当該使用例の用法・用量：レボドパ製剤の経口投与ができない場合，レボドパ／ドパ脱炭酸酵素阻害薬配合薬 100mg に対してレボドパ静注薬を通常 50 ～ 100mg をそのままゆっくり静注又は生理食塩液もしくはブドウ糖注射液などに希釈して点滴静注する。なお，症状により適宜増減するが，レボドパ量として1日 1,500mg を超えないこととする。

●**レボブピバカイン塩酸塩**（局所麻酔剤）〔ポプスカイン〕：原則，「浸潤麻酔」，「硬膜外麻酔」を目的に使用した場合，審査上認める。

●**レボホリナートカルシウム**（解毒剤／レボホリナートカルシウム）〔アイソボリン点滴静注用〕
 (1) 原則，「症状詳記等により医学的妥当性があると判断」された場合，「胃癌に対するFOLFOX 療法」の投与を審査上認める。
 (2) 原則，FOLFOX 療法として「食道癌」に対して投与した場合，審査上認める。

●**ロピバカイン塩酸塩水和物**（局所麻酔剤／ロピバカイン塩酸塩水和物）〔アナペイン注 2mg/mL，アナペイン注 7.5mg/mL〕
 (1) 原則，2mg/mL 製剤・7.5mg/mL 製剤を「浸潤麻酔」に対して処方した場合，審査上認める。
 (2) 原則，2mg/mL 製剤を「伝達麻酔」に対して処方した場合，審査上認める。

●**l-イソプレナリン塩酸塩**（強心剤／l-イソプレナリン塩酸塩）〔プロタノールL注〕：原則，「現行の適応症について小児」に処方した場合，審査上認める。

●**3-ヨードベンジルグアニジン**（^{123}I）（放射性医薬品／3-ヨードベンジルグアニジン(^{123}I)）〔ミオ MIBG-I123 注射液〕：原則，「パーキンソン病又はレビー小体型認知症の診断のため心筋シンチグラム」に用いた場合，審査上認める。

8 輸 血

《輸血の留意点》

(1) 一連（概ね1週間）の輸血につき1回，患者に文書で説明を行う必要がある。

(2) 輸血と補液を同時に行った場合は，別々のものとして算定する。

(3) 自家採血，保存血，自己血の輸血量に抗凝固液は含まない。

(4) 自家採血輸血の血液量は，採血量ではなく，実際の1日当たりの輸血量とする。

(5) 自家製造した血液成分製剤は，原材料として用いた血液量に従い，「自家採血輸血」により算定する（3000mL限度）。

(6) 保存血液輸血は，保存血及び血液成分製剤の実際の注入総量又は原材料として用いた血液総量のうち，いずれか少ない量により算定する。

(7) 供血者の諸検査，輸血用回路，輸血用針，血液保存の費用は所定点数に包括される。

(8) 血漿成分製剤（新鮮液状血漿及び新鮮凍結人血漿等をいい，アルブミン製剤やグロブリン製剤等の血漿分画製剤は含まれない）は，注射の部で算定する。輸血の部の所定点数は算定できない。血漿成分製剤の注射に際し，患者に必要性・危険性等を文書で説明した場合は，G004点滴注射「注3」またはG005中心静脈注射「注1」の**血漿成分製剤加算**を当該注射の1回目実施日に算定する。

(9) 輸血管理体制に係る施設基準を満たしている届出医療機関では，月1回を限度として**K920-2輸血管理料**（Ⅰ又はⅡ）が算定できる。

A. 原 則

1. K923術中術後自己血回収術とK920「1」自家採血輸血の同時算定：前者のみ認められる。

2. 冠動脈バイパスで術中術後自己血回収術：認められない。

3. 術中術後自己血回収術の適応：開心術および大血管手術，その他無菌的手術で出血量が600mL以上の場合のみ適応。

4. 自己血回収器具の算定：手術料に含まれる。

5. K920「4」自己血輸血：エリスロポエチン製剤は貯血時に算定する。輸血時算定は不可。

6. 自己血輸血で交叉試験：算定不可。

7. 血小板輸注のみでの血液交叉試験・関節クームス：認められないこととされ，不規則抗体は認められる方向となる。

8. 血小板輸注の予防投与：原則として10単

位までは認められる。それ以上に関しては，詳記等によって，ケースバイケースとなる。

9. **照射後血液の輸血による高 K 血症**：輸血前に洗浄すれば予防可能なので，高 K 血症に対する治療は不要。

10. **成分輸血を行った場合**：その理由を付記する。

11. **濃厚赤血球＋新鮮凍結血漿（FFP）投与**：望ましくない。緊急で保存血や新鮮全血が間に合わなかったことが付記されない場合は査定の対象となる。

12. **新鮮凍結血漿**：単なるアルブミンの代わりに使用しない。

13. **積極的な治療目的のない，単なる低アルブミン血症へのアルブミン投与**：適応なし。

14. **濃厚血小板輸血時の白血球除去フィルター**：算定不可（日赤で照射済み）。

15. **血液製剤輸注時のフィルター**：小児では少量でも認められる。

16. **各種成分輸血とも，体内回転を踏まえた必要量・間隔をもって使用する。**

B. 血液製剤使用法の基本

2005 年 9 月（2009 年 2 月一部改正）の「輸血療法の実施に関する指針」および「血液製剤の使用指針」にしたがって審査される。

C. 赤血球（MAP）製剤

1. 内科適応

慢性貧血〔骨髄異形成症候群（MDS），再生不良性貧血，造血器悪性腫瘍など〕で，Hb 7 g/dL を目安として，10g/dL まで。鉄剤，ビタミン B_{12}，エリスロポエチンで治療可能な例は不可。

2. 外科適応

(1) **術前輸血**：持続する出血がコントロールできない場合。
(2) **術中輸血**：循環血液量の 20 ～ 50％の出血ならば細胞外液系補液＋ MAP。50 ～ 100％の出血では，適宜等張アルブミン製剤を投与。100％以上の出血ではさらに新鮮凍結血漿や濃厚血小板液の使用を考慮。
(3) **術後輸血**：バイタルサインが安定していたら補液のみで十分。

D. 新鮮凍結血漿（FFP）

投与前に PT（プロトロンビン時間），APTT（活性化部分トロンボプラスチン時間），フィブリノゲン値を測定することを原則とする。

1. 凝固因子の補充：DIC，肝障害，クマリン系薬剤効果の緊急補正（緊急手術時に限る）。

(1) PT・APTT が延長
  ● 複合型凝固障害：肝障害，DIC，大量輸血時
  ● 濃縮製剤のない凝固因子欠乏症：Ⅴ と XI 因子
  ● クマリン系薬剤効果の緊急補正：緊急手術時に限る。
(2) 低フィブリノゲン血症
  ● DIC
  ● L-アスパラギナーゼ投与後

2. 血漿因子の補充：TTP，HUS（溶血性尿毒症症候群）

3. 不適切な使用

(1) 循環血漿量減少の改善と補充
(2) 蛋白質源としての栄養補給
(3) 創傷治癒の促進
(4) その他（DIC を伴わない熱傷治療，人工心肺使用時の出血予防）
(5) 出血性ショック

4. 使用量

一般に 200 ～ 400mL／日，重症例では 800 mL／日まで。1 クール 7 日間を目途とするが，さらに使用した場合は病状を記載。

出血症状が出没する DIC は 450mL／日として実日数の半分まで認められる。術後肝不

輸血

図表20　再生不良性貧血の治療法の選択

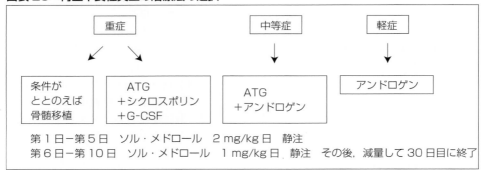

全には手術当日は1600mL。破裂胸部大動脈瘤手術当日は5400mLまで，翌日は3200mLまで。

　肝区域切除当日：FFPは3200mLまで，加熱人血漿蛋白は10瓶まで。

E.　アルブミン製剤

1.　症状詳記で説明のないアルブミン投与：査定される。

2.　等張アルブミン
　（1）出血性ショック
　（2）凝固因子の補充を必要としない治療的血漿交換療法
　（3）重症熱傷
　（4）重症膵炎

3.　高張アルブミン
　（1）難治性腹水を伴う肝硬変あるいは大量の腹水穿刺時：1週間が限度
　（2）血行動態が不安定な血液透析時
　（3）難治性の浮腫，肺水腫を伴うネフローゼ症候群
　（4）低蛋白血症に起因する肺水腫
　（5）低アルブミン血症による胸水貯留

4.　不適切な使用
　（1）蛋白質源としての栄養補給
　（2）脳虚血発作あるいはくも膜下出血後の血管攣縮
　（3）単なるアルブミン濃度の維持
　（4）末期患者への投与
　（5）無輸血手術での投与

5.　25％アルブミン：膠浸圧低下に伴う難治浮腫に利尿剤とともに用いる。

6.　アルブミン製剤と新鮮凍結血漿の併用：適応を明記。それ以外は一方のみ算定。

7.　無輸血手術でアルブミン注を当日または翌日の間隔で繰り返し行った場合（出血）：適応の誤りと考え，適宜査定。

8.　使用量：25g／日まで。開心術時は50〜70g。

9.　腹部大動脈瘤切迫破裂の緊急手術後，循環動態安定までの投与：1週間まで認められる。

10.　PTCAで意識障害（心室細動），アルブミンとFFP28単位使用：体外循環でのアルブミン喪失に，当日のみ2A使用。あとは認められない。

11.　腹部大動脈瘤グラフト手術時のアルブミン注：100gまでとする（胸部の場合は200gまで）。

12.　開心術時の加熱人血漿蛋白：適応ではない。

13.　術中のアルブミン製剤投与：赤血球輸血もない場合は認められない。

F.　未熟児早期貧血への輸血

1.　呼吸障害が認められない場合：Hb値が8g/dL未満。貧血による症状がある場合には，

Hb 値 8 〜 10g/dL。

2. **呼吸障害を合併している未熟児**：障害の程
度に応じて輸血は別途考慮される。

G. 血小板輸血の基準

1. **適応**
   (1) 産生障害。慢性例では高度の減少（1万
   以下）で出血症状を伴う場合のみ。原則と
   して予防的投与は認められない。
   (2) ITP（特発性血小板減少性紫斑病）では，
   緊急避難の場合のみで単なる血小板数維持
   は不可。（多くの場合抗体あり）。
   (3) 急性白血病では，病勢の進行速度から頭
   蓋内出血の恐れがあるときは5万くらいで
   も適応となる。
   (4) DICでは他の治療法が先行し，やむを
   得ない場合のみ適応となる。

2. **使用量**：1回10単位，3日に1回が目安。
   短期的には20単位。総量で100単位まで。
   白血病では1日10単位が原則で，「月○単位
   まで」という原則はないが，多くなれば必要
   性について必ず詳記する。
   心臓外科等の大手術（時）後：手術当日は
   20単位まで認める。

3. **3歳児の血小板輸血量**：10単位／日以下。

4. **出血性胃潰瘍時の血小板輸血**：一般には認
   められない。

5. **肺癌術後，AML，肺炎発症，DICを伴った
   ものに血小板輸血20単位8日間**：20単位2
   日間，以後10単位とする。

6. **ITP例での内視鏡施行前に400mg/kg体重
   の静注用免疫グロブリンで血小板数の回復な
   きため血小板輸血**：血小板だけでなく出血の
   状況もきくために返戻。

7. **血小板輸血時の間接クームス試験の算定**：
   認められない。

> **自己血輸血時の間接クームス検査加算等**
> 自己血輸血時の間接クームス検査加算，不
> 規則抗体加算及び血液交叉試験加算の算定は，
> 原則として認められない。　（令6.3.29 支払基金）

H. AT-III と第 XIII 因子製剤（必ず検査を）

1. **AT-III製剤の使用基準**
   (1) AT-III値が70%以下であること。
   (2) 原則としてヘパリンと併用。
   (3) 1クール5日間。DICで1,500倍／日（30
   倍／kg），緊急時40〜60倍／kg。

2. **第XIII因子製剤の使用基準**
   (1) 適応（血中レベル併記）：先天性欠損症（1
   日1〜5V），因子低下に伴う縫合不全・瘻
   孔（1日3〜6V，5日間，月2クールまで），
   シェーンライン・ヘノッホは1日3〜5V，
   3日間。緊急時には1日6Vまで。
   (2) 低アルブミン血症での乾燥濃縮人血液凝
   固第XIII因子（フィブロガミン®P）使用：
   第XIII因子の適応は，正常のアルブミン値と
   なっている。症状説明時に注意。
   (3) 原則として抗生剤投与のない条件下で使
   用する。
   (4) 症状発現のないXIII因子低下に乾燥濃縮人
   血液凝固第XIII因子（フィブロガミン®）使
   用：認められない。

9 リハビリテーション

《リハビリテーションの留意点》

(1) 20分以上の個別療法をもって「1単位」とする。実施単位数に応じた算定となる。

(2) 「疾患別リハビリテーション」（H000 心大血管疾患リハビリテーション料，H001 脳血管疾患等リハビリテーション料，H001-2 廃用症候群リハビリテーション料，H002 運動器リハビリテーション料，H003 呼吸器リハビリテーション料）——については，患者1人1日6単位を限度に算定する。ただし，厚生労働大臣が定める患者（①回復期リハビリテーション病棟入院料または特定機能病院リハビリテーション病棟入院料の算定患者（運動器リハビリテーション料を算定するものを除く），②発症後60日以内の脳血管疾患等の患者等）については1日9単位を限度に算定する。

(3) H000 〜 H003 の疾患別リハビリテーションについては，それぞれ標準的算定日数が規定されている（**図表21参照**）。ただし，厚生労働大臣が定める患者（下記）で，治療継続により改善が期待できる場合は標準的算定日数を超えても算定可。それに該当しない場合であっても，必要があって標準的算定日数を超えて行った場合は，**1月13単位**に限り算定できる。
《厚生労働大臣が定める患者（標準的算定日数上限の除外対象患者）》
※ 治療継続により改善が期待できると医学的に判断される場合に除外対象となる患者：①失語症，失認及び失行症の患者，②高次脳機能障害の患者，③重度の頚髄損傷の患者，④頭部外傷及び多部位外傷の患者，⑤慢性閉塞性肺疾患（COPD）の患者，⑥心筋梗塞の患者，⑦狭心症の患者，⑧軸索断裂の状態にある末梢神経損傷（発症後1年以内）の患者，⑨外傷性の肩関節腱板損傷（受傷後180日以内）の患者，⑩回復期リハビリテーション病棟入院料又は特定機能病院リハビリテーション病棟入院料を算定する患者及び当該病棟を退棟した日から3月以内の患者（保険医療機関に入院中の患者，介護老人保健施設又は介護医療院に入所する患者を除く），⑪難病患者リハビリテーション料に規定する患者（先天性又は進行性の神経・筋疾患の者を除く），⑫障害児（者）リハビリテーション料に規定する患者（加齢に伴って生ずる心身の変化に起因する疾病の者に限る），⑬その他，リハビリテーションを継続することにより改善が期待される患者。
※ 治療上有効と医学的に判断される場合に除外対象となる患者：①先天性又は進行性の神経・筋疾患の患者，②障害児（者）リハビリテーション料に規定する患者（加齢に伴って生ずる心身の変化に起因する疾病の者を除く）。

(4) H000 心大血管疾患リハビリテーション料と H003 呼吸器リハビリテーション料は発症，手術もしくは急性増悪から7日目又は治療開始日のいずれか早いものから，H001 脳血管疾患等リハビリテーション料と H002 運動器リハビリテーション料は発症，手術または急性増悪から，H001-2 廃用症候群リハビリテーション料については，廃用症候群にかかる急性疾患等の発症，手術もしくは急性増悪又は廃用症候群の急性増悪から**30日に限り早期リハビリテーション加算**を算定できる。

(5) 疾患別リハビリテーション（H000 〜 H003）について，早期リハビリテーション加算とは別に，リハビリテーション科の配置医師がいる医療機関では治療開始日又は発症・手術・急性増悪から7日目又は治療開始日のいずれか早いものから起算して**14日に限り初期加算**も算定できる。

(6) 疾患別リハビリテーション料（H000 ～ H003）について，入院中の規定の患者に対して，発症・手術・急性増悪から 7 日目又は治療開始日のいずれか早いものから起算して **14 日に限り急性期リハビリテーション加算**を算定できる。

(7)　J117 鋼線等による直達牽引（2 日目以降。観血的に行った場合の手技料を含む），**J118 介達牽引，J118-2 矯正固定，J118-3 変形機械矯正術，J119 消炎鎮痛等処置，J119-2 腰部又は胸部固定帯固定，J119-3 低出力レーザー照射，J119-4 肛門処置**は，H000 ～ H003 の疾患別リハビリテーション料，H007-2 がん患者リハビリテーション料，H008 集団コミュニケーション療法，H007-3 認知症患者リハビリテーション料の所定点数に含まれる。

(8) B001「17」慢性疼痛疾患管理料と，H000 ～ H003 の併算定は不可。

(9) **同一疾患に係るリハビリテーション**については，1 つの医療機関で責任をもって実施することが原則。ただし，言語聴覚療法に係る疾患別リハビリテーション，障害児（者）リハビリテーション料については，その希少性・特殊性等に鑑み疾患別リハビリテーション料を算定している医療機関と別の医療機関で初・再診料等を含めて算定可。

図表 21　疾患別リハビリテーションの対象疾患

	脳血管疾患等リハビリ	運動器リハビリ	呼吸器リハビリ	心大血管疾患リハビリ
対象疾患	脳血管疾患 脳外傷 脳腫瘍 神経筋疾患 脊髄損傷 高次脳機能障害　等	上・下肢の複合損傷 上・下肢の外傷・骨折 　手術後 四肢切断義肢 熱傷瘢痕による関節拘縮等	肺炎・無気肺 開胸手術後 肺塞栓 COPD であって重症度分類Ⅱ以上の状態の患者　等	急性心筋梗塞 狭心症 開心術後 慢性心不全で EF ≦ 40% CABG 術後 大血管術後　等
リハビリ（Ⅰ/Ⅱ/Ⅲ）	ⅠまたはⅡまたはⅢ	ⅠまたはⅡまたはⅢ	ⅠまたはⅡ	ⅠまたはⅡ
標準的算定日数	180 日	150 日	90 日	150 日

図表 22　回復期リハビリテーション病棟入院料の算定対象となるリハビリを要する状態と算定日数

1．脳血管疾患，脊髄損傷等の発症または手術後 2 カ月以内の状態 （高次脳機能障害を伴った重症脳血管障害，重度の頸髄損傷および頭部外傷を含む多部位外傷の場合）	150 日 （180 日）
2．大腿骨，骨盤，脊椎，股関節もしくは膝関節の骨折または 2 肢以上の多発骨折の発症後または手術後 2 カ月以内の状態	90 日
3．外科手術または肺炎等の治療時の安静により生じた廃用症候群を有しており，手術後または発症後 2 カ月以内の状態	90 日
4．大腿骨，骨盤，脊椎，股関節または膝関節の神経・筋・靱帯損傷後 1 カ月以内の状態	60 日
5．股関節または膝関節の置換術後の状態	90 日
6．急性心筋梗塞，狭心症発作その他急性発症した心大血管疾患または手術後の状態	90 日

　回復期リハビリテーション病棟入院料 1 の算定要件：回復期リハビリを要する状態の患者が 8 割以上を占め，かつ次の要件を満たすこと。1．新規入院患者のうち 4 割以上が重症の患者。2．退院患者のうち，他の医療機関へ転院した者等を除く者の割合が 7 割以上。

A. 原 則

　リハビリは必要があると認められる場合に行い，4 つのカテゴリーに分けられる（**図表 21**）。

1．疾患別リハビリの標準的リハビリ日数を超

えたものについては，1 カ月当たり 13 単位まで算定可能（算定単位数上限を超えたものについては，選定療養として実施可能）。

2．**（術後）廃用症候群での脳血管疾患等リハビリまたは運動器リハビリの算定**：認められ

リハ

る。

3. 整形外科手術直後に廃用症候群病名で脳血管リハビリ：運動器リハビリで算定する。

4. 下部消化管手術で呼吸器リハビリ：算定できない。

5. 術前検査入院例に対して廃用症候群でリハビリ：認められない。

6. 無菌室管理中のリハビリ算定：妥当でない。

B. 疾患別リハビリにおける従事者１人当たりの実施単位数

1. １日当たりの単位数：18 単位を標準とし，24 単位を上限とする（心大血管疾患リハビリテーションは上限規定なし）。

2. １週間当たりの単位数：108 単位まで。非常勤の従事者については常勤換算で１人当たりとして計算する。

C. 障害児(者)リハビリテーション料

1. 対象患者：脳性麻痺等の発達障害児・者および医療型障害児入所施設等の入所・通所者。

2. １日当たりの算定：6 単位まで。

3. 脳血管疾患等リハビリテーション料または運動器リハビリテーション料を算定した場合：算定できない。

D. 摂食機能・嚥下機能障害リハビリ

1. 適応：摂食機能障害を有する患者に対して１回につき 30 分以上訓練指導を行った場合に限り算定できる。摂食機能障害者とは，発達遅滞，顎切除および舌切除の手術または脳血管疾患等による後遺症により摂食障害があるものをいう。

2. 摂食機能療法（１日につき）として算定。

3. １月当たりの算定：4 回まで。

4. 治療開始から３カ月以内：毎日算定できる。

診療録への要点記載を要するもの

● **各区分のリハビリテーション実施**〔機能訓練の内容の要点および実施時刻（開始・終了時刻）の記録を記載〕

● **H000 ～ H003 の疾患別リハビリテーション**（患者に説明した当該リハビリテーション実施計画の写しを添付）

● **H003-2 リハビリテーション総合計画評価料**（患者に説明・交付したリハビリテーション総合実施計画書の写しを添付）

● **H003-2 リハビリテーション総合計画評価料「注 3」入院時訪問指導加算**（入院時訪問指導に係る評価書等の写しを添付）

● **H003-2 リハビリテーション総合計画評価料「注 4」運動量増加機器加算**（適応疾患，発症年月日，運動障害に係る所見，使用する運動量増加機器の名称および実施期間の予定を記載したリハビリテーション総合実施計画書の写しを添付）

● **H003-4 目標設定等支援・管理料**（①目標設定等支援・管理シートの写しを添付，②医師の説明に対する患者等の受け止め方，反応を記録）

● **H004 摂食機能療法**（①治療開始日，②毎回の訓練内容，③開始時間・終了時間を記載）

● **H004 摂食機能療法「注 3」摂食嚥下機能回復体制加算**（摂食嚥下支援計画書の写しを添付）

● **H005 視能訓練**（個々の患者の症状に対応させて作成した診療計画を記載または添付）

● **H007 障害児（者）リハビリテーション料，H007-2 がん患者リハビリテーション料**（リハビリ実施計画の要点を記載または添付）

● **H008 集団コミュニケーション療法料**（患者・家族に説明した実施計画の内容の要点を記載または添付）

2024 年改定の主なポイント

リハビリテーション「通則 4」：疾患別リハビリテーション料（H000 ～ H003）に係る**算定単位数上限緩和（1 日 9 単位算定可）**の対象となる「別に厚生労働大臣が定める患者」（別表第 9 の 3）において，A308 回復期リハビリテーション病棟入院料及び A319 特定機能病院リハビリテーション病棟入院

料を算定する患者から**H002 運動器リハビリテーション料を算定する患者**が除外された。

疾患別リハビリテーション料（H000 ～ H003）

(1)　NDB・DPC データでリハビリの実態を把握できるよう，リハビリを実施した職種ごとの区分が新設された。

(2)　他医療機関への転医・転院に伴い，**移行先の医療機関にリハビリ実施計画書を提供**することが要件とされた。

(3)　**急性期リハビリテーション加算**が新設された。発症・手術・急性増悪から 7 日目又は治療開始日のいずれか早い日から 14 日を限度に算定可。①相当程度以上に日常生活能力が低下している患者，②重度認知症で日常生活に介助が必要な患者，③特別な管理を要する処置等を実施している患者，④感染対策が特に必要な感染症・疑似症患者──のいずれかに該当する入院患者が対象。

(4)　**脳血管疾患等・廃用症候群・運動器リハビリテーション料**において，介護保険のリハビリ事業所へリハビリ計画を提供した場合に算定できた **H003-3 リハビリテーション計画提供料**が廃止され，脳血管疾患等・廃用症候群・運動器リハビリテーション料の施設基準において**介護保険の通所・訪問リハビリ事業所等との連携**が要件化された。

H000 心大血管疾患リハビリテーション料：「**集団療法による場合**」が新たに認められた。

H003 呼吸器リハビリテーション料：対象患者に，**大腸癌，卵巣癌，膵癌**の手術前後の患者が含まれていることが明確化された。

10 処　　　置

《処置料の留意点》

(1) 処置の費用は，①**処置料**（J000 ～ J129-4），②**処置医療機器等加算**（J200 腰部，胸部又は頸部固定帯加算，J201 酸素加算），③**薬剤料**（J300），④**特定保険医療材料**（J400）の所定点数を合算した点数によって算定する。

(2) その処置が，**手術に関連して行われたものか否か**を判断する（手術当日に手術に関連して行った処置料は，術前・術後を問わず算定できない。その場合でも，使用した薬剤，特定保険医療材料の費用は別に算定できる）。なお，手術後に予定されていない処置（病態の急変に対処した処置）については算定可。

(3) 浣腸，注腸，吸入，100cm^2 未満の第 1 度熱傷の熱傷処置，100cm^2 未満の皮膚科軟膏処置，洗眼，点眼，点耳，簡単な耳垢栓除去，鼻洗浄，狭い範囲の湿布処置など**簡単なもの**（簡単な物理療法を含む）の費用は（手技料を）算定できない。

(4) ①入院外の患者に，所定点数 **150 点以上**の処置を緊急に行った場合は，**休日加算**（＋100 分の 80）・**時間外加算**（＋100 分の 40）・**深夜加算**（＋100 分の 80）・**特例時間外加算**（＋100 分の 40）が算定できる。②届出医療機関において，所定点数 **1000 点以上**の処置を緊急に行った場合は，**休日加算**（＋100 分の 160）・**時間外加算**（＋100 分の 80）・**深夜加算**（＋100 分の 160）・**特例時間外加算**（＋100 分の 80）が算定できる（時間外加算・特例時間外加算は入院外の患者に限る）。

(5) 眼や耳などの**対称器官**についての処置料は，特に規定する場合を除き，両側の器官に係る点数であるから，要注意。

(6) **処置に伴って薬剤を使用**した場合は，点数表の「処置」の部で薬剤料のみを併せて算定する（処方料や注射料などは算定不可）。処置の際に**特定保険医療材料を使用**した場合も「処置」の部で併せて算定する。

(7) 喀痰吸引，内視鏡下気管支分泌物吸引，干渉低周波去痰器による喀痰排出，間歇的陽圧吸入法，鼻マスク式補助換気法，体外式陰圧人工呼吸器治療，ハイフローセラピー，高気圧酸素治療，インキュベーター，人工呼吸，持続陽圧呼吸法，間歇的強制呼吸法，気管内洗浄（気管支ファイバースコピーを使用した場合を含む），ネブライザー又は超音波ネブライザーを同一日に行った場合は，主たるものの所定点数のみにより算定する。

(8) 間歇的陽圧吸入法，鼻マスク式補助換気法，体外式陰圧人工呼吸器治療，ハイフローセラピー，インキュベーター，人工呼吸，持続陽圧呼吸法，間歇的強制呼吸法又は気管内洗浄（気管支ファイバースコピーを使用した場合を含む）と同一日に行った酸素吸入，突発性難聴に対する酸素療法又は酸素テントの費用は，それぞれの所定点数に含まれており，別に算定できない。

(9) 処置に当たって通常使用される包帯（頭部・頸部・躯幹固定用伸縮性包帯を含む），ガーゼ等衛生材料，患者の衣類及び保険医療材料の費用は，所定点数に含まれており，別に算定できない。なお，処置に用いる衛生材料を患者に持参させることや，処方箋により投与するなど患者の自己負担とすることは認められない。

(10) J038 人工腎臓または J038-2 持続緩徐式血液濾過の「注 1」時間外加算・休日加算を算定する診療所では，初診料・再診料の夜間・早朝等加算は算定できない。

(11) J019 持続的胸腔ドレナージ，J020 胃持続的ドレナージ，J021 持続的腹腔ドレナージ等における 3 歳未満の乳幼児加算の算定もれに注意する（**図表 23**）。

A. 通 則

1. **画像診断（血管造影等）時の局所消毒**：算定可。イソジン®（ポビドンヨード）10mL を基準とする。

2. **手術時の消毒薬**：算定できない。

3. **手術時に算定できない消毒薬**：手術野の消毒に使用する薬剤をいう。

4. **PCI の消毒薬**：手技料に含まれる。

5. **硬膜外麻酔時の消毒薬**：認められる。

6. **手術当日の人工呼吸**：算定できない。

診療録への要点記載を要するもの

- **J038 人工腎臓**〔人工腎臓を行った時間（開始・終了時間を含む）を記載〕
- **J038「注 14」透析時運動指導等加算**（実施した指導等の内容を実施した医師本人又は指導等を実施した理学療法士等から報告を受けた医師が記録）
- **J039 血漿交換療法**（全身性エリテマトーデスの患者について，血清補体価，補体蛋白の値または抗 DNA 抗体の測定値を記載）
- **J039 血漿交換療法**（血栓性血小板減少性紫斑病が再燃した場合に，血漿交換療法を別途実施する場合，医学的な必要性を記載）
- **J045「注 3」覚醒試験加算**（評価日時及び評価結果を記載）
- **J045「注 4」離脱試験加算**（評価日時及び評価結果を記載）

- **J045-2 一酸化窒素吸入療法**（56 時間を超えて本療法「2」を実施する場合，症状に応じて離脱の可能性を検討し，その結果を記録）
- **J047-3 心不全に対する遠赤外線温熱療法**（実施計画を添付）
- **J118-4 歩行運動処置**（本処置を継続する場合，カンファレンスでの検討結果の要点を記載）

B. 一般処置

1. **J000 創傷処置**
   (1) 同一疾病またはこれに起因する病変に対して創傷処置，J053 皮膚科軟膏処置または J119 消炎鎮痛等処置「3」湿布処置が行われた場合は，それぞれの処置面積を合算して，いずれか一つのみにより算定する。
   (2) 同一部位に創傷処置，J053 皮膚科軟膏処置，J057-2 面皰圧出法または J119 消炎鎮痛等処置「3」湿布処置が行われた場合は，いずれかにより算定する。
   (3) 複数の部位の手術後の創傷処置については，それぞれの処置面積を合算し，合算した広さに該当する点数で算定する。
   (4) 手術後の患者に対する創傷処置は，その回数にかかわらず，1 日につき算定する。

2. **脳外科手術後の開放創処置の期間**：2 日間とする。

3. **脳外科手術後ドレーン抜去**：創傷処置で算定する。

処置

図表23　乳幼児加算の算定できる処置

対象年齢	処置法	加算点数	対象年齢	処置法	加算点数
新生児	J003 局所陰圧閉鎖処置（入院）	300/100	6歳未満	J000 創傷処置「5　6,000cm²以上」	55点
	J036 非還納性ヘルニア徒手整復法	110点		J001 熱傷処置「4　3,000 cm²以上 6000cm²未満」「5　6,000cm²以上」	55点
3歳未満	J002 ドレーン法	110点		J003 局所陰圧閉鎖処置（入院）	50/100
	J003 局所陰圧閉鎖処置（入院）	100/100		J005 脳室穿刺	110点
	J019 持続的胸腔ドレナージ	110点		J006 後頭下穿刺	110点
	J020 胃持続ドレナージ	110点		J007 頸椎，胸椎又は腰椎穿刺	110点
	J021 持続的腹腔ドレナージ	110点		J008 胸腔穿刺	110点
	J022 高位浣腸，高圧浣腸，洗腸	55点		J010 腹腔穿刺	110点
	J032 肛門拡張法※（徒手又はブジー）	100点		J011 骨髄穿刺	110点
	J036 非還納性ヘルニア徒手整復法	55点		J012 腎嚢胞又は水腎症穿刺	110点
	J051 胃洗浄	110点		J017-2 リンパ管腫局所注入	55点
	J054-2 皮膚レーザー照射療法	2,200点		J018 喀痰吸引	83点
	J116 関節穿刺	110点		J018-3 干渉低周波去痰器による喀痰排出	83点
	J117 鋼線等による直達牽引	55点		J042 腹膜灌流（導入から14日間）	1,100点
				J042 腹膜灌流（導入15日〜30日）	550点
				J043-3 ストーマ処置	55点
				J043-5 尿路ストーマカテーテル交換法	55点
				J044 救命のための気管内挿管	55点
				J050 気管内洗浄	110点
				J113 耳垢栓塞除去	55点
				ギプス	55/100

※直腸又は肛門疾患に係る手術前後の場合に限る

4. 創傷処置に関する疑義解釈

（1）創傷処置（外来で算定）：1日に2回行った場合は2回算定できる。

（2）疾患が異なる場合は，部位が異なれば，部位ごとに算定する。

（3）同じ病名でも別の日に発症したのであれば別疾患と考える。

（4）皮膚移植の採皮箇所の処置料は，創傷処置として算定する。

（5）熱傷部位に皮膚移植術を実施後，処置料を算定する場合は，熱傷部位と採皮箇所で，熱傷処置と創傷処置それぞれ別に算定する。

5. J001 熱傷処置

（1）頸部〜胸部〜気道熱傷で気管切開を行っている場合，熱傷処置と創傷処置はいずれか主たるもので算定する。

（2）熱傷の一部を植皮した場合，植皮を行った熱傷部位と植皮を行っていない熱傷部位は面積を合算して算定する。採皮部位は別に創傷処置として算定する。

（3）熱傷には，電撃傷，薬傷および凍傷が含まれる。

6. 膿胸に対して胸腔内ドレーンで洗浄：ドレーン法で算定。

7. 肛門周囲膿瘍切開後の創傷処置とドレーン法：両者とも認められる。

8. 処置の回数：褥瘡の包帯交換1日2回，湿布1回。

9. J002 ドレーン法の「持続的吸引」の要件：陰圧を必要とする場合。

┌─────────────────────────┐
ドレーン法（ドレナージ）（持続的吸引を行うもの）の算定

処置時の029吸引留置カテーテルの算定がない場合のJ002ドレーン法（ドレナージ）「1」持続的吸引を行うものの算定は，原則として認められない。

（令6.4.30 支払基金）
└─────────────────────────┘

10. 酸素吸入時の注射用食塩水と蒸留水：認められない。

11. 重積でない喘息発作に対するIPPB：適応でない。

12. **外来での非重積気管支喘息に対する間歇的陽圧吸入法**：超音波ネブライザーで算定。

慢性気管支炎等に対する間歇的陽圧吸入法
　次の呼吸器疾患等に対する J026 間歇的陽圧吸入法の算定は，原則として認められる。
　(1) 慢性気管支炎，肺気腫又は慢性閉塞性肺疾患，(2) 胸部手術の術後。　(令 6.3.29 支払基金)
---

13. **胃癌術後イレウスに高圧酸素療法**：5 日間認められる。

　※　ドレーン法（概ね 24 時間未満の留置）による胸腔，腹腔からの一時的排液の場合：J008 胸腔穿刺，J010 腹腔穿刺により算定。
　※　ドレーンによる検査目的の胸腔穿刺，腹腔穿刺：D419「2　胸水・腹水採取」により算定する。
　※　尿道留置カテーテル設置の 2 日目以降のカテーテルからの排尿：ドレーン法は排尿では算定できない。
　※　胸腔ドレナージを左右の胸腔にそれぞれ別の日に施行：J019 持続的胸腔ドレナージ（開始日）を左右それぞれに算定可。
　※　ドレーンの交換（PTCD）：同一穿刺孔の交換については，新たな点数の算定は不可。そのまま J002 ドレーン法を算定する。
　※　メンタ湿布，アクリノール湿布：メンタ湿布は J119 消炎鎮痛等処置「3」湿布処置により算定。アクリノール湿布は創傷処置を目的として行われるため，J000 創傷処置により算定。

C. 血液浄化療法

1. **フサン®（メシル酸ナファモスタット）の使用**
   (1) 4 時間前後行われる血液透析では，フサン®は 50mg／時間，持続緩徐式血液濾過術（CHDF）の場合は 30mg／時間とする。
   (2) 人工腎臓（J038）では，フラグミン®静注（ダルテパリンナトリウム）(5000 単位・5mL) は 0.6 管（3000 単位）まで。
   (3) DIC でのフサン®全身投与と体外循環のフサン併用：体外循環分は認められない。
   (4) 出血性疾患のある場合のフサン®透析：当月は通常通り 6〜7 回，次月は 3 日間。

   (5) エンドトキシン選択除去用吸着式血液浄化法時のフサン®とヘパリン（ヘパリンナトリウム）の併施：後者のみ認められる。
   (6) 理由のないフサン®透析：認められない。
   (7) 脳梗塞でラジカット®（エダラボン）投与中にフサン®で透析：フサンは査定。

2. **白血球除去療法（LCAP）**：適応疾患と算定回数上限を守ること。

3. **J038 人工腎臓における導入期加算（J038の「注2」)**：「急性腎不全」では算定不可。

4. **人工腎臓の導入期加算と障害者等加算（J038の「注3」)**：同時算定は可能。

5. **人工心肺末期の高 K 血症に人工腎臓 1 回**：認められない。

6. **J038-2 持続緩徐式血液濾過（CHDF）**
   (1) 血液透析と合計して 1 月に 15 回以上は算定できない。
   (2) 「透析困難症」加算は算定できる。
   (3) 血液透析との同日施行はどちらか一方のみ算定する。
   (4) 重症膵炎に対する CHDF は 8 回を限度とする。

7. **J041 吸着式血液浄化法**
   (1) SLE に血漿交換療法 1 回，吸着式血液浄化法 3 回：後者は適応疾患に入っていないので査定。
   (2) エンドトキシン選択吸着式血液浄化法：施行条件を満たしていることを明記する。「疑い」病名では不可。グラム陽性菌敗血症性ショックでは適応なし。
   (3) 透析アミロイドに対する β_2-マイクログロブリン吸着器使用時は適応 3 条件を明記すること。

8. **血液透析と CAPD（連続携行式腹膜灌流）併用時の手技料**：主たる治療法の手技料のみとし，ほかは査定。

9. **血漿交換療法**
   (1) 対象疾患：多発性骨髄腫，マクログロ

ブリン血症，劇症肝炎，薬物中毒，重症筋無力症，悪性関節リウマチ，SLE（全身性エリテマトーデス），TTP（血栓性血小板減少性紫斑病），重度血液型不適合妊娠，術後肝不全，急性肝不全，多発性硬化症，CIDP（慢性炎症性脱髄性多発根神経炎），ギラン・バレー症候群，天疱瘡，類天疱瘡，FGS（巣状糸球体硬化症），抗糸球体基底膜抗体（抗GBM抗体）型急速進行性糸球体腎炎，抗白血球細胞質抗体（ANCA）型急速進行性糸球体腎炎，HUS（溶血性尿毒症症候群），家族性高コレステロール血症，ASO（閉塞性動脈硬化症），中毒性表皮壊死症，川崎病，スティーブンス・ジョンソン症候群もしくはインヒビターを有する血友病，ABO血液型不適合間もしくは抗リンパ球抗体陽性の同種腎移植，ABO血液型不適合間もしくは抗リンパ球抗体陽性の同種肝移植または慢性C型ウイルス肝炎の患者

(2) 血漿交換療法の適応と回数：**図表24**に示す。厳格に適用される。

(3) 治療開始日，これまでの施行回数を付記すること。

(4) 血中抗癌剤除去のための血漿交換療法：認められない。

(5) 頸椎損傷，腎不全，肝不全：持続緩徐式血液濾過，人工腎臓，血漿交換療法にかかわる材料および使用薬剤等について，個々の処置ごとにその組合わせがわかるように記載する。

(6) 劇症肝炎に対するFFP投与：原則として3200mL／日まで。

(7) Wegener肉芽腫症は血漿交換の適応ではない。

(8) 交通外傷により肝血腫が認められ，MOFに至った症例の血漿交換療法：外傷性肝血腫による肝不全と術後肝不全とは異なるが，MOFをきたした本症例は認められる。今後も問題を生じた際に討議する。

(9) TTP/HUS：FFP 3200mL／日の交換が認められる。

(10) 術後肝不全に対する血漿交換は7回を限度とし，8回を超えたら材料も認められない。

(11) ギラン・バレー症候群，CIDP（慢性炎症性脱髄性多発根神経炎）に血漿交換療法：月に7回，3カ月まで。

(12) TTP（血栓性血小板減少性紫斑病）に血漿交換：開始後1月を限度（原則として血小板数が15/μL以上となった日の2日後まで）とする。

(13) 血管炎症候群に血漿交換：適応ではない。

※ **人工腎臓の時間外・休日加算**：緊急透析の場合は点数表の処置の部の「通則5」を適用。定期的透析の場合は「通則5」は適用せず，J038人工腎臓の「注1」を適用。なお，J038「注1」の休日加算の場合，（12月29日〜1月3日以外の）日曜日は対象外なので要注意。

※ **人工腎臓と血漿交換療法を同一日に行った場合**：併算定できる。

※ **C102在宅自己腹膜灌流指導管理料を算定している患者**に対しては，J038人工腎臓とJ042腹膜灌流「1」連続携行式腹膜灌流を合わせて週1回を限度に外来で算定可，**C102-2在宅血液透析指導管理料を算定している患者**に対しては，J038人工腎臓を週1回を限度に外来で算定可。

D. 救急処置

1. **気管内挿管を繰り返した場合（当日と翌日）**：再挿管は1回だけ認められる。

2. **「人工呼吸5時間以上」という記載**：実際の施行時間を書く。

3. **長期の人工蘇生器使用による酸素量**：6L／分（8,640L／日）を目途とする。

4. **ClosedのO_2吸入の1分間当たり使用量**：6Lが原則。急性期（初期）には10Lもあり得る。

5. **人工呼吸時の気管支ファイバースコピーによる吸引**：認められない。

6. **脳血栓で高気圧酸素治療1人用，救急的なもの7日算定**：脳血栓は適応外（脳栓塞が適応）。査定される。

図表 24 （1）血漿交換療法（J039）の適応と使用材料 （2024.6 現在）

	適応となる疾患	限度回数	特定保険医療材料 044 血漿分離器（膜型）	血漿成分分離・吸着器 045 成分分離器（膜型）※1	血漿成分分離・吸着器 046 成分吸着器※2
1	多発性骨髄腫	一連につき週1回，3月		○	—
2	マクログロブリン血症	一連につき週1回，3月		○	—
3	劇症肝炎※3	一連につき概ね10回		—	○
4	薬物中毒	一連につき概ね8回		—	○
5	重症筋無力症	一連につき月7回，3月		○	—
6	悪性関節リウマチ	週1回		○	○
7	全身性エリテマトーデス	月4回		○	○
8	血栓性血小板減少性紫斑病	開始後1月限度（原則として血小板数が15/μL以上となった日の2日後まで）	すべての疾患に可	○	—
9	重度血液型不適合妊娠	──		○	—
10	術後肝不全	一連につき概ね7回		○	○
11	急性肝不全	一連につき概ね7回		○	—
12	多発性硬化症	一連につき月7回，3月		○	—
13	慢性炎症性脱髄性多発根神経炎	一連につき月7回，3月		○	—
14	ギラン・バレー症候群	一連につき月7回，3月		○	—
15	天疱瘡，類天疱瘡	一連につき週2回，3月※4		○	—
16	巣状糸球体硬化症，膜性腎症，微小変化型ネフローゼ症候群	一連につき12回，3月		○	○
17	抗糸球体基底膜抗体（抗GBM抗体）型急速進行性糸球体腎炎	一連につき2クール 1クール（2週間に限る）につき7回		○	—
18	抗白血球細胞質抗体（ANCA）型急速進行性糸球体腎炎	一連につき2クール 1クール（2週間に限る）7回		○	—
19	家族性高コレステロール血症	週1回		○	○
20	閉塞性動脈硬化症	一連につき10回，3月		○	—
21	中毒性表皮壊死症	一連につき8回		○	—
22	スティーヴンス・ジョンソン症候群	一連につき8回		○	—
23	インヒビターを有する血友病	──		○	—
24	同種腎移植，同種肝移植※5	一連につき術前4回，術後2回		○	—
25	慢性C型ウイルス肝炎	直近のインターフェロン（INF）療法より5回を限度（INF療法に先行して施行）		○	—
26	川崎病	一連につき6回		○	—
27	溶血性尿毒症症候群	一連につき21回		○	—
28	難治性高コレステロール血症に伴う重度尿蛋白を呈する糖尿病性腎症	一連につき12回		○	○
29	移植後抗体関連型拒絶反応	一連につき5回（医学的必要から6回以上算定する場合はレセプト摘要欄に理由記載）		○	—
30	抗MDA5抗体陽性皮膚筋炎に伴う急速進行性間質性肺炎	一連につき週3回に限り，45回限度		○	—

※1　膜型血漿成分分離器は，血漿交換用血漿分離器と併用する。（二重濾過血漿交換療法）
※2　選択的血漿成分吸着器は，血漿交換用血漿分離器と併用する。
※3　「3」劇症肝炎については，ビリルビンおよび胆汁酸の除去を目的とする場合に限られる。
※4　「15」天疱瘡の患者で3月後も重症度が中等度以上の場合は，さらに3月可。
※5　「24」同種肝移植については，二重濾過法（膜型血漿成分分離器使用）のみ適応である。

（2）吸着式血液浄化法（J041）の適応と使用材料

	適応となる疾患	特定保険医療材料
1	エンドトキシン血症であるもの又はグラム陰性菌感染症が疑われるもの	①047 吸着式血液浄化用浄化器（エンドトキシン除去用）（2個を限度）
2	肝性昏睡	②048 吸着式血液浄化用浄化器（肝性昏睡用又は薬物中毒用）
3	薬物中毒	③②とセットになっている044 血漿交換用血漿分離器 注　各血液回路の費用を含む。

（3）血球成分除去療法（J041-2）の適応と使用材料

	適応となる疾患	限度回数	特定保険医療材料
1	潰瘍性大腸炎（活動期）	一連につき10回（劇症患者は11回）	049　白血球吸着用材料 （回路を含む。1日1個）
2	潰瘍性大腸炎（寛解期）	一連につき2週に1回，48週限度（超過の場合は理由をレセプト摘要欄に記載）	049　白血球吸着用材料 （回路を含む。1日1個）
3	関節リウマチ	一連につき1クール（週1回，5週）	049　白血球吸着用材料 （回路を含む。1日1個）
4	クローン病	一連につき10回	049　白血球吸着用材料 （回路を含む。1日1個）
5	膿疱性乾癬	一連につき1クール（週1回，5週）	049　白血球吸着用材料 （回路を含む。1日1個）
6	関節症性乾癬	一連につき2クール（週1回，5週）	049　白血球吸着用材料 （回路を含む。1日1個）
7	移植片対宿主病（GVHD）	一連につき24週間31回限度（超過の場合は理由をレセプト摘要欄に記載）	222　体外フォトフェレーシスキット

処置

7. 心筋梗塞で実日数 14 日間にカウンターショック 11 回：3 回まで認められる。

8. 無意味と思われる（儀礼的なものを含む）カウンターショック：認められない。

9. カウンターショックと心臓マッサージを実日数 24 日間のうち 7 日間算定（終末期）：1 日に数回は実際にあるが，7 日間にわたるのは異例。しかも適応病名も確かでないので，それぞれ 2 日と 1 日とする。

10. 胃酸低下の目的の胃洗浄：認められない。

11. 気管内洗浄と内視鏡による痰吸引：前者は洗浄で，後者は吸引で請求。

12. 「処置」の時間外，深夜加算：入院当日のみ認められる（入院中は不可）。

13. ミニトラックやトラヘルパー挿入：J044 救命のための気管内挿管で算定。

※ 人工呼吸を午後 11 時から翌日午前 1 時まで施行：人工呼吸は 1 日につき算定する。午前 0 時を境に 2 日に分けて，1 日目 1 時間，2 日目 1 時間をそれぞれ算定する。

※ 人工呼吸を 1 日のうちに断続的に施行：1 日の実施時間を通算して算定する。

※ 気管支ファイバースコピーを使用した気管内洗浄：気管支ファイバースコピーという検査と気管内洗浄という処置を併施するということであり，算定は保医発通知により，検査の項で D302 気管支ファイバースコピーの所定点数のみを算定する。

E. その他の処置

1. 同日に行った処置の算定可否：図表 25 参照。

2. 褥瘡に対するユーパスタ®（精製白糖・ポビドンヨード）月 500g 算定：範囲，病状が合理的であれば認められる。

3. 褥瘡に対するアクトシン®（ブクラデシンナトリウム）軟膏 1 回塗布量の上限：5 本とする。

4. 新生児高ビリルビン血症に対する光線療法（J043）：7 日間まで認められる。

5. 全身性湿疹に 31 日間軟膏処置：皮膚科標榜医でない場合，初回月は全身 2 日，2 肢 10 日，1 肢 19 日まで。翌月からは 2 肢 10 日，1 肢 10 日くらいまで認められる。

6. 鶏眼・胼胝処置と皮膚，皮下腫瘍摘出術：麻酔を用いて切除後縫合を行う場合は後者による。縫合がなければ不可。後者の場合は翌日以降，術後処置が算定できる。両者を一連で行った場合は一方のみの算定となる。

7. バルーン留置時の膀胱洗浄（J060）：週 2 回，月 10 回を限度（汚染が甚だしくない場合）とする。

8. 膀胱洗浄にウロマチック（D–ソルビトール）の使用：一般的に認められない。

9. 膀洗時のジフルカン®（フルコナゾール）静注液使用：認められない。

膀胱洗浄

　原則として，寝たきり状態の患者に留置カテーテルを設置し，「膀胱炎，尿路感染症」等の病名がない場合の膀胱洗浄は認められる。
【留意事項】膀胱洗浄は，医学的には，尿路感染の機会が増大することから，できるだけ施行しない事が望ましい。

（平 22.6.21 支払基金，更新：平 26.9.22）

---

10. 経皮的腎瘻造設後の腎盂洗浄（J061）：腎盂洗浄による。

11. ストーマ処置（J043-3）と腎盂洗浄：同時算定は不可。

12. 分娩時鈍性頸管拡張法（J081）：一般的には助産師が行う行為で分娩料に含まれるが，医師が行う必要があった場合は注記が必要。

13. 鼻処置（J097）と口腔，咽頭処置（J098）：併施は不可。

図表 25　同一日に行った処置の主な組み合わせ〔○は同日算定可，×は同日算定不可〕

	人工呼吸	酸素吸入	IPPB	気管内洗浄	超音波ネブライザ	喀痰吸引	インキュベーター	ネブライザ
人工呼吸		×	×	×	×	×	×	×
酸素吸入	×		×	×	○	○	×	○
IPPB	×	×		×	×	×	×	×
気管内洗浄	×	×	×		×	×	×	×
超音波ネブライザ	×	○	×	×		×	×	×
喀痰吸引	×	○	×	×	×		×	×
インキュベーター	×	×	×	×	×	×		×
ネブライザ	×	○	×	×	×	×	×	

咽頭喉頭炎に対する口腔，咽頭処置と間接喉頭鏡下喉頭処置（喉頭注入を含む）の併算定

　咽頭喉頭炎に対する J098 口腔，咽頭処置と J099 間接喉頭鏡下喉頭処置（喉頭注入を含む）の併算定は，原則として認められる。

(令 6.3.29 支払基金)

14. ネブライザの算定：入院以外の場合のみ，1日2回まで算定可。

15. 咽頭疾患に対するネブライザ：咽頭処置で算定（外来のみ）する。

16. 単なる骨粗鬆症に対する介達牽引（J118）療法：妥当でない。

1　鼻処置と副鼻腔洗浄又は吸引の併算定

　副鼻腔洗浄に伴う単なる鼻処置以外の鼻処置を必要とする副鼻腔炎以外の傷病名又は症状詳記の記載がなく，**J097 鼻処置**と**J105 副鼻腔洗浄又は吸引**が併せて算定されている場合，医学的に単なる鼻処置以外の鼻処置と判断できない場合の**J097 鼻処置**の算定は，原則として認めない。

(平 29.4.24 支払基金)

2　ネブライザ

　原則として，気管支炎または喘息に対する喉頭及び喉頭下ネブライザの算定は認められる。【留意事項】薬剤塗布の目的をもって行った加圧スプレー使用は，**J098 口腔・咽頭処置**により算定する。

(平 17.4.25 支払基金，更新：平 26.9.22)

3　ネブライザ

　喉頭炎，アレルギー性鼻炎又は副鼻腔炎に対する J114 ネブライザの算定は，原則として認められる。

　なお，口内炎に対する算定は，原則として認められない。

(令 6.3.29 支払基金)

4　超音波ネブライザ①

　気管支炎又は喘息に超音波ネブライザの算定は認められる。

(平 17.4.25 支払基金，更新：平 26.9.22)

5　超音波ネブライザ②

　閉鎖循環式全身麻酔を伴う手術後4日目以降の J115 超音波ネブライザの算定は，原則として認められない（適応傷病名がない場合）。

(令 6.3.29 支払基金)

6　耳処置の算定

①　次の場合の滲出性中耳炎に対する J095 耳処置の算定は，原則として認められる。

　(1) 鼓膜切開後，鼓膜穿孔あり又はチュービング中若しくはチュービング後の場合，(2) 鼓膜穿刺後の場合

②　次の傷病名に対する J095 耳処置の算定は，原則として認められない。

　(1) 滲出性中耳炎（①の場合を除く），(2) 耳閉感，(3) 耳垂腫瘍，(4) 耳鳴症，(5)（感音）難聴，(6) 耳痛症，(7) めまい症，(8) 軟耳垢

(令 6.4.30 支払基金)

7　耳垢栓塞除去（複雑なもの）の連月の算定

　J113 耳垢栓塞除去（複雑なもの）について，同一部位に対する連月の算定は原則として認められる。

(令 6.4.30 支払基金)

8　骨粗鬆症に対する介達牽引の算定

　骨粗鬆症に対する J118 介達牽引の算定は，原則として認められない。

(令 6.4.30 支払基金)

17. 腸管麻痺に対する熱気浴：算定できない。

18. 破損による腰部固定帯交換時の加算：算定可。

11 手　　術

《手術料の留意点》

(1) 患者の年齢・体重によって，**新生児加算**（＋100分の300），**低体重児加算**（＋100分の400），**3歳未満の乳幼児加算**（＋100分の100），**3歳以上6歳未満の幼児加算**（＋100分の50）が算定できる。なお，新生児加算，低体重児加算については算定できる手術が限定されており，乳幼児加算，幼児加算についてはK618中心静脈注射用植込型カテーテル設置以外の手術において算定できる。

(2) ①届出医療機関において，緊急の手術を行った場合は，**休日加算**（＋100分の160）・**時間外加算**（＋100分の80）・**深夜加算**（＋100分の160）・**特例時間外加算**（＋100分の80）が算定できる（時間外加算・特例時間外加算は入院外の患者に限る）。一方，②届出医療機関以外の医療機関で緊急の手術を行った場合は，**休日加算**（＋100分の80）・**時間外加算**（＋100分の40）・**深夜加算**（＋100分の80）・**特例時間外加算**（＋100分の40）が算定できる（時間外加算・特例時間外加算は入院外の患者に限る）。

(3) 上記加算の基礎となる「所定点数」とは，各区分の点数と「注」加算の合計をいい，「通則」の加算点数は含まない。

(4) **対象部位が複数あった場合**，それらは同一手術野・同一病巣なのか（手術料は1回のみの算定），別部位なのか（それぞれ手術料が算定）――を確認する。また，**2以上の手術が行われている場合**は，それが同一手術野・同一病巣に行われたものか否か（主たる手術のみの算定か，別個に算定できるのか）――を判断する。

(5) 手術当日に手術（自己血貯血を除く）に関連して行う**処置**（ギプスを除く）の費用と注射の**手技料**は，術前，術後にかかわらず算定できない。また，**診断穿刺・検体採取料**，内視鏡手術時の**内視鏡検査料**（内視鏡フィルム代も含む），手術に**通常使用される保険医療材料**（チューブ，縫合糸等），**衛生材料**（ガーゼ，脱脂綿，絆創膏等），**外皮用殺菌剤**，患者の衣類，**総量価格15円以下の薬剤の費用**も別に算定できない。

(6) **対称器官**についての手術料は，特に規定する場合を除き，片側の器官に係る点数である。「処置料」とは逆。

(7) **輸血**を行った場合は，併せて算定する。**輸血の注入量**は，実際に注入した総量，または原材料として用いた血液の総量のうち，いずれか少ない量により算定する。輸血料の乳幼児加算の算定もれなどにも注意する。

(8) **手術に伴って薬剤を使用**した場合は，点数表の「手術」の部で薬剤料のみを併せて算定（処方料や注射料などは算定できない）。手術の際に**特定保険医療材料**を使用した場合も「手術」の部で併せて算定する。

《原 則》

1. **同種ないし同目的の手術を引き続いて行った場合**：一連の場合は主たるもののみ算定可。ただし特定保険医療材料は認められる。

2. **手術の時間外・休日・深夜加算**
   (1) 外来時の初診・再診に引き続いた手術の場合：認められる。
   (2) 前者の場合で，必要な検査のため，8時間以内に手術が行われた場合：認められる。
   (3) 入院中の場合：緊急のため，休日または深夜に行われた場合は認められる。
   (4) くも膜下出血，脳血管攣縮，土曜日入院，日曜日血管写，月曜日手術，手術麻酔時等の休日加算：待機手術と認定され査定される。
   (5) 午前11時来院し，午後6時40分より大動脈瘤手術を行った場合の時間外算定：来院後8時間以内ならよいことになっている。
   (6) 入院中の緊急CABG（冠動脈バイパス術）：休日加算は認められない。

3. **同一手術野または同一病巣に対する2以上の手術**
   (1) 3方向から行った同一の頭蓋内腫瘍の手術：1種のみ認められる。
   (2) 同一手術野の手術
   ①特に規定する場合のみ，従たる手術の所定点数の50％が認められる。
   ②3臓器以上の同一視野内で手術時加算：2臓器目の50％とする。
   ③腹腔内手術における同一手術野の考え方：胃と骨盤内臓器は同一手術野ではない。
   ④主たる手術の所定点数に従たる手術の所定点数の100分50に相当する点数を加算して算定する場合，加算対象となる従たる手術は1種類。
   ⑤胃と胆嚢の手術：前者の手術料に後者の手術点数の100分の50を加える。
   (3) 胃癌と腎癌の同時手術：両者とも算定（術者が異なる場合）。
   (4) 胃癌とは別に横行結腸の手術を行った場合の算定：同一手術野であるので，前者の手術料に後者の手術点数の100分の50を加える。
   (5) 食道癌手術で胃部分切除術算定：認めない。
   (6) 食道閉鎖症根治手術と胃瘻造設術の併施：前者のみ算定。
   (7) 腎癌摘出術と下大動脈血栓摘出術の併施：同一手術野として一方のみ算定。
   (8) 横行結腸癌と胆嚢摘出術の同時施行：同一手術野である。
   (9) 肺癌手術とCABG同時手術：両者とも100分の100算定。
   (10) 胆石と大腸癌で胆摘出は腹腔鏡下手術，大腸癌は開腹手術施行し腹腔鏡手術50/100算定：腹腔鏡下手術算定は不可。
   (11) 膀胱癌手術時の尿管皮膚瘻増設術：算定できない。膀胱癌手術に含まれる。
   (12) 膀胱癌で膀胱全摘出術に前立腺摘出（50/100）：前立腺摘出は算定できない。

4. **手術中絶時**
   (1) 手術直前に中止となった場合：技術料はもちろん，手術に必要かつ再使用不可能な特定保険医療材料も原則として請求できない。ただし，きわめて高額であり，事情が十分納得できるものについては，そのつど考慮される。
   (2) 手術中，中絶のやむなきに至った場合は，その時点に最も近似した術式に準じて算定する。
   (3) 最初の内視鏡的止血術が失敗して，引き続き開腹手術を行った場合：前者は査定。
   (4) 腹腔鏡で開始した手術を開腹術に変更した場合：主たる手術が腹腔鏡下で行われた場合は，腹腔鏡下として算定できる。
   (5) 早期癌内視鏡的粘膜切除術を体上部早期癌に行い，日を改めて前庭部進行癌に対し胃全摘を行った場合：全摘を避けるために体上部早期癌を内視鏡的に切除し，以後，非全摘であればわかる。この場合は「胃全摘術」の「2 悪性腫瘍手術」のみ算定する。
   (6) 術前内視鏡検査（生検）でCancer in adenomaと診断し，早期癌内視鏡的粘膜切除術を行ったが，組織検査で早期癌とはいえないため「胃摘出術」を行った場合：とりあえず，両者の算定は認められるが，

手術

今後の検討材料。

(7) 同一手術で失敗した器材の取扱い：最終的に使用したもののみ算定する。

(8) 肺切除後の気管支リークに接着剤で失敗し開胸手術：後者のみ算定する。

(9) 肝癌手術がプローベに終わり，エタノール注入：試験開腹術で算定する。

(10) 手術当日の中心静脈注射料，精密持続点滴注射加算は算定できない。

5. 手術時の消毒薬：算定できない。

6. 手術時に算定できない消毒薬とは：手術野の消毒に使用する薬剤をいう。

7. タコシール®の適応病名に注意：肝臓外科，肺外科，心臓血管外科，産婦人科，泌尿器科領域の手術時の組織接着，閉鎖（ただし，縫合部から血液，体液，体内ガスの漏出を来たし，他に処置法のない場合に限る）。

> ※ **短期滞在手術等基本料（日帰り）**：無床診療所でも算定可（条件あり）。

A. 皮膚・皮下組織

1. 皮膚悪性腫瘍手術時に皮弁作成術：皮弁作成術は 100 分の 50 で算定する。

2. 頭部・踵部に対する真皮縫合加算：認められる。

> **1 真皮縫合加算（指）**
> 指にあっては，真皮縫合加算は認められない。
> （平 18.3.27 支払基金，最終更新：平 26.9.22）
> **2 真皮縫合加算**
> 次の部位に対する K000 創傷処理及び K000-2 小児創傷処理（6 歳未満）の真皮縫合加算の算定は，原則として認められない。(1) 眼瞼，(2) 趾，(3) 手掌。　（令 6.3.29 支払基金）

3. 下腿壊死部に筋（皮）弁術，次いで皮膚移植：それぞれ算定できる。

> **切創に対する皮膚欠損用創傷被覆材**
> 切創に対する皮膚欠損用創傷被覆材の算定

は，原則として認められない。　（令 2.7.27 支払基金）

> **1 長期留置型腹膜透析用カテーテルの抜去の手技料**
> 長期留置型腹膜透析用カテーテルの抜去の手技料は，原則として K000 創傷処理「1」筋肉，臓器に達するもの（長径 5cm 未満）の算定とする。したがって，K631 腹壁瘻手術「2」腹腔に通ずるものの算定は認められない。
> （令 6.4.30 支払基金）
> **2 創傷処理の算定②**
> 次の部位に対する K000 創傷処理（筋肉，臓器に達するもの）の算定は，原則として認められる。
> (1) 頭部，(2) 眼瞼　（令 6.4.30 支払基金）

B. 筋・骨格系・四肢・体幹

1. 頸椎損傷時の骨移植術と移植用骨採取術：前者のみ算定。

2. 頸椎と胸椎の黄色靱帯骨化症の手術を同一皮切下で行った場合：一つの手術（同一部位）とする。

3. 頸椎手術：椎体間固定と後方固定を区別する。

4. 脊椎固定術：椎体に達するものと達しないものとの算定に混乱あり。注意する。

5. 手術中に 1 本破損し，あと 2 本使用した脊椎プレート：2 本とする。

6. 人工関節置換術と人工骨頭挿入術：間違いやすいので注意する。材料製造元を付記。

> **骨セメント（人工関節固定用）の算定**
> 次の手術時の 079 (2) 骨セメント（人工関節固定用）の算定は，原則として認められる。
> (1) 人工骨頭挿入術，(2) 人工関節置換術後の二次感染に対する手術　（令 6.4.30 支払基金）

7. 人工関節再置換術算定の条件：置換術から 6 カ月以上経過した場合。

8. 非観血的整復が成功せず，さらに人工骨頭

手術を行った場合：後者のみ算定する。

9. 人工関節術後の大量出血にFFP投与：出血傾向の検査がない場合は算定不可。

10. 大腿骨頸部骨折のみの例で特定集中治療室管理料：算定できない。

11. 人工膝関節手術時に脛骨側3個：1個とする。

1　骨移植術

(1) 原則，人工関節置換術（膝・股関節）において，腸骨等から採取した海綿骨を骨切り面にある嚢腫様の病変部に充填した場合，骨移植術は認められる。　　　　（平27.2.23 支払基金）

(2) 原則，人工関節置換術（膝）において，脛骨骨切り面の強度を増すために，海綿骨を骨切り面にimpactionした場合，骨移植術は認められる。　　　　　　　（平28.2.29 支払基金）

2　骨移植術（軟骨移植術を含む）の算定

　同一手術野の局所骨からの採取に対するK059骨移植術（軟骨移植術を含む）の算定は，原則として認められる。　　（令6.4.30 支払基金）

---

12. 両足趾10趾の関節形成手術を行った場合の算定法：第1足指は第1足指外反症矯正手術を両側，第2足指以降はまとめて関節切除術を両側で算定する。

13. 整復とギプス固定を別の日に行った場合：施行日を記載する。

14. 肋骨骨折固定術の2回目以降の絆創膏固定の回数：週1回とする。

15. 不全骨折の病名にて骨折非観血的整復術：算定できない。

16. 変形性膝関節症でアルツ®（ヒアルロン酸ナトリウム）にキシロカイン®（リドカイン）：併用は認められない。

17. 指の伸筋断裂の手術料：創傷処理による。

【付】

・**皮膚欠損用創傷被覆材**：2週間を標準とする。特に必要な場合でも3週間まで。

・**組織接着材の使用法**

(1) 3cm角のもの2枚。ときに3枚まで。

(2) 骨移植時のベリプラスト®P（フィブリノゲン加第XIII因子）：10cm² 当たり1mLとする。

(3) 気胸時にブラインドでベリプラスト®P：望ましくない。胸腔鏡下で破裂部位に3mL，3組まで。

ベリプラストPコンビセット組織接着用又はボルヒール組織接着用の算定

① 次の手術時のベリプラストPコンビセット組織接着用又はボルヒール組織接着用の算定は，原則として認められる。

　(1) 硬膜切開を伴う開頭術又は脊髄手術，(2) 弁形成術（1弁），(3) 腹腔鏡下手術

② 次の手術時等のベリプラストPコンビセット組織接着用又はボルヒール組織接着用の算定は，原則として認められない。

　(1) 指創傷処理，指創傷処置時，(2) 乳房切除術時　　　　　（平28.2.29 支払基金）

※ **K083 鋼線等による直達牽引に使用するキルシュナー鋼線**：鋼線牽引に使用する金属線の費用は当該手技料に含まれる。

C.　神経系・頭蓋

1. 2カ所以上の脳動脈瘤：手術部位と手術法を付記する。

※ **動脈瘤が1つである場合**：2箇所クリッピングした場合（クリップ2個使用）であっても，「1箇所」として算定する。

---

2. 脳動脈瘤クリッピングで低体温麻酔：不可。

3. 未破裂脳動脈瘤のクリッピングに低血圧麻酔：算定できない。

4. 破裂脳動脈瘤クリッピング後の脳浮腫に高気圧酸素治療：非救急的なもの（J027「2」）として認める。

5. 脳動脈瘤血管内手術でコイルを挿入できなかった場合：脳血管写で算定する。

6. 頭蓋内血腫除去術と脳動脈瘤手術：脳内血腫除去術後に脳動脈瘤の発見は救急時にはあり得るので認められるが，その逆の場合，血腫除去術は認められない。

7. 未破裂脳動脈瘤クリッピング後にアルガトロバン：算定できない。

8. 破裂脳動脈瘤直達手術後の水頭症シャント術：引き続き行った場合は算定不可。詰まりやすいので複数回の算定が認められることもある。

9. 感染が制御されない水頭症でVPシャント（脳室腹腔シャント手術）：手技料・材料ともに算定不可。

10. 脳血管写とCAG（冠動脈造影）：主たるもののみ算定。

11. 緊急脳外科手術患者が抗血小板薬を飲んでいたので血小板20単位投与して手術開始：血小板は算定不可。

12. 左前頭葉髄膜腫手術で側臥位加算：算定できない。

13. 髄膜腫の術前にPET：適応とは思えない。

14. くも膜下出血の脳血管攣縮に加熱人血漿蛋白：4本／日，10日間認められる。

15. くも膜下出血でアルチバ®（レミフェンタニル塩酸塩）投与：1時間2本が目安。

16. 中大脳動脈の選択的血栓除去の点数：脳動脈造影による。

17. 脳腫瘍に脳血管塞栓術：血管内手術でなく脳血管撮影で算定する。

18. 脳塞栓に対する脳血管内手術算定：認められない。

19. 小脳梗塞で開頭減圧後，水頭症を発症したため穿頭減圧術施行：後者の算定は不可。

20. 脳腫瘍と思い「頭蓋内腫瘍摘出術」としたが，実はヒストプラズマによる腫瘤と判明した場合：K167「頭蓋内腫瘍摘出術」による。

21. 髄膜腫手術で腫瘍組織と脳神経の組織検査が行われた。2臓器としてよいか：1臓器である。

22. 内頸動脈ステント留置術：K609-2経皮的頸動脈ステント留置術で算定する。

23. 内頸動脈閉塞に選択的血栓溶解療法：脳血管撮影で算定する。

24. 内頸動脈狭窄に胆道用ステント：認められない。

25. 椎骨動脈狭窄症に冠動脈用ステント：適応でない。

D. 眼・耳鼻咽喉

1. 眼内レンズ挿入術時のヒーロン®（ヒアルロン酸ナトリウム）：2Aまで認められる。

2. 浸出性中耳炎時の鼓膜切開術と耳管処置の併施：認められる。

3. 突発性難聴にプロスタグランジンE1：初診月と翌月は認められる。

4. 白内障手術と虹彩癒着剥離術：同一手術野なので併施は認められない。

E. 顔面・口腔・頸部・胸部

1. 気管カニューレ
 （1）交換は週1本まで。
 （2）気管切開時のカニューレ（特定保険医療材料）：一般に特殊機能をもった極めて高額のものは避けたい。理由を付記する。
 （3）気管カニューレ洗浄用としてアルコール100mL，精製水1,000mLの請求：認められない。

2. 両側血胸で開胸により両側胸腔内血液を排

除した場合：胸腔内血腫除去術で両側算定する。

3. 自然気胸の胸腔鏡下手術後再発8日後に再度胸腔鏡下手術：1回目の手術は胸腔鏡検査（D303）に訂正して認められる。

4. 縦隔炎時の縦隔内処理：食道周囲膿瘍切開誘導術（開胸）による。

5. 内視鏡的縦隔郭清術の算定法：点数表にないので，縦隔鏡検査＋内視鏡下生検＋病理組織検査による。

6. 肺動静脈瘻に対するコイル塞栓術：コイルは認められる。

7. 縦隔リンパ節郭清術：肺悪性腫瘍手術に含まれる。

8. 両側肺気腫性巨大ブラを胸骨縦割りで両側肺の手術をした場合：同一手術野ではなく別個に算定。

9. 肺悪性腫瘍手術時の肺動脈形成術：前者の点数＋後者の点数50/100で算定する。

10. 原発不明癌で縦隔リンパ節転移の手術：縦隔郭清術で算定。

11. 肺癌術後，血栓予防のためにフラグミン®（ダルテパリンナトリウム）：フラグミン®は適応でない。

12. 肺癌で肺内転移と胸膜播種ありで肺癌悪性腫瘍手術の算定：肺部分切除へ変更。

13. 肺癌手術後断端離解し，接着剤を6回試みたが成功せず開胸：接着剤は1回だけ認められる。

14. 進行食道癌で食道気管支瘻発生時の手術料算定法：気管支瘻閉鎖術，食道外瘻および胃瘻造設術の合算による。

15. 食道癌術後に胃管壊死：その術式は胸腔

内血腫除去術による。

F. 心臓・血管

1. スワン・ガンツカテーテル挿入手技料：数日間観察時は手技料は算定できない。心カテ検査時は所定点数に含まれる。

2. 心室瘤切除とCABG（冠動脈バイパス術）同日手術：心室瘤切除術は算定できない。

3. 左心房内粘液腫摘出術：K544 心腫瘍摘出術，心腔内粘液腫摘出術で算定。

4. 開心術後開放創で帰室，後で胸骨縫合術：縫合術は創傷処理（K000「6」1,480点）で算定。

5. AMI（急性心筋梗塞）でPTCA中にショックとなり，心嚢ドレナージ算定：心膜穿刺で算定。

6. ペースメーカー移植術
   (1) やり直し：7日以内では算定できない。一時型設置後の永久型設置も同様。
   (2) 病名のない体外ペーシング：認められない。
   (3) PAF（発作性心房細動）に除細動器の植え込み：適応でない。
   (4) Ablation 全例に同日CAG施行：CAGは不可。
   (5) VT に Ablation 不成功の後に ICD 植え込み術：Ablation は認められない。
   (6) 末期のペーシング：望ましくない。
   (7) 心停止をきたしている場合の永久型の設置：一時型として算定。
   (8) 体外式ペースメーカーのリード交換：リードのみ算定。
   (9) 一時的ペーシング用に高額の器材を使用：一般的なものとして算定。
   (10) ペースメーカー電池取り替え時の体外ペースメーキング術算定：認められない。
   (11) 冠動脈バイパス移植術時に体外ペースメーキング算定：同一手術野につき主たる手術の所定点数により算定。
   (12) ペーシングに際してバイポーラと2極の計6本を算定：4本とする。

（13）脳梗塞，心房細動，狭心症の症例：経皮的冠動脈血栓切除術と同日の体外ペースメーキング査定。

（14）肥大型心筋症で経皮的カテーテル心筋焼灼術を行い，ブロックを示したためペースメーカー移植術を行った場合の算定法：点数の高い前者で算定。

7. PTCA（経皮経管的冠動脈形成術），ステント留置術等

（1）適応：一方向からの造影で75％以上の狭窄が存在する場合に算定する。

（2）カテーテルの本数：完全閉塞で2，3本。その他は1，2本を標準とする。

（3）同一医療機関で同一患者の同一病変に対しての，PTCA，ステント留置術の合計回数：5年間に2回以下を標準とする。やむを得ない理由で実施する場合は，①過去の実施時期，②使用したカテーテルの本数，③今回の手術理由と医学的根拠をレセプトに記載する。

（4）PTCA あるいはステント植込術のカテーテル，ガイドワイヤーの本数：バルーンカテーテルは1回2本，適切な説明あれば3本まで，ガイドワイヤーは2本まで認められる。

（5）PTCA でガイドワイヤーが入らず中止した場合の算定法：CAG で算定。

（6）PTCA と体外ペースメーカー：ブロックが起こったとき，特に深夜来院し，外来と ICU にわたったときは両者とも認められる。予防的ペーシングは不可。

（7）PTCA 中に徐脈発生し，一時的ペーシング算定：後者は前者に含まれる。

（8）PTCA 時の待機的ペーシング：認められない。

（9）PTCA（grading）の回数：1枝について2回，7日以上の間隔。

（10）1発作2枝の場合：別の日に行っても1回とする。

（11）PTCA から緊急手術になった場合：後者のみ算定。

（12）CAG の6時間後に PCI：CAG は算定できない。

（13）PTCA 時の血管内超音波検査（IVUS）の算定：手術に伴う画像診断および検査の費用は算定できない。

（14）PTCA 後，念のために IABP を行った場合：前者のみ算定。

（15）PTCA と冠血管バイパス術，人工心肺・補助循環と IABP の同日算定：いずれも認められない。

（16）PTCA 時にショックとなり，IABP 設置後，透析を連日18日間，フィルターも18個算定：15日以降の透析手技料は算定できない。フィルターは48時間使用可能とされているので適宜査定。

（17）PTCA を2回行ったが，不十分なため，経皮的冠動脈ステント留置術を深夜に行った場合：同一日に連続的に行われた場合は，時間外等の加算は前者の開始時間によるものとし，手術料（材料は別）は後者のみとなる。

（18）経皮的冠動脈ステント留置術の際，ステントを落としてしまい，グースネックスネアでこれを除去した場合の算定法：ステント留置術は失敗したので，ステントの材料費，技術料とも算定できない。左心カテーテル法（冠動脈造影）のみ算定。

（19）PTCA 施行時ステントを落としたため，回収のうえ改めて施行：手技は1回のみ算定。材料は認められる。

（20）急性心筋梗塞に対する冠動脈ステント留置術施行時：バルーンパンピングと併施の体外ペースメーキングおよびカテーテル3本中1本が査定。

（21）狭心症，糖尿病，高血圧症で左前下行枝90％狭窄に対し PTCA 施行：冠動脈用ステントセット，経皮的冠動脈形成術用カテーテル各3本：2本に査定される。

（22）PTCA で造影剤600mL 使用：300mL とする。

（23）冠動脈内血栓溶解療法（PTCR）と IABP の併施：別に算定できる。

（24）冠動脈内血栓溶解療法の繰り返し：同一薬剤で短期間に繰り返すことは認められないが，ウロキナーゼ，t-PA と異なる場合は2回はあり得る。再発作の場合は認められる。

（25）PTCA で，血管内超音波カテーテル，フローワイヤー，ウェーブワイヤーの併用：最初のものだけ認められる。

（26）肺動脈狭窄に対する PTCA 用ステント

：バルーンで算定する。

(27) **内胸動脈入口部狭窄に PTCA 用ステントの使用**：認められる。

(28) **PTCA 後，上腕動脈仮性瘤の切除**：血管結紮術による（局麻）。

(29) **急性心筋梗塞に同一日に 2 回の PTCA**：1 回とする。

(30) **急性心筋梗塞に薬剤溶出ステント（Cypher ステント）**：認められない。

(31) **direct stenting でバルーン**：算定不可。

(32) **PTCA 後の創傷処置**：1 回のみ。

(33) **PTCA 後のシロスタゾール（プレタール® 等）**：適応外。

→経皮的冠動脈形成術

(1) D206 心臓カテーテル法における 75% 以上の狭窄病変が存在する症例に対して当該手術を行った場合に算定する。なお，医学的根拠に基づきこれ以外の症例に対して算定する場合にあっては，診療報酬明細書の摘要欄にその理由及び医学的根拠を詳細に記載する。

(2) 「1」の急性心筋梗塞に対するものは，次のいずれにも該当する急性心筋梗塞患者に対して実施した場合に算定する。ただし，冠動脈インターベンション治療（K546 から K550-2 まで）又は冠動脈バイパス術（K552 及び K552-2）後 24 時間以内に発症した場合は「1」の急性心筋梗塞に対するものは算定できない。なお，診療報酬明細書の摘要欄にアからウまでのそれぞれについて，要件を満たす医学的根拠について記載すること。

ア 心筋トロポニン T（TnT）又は心筋トロポニン I が高値であること又は心筋トロポニン T（TnT）若しくは心筋トロポニン I の測定ができない場合であって CK-MB が高値であること。なお，診療報酬明細書の摘要欄に測定項目及びその値について記載すること。

イ 以下の（イ）から（ホ）までのいずれかに該当すること。なお，診療報酬明細書の摘要欄に該当項目及びその所見の得られた時刻を記載すること。

　（イ）胸痛等の虚血症状

　（ロ）新規の ST-T 変化または新規の左脚ブロック

　（ハ）新規の異常 Q 波の出現

　（ニ）心臓超音波検査又は左室造影で認められる新規の心筋の可動性の低下又は壁運動異常

　（ホ）冠動脈造影で認められる冠動脈内の血栓

ウ 以下の（イ）又は（ロ）のいずれかに該当すること。なお，診療報酬明細書の摘要欄に該当項目，発症時刻，来院時刻及び再開通した時刻を記載すること。

　（イ）症状発現後 12 時間以内に来院し，来院からバルーンカテーテルによる責任病変の再開通までの時間（door to balloon time）が 90 分以内であること。

　（ロ）症状発現後 36 時間以内に来院し，心原性ショック（Killip 分類 class Ⅳ）であること。

(3) 「2」の不安定狭心症に対するものは，次のいずれにも該当する不安定狭心症患者に対して実施した場合に算定する。なお，診療報酬明細書の摘要欄にアからウまでのそれぞれについて，要件を満たす医学的根拠について記載すること。

ア 日本循環器学会の承認を得た非 ST 上昇型急性冠症候群ガイドラインにおける不安定狭心症の分類で重症度 class Ⅰ，class Ⅱ又は class Ⅲであること。なお，診療報酬明細書の摘要欄に重症度及びその医学的根拠を記載すること。

イ 日本循環器学会の承認を得た非 ST 上昇型急性冠症候群ガイドラインにおける急性冠症候群の短期リスク評価が高リスク又は中等度リスクであること。なお，診療報酬明細書の摘要欄に短期リスク評価及びその医学的根拠を記載すること。

ウ 来院から 24 時間以内（院内発症の場合は症状発現後 24 時間以内）に当該手術を開始すること。なお，診療報酬明細書の摘要欄に来院時刻及び手術開始時刻を記載すること。

(4) 「3」のその他のものは，原則として次のいずれかに該当する病変に対して実施した場合に算定することとし，診療報酬明細書の摘要欄にアからウまでのいずれかの要件を満たす医学的根拠について記載する。なお，ウの病変に対して実施する場合は，循環器内科又は心臓血管外科を担当する医師が複数名参加するカンファレンス等により医学的な必要性を検討する。また，実施の医学的な必要性及び検討の結果を診療録及び診

療報酬明細書の摘要欄に記載する。

　ア　機能的虚血の原因である狭窄病変

　イ　D206 心臓カテーテル法における 90％以上の狭窄病変

　ウ　その他医学的必要性が認められる病変

(5)　(2) のア及びイに該当する急性心筋梗塞患者に対して，(3) のウを満たして当該手術を実施した場合は，「2」に準じて算定する。

(6)　次の表に該当する場合は，経皮的冠動脈形成術用カテーテルに係る費用は，それぞれ次の表に示す本数を算定する。なお，医学的根拠に基づきこれを上回る本数を算定する場合にあっては，診療報酬明細書の摘要欄にその理由及び医学的根拠を詳細に記載する。

	病変箇所数	経皮的冠動脈形成術用カテーテル算定本数
完全閉塞病変の場合	1 箇所	2 本以下
	2 箇所	3 本以下
完全閉塞病変以外の場合	1 箇所	1 本以下
	2 箇所	2 本以下

(7)　同一医療機関において，同一患者の同一標的病変に対して K546 経皮的冠動脈形成術，K547 経皮的冠動脈粥腫切除術，K548 経皮的冠動脈形成術（特殊カテーテルによるもの）又は K549 経皮的冠動脈ステント留置術を行う場合の合計回数は，5 年間に 2 回以下を標準とする。なお，医学的根拠に基づきこれを超える回数の手術を実施する場合にあっては，以下の事項を診療報酬明細書の摘要欄に詳細に記載する。

　ア　過去の実施時期

　イ　実施した手術及びそれぞれの実施時において使用した経皮的冠動脈形成術用カテーテル，アテレクトミーカテーテル，高速回転式経皮経管アテレクトミーカテーテル，エキシマレーザー血管形成用カテーテル及び冠動脈用ステントセットの使用本数

　ウ　今回，経皮的冠動脈形成術を実施する理由及び医学的根拠

(8)　当該手術が，日本循環器学会，日本冠疾患学会，日本胸部外科学会，日本心血管インターベンション治療学会，日本心臓血管外科学会，日本心臓病学会，日本集中治療医学会，日本心臓リハビリテーション学会及び日本不整脈心電学会の承認を受けた「急性冠症候群ガイドライン（2018 年改訂版）」又は「安定冠動脈疾患の血行再建ガイドライン（2018 年改訂版）」に沿って行われた場合に限り算定する。　　　（令 6 保医発 0305・4）

→経皮的冠動脈ステント留置術

(1)　D206 心臓カテーテル法における 75％以上の狭窄病変が存在する症例に対して当該手術を行った場合に算定する。なお，医学的根拠に基づきこれ以外の症例に対して算定する場合にあっては，診療報酬明細書の摘要欄にその理由及び医学的根拠を詳細に記載する。

(2)　「1」の急性心筋梗塞に対するものは，次のいずれにも該当する急性心筋梗塞患者に対して実施した場合に算定する。ただし，冠動脈インターベンション治療（K546 から K550-2 まで）又は冠動脈バイパス術（K552 及び K552-2）後 24 時間以内に発症した場合は「1」の急性心筋梗塞に対するものは算定できない。なお，診療報酬明細書の摘要欄にアからウまでのそれぞれについて，要件を満たす医学的根拠について記載する。

　ア　心筋トロポニンT（TnT）又は心筋トロポニンＩが高値であること又は心筋トロポニンT（TnT）若しくは心筋トロポニンＩの測定ができない場合であって CK-MB が高値である。なお，診療報酬明細書の摘要欄に測定項目及びその値について記載する。

　イ　以下の（イ）から（ホ）までのいずれかに該当する。なお，診療報酬明細書の摘要欄に該当項目及びその所見の得られた時刻を記載する。

　　（イ）胸痛等の虚血症状

　　（ロ）新規の ST-T 変化又は新規の左脚ブロック

　　（ハ）新規の異常 Q 波の出現

　　（ニ）心臓超音波検査又は左室造影で認められる新規の心筋の可動性の低下又は壁運動異常

　　（ホ）冠動脈造影で認められる冠動脈内の血栓

　ウ　以下の（イ）又は（ロ）のいずれかに該当する。なお，診療報酬明細書の摘要欄に該当項目，発症時刻，来院時刻及び再開通した時刻を記載する。

　　（イ）症状発現後 12 時間以内に来院し，来院からバルーンカテーテルによる責任病変の再開通までの時間（door to

balloon time) が 90 分以内である。

（ロ）症状発現後 36 時間以内に来院し，心原性ショック（Killip 分類 class Ⅳ）である。

(3)「2」の不安定狭心症に対するものは，次のいずれにも該当する不安定狭心症患者に対して実施した場合に算定する。なお，診療報酬明細書の摘要欄にアからウまでのそれぞれについて，要件を満たす医学的根拠について記載する。

ア　日本循環器学会の承認を得た非 ST 上昇型急性冠症候群ガイドラインにおける不安定狭心症の分類で重症度 class Ⅰ，class Ⅱ又は class Ⅲ である。なお，診療報酬明細書の摘要欄に重症度及びその医学的根拠を記載する。

イ　日本循環器学会の承認を得た非 ST 上昇型急性冠症候群ガイドラインにおける急性冠症候群の短期リスク評価が高リスク又は中等度リスクである。なお，診療報酬明細書の摘要欄に短期リスク評価及びその医学的根拠を記載する。

ウ　来院から 24 時間以内（院内発症の場合は症状発現後 24 時間以内）に当該手術を開始する。なお，診療報酬明細書の摘要欄に来院時刻及び手術開始時刻を記載する。

(4)「3」のその他のものは，原則として次のいずれかに該当する病変に対して実施した場合に算定することとし，診療報酬明細書の摘要欄にアからウまでのいずれかの要件を満たす医学的根拠について記載する。なお，ウの病変に対して実施する場合は，循環器内科又は心臓血管外科を担当する医師が複数名参加するカンファレンス等により医学的な必要性を検討する。また，実施の医学的な必要性及び検討の結果を診療録及び診療報酬明細書の摘要欄に記載する。

ア　機能的虚血の原因である狭窄病変

イ　D206 心臓カテーテル法における 90% 以上の狭窄病変

ウ　その他医学的必要性が認められる病変

(5)（2）のア及びイに該当する急性心筋梗塞患者に対して，（3）のウを満たして当該手術を実施した場合は，「2」に準じて算定する。

(6) 次の表に該当する場合は，経皮的冠動脈形成術用カテーテル及び冠動脈用ステントセットに係る費用は，それぞれ次の表に示す本数及びセット数を算定する。なお，医学的根拠に基づきこれ以上の本数を算定する場合にあっては，診療報酬明細書の摘要欄にその理由及び医学的根拠を詳細に記載する。

	病変箇所数	経皮的冠動脈形成術用カテーテル算定本数	冠動脈用ステントセット算定セット数
完全閉塞病変の場合	1箇所	2本以下	1セット以下
	2箇所	3本以下	2セット以下
完全閉塞病変以外の場合	1箇所	1本以下	1セット以下
	2箇所	2本以下	2セット以下

(7) 同一医療機関において，同一患者の同一標的病変に対して K546 経皮的冠動脈形成術，K547 経皮的冠動脈粥腫切除術，K548 経皮的冠動脈形成術（特殊カテーテルによるもの）又は K549 経皮的冠動脈ステント留置術を行う場合の合計回数は，5 年間に 2 回以下を標準とする。なお，医学的根拠に基づきこれを超える回数の手術を実施する場合にあっては，以下の事項を診療報酬明細書の摘要欄に詳細に記載する。

ア　過去の実施時期

イ　実施した手術及びそれぞれの実施時において使用した経皮的冠動脈形成術用カテーテル，アテレクトミーカテーテル，高速回転式経皮経管アテレクトミーカテーテル，エキシマレーザー血管形成用カテーテル，アテローム切除アブレーション式血管形成術用カテーテル及び冠動脈用ステントセットの使用本数

ウ　今回，経皮的冠動脈ステント留置術を繰り返して実施する理由及び医学的根拠

(8) 当該手術が，日本循環器学会，日本冠疾患学会，日本胸部外科学会，日本心血管インターベンション治療学会，日本心臓血管外科学会，日本心臓病学会，日本集中治療医学会，日本心臓リハビリテーション学会及び日本不整脈心電学会の承認を受けた「急性冠症候群ガイドライン（2018 年改訂版）」又は「安定冠動脈疾患の血行再建ガイドライン（2018 年改訂版）」に沿って行われた場合に限り算定する。　（令 6 保医発 0305・4）

8. IABP（大動脈バルーンパンピング法）

(1) **予防的挿入**：材料も含めて認められない。

(2) **十分な待機期間のあった不安定狭心症に手術前日に IABP を行った場合**：IABP の手技料は認められない。

(3) IABP でふくらみが悪く再施行の場合の**算定法**：器具不良，技術的失敗の場合は 1 回だけ算定。

(4) IABP に合併した下肢血栓症の血栓除去後，別のルートから新しいセットで治療を試みた場合：バルーンが汚染・破損したことが明記してあれば認められる。

(5) IABP と人工心肺の同日算定：後者のみ算定。

(6) 細菌性心内膜炎によるショックに IABP 施行：認められない。

(7) 急性心筋梗塞で心停止例に IABP 挿入の後 PCPS 装着して PTCA：IABP は査定。

(8) 心原性ショックに IABP 挿入の後 PCI 施行：両者の手技料ともに算定できる。

(9) IABP 中の観血的動脈圧測定：認められない。

(10) IABP 例に HANP，心マッサージ：妥当でない。

(11) IABP：原則として 14 日まで。

9. 開心術を要するもの

(1) 三尖弁と肺動脈弁の血栓で弁置換を行った場合の算定法：K577 バルサルバ洞動脈瘤手術による。

(2) 僧帽弁置換術と三尖弁形成術を行った例に，新鮮凍結血漿 22 本＋アルブミン 2 本：新鮮凍結血漿 4 本とアルブミン 2 本とする。

(3) 心臓の弁手術にウマの心膜パッチの使用法：1/4 〜 1/2 が必要上限。

(4) 心手術後，心筋ワイヤー 3 本のほかクイックディスポーザブル・ペーシングセットの算定：査定される。

(5) 開心術の際に，心筋保護を目的として大動脈基部・冠動脈から保護液の冠灌流を行い，K601 人工心肺の「注 1」を加算：認められる。

(6) 3 枝病変に CABG 施行後 24 時間以内に再度開胸：一連とする。

10. AC バイパス（冠動脈，大動脈バイパス移植術）等

(1) 冠動脈バイパスなどの手術のため入院した当日に，大動脈硬化を診断するために**画像診断**：傾向的に行っている施設は要注意（査定される可能性あり）。

(2) 人工心肺をスタンバイで off pump CABG：人工心肺は認められない。

(3) AC バイパス手術後，引き続いて出血に対する再開胸を行った場合：翌日にわたっても，引き続きでは認められない。

(4) 経皮的副伝導路遮断術の算定方法：使用カテーテルはとりあえず 5 本までとする。手術料は PTCA に準ずる。

(5) AC バイパス術後の縦隔炎治療に対する**深夜加算**：病気の性質上，深夜にやる必要はないので査定される。

(6) 大動脈弁置換と AC バイパスを行った場合：前者 100/100，後者 50/100 で算定。

(7) AC バイパス術（2 枝）：①標的部位（2 枝），②カテーテル，ガイドワイヤーなどの材料の使用状況を付記。

(8) 冠動脈石灰化に対するローターブレーター：通常 1 本で十分。2 本の場合は説明付記。3 本以上は認められない。

(9) 心臓手術後，出血のため再開胸：全身麻酔は一連とする。

(10) ガイドワイヤーが抜けないようにするトラッパーカテーテル：認められる。

(11) ヒス束心電図採取時，診断用カテーテルは請求できないとあるがどうか：高額でもあり，1 本だけ認められる。

(12) シネアンジオのフィルムの長さ：必ず記載のこと。

(13) シースイントロデューサー（ドレープ付）の請求：ドレープは請求できない。

(14) 動脈圧測定用カテーテル：認められない。

(15) 特殊縫合糸：手術の所定点数に含まれる。

(16) 特定器材の記号と価格の不一致：厳重に注意する。

(17) 手術時のメディカットカテーテル：適用外。

(18) トリプルルーメンのカテーテルの請求：必要性に応じる。

(19) カテーテルの詰まり等でカテーテルを交換した場合の材料代と技術料：そのつど算定できる。

(20) 人工心肺下で感染リードを除去し，心筋電極をとりつけた場合の算定法：前者は心内異物除去術の点数により，後者は電池交換の算定による。

開胸又は開腹術後の出血に対する手術翌日以降等の試験開胸術又は試験開腹術の算定
① 開胸又は開腹術後の出血に対する手術当日の K488 試験開胸術又は K636 試験開腹術の算定は，原則として認められない。
② 開胸又は開腹術後の出血に対する手術翌日以降の K488 試験開胸術又は K636 試験開腹術の算定は，原則として認められる。

(令 6.4.30 支払基金)

11. 血管手術について

(1) **PTA（血管形成術）**：腎動脈形成術は K613 腎血管性高血圧症手術（経皮的腎血管拡張術）により算定する。鎖骨下動脈，四肢の動脈の形成術は K616 四肢の血管拡張術・血栓除去術に準じて算定する。

(2) **末梢動脈の PTA**：冠動脈用カテーテルは認められない。

(3) **血管移植術，バイパス移植術で両側腸骨動脈との Y 字グラフトバイパス**：K614「3」の腹腔内動脈で算定する。

(4) **腹部動脈瘤で Y 字グラフト移植**：K614「3」の腹腔内動脈で算定する。

(5) **総腸骨動脈狭窄にバイパス**：「大動脈」ではなく「腹腔内動脈」で算定。

(6) **末梢血管の PTA**：血管内超音波検査（IVUS）は認められることがある。

(7) **総腸骨動脈 ASO（閉塞性動脈硬化症）の PTA で IVUS**：IVUS は不可。

(8) **下肢の高度狭窄の ASO に下肢動脈狭窄部貫通用カテーテル**：完全閉塞が適応なので認められない。

(9) **末梢 ASO に PTA**：冠動脈用ガイドワイヤーは認められない。

(10) **内シャント狭窄にステント留置**：通常，ステントは認められない。

(11) **腎血管性高血圧の PTA に IVUS**：認められる。

(12) **鎖骨下動脈狭窄に PTA**：吸引カテーテルと occlusion カテーテルは認められない。

(13) **腎不全で透析例に左右鎖骨下静脈にステント留置**：認められない。

(14) **大動脈・大腿動脈バイパスグラフト術**：K614「3」の腹腔内動脈で算定する。

(15) **経皮的末梢血管形成術で末梢動脈用ステント**：認められる。

(16) **ステントグラフト内挿術（K561）**：外科手術が困難な例等に適応が限定される。

(17) **大動脈瘤弓部手術の算定条件**：枝の再建のある場合に認められる。

(18) **胸部大動脈瘤にステントグラフト 2 本**：2 本必要とした説明を記載する。

(19) **腹部大動脈瘤手術時に体外循環を行い，併せて冠灌流を行った場合**：冠灌流の点数は算定できない。

(20) **外傷性弓部大動脈破裂に縫合のみ**：外傷性心筋縫合術による。

(21) **血管移植術後に確認造影で人工血管内に血栓発見，アテレクトミー施行**：確認造影は認められるが，アテレクトミーは算定できない。

(22) **Y 字グラフト使用時は分枝再建で算定してよいか**：妥当でない。

(23) **Y 字グラフト移植術と大腿動脈からの血栓除去術**：前者のみ認められる。

(24) **胸腹部大動脈瘤で腹部大動脈瘤に対して胸腹移行部でパッチ療法を行った場合**：腹部大動脈瘤に対する点数で算定。

(25) **DPC コードで腹部大動脈瘤の「切迫破裂」**：「未破裂」と解釈する。

(26) **大動脈内窓設置術の準用**：動脈血栓内膜摘出術（大動脈に及ぶもの）による。

(27) **大動脈弁置換，Maze 手術（K594「3」）および弓部大動脈瘤手術の三者を行った場合の算定法**：K560 大動脈瘤切除術の「3 上行大動脈及び弓部大動脈の同時手術」の所定点数を算定する。

(28) **人工血管で大動脈瘤のバンディング**：認められない。

(29) **大動脈弁閉鎖不全の術前診断で弁置換，術中，慢性大動脈解離を発見して閉鎖。大動脈瘤切除として請求**：術前に診断し得なかった慢性大動脈解離はすでに治っていたものと考えられ，また一般にこのような場合，閉鎖を行う必要がない。返戻され詳細を問われる。

(30) **大動脈弁閉鎖不全の手術中に胸部大動脈瘤を発見，両者の手術料を算定**：返戻され術式を問われる。

(31) **腹部大動脈瘤手術時に大腿動脈血栓除去を併施した場合**：前者のみ算定。

(32) **腹部大動脈瘤手術でフォガティーカ**

手術

図表 26　自動吻合器または自動縫合器使用時の加算限度

手　術　名	部位・方法・病名	自動吻合器 自動縫合器	加算点数	限度個数	限度点数
K488-4 胸腔鏡下試験切除術		自動縫合器	2,500 点	4 個	10,000 点
K511 肺切除術		自動縫合器	2,500	6	15,000
K513 胸腔鏡下肺切除術		自動縫合器	2,500	6	15,000
K514 肺悪性腫瘍手術 **K514-2** 胸腔鏡下肺悪性腫瘍手術「1」	部分切除	自動縫合器	2,500	6	15,000
K514-2 胸腔鏡下肺悪性腫瘍手術「2」「3」		自動縫合器	2,500	8	20,000
K514-3 移植用肺採取術（死体）（両側）		自動縫合器	2,500	2	5,000
K514-4 同種死体肺移植術		自動縫合器	2,500	6	15,000
K514-5 移植用部分肺採取術（生体）		自動縫合器	2,500	2	5,000
K514-6 生体部分肺移植術		自動縫合器	2,500	6	15,000
K517 肺縫縮術	肺気腫に対する正中切開（→肺切除術で算定）	自動縫合器	2,500	15	37,500
	その他の場合			医学的に 必要な個数	
K522-3 食道空置バイパス作成術		自動吻合器	5,500	1	5,500
		自動縫合器	2,500	4	10,000
K524-2 胸腔鏡下食道憩室切除術		自動縫合器	2,500	3	7,500
K524-3 腹腔鏡下食道憩室切除術		自動縫合器	2,500	医学的に 必要な個数	
K525 食道切除再建術		自動吻合器	5,500	1	5,500
		自動縫合器	2,500	4	10,000
K529 食道悪性腫瘍手術（消化管再建手術を併用するもの）「1」「2」		自動吻合器	5,500	1	5,500
		自動縫合器	2,500	8	20,000
K529 食道悪性腫瘍手術（消化管再建手術を併用するもの）「3」	腹部の操作によるもの	自動吻合器	5,500	1	5,500
		自動縫合器	2,500	4	10,000
K529-2 胸腔鏡下食道悪性腫瘍手術		自動吻合器	5,500	1	5,500
		自動縫合器	2,500	8	20,000
K529-3 縦隔鏡下食道悪性腫瘍手術		自動吻合器	5,500	1	5,500
		自動縫合器	2,500	8	20,000
K529-5 喉頭温存頸部食道悪性腫瘍手術（消化管再建手術を併施するもの）		自動吻合器	5,500	1	5,500
		自動縫合器	2,500	4	20,000
K531 食道切除後 2 次的再建術		自動吻合器	5,500	1	5,500
		自動縫合器	2,500	4	10,000
K532 食道・胃静脈瘤手術		自動吻合器	5,500	1	5,500
K532-2 食道静脈瘤手術（開腹）		自動縫合器	2,500	医学的に 必要な個数	
K552 冠動脈，大動脈バイパス移植術 **K552-2** 冠動脈，バイパス移植術（人工心肺を使用しないもの）		自動縫合器	2,500	2	5,000
K552 冠動脈，大動脈バイパス移植術※ **K552-2** 冠動脈，バイパス移植術（人工心肺を使用しないもの）※ **K554** 弁形成術※ **K555** 弁置換術※ **K557** 大動脈弁上狭窄手術※ **K557-2** 大動脈弁下狭窄切除術（線維性，筋肥厚症を含む）※ **K557-3** 弁輪拡大術を伴う大動脈弁置換術※ **K560** 大動脈瘤切除術※		自動縫合器	2,500	1	2,500
K594 不整脈手術「3」※「4」の「イ」「ロ」※		自動縫合器	2,500	2	5,000
K645 骨盤内臓全摘術		自動吻合器	5,500	1	5,500
K645-2 腹腔鏡下骨盤内臓全摘術		自動縫合器	2,500	4	10,000
K654-3 腹腔鏡下胃局所切除術		自動縫合器	2,500	3	7,500
K655 胃切除術		自動吻合器	5,500	1	5,500
		自動縫合器	2,500	3	7,500
K655-2 腹腔鏡下胃切除術		自動吻合器	5,500	1	5,500
		自動縫合器	2,500	5	12,500
K655-4 噴門側胃切除術		自動吻合器	5,500	2	11,000
		自動縫合器	2,500	4	10,000

手術名	条件	器材	単価	個数	合計
K655-5 腹腔鏡下噴門側胃切除術		自動吻合器	5,500	2	11,000
		自動縫合器	2,500	4	10,000
K656-2 腹腔鏡下胃縮小術（スリーブ状切除によるもの）		自動縫合器	2,500	6	15,000
K657 胃全摘術（「3」を除く）		自動吻合器	5,500	2	11,000
		自動縫合器	2,500	5	12,500
K657-2 腹腔鏡下胃全摘術		自動吻合器	5,500	2	11,000
		自動縫合器	2,500	4	10,000
K662 胃腸吻合術（ブラウン吻合を含む） K662-2 腹腔鏡下胃腸吻合術		自動縫合器	2,500	3	7,500
K674 総胆管拡張症手術 K674-2 腹腔鏡下総胆管拡張症手術 K675 胆嚢悪性腫瘍手術（「1」を除く） K677 胆管悪性腫瘍手術 K677-2 肝門部胆管悪性腫瘍手術 K680 総胆管胃（腸）吻合術 K684-2 腹腔鏡下胆道閉鎖症手術		自動縫合器	2,500	2	5,000
K695 肝切除術（「4」～「7」のみ） K695-2 腹腔鏡下肝切除術（「4」～「6」のみ）		自動縫合器	2,500	3	7,500
K696 肝内胆管（肝管）胃（腸）吻合術		自動縫合器	2,500	2	5,000
K697-4 移植用部分肝採取術（生体）		自動縫合器	2,500	3	7,500
K700 膵中央切除術		自動縫合器	2,500	4	10,000
K700-2 膵腫瘍摘出術 K700-3 腹腔鏡下膵腫瘍摘出術		自動縫合器	2,500	3	7,500
K700-4 腹腔鏡下膵中央切除術		自動縫合器	2,500	4	20,000
K702 膵体尾部腫瘍切除術 K703 膵頭部腫瘍切除術		自動吻合器	5,500	1	5,500
		自動縫合器	2,500	4	10,000
K702-2 腹腔鏡下膵体尾部腫瘍切除術 K703-2 腹腔鏡下膵頭部腫瘍切除術 K704 膵全摘術		自動縫合器	2,500	4	10,000
K705 膵嚢胞胃（腸）バイパス術「2」 K706 膵管空腸吻合術	開腹によるもの	自動縫合器	2,500	2	5,000
K709-2 移植用膵採取術（死体） K709-3 同種死体膵移植術 K709-4 移植用膵腎採取術（死体） K709-5 同種死体膵腎移植術 K711-2 腹腔鏡下脾摘出術		自動縫合器	2,500	3	7,500
K716 小腸切除術 K716-2 腹腔鏡下小腸切除術		自動縫合器	2,500	6	15,000
K716-3 移植用部分小腸採取術（生体）		自動縫合器	2,500	2	5,000
K716-4 生体部分小腸移植術		自動縫合器	2,500	4	10,000
K716-5 移植用小腸採取術（死体）		自動縫合器	2,500	2	5,000
K716-6 同種死体小腸移植術		自動縫合器	2,500	4	10,000
K719 結腸切除術		自動縫合器	2,500	4	10,000
K719 結腸切除術「3」	全切除，亜全切除又は悪性腫瘍手術	自動吻合器	5,500	1	5,500
K719-2 腹腔鏡下結腸切除術「2」	全切除，亜全切除	自動吻合器	5,500	1	5,500
K719-2 腹腔鏡下結腸切除術		自動縫合器	2,500	4	10,000
K719-3 腹腔鏡下結腸悪性腫瘍切除術		自動吻合器	5,500	1	5,500
		自動縫合器	2,500	4	10,000
K719-5 全結腸・直腸切除嚢肛門吻合術		自動縫合器	2,500	医学的に必要な個数	
K732 人工肛門閉鎖術「2」	腸管切除を伴うもの	自動縫合器	2,500	3	7,500
K732 人工肛門閉鎖術「2」「イ」 K732-2 腹腔鏡下人工肛門閉鎖術（直腸切除術後のものに限る）		自動吻合器	5,500	1	5,500
K735 先天性巨大結腸症手術 K735-3 腹腔鏡下先天性巨大結腸症手術		自動縫合器	2,500	4	10,000
K735-5 腸管延長術		自動縫合器	2,500	8	20,000
K739 直腸腫瘍摘出術（ポリープ摘出を含む）		自動吻合器	5,500	1	5,500
		自動縫合器	2,500	3	7,500

K739-3 低侵襲経肛門的局所切除術（MITAS）		自動縫合器	2,500	3	7,500
K740 直腸切除・切断術		自動縫合器	5,500	1	5,500
K740-2 腹腔鏡下直腸切除・切断術		自動縫合器	2,500	4	10,000
K779-3 腹腔鏡下移植用腎採取術（生体）		自動縫合器	2,500	2	5,000
K803 膀胱悪性腫瘍手術		自動吻合器	5,500	1	5,500
K803-2　腹腔鏡下膀胱悪性腫瘍手術		自動縫合器	2,500	5	12,500
K803-3　腹腔鏡下小切開膀胱悪性腫瘍手術					
K817 尿道悪性腫瘍摘出術「3」	尿路変更を行う場合	自動吻合器	5,500	1	5,500
		自動縫合器	2,500	5	12,500

※左心耳閉塞用クリップを使用した場合に算定　　　　　　　（自動吻合器・縫合器カートリッジ部も上記に含まれる）

テーテル使用：不可。

（33）**腹腔動脈の動脈瘤に開胸で入った場合**：胸腹部大動脈瘤手術ではなく，K560 大動脈瘤切除術の「6　腹部大動脈（分枝血管の再建を伴うもの）」による。

（34）**総腸骨動脈瘤切除の手術点数**：K560 大動脈瘤切除術「7　腹部大動脈（その他のもの）」で算定。

（35）**総腸骨動脈と大腿動脈の2カ所の狭窄に日をおいて2回の血管拡張術・血栓除去術を施行**：1回で可能である。

（36）**総腸骨動脈瘤で人工血管置換術を行った場合**：Y字型とも腹部大動脈瘤切除術で算定する。

（37）**左総腸骨動脈瘤に4分岐グラフト**：2分岐グラフトとする。

（38）**血管移植・バイパス術の総腸骨動脈血管移植術**：大動脈（K614「1」）ではなく，腹腔内動脈（K614「3」）で算定する。

（39）**両側総腸骨動脈閉鎖手術に対し，腹腔内動脈の血管移植術×2で請求**：K614「7　その他の動脈」×2とする。

（40）**内腸骨動脈の動脈瘤に対し結紮を行い，K560 大動脈瘤切除術「7　腹部大動脈（その他のもの）」ので請求。この症例は同時に外腸骨動脈の血管移植術も行っている**：後者の点数のみとする。

（41）**腹腔内を通す腋窩―大腿動脈グラフトにより両側の膝窩動脈へ2本のバイパス術で3本算定できるか**：2本とする。

（42）**大腿動脈に仮性動脈瘤が生じた際の手術**：固定点数はないが，縫合で済むものであれば，血管結紮術のその他のものによる。

（43）**径3mm の大腿動脈への動脈形成術・吻合術の実施（詰まって失敗）**：適応の誤りであり査定。

（44）**腸間膜動脈血栓症に対し開腹による腸**切除。その際，フォガティーカテーテルにより血栓除去：フォガティーも認められる。

（45）**下大静脈血栓症で肺血栓塞栓症予防のために下大静脈フィルター設置**：材料のみ認められ，手技料は認められない。

（46）**小血管用人工血管**：「永久留置した人工血管しか認めない」ことになっている。一時的留置は認められない。また，使用した長さしか請求できない。

（47）**内シャント狭窄例の血管拡張術の手技料**：血栓除去術で算定する。

> →血管内超音波プローブ〔経皮的カテーテル心筋焼灼術（心房中隔穿刺又は心外膜アプローチを伴うもの）〕
>
> 　原則として，経皮的カテーテル心筋焼灼術（K595「1」心房中隔穿刺又は心外膜アプローチを伴うもの）における心腔内超音波プローブ又は血管内超音波プローブ（標準・太径）について，いずれか一方の算定は認められる。
>
> 【留意事項】使用する血管内超音波プローブは，心房中隔の穿刺部位とその周辺臓器（大動脈等）の位置関係が確認できるものであること。また，心腔内超音波プローブと血管内超音波プローブの併用は認められない。
>
> （平29.9.25 支払基金）

G.　消化管

1. **悪性腫瘍の姑息的手術**：悪性腫瘍手術は算定できない。

2. **リンパ節郭清を伴わない悪性腫瘍手術**：良性腫瘍手術手技料で算定する。

3. **術後，病理組織診断で良性腫瘍であることが判明した場合の算定法**：良性腫瘍に対する

術式とする。したがって，病理組織標本作製は1臓器のみとなり，リンパ節郭清は認められない。

4. 消化管切除後縫合不全に乾燥濃縮人血液凝固第XIII因子（フィブロガミン® P）：術後2週間以後とする（慢性期）。

5. 消化管癌術後に肺血栓症予防のためにフラグミン®（ダルテパリンナトリウム）：認められない。

6. 内視鏡下手術での内視鏡フィルムの算定について：フィルムの費用は手術点数に含まれ，別に算定できない。

7. 内視鏡的止血法を繰り返した場合の算定方法：1日1回，週3回が限度。

8. 消化管出血に対する内視鏡的止血時のベリプラスト®（フィブリノゲン加第XIII因子）使用：認められない。

9. 内視鏡によりトロンビン塗布を行ったものに内視鏡的消化管止血術を算定：単なる内視鏡検査とトロンビン内服とする。

10. 内視鏡的止血術後に胃切除術：一連とする。

11. 食道静脈瘤に硬化療法・結紮術を繰り返した場合：2週間以内は一連として扱う。

12. 残胃癌再発の下部食道浸潤で食道癌の手術料算定：胃全摘出とする。

13. 胃癌術後4日に腹腔内出血して再手術：再手術は試験開腹術（K636）とする。

14. 十二指腸乳頭癌に膵頭十二指腸切除＋胃部分切除：K703「3」でなく K703「2」。

15. 胃癌腹膜播種例で胃悪性腫瘍手術算定：胃切除術（K655）とする。

16. 早期胃癌の EMR（内視鏡的胃粘膜切除術）11日後に胃切除術：胃切除術のみとする。

17. 胃癌の結腸浸潤で胃悪性腫瘍手術と結腸悪性腫瘍切除（50/100）：胃癌手術と結腸切除とする。

18. 胃悪性腫瘍亜全摘と腎癌の同時手術：K657 胃全摘術の「2」により算定。点数表には見当たらないので注意。

19. 胃癌で胃悪性腫瘍手術（全摘）と盲腸切除の請求：同一皮切ではないので，両方認められる。

20. 胃切除時に病変のない胆嚢の切除：後者は算定できない。ただし，胃癌に対して胃全摘手術を行った場合は認められる。

21. 腹腔鏡下手術での同一手術野：できる範囲は同一手術野となる。

22. 胃・十二指腸ポリープ切除術における短期間又は同一入院期間の意味：入院料の起算日が同じ場合をいう。

23. 胃癌と直腸癌の手術：手術料はそれぞれ100/100で算定（別手術野）。

24. 直腸癌と腎癌の手術：腎癌は50/100で算定。

25. 直腸癌で肝部分切除を併施：肝部分切除の手技料は50/100で算定。

26. 直腸癌で低位前方切除術と子宮浸潤に対して子宮全摘：子宮全摘は50/100で算定。

27. 両側鼠径ヘルニアの腹腔鏡下手術：一方のみ算定。

28. 術後小腸狭窄に対するバルーン拡張術：内視鏡検査の点数のみ。

29. 下行・S状結腸の憩室穿孔で低位前方切除術の算定：これは悪性腫瘍に対する手術なので不可。広範な手術なので K719 結腸切除術「2 結腸半側切除」で算定する。

30. 結腸癌でイレウス＋小腸穿孔あり。その

閉鎖と人工肛門の設置：K730 小腸瘻閉鎖術で算定する。

31. 結腸癌手術時の静脈再建：K623静脈形成術，吻合術「2　腹腔内静脈」による。

32. 肝臓転移を伴う直腸癌手術：肝転移に対して化学療法を前提とした直腸癌手術であるので悪性腫瘍手術算定は認められる。

33. 直腸癌で最初に早期悪性腫瘍粘膜切除術，2週後遺残が認められたので切除術：双方の点数を算定できる。

34. 直腸癌で直腸悪性腫瘍手術（切除）と膀胱悪性腫瘍手術（全摘）を算定：骨盤内臓全摘術で算定する。

35. 直腸癌手術後の腹膜炎手術：腹膜炎手術は試験開腹とする。

36. 直腸切断術に人工肛門造設術：後者は算定できない。

37. 直腸癌手術で直腸切断術と人工肛門造設術：人工肛門造設術は認められない。

38. 直腸癌の鏡視下手術後に縫合不全で腹膜炎手術：K638でなく K636（試験開腹術）で算定する。

39. 肛門癌手術時の自動吻合器加算：認められていない。

40. 食道癌術後のサンドスタチン：認められない。

H.　肝・胆・膵

1. 胆嚢摘出の翌日に出血のため肝縫合術：肝縫合術→試験開腹術で算定する。

2. 胆嚢摘出術で病理検査3臓器（胆嚢，肝臓，リンパ節）：胆嚢のみとする。

3. 肝癌にマイクロ波凝固法を2回：2回行っても一連とする。

4. 転移性肝腫瘍で S8 切除：区域切除ではなく亜区域切除（K695「2」）。

5. 肝細胞癌の胃浸潤時の胃切除：後者も悪性腫瘍の点数として2分の1算定。

6. 肝癌にマイクロ波凝固法施行6日後に出血して TAE（肝動脈塞栓術）施行：両者とも認める。

肝癌に対して抗癌剤を使用せず，K615「2 選択的動脈化学塞栓術」を算定した場合の取扱い
「4　その他のもの」に該当するものと判断し，原則として認められない。　（令4.1.31 支払基金）

7. 短期間ないし同一入院期間に繰り返し行われた内視鏡的胆道砕石術の算定：最初の1回のみ算定。

砕石用バスケットカテーテルの算定がない場合の内視鏡的胆道結石除去術又は内視鏡的乳頭切開術の胆道砕石術を伴うものの算定
胆道結石除去用カテーテルの砕石用バスケットカテーテルの算定がなく，次の詳記[※]もない場合の K685 内視鏡的胆道結石除去術「1」胆道砕石術を伴うもの又は K687 内視鏡的乳頭切開術「2」胆道砕石術を伴うものの算定は，原則として認められない。
[※]電気水圧衝撃波，超音波，砕石用把持鉗子等により結石を破砕した等の内容
（令6.4.30 支払基金）

8. 体外衝撃波治療後に内視鏡的に結石を除去した場合：一連とする（胆石，尿路結石共通）。

9. 結石除去のための内視鏡的処置の後に体外衝撃波療法を行った場合：両者ともに算定できる（胆石，尿路結石共通）。

10. 胆管結石に対して最初は経十二指腸的にドレーンを入れ，後に内視鏡的胆道砕石術：前者は胃・十二指腸ファイバースコピーの点数による。

11. 胆嚢癌に対する乳頭切開術不成功で PTCD 施行：乳頭切開術は査定。

12. PTCD：2回／月まで。カテーテル交換は処置で算定する。

13. 経皮胆管ドレナージ施行後（1日），はずれたため 13 日と 27 日に別の場所に再設置した。すべて算定できるか：同法の適応疾患に限り，月2回くらいは認められる傾向にある。

14. 胆管癌の疑いで手術したが悪性ではなかった場合の算定法：胆管切開術による。

15. 胆管癌に同日に PTCD，ERCP，ステント留置術：一連として手技料は PTCD のみ。その他は材料費のみ。

16. 癌性腹膜炎を伴った胆嚢癌で胆嚢悪性腫瘍手術を算定：胆嚢摘出術で算定する。

17. 腹腔鏡下胆嚢摘出術と開腹による S 状結腸切除の併施：開腹によるものとして，前者は2分の1の点数とする。

18. 腹腔鏡下で胆嚢摘出翌日に胆汁漏出して開腹：開腹術は試験開腹術（K636）とする。

19. 腹腔鏡下胆嚢摘出術時にスワン・ガンツ挿入して圧測定：認められない。

※ 腹腔鏡下胆嚢摘出術を開始後，総胆管結石が見られたため，手術中途より開腹による胆嚢摘出術および胆道切開術に移行：主たる手術料により算定。この場合は腹腔鏡下胆嚢摘出術のみを算定する。

20. 重症膵炎で，胃・脾・膵尾部切除：急性膵炎で，膵切除を伴うものによる。

21. 膵頭十二指腸切除術後の当日縫合不全，2日目に吻合部潰瘍で H_2 ブロッカー：返戻され，術式を明らかにするよう求められる。

22. 術後膵液瘻にサンドスタチン®（酢酸オクトレオチド）：認められない。

23. 外傷性膵臓破裂にサンドスタチン®：認められない。

I. 尿路・性器系

1. 患者が自己抜去したカテーテル類の再設置料：入院料に含まれる。

2. 左側腎癌と皮膚浸潤の場合の算定法：皮膚悪性腫瘍切除の算定は査定される。

3. 腎癌全摘後に縫合不全あり。フィブロガミン®（乾燥濃縮人血液凝固第XIII因子）使用。別に抗生剤の持続使用あり：急性炎症（感染症）の持続ありと考えるため，フィブロガミン使用は不可。

4. 泌尿器科手術における血管造影用ガイドワイヤーの算定：必須のものなので認められる。

5. 経皮的腎瘻造設術が成功せず，同日に腎盂切開術を行った場合：一方のみ算定する。

6. 分娩時会陰裂創縫合術と陳旧会陰裂創形成術の同時算定：いずれか一方のみに査定される。

7. 尿管癌で合併膀胱切除：膀胱切除術は算定できない。

8. 尿管癌と膀胱癌の手術：両者とも 100/100 で算定する。

9. 腎盂癌と膀胱癌の手術：両者とも 100/100 算定できる。

10. 膀胱癌全摘出と子宮全摘出（膀胱癌浸潤）：子宮全摘出は 50/100 で算定する。

11. 膀胱癌の全摘出術で尿管皮膚瘻を請求：不可。

J. 骨髄移植時の抗生剤，抗ウイルス剤の予防投与の目安

1. 腸内殺菌（全菌叢抑制）
　・ゲンタシン®（ゲンタマイシン硫酸塩）：

900mg/ 日

・バンコマイシン®（塩酸バンコマイシン）：1,500mg/ 日

・ファンギゾン®（アムホテリシン B）：50 ～ 100mg/kg（成人 2,400mg/ 日）

——以上，30 ～ 40 日（好中球数 5,000 に増加するまで。ファンギゾン®服用困難例にはナイスタチン 600 万単位またはニューキノロン系）。ジフルカン®（フルコナゾール）3 ～ 5mg/kg の経口または点滴静注。

2. ヘルペス感染予防：ゾビラックス®（アシクロビル）1,000mg/ 日，経口投与。内服困難な場合は静注。

3. サイトメガロウイルス感染予防：小児では高力価抗 CMV 免疫グロブリン 100mg/kg，成人では 200 ～ 400mg/kg を週 1 回。術前 7 日～術後 100 日まで。

4. 睾丸腫瘍，白血病，MRSA 腸炎，DIC で末梢血幹細胞移植を行う場合：移植有核細胞数とその採取年月日，当月の好中球数・血小板の推移，患者の身長・体重を具体的に記載。

5. 骨髄移植に際して，骨髄提供者に係る骨髄採取，組織適合性試験および骨髄造血幹細胞測定の費用：所定点数に含まれる。

K. その他

1. 針付き特殊縫合糸：認められない。

2. 高価格の治療材料について：保険で認められている治療材料のうち例えば人工骨頭等では価格に幅がありその選択は主治医に任せられているが，保険診療の立場からは医学的，経済的および社会的にそれぞれ妥当，適切に処理されるべきものと考えられる。この三要素を踏まえて個々の症例で審査する。

3. HBV キャリアの手術時に用いた予防衣その他の点数化：患者負担は認められない。

診療録への要点記載を要するもの

● **通則 17「周術期口腔機能管理後手術加算」**（周術期口腔機能管理を実施した歯科医療機関名を記載）

● **K022 組織拡張器による再建手術「1」乳房（再建手術）の場合**（乳房切除術または乳腺悪性腫瘍手術と乳房再建術を行う医療機関が異なる場合，双方の臨床情報，手術日，術式等を示す文書を診療録に添付）

● **K190-6 仙骨神経刺激装置植込術**（患者自身により記載された同意書を添付）

● **K476-4 ゲル充填人工乳房を用いた乳房再建術**（乳房切除術または乳腺悪性腫瘍手術と乳房再建術を行う医療機関が異なる場合は，双方の持つ臨床情報，手術日，術式等を示す文書を相互に交付して添付）

● **K546 経皮的冠動脈形成術，K549 経皮的冠動脈ステント留置術**（「3」その他のものを実施する場合，医学的な必要性および検討の結果を記載）

● **K615 血管塞栓術「2」選択的動脈化学塞栓術**（動脈化学塞栓術を選択的に行った肝動脈等の部位を記載）

● **K656-2 腹腔鏡下胃縮小術**（①非アルコール性脂肪性肝疾患または糖尿病の治療（「2」は糖尿病に限る）について 5 年以上の経験を有する常勤医師が治療の必要性を記載，②手術前の BMI，手術前に行われた内科的管理の内容および期間，手術の必要性等を記載）

● **K721 内視鏡的大腸ポリープ・粘膜切除術「注3」病変検出支援プログラム加算**（①手術の概要を記載，②プログラム医療機器を使用している画面の写しを診療録に添付）

● **K838-2 精巣内精子採取術，K884-2 人工授精，K884-3 胚移植術，K890-4 採卵術，K917 体外受精・顕微授精管理料，K917-2 受精卵・胚培養管理料，K917-3 胚凍結保存管理料**（患者から同意を得た文書を添付）

● **K917「注 3」卵子調整加算**（実施した医学的な理由を記載）

● **K917-3 胚凍結保存管理料**（「1」について，初期胚又は胚盤胞の凍結を開始した場合，当該初期胚又は胚盤胞ごとに凍結を開始した年月日を記載）

● **K917-5 精子凍結保存管理料**（①患者から同意を得た文書を診療録に添付，②「1」について，精子凍結を開始した場合，当該精子ごとに凍結を開始した年月日を記載）

● **K920 輸血**（説明文書は患者から署名または押印を得て，写しを貼付）

● **K939-5 胃瘻造設時嚥下機能評価加算**（嚥下

機能評価の結果及び患者・家族等に対する説明の要点を記載）

2024 年改定の主なポイント

手術「通則 4」：胸腔鏡・腹腔鏡手術について **A234 医療安全対策加算 1 の届出医療機関**であることが要件とされた。

手術「通則 18」：対象手術の施設基準において，**A234 医療安全対策加算 1 の届出医療機関**であることが要件とされた。

手術「通則 21」【新設】：**再製造単回使用医療機器である特定保険医療材料**の使用実績・体制を有する届出医療機関において，再製造単回使用医療機器である特定保険医療材料を手術に使用した場合に，**当該特定保険医療材料の所定点数の 100 分の 10** を手術の所定点数に加算するとされた。

K917-3 胚凍結保存管理料：従前の「凍結保存の開始日から起算して 3 年を限度」とする算定上限が廃止された。

12 麻　　　　酔

《麻酔の算定上の留意点》

(1) 患者の**年齢・体重**（未熟児・新生児・乳幼児加算）と麻酔（手術）の**時刻**（休日・時間外・深夜加算）を必ずチェックする。硬膜外麻酔，脊椎麻酔，閉鎖循環式全身麻酔を行った場合は，**L009 麻酔管理料（Ⅰ）** または **L010 麻酔管理料（Ⅱ）** を忘れずに算定する。

(2) 麻酔による**血圧降下等の副作用防止のための注射，麻酔の前処置としての麻薬，鎮静剤等の注射・投薬**については，その薬剤料のみを「麻酔」の部で算定する（処方料や注射料などは算定できない）。麻酔の際に**特定保険医療材料**を使用した場合も，「麻酔」の部で算定する。

(3) **ガス麻酔器を使用する麻酔**：10 分未満は L000 迷もう麻酔で，10 分以上 20 分未満は L007 開放点滴式全身麻酔で算定する。閉鎖式・半閉鎖式等の全身麻酔 20 分以上は L008 マスク又は気管内挿管による閉鎖循環式全身麻酔で算定する。

(4) **静脈注射用麻酔剤を使用する麻酔**：10 分未満は L001-2 静脈麻酔「1」で，10 分以上実施し，かつ L008 以外の静脈麻酔を行った場合は L001-2 静脈麻酔「2」「3」で算定する。20 分以上実施し，かつマスク又は気管内挿管による酸素吸入又は酸素・亜鉛化窒素混合ガス吸入と併用した場合は L008 マスク又は気管内挿管による閉鎖循環式全身麻酔で算定する。

A. 原　則

1. **検査時の麻酔**：麻酔欄（50 番）に記載し，「検査時」と付記する。

2. **3 日前に硬膜外麻酔を行い解離性大動脈瘤手術日に全麻を行った例の算定法**：全麻併施として 1/2 の点数を加える。

3. **腰椎麻酔時の経皮的動脈血酸素飽和度（SpO₂）監視**：監視装置による術中監視は認められないが，検査としての測定は認められる。

図表 27　麻酔料の新生児・乳幼児加算

乳幼児加算	新生児（生後 28 日未満）未熟児（生後 90 日以内）	乳児（1 歳未満）	幼児（1 歳以上 3 歳未満）
所定点数に加算	200/100 を加算	50/100 を加算	20/100 を加算

4. **2 種の手術を 24 時をはさんで施行した場合の麻酔回数**：2 回認められる。ただし，やり直しのための連続した手術では器材のみ。

5. **低体温麻酔時間**：手術記録に基づく。

B. 麻　酔

1. **吸入麻酔薬の使用量**：通常のガス流量は 6L/ 分（小児は 4L/ 分）。
   ①セボフレン®（セボフルラン）：3.3 × 濃度（%）× ガス流量 × 時間。1 時間当たり 40 mL 以下。
   ②イソフルラン吸入麻酔液®（イソフルラン）：3 × 濃度（%）× ガス流量 × 時間。

2. **腹部大動脈瘤などの手術時に全麻とともに行われる硬膜外麻酔加算の算定法**：穿刺部位による規定に従う。例えば，Th_{12}-L_1 間以上の場合は「イ」，L_5-S_1 間以上は「ロ」，それ

以下は「ハ」により算定する。

3. 大動脈瘤手術時の硬膜外ブロックと硬膜外麻酔：前者は査定，後者は 50％ 請求（全麻あり）。

4. 同一疾患に連続 2 回の手術で，麻酔管理料とモニター検査 2 回算定：前者は一連として 1 回，後者は 1 日につき 1 回とする。

5. 関節鏡施行時の脊椎麻酔：認められない。

C. マスク又は気管内挿管による閉鎖循環式全身麻酔

1. L008 閉鎖循環式全身麻酔は「1」，「2」，「3」，「4」，「5」に区分され，さらに「イ」（麻酔困難）と「ロ」イ以外に区分される。

2. 未破裂脳動脈瘤手術で伏臥位による麻酔：伏臥位による麻酔点数（L008「3」）は算定できない。

《低体温麻酔》

1. 脳動脈瘤手術で一時脳虚血下の手術：認められる。

2. 脳動脈瘤に低体温麻酔：そのための準備がなされておらず，普通の麻酔として処理。

3. 褐色細胞腫の術中，心停止。低体温麻酔を行ったがチャートなし：返戻される。

4. クエン酸フェンタニルの量：一般には 50 管だが低体温麻酔時は 100 管まで。

5. 脳外科手術での低体温麻酔：一般的でない。

《低血圧麻酔》

1. 低血圧麻酔に用いられる降圧剤：多くの薬剤に「術中異常高血圧に対し」とあるが，これにこだわらずに使用が認められる。

2. 低血圧麻酔請求時の麻酔記録：必ず添付のこと。

3. 脊髄腫瘍時の低血圧麻酔：認められない。

4. 頸動脈内膜血栓除去術での低血圧麻酔：認められない。

5. 未破裂脳動脈瘤手術での低血圧麻酔：認められない。

6. 椎弓切除時にプロスタグランジンを使用（低血圧麻酔）：椎弓切除時に低血圧麻酔は適当でなく，プロスタグランジン注の適応にもない。

7. 人工心肺下での低血圧麻酔：意味不明である。認められない。

8. 破裂脳動脈で閉鎖循環式全身麻酔低血圧手術：低血圧麻酔による点数（L008「2」）は認められない（注記により 90mmHg 以下は 15 分間のみ）。

9. 単なる脳出血への低血圧麻酔：認められない。頭蓋内血管の手術の場合は認められる。

> **笑気ガスの使用量**
> 　閉鎖循環式全身麻酔時の笑気ガスの使用量は，原則として 1 分間当たり 4L まで認められる。
> (令 6.4.30 支払基金)

D. 低体温療法

1. 脳内出血，硬膜下血腫，動静脈奇形（AVM），血管攣縮での低体温療法：認められない。

2. 低体温療法の適応：麻酔でないものは適応となるものなし。

3. 発熱に対する低体温療法：認められない。

4. 低体温療法を心肺停止・蘇生後に脳保護のため行った場合：脳波上呼吸中枢がやられていなければ，その効果が見直されている時期でもあり認められる。数日で回復しない場合は中止。

E. 麻酔管理料について

麻酔

1. 時間外加算：できない。

2. 一連と考えられる手術の麻酔管理料：最初
   の麻酔時のみ算定する。1日2回でも初回の
   み算定。

F. 神経ブロック

1. 両側肩甲上神経ブロックの算定法：主たる
   もののみ算定。

2. 診療開始日から2年を経過した「坐骨神経痛」
   に対し，仙骨部硬膜外ブロックは認められる
   か：陳旧例でも，原則として認められる。

---

1 神経根ブロック

　原則として，外来患者に対する，神経根ブ
ロックの算定は認められる。【留意事項】神経
根を特定して神経ブロックを行うためには，
造影又は透視下に正確に神経根を特定しなけ
ればならず，こうした処置が神経根ブロック
と同時に行われている必要がある。

2 星状神経節ブロック

　アレルギー性鼻炎に対し，星状神経節ブロッ
クは認められない。【留意事項】医学的根拠
に乏しいため現状では認められない。

(平18.3.27 支払基金，最終更新：平26.9.22)

3 仙骨部硬膜外ブロック

　原則として，陳旧例であっても，しばしば
再発，症状の増悪を繰り返す「坐骨神経痛」
に対し，仙骨部硬膜外ブロックは認められる。

(平17.4.25 支払基金，最終更新：平26.9.22)

**胸郭出口症候群に対する L100 の5星状神経
節ブロック（局所麻酔剤又はボツリヌス毒素）
の算定**

　胸郭出口症候群に対する L100 の5星状神経
節ブロック（局所麻酔剤又はボツリヌス毒素）
の算定は，原則として認められる。

(令4.1.31 支払基金)

---

3. トリガーポイント注射に局麻剤以外の薬剤
   を使用：局麻剤あるいはそれを主剤とする薬
   剤を注射する手技である。

消炎鎮痛等処置とトリガーポイント注射

　消炎鎮痛等処置とトリガーポイント注射の
併施は認められる。

(平17.4.25 支払基金，最終更新：平26.9.22)

---

4. アレルギー性鼻炎に対する星状神経節ブ
   ロック：認められない。

G. その他

1. 経皮的動脈血酸素飽和度測定と終末呼気炭
   酸ガス濃度測定：麻酔の費用に包括され，別
   途算定できない。

2. 全麻時の終末呼気CO_2濃度測定の記載場所：
   麻酔欄（50番）に記載。

3. 2年前に発症した頑固な痛みの続く帯状疱
   疹に脊髄刺激用装置の設置：埋込型脳・脊髄
   刺激用装置で適応となる。

4. 携帯型ディスポーザブル PCA 用注入ポン
   プ算定の条件：注射または硬膜外麻酔後の局
   麻剤持続注入あるいは硬膜外ブロック時の麻
   酔剤の持続的注入の際に，PCA のために用
   いた場合。

5. クエン酸フェンタニルをモルヒネの代わり
   に単独使用：本来はドロペリドール併用が原
   則だが，この場合は認められる（併用後の単
   独使用による麻酔効果の維持が認められてい
   る）。

麻酔時等のデクスメデトミジン塩酸塩

　次の麻酔時等のデクスメデトミジン塩酸塩
（プレセデックス静注液）の算定は，原則とし
て認められる。

　(1) L002 硬膜外麻酔，(2) L004 脊椎麻酔，
(3) L005 上・下肢伝達麻酔，(4) 局所麻酔，(5)
DPC レセプトにおける局所麻酔下の非挿管で
の手術時の鎮静目的での投与。(令6.3.29 支払基金)

診療録への要点記載を要するもの

● L009 麻酔管理料（Ⅰ），L010（Ⅱ）（麻酔前
後の診察および麻酔の内容を記載。麻酔記録
の添付でも可）

13 放射線治療／精神科専門療法

《放射線治療の留意点》

(1) **小児放射線治療加算**（M000 ～ M001-3 及び M002 ～ M004 に限る）として，**新生児**は所定点数の 100 分の 80 を加算，**乳幼児（3 歳未満）**は同 100 分の 50 を加算，**幼児（3 歳以上 6 歳未満）**は同 100 分の 30 を加算，**小児（6 歳以上 15 歳未満）**は同 100 分の 20 を加算する。なお，この場合の「所定点数」には各区分の「注」加算は含まれない扱いだが，M001 体外照射「2　高エネルギー放射線治療」の施設基準不適合医療機関において 100 分の 70 に低減する場合は，その低減点数を「所定点数」として算定する。

(2) M005 血液照射は，新鮮凍結血漿には算定できない（同製剤はリンパ球を含まないため）。

《精神科専門療法の留意点》

(1) 精神科専門療法は，I003-2 認知療法・認知行動療法，I004 心身医学療法を除き，精神科を標榜する保険医療機関のみ算定できる（ただし I003 標準型精神分析療法では，精神科を標榜していない保険医療機関でも当該療法に習熟した心身医学専門医が行った場合には算定できる）。

(2) I001 入院精神療法と同じ日に I003 標準型精神分析療法を行った場合は I003 のみ算定するが，一方，I002 通院・在宅精神療法と同じ日に I003 標準型精神分析療法を行った場合は I002 のみで算定する。

(3) I003-2 認知療法・認知行動療法，I005 入院集団精神療法，I006 通院集団精神療法，I006-2 依存症集団療法，I008 入院生活技能訓練療法，I008-2 精神科ショート・ケア，I009 精神科デイ・ケアまたは I015 重度認知症患者デイ・ケア料と同一日に行う他の精神科専門療法は別に算定できない。

(4) I010 精神科ナイト・ケアを算定する診療科では，初診料・再診料の夜間・早朝等加算は算定できない。

A. 放射線治療

1. 骨髄移植例の放射線全身照射に，体外照射用固定器具使用加算ならびに放射線治療管理料の算定：いずれも対象外。

2. 照射計画の作成に係る費用：放射線治療管理料に含まれ，別に算定できない。

3. 頭蓋内腫瘍も体外照射用固定器具加算が算定できる（M001「注 3」）。

1　ガンマナイフによる定位放射線治療の算定回数

　M001-2 ガンマナイフによる定位放射線治療について，3 か月未満の複数回の算定は，原則として認められない。　　　　　（令 6.4.30 支払基金）

2　直線加速器による放射線治療の算定回数

　M001-3 直線加速器による放射線治療について，3 か月未満の複数回の算定は，原則として認められない。　　　　　（令 6.4.30 支払基金）

放射
精神

図表 28　心身症がよくみられる内科系の疾患

循環器系	本態性高血圧症，冠動脈疾患
呼吸器系	気管支喘息，過換気症候群
消化器系	消化性潰瘍，過敏性腸症候群
内分泌・代謝系	神経性食欲不振症，Basedow 病
神経系	自律神経失調症，片頭痛
骨・筋肉系	関節リウマチ，書痙

B. 精神科専門療法

1. **心身医学療法**：心身症でのみ算定。

2. **心身症について**：心身症とは身体疾患のなかで，その発症や経過に心理社会的因子が密接に関与し，器質的ないし機能的障害が認められる病態をいう。ただし神経症やうつ病など，他の精神障害に伴う身体症状は除外する（日本心身医学会，1991 年）。
　　病名は身体的病名（心身症）とする。

3. **認知症と脳代謝賦活剤**：適応とならない。

4. **精神療法の適応症**：単に「脳梗塞」とか「脳梗塞後遺症」の病名は認められない。

5. **統合失調症・心身症での脳波検査**：認められない。

6. **夜間せん妄にセレネース®（ハロペリドール）**：個々で判断されるが，8A／日まで。

7. **セレネース®（ハロペリドール）の特定薬剤治療管理料算定**：統合失調症以外では不可。

8. **統合失調症にマイスリー®（酒石酸ゾルピデム）**：認められない。

診療録への要点記載を要するもの

- **M000-2 放射性同位元素内用療法管理料**（患者に説明・指導した内容等を記載又は添付）
- **M001 体外照射「注 2」一回線量増加加算**（治療内容，合併症及び予後等を患者に説明・交付した文書を添付。患者への説明が困難な状況で，事後又は家族等関係者に説明を行った場合はその旨を記載）
- **M001-4 粒子線治療「注 2」粒子線治療適応判定加算**〔患者への説明内容について文書（書式様式は自由）で交付し，添付〕

- **M001-5 ホウ素中性子捕捉療法「注 2」ホウ素中性子捕捉療法適応判定加算**〔患者への説明内容について文書（書式様式は自由）で交付し，添付〕
- **I000 精神科電気痙攣療法「注 3」**（麻酔科標榜医の氏名，麻酔前後の診察，麻酔の内容を記載。麻酔記録の添付でも可）
- **I000-2 経頭蓋磁気刺激療法**〔①当該治療に用いた医療機器，治療を行った日時及び刺激した時間について記載，②治療開始前の HAMD17 または HAMD24（ハミルトンうつ病症状評価尺度）による評価の分析結果および患者に対する本治療の説明内容の要点を記載，③治療開始から第 3 週目および第 6 週目に HAMD17 または HAMD24 による再評価を行い，その分析結果を記載〕
- **I001 入院精神療法**〔要点を記載。さらに入院精神療法（Ⅰ）では当該療法に要した時間と要点を記載〕
- **I002 通院・在宅精神療法**（①要した時間，要点を記載，②1 回の処方において 2 種類以上の抗うつ薬または 2 種類以上の抗精神病薬を投与した場合，投与した抗うつ薬または抗精神病薬の種類数および医療上の必要性並びに副作用等を記載）
- **I002 通院・在宅精神療法「注 9」心理支援加算**（外傷体験および受診時の心的外傷に起因する症状の詳細並びに心理支援が必要とされる理由等を記載）
- **I002 通院・在宅精神療法「注 10」児童思春期支援指導加算**（①指導管理実施者は指導管理の内容・実施時間を記載，②医師は指導管理の必要性を記載，③支援計画の写しを添付）
- **I002 通院・在宅精神療法「注 11」早期診療体制充実加算**（①精神疾患の診断および治療計画の作成並びに治療計画の見直しを行う場合，詳細な問診並びに身体診察および神経学的診察の結果を診療録に記載，②他医療機関と連携およびオンライン資格確認等システムを活用して，患者が受診する全医療機関を把握し，処方されている全医薬品を管理して記載，③加算の初回算定時に患者等の署名付の同意書を作成し，診療録に添付）
- **I002 通院・在宅精神療法「注 12」情報通信機器を用いた場合**（①診療内容，診療日，診療時間等の要点，オンライン精神療法指針に沿った適切な診療であることを記載，②オンライン精神療法指針に沿った適切な処方であることを記載）
- **I002「注 4」児童思春期精神科専門管理加算「ロ」**（診療計画を文書および口頭で説明し，

写しを添付）
- ●I002「注5」特定薬剤副作用評価加算（評価結果と治療方針を記載）
- ●I002「注6」〔投与により見込む効果および特に留意する副作用等について説明し，説明内容および患者等の受け止めを記載。説明を行うことが適切でない場合は，その理由を記載。さらに服薬状況（残薬状況を含む）を記載。減薬の可能性について検討，今後の減薬計画または計画が立てられない理由を患者等に説明し，説明内容および患者等の受け止めを記載。〕
- ●I002「注7」措置入院後継続支援加算（毎回の指導内容を記載。都道府県等への情報提供の写しを記録）
- ●I002「注8」療養生活継続支援加算（支援計画書の写しを添付）
- ●I002-2 精神科継続外来支援・指導料（要点を記載。「注4」の特定薬剤副作用評価加算については，評価結果と治療方針を記載）
- ●I002-3 救急患者精神科継続支援料（指導等の内容の要点を記載）
- ●I003 標準型精神分析療法（要点，診療時間を記載）
- ●I003-2 認知療法・認知行動療法（要点，診療時間を記載）
- ●I004 心身医学療法（要点を記載）
- ●I005 入院集団精神療法（要点を個々の患者の診療録に記載）
- ●I006 通院集団精神療法（要点を個々の患者の診療録に記載）
- ●I006-2 依存症集団療法（依存症集団療法実施後に，当該療法を実施した従事者が，個別の患者の理解度や精神状態等について評価を行い，その要点を記載）
- ●I007 精神科作業療法（要点を個々の患者の診療録に記載）
- ●I008 入院生活技能訓練療法（要点を個々の患者の診療録に記載）
- ●I008-2 精神科ショート・ケア（要点，診療時間を記載）
- ●I008-2（開始から1年を超えて実施している場合，継続が必要と判断した理由を記載）
- ●I009 精神科デイ・ケア（要点，診療時間を記載）
- ●I010 精神科ナイト・ケア（要点，診療時間を記載）
- ●I010-2 精神科デイ・ナイト・ケア（要点，診療時間を記載）
- ●I011 精神科退院指導料（患者・家族等に対して，退院後の治療計画や退院後に必要とな

る保健医療・福祉サービス等を説明・交付した文書の写しを添付）
- ●I011-2 精神科退院前訪問指導料（指導内容の要点を記載）
- ●I012 精神科訪問看護・指導料（医師が保健師等に対して行った指示内容の要点を記載。「注1」ただし書及び「注2」ただし書に規定する場合と「注3」に規定する場合：その必要性および急性増悪の状態・指示内容の要点を記載）
- ●I012-2 精神科訪問看護指示料（交付した精神科訪問看護指示書等の写しを添付）
- ●I013 抗精神病特定薬剤治療指導管理料（治療計画，治療内容の要点を記載）
- ●I014 医療保護入院等診療料（治療計画，説明の要点を記載）
- ●I015 重度認知症患者デイ・ケア料（要点，診療時間を記載）
- ●I016 精神科在宅患者支援管理料（総合支援計画書等の写しを添付。多職種会議については，会議の要点，参加者の職種と氏名を記載）
- ●I016「注5」精神科オンライン在宅管理料（管理の内容，情報通信機器を用いた診療を行った日，診察時間等の要点を記載）

2024年改定の主なポイント

I002 通院・在宅精神療法
(1) 届出医療機関において**情報通信機器を用いて行った場合**の点数が新設された。ただし，1処方につき3種類以上の抗うつ薬又は3種類以上の抗精神病薬を投与した場合は算定不可となる。
(2) 従前の療養生活環境整備指導加算が廃止されて**療養生活継続支援加算**に統合され，実施者に「**保健師**」が追加された。従前は両加算ともに「**1**」通院精神療法の算定患者のみが対象だったが，「**2**」在宅精神療法の算定患者に対しても算定可とされた。
(3) **心理支援加算**が新設された。心的外傷に起因する症状を有する患者に対して公認心理師が支援を行った場合に，初回算定月から2年を限度に月2回に限り算定可。
(4) **児童思春期支援指導加算**が新設された。20歳未満の精神疾患患者の支援体制と実績を有している届出医療機関において，20歳未満の患者に対して多職種が共同して支援を行った場合に算定可。
(5) **早期診療体制充実加算**が新設された。精神疾患の早期発見及び症状の評価等の診療体制が確保されている届出医療機関におい

て算定可。

I012 精神科訪問看護・指導料：**訪問看護医療 DX 情報活用加算**が新設された。①電子請求，②電子資格確認，③医療 DX 推進体制の掲示，④掲示事項のウェブサイト掲載——等に適合した届出医療機関で月 1 回算定可。

I016 精神科在宅患者支援管理料：「1」「2」の「イ」の算定患者に，**在宅医療提供に係る一**定の基準を満たす患者（「在宅医療における包括的支援マネジメント導入基準」のコア項目を 1 つ以上満たす者又は 5 点以上の者）が追加され，「1」「2」の「ロ」の算定患者に，**過去 6 月以内に A315 精神科地域包括ケア病棟入院料の算定病棟から退院した患者**が追加された。

第 2 章

診療科別レセプト審査のポイント

❶ 外科編

1 審査の概要

社会保険診療報酬支払基金東京支部で消化器外科関連のレセプトの審査を担当している。東京支部の医科の審査委員は総勢約 260 名であり，外科担当委員は保険者，診療者，学識経験者の各代表合わせて約 40 名である。任期は 2 年とされている。

各月の 5 日前後に保険者および各診療機関からの再審査請求分を 3 日間で，20 日前後に前月の請求分を 1 週間で審査している。専門審査部会に属する筆者は，本審査では 20 前後の医療機関の入院外来合わせて 6 千数百件のレセプト審査を担当している。再審査は数百件である。東京支部全体での審査件数は 1100 万〜 1200 万件で，特に高額なレセプト（38 万点以上。特定機能病院・臨床研究中核病院は 35 万点以上）に関しては基金特別審査委員会（本部）で審査されている。東京基金分も毎月 200 〜 250 件程度がここで処理されている。また，別に調剤部会では調剤に関する審査を行い，再審査部会では再審査を重点的に処理している。

実際の審査に際しては，すでにコンピューターチェックおよび事務方の予備点検が済んでおり，事務方からみて疑義のある項目には電子レセプト上に青マークが付いている。また高額の医薬品にも同様にピンク色の印がつけられており，審査委員の注意喚起をうながす。専任委員もいるが，主に現役の医師が審査を担当しているため，事務方の予備点検は，限られた期間内に膨大なレセプトを効率よく審査するためのシステムの一つである。査定におけるコンピューターチェック，事務方，審査委員の各々の寄与率は，およそ 50%，30%，20% とされている。

それらを含め，審査委員は，

(1) **病名と診療内容の不一致**
(2) **検査項目と回数**
(3) **薬剤の適応と投与期間，禁忌**
(4) **その他告示・通知に抵触していないか**

などを重点的に判断して，診療行為が保険診療ルールに従っているかどうかを審査してい

る。その結果，

① **内容が保険診療ルールに適合している場合は「請求通り」とする。**
② **適合していないと判断されるものについては「査定」とするが，その際，図表 1 の増減点事由記号を用い，診療側に通知する。**
③ **審査上診療内容に不備や疑義がある場合は返戻する。**

この過程で，コンピューターチェックや事務方の査定が覆ることもある。

また，今年度からは**図表 1** の増減点事由記号による通知だけでなく，審査委員がそれぞれの記号に対する審査結果理由を記載するということとなり，診療側によりわかりやすい通知が行われるようになってきた。

審査結果の通知内容，返戻明細書の内容は主任委員により毎月点検されており，必要があれば訂正されている。訂正内容は毎月の研究会で報告されている。

また，疑問のある請求に関しては適宜，電話あるいは文書などで直接医療機関に問い合わせることも行われており，繰り返し改善のみられない医療機関には，**訪問懇談，集団懇談**などが行われている。

各審査委員が担当する医療機関は定期的（約 2 年）に交替している。

月に 2 回の研究会が開かれ，厚生労働省の通達や前月分の審査状況，具体的事例（高額請求例や査定例）の報告，委員による専門科目に関する講義，審査決定などが行われている。全国各都道府県別の再審査査定率や，具体的な疑義

図表 1 増減点事由記号

増減点事由記号	文言
A	療養担当規則等に照らし，医学的に適応と認められないもの
B	療養担当規則等に照らし，医学的に過剰・重複と認められるもの
C	療養担当規則等に照らし，A・B 以外の医学的理由により適当と認められないもの
D	告示・通知の算定要件に合致していないと認められるもの

内容に対する各支部の対応などが適宜提示され，支部間の格差の是正に努めている。

各科の専門委員の席は比較的集中しており，また，経験年数の異なる委員を隣同士に配置しているため，疑問のある場合にはすぐに相談できるようになっている。不定期的だが，専門科ごとに委員が集まって審査上の問題点などを話し合い，公正で一貫性のある審査を心がけている。また，他科の専門医の意見が必要な場合は，専門科あてに審査を依頼することができる。

2　最近の審査の傾向

筆者が審査委員を務めたこの10数年間に審査模様は大いに様変わりし，当初は机上に積まれた紙のレセプトに囲まれて周囲が見渡せないような状況であったが，現在ではほとんどがオンライン請求となり，電算機上で審査されている。

審査用パソコンのなかには**診療報酬点数表**の全内容や，**医薬品のチェックマスター**（各医薬品の適応傷病名，投与量，基準投与日数が収載されている），**特定器材マスター，臨床検査の説明とその適応疾患名，全国各支部の疑義紹介の結果**なども入っており，各項目を右クリックするだけで，ポップアップ形式で参照できるようになっている。そのため，従来のように診療行為や検査，薬剤，特定保険医療材料の詳細を知るために，関連書物を探して机を離れるなどの無駄な時間が大幅に短縮され，その分審査に割く時間が増えた。また，キーワード，例えば医薬品名を入力すると，その薬品を処方しているレセプトが抽出されるといった機能もある。さらには患者情報による抽出，すなわち，保険別（本人，老人，家族など），年齢別，請求点数別の抽出も可能であるため，同種内容のレセプトを連続して閲覧することも可能となり，偏りのない審査が容易にできるようになった。

審査用パソコンを立ち上げると，まず，DPC分のレセプトのファイルと，出来高分のファイルが画面上に現れる。出来高用ファイルのなかのほとんどは外来分で，何らかの都合で出来高になった入院レセプトも少数含まれている。これらの審査は従来どおりである。DPC用ファイルには各医療機関別のレセプトのファイルが

あり，これらに関して個別に，請求した診断群分類が実際の診療行為から判断して妥当かどうかを，傷病情報，入退院情報，診療関連情報などを参考に判断している。また，薬剤に関しても，退院時の処方が適切であるか審査している。

突合点検は，保険医療機関のレセプトと調剤薬局のレセプトを，コンピューターにより患者単位で紐付けしたものであり，これにより院外処方も院内処方と同様に同一画面で審査することができる。審査画面上，右半分が外来処方箋の画面となり，まさに一目瞭然に，院内処方箋の点検と同様，医薬品の適応，投与量，投与日数，併用禁忌などが審査できる。

縦覧点検は，同一医療機関から請求された同一患者のレセプトを複数月にわたって紐付けすることにより，当月請求されたレセプトについて，過去の請求内容を参照しながら点検できるようにしたものである。画面上で縦覧点検のボタンをクリックすると，右画面半分に当月及び過去6カ月分の請求が集計して表示され，処方期間の定められている薬剤や，検査に関して複数月に1回と定められているもの，2回目以降逓減と定められているもの，患者1人につき1回の算定と定められているものに関して点検が容易にできる。集計表上過去に査定された項目は赤字で示され，過去の審査状況も確認できる。ただし，参照する過去のレセプトは，遡って査定の対象にはしないこととされている。

また，同一患者の入院と外来レセプトも紐付けすることにより（**入外点検**），入院と外来のレセプトの不一致も容易に点検できるようになった。これは同一画面上に入院と入院外のボタンがあり，どちらかを押すことにより，同一患者の入院と外来のレセプトが瞬時に入れ替わり表示されるため，入院と外来の統合審査を容易にできるようにしたものである。

これらの点検上の進歩により，当月レセプトの，縦（縦覧）と横（突合，入外点検）の把握が可能となり，レセプトの全体像が見やすく，レセプト審査がしやすくなった。

再審査についてもオンライン請求により**電算機による処理**が開始されており，件数として現在はほぼ半数が電算機上で審査されている。電算機上の審査は本審査同様縦覧情報の閲覧も可

能であり，再審査請求の回数が複数回以上存在するときは申出履歴の閲覧も可能である。実際の審査では，レセプト画面上，再審査事務付箋がついた項目をクリックすると，申出理由がポップアップするので，原審通りか，査定かを決定し，判断の理由一覧から理由を選び，入力する。電算機処理により，従来の紙ベースに比べて，再審査の要点がより迅速に捉えられる。

電算機審査の利便性は日進月歩しており，「算定日」のタグを選ぶと，審査画面上に，縦軸に検査，処置，処方などのすべての項目，横軸に算定日の表として表示されるようになったので，従来わからなかったため見落としていた，同一日の検査，処置，手術，あるいは処方の過剰などが一目で審査できる。

また，各種の疑義事項に関して，各支部での疑義に対する対応が電算機上で参照できるようになったため，おおいに参考になっている。

3　請求上の留意点（注意すべき診療項目とその査定減点対象になりやすいポイント）

比較的頻度の高い査定例を中心に注意すべき点を以下に示す。

(1) 病名
● 外来レセプトあるいは出来高請求では，まだ一部の医療機関で，査定を恐れるあまりに初診から20～30，場合によっては60を超える病名を付けるところもある。これなどはその医療機関の力量を問われ，ひいては請求内容も疑われることがあるので注意されたい。また，すでに治癒した傷病名は整理しておいていただきたい。
● 病名と請求内容に整合性をもたせるのは当然だが，左右の間違いが意外に多い。また，査定対象のほとんどは病名もれであることも銘記されたい。
● 診療に不必要な検査を行い，無理に病名をつけたと思われるレセプトも見受けられる。あからさまな場合は査定の対象になる。
● 近年は，病名の開始日にも注意されたい。適切な病名があるにもかかわらず，検査・治療施行日が病名開始日前の場合，査定対象となる場合がある。

(2) 基本診療，医学管理等
● 創傷処理後の通院処置で，緊急性のないものに対

し時間外あるいは休日加算は認められない。
● 軽症であるにもかかわらず，受診回数の多いものや，時間外・休日加算を請求する場合は査定対象になる。
● 心身医学療法の算定は「心身症」に適応が限定されているので注意されたい（図表2）。

うつ病などの病名で請求してくる医療機関が見受けられる。また，病名には胃潰瘍（心身症）のように当該疾患名の次に（心身症）と銘記すること。
● 単一病名で2つの科を受診した場合，2つ目の初診料は算定できない。頚椎症で整形外科と神経内科の両方の初診料は算定できない。また，術前評価のための麻酔科受診で初診料の算定はできない。
● 救急診療に関する診療報酬が手厚くなったためか，救急医療管理加算の請求件数が増えてきた。救急医療管理加算1はあくまで救命にかかわるもので，緊急であるとともに，生命にかかわる重篤なものに限る。同2に相当するものや，全く該当しない例での請求が目立つ。

また，近年では，加算の対象に明記してある「ケ緊急手術…を必要とする状態」についても議論がある。外科で対象となる急性虫垂炎は，原則として，入院当日に虫垂切除を実施した患者に対して救急医療管理加算1の算定が認められるようになった。翌日でも算定できる可能性はあるが，病態の変化等により翌日手術となった場合は認められない。

(3) DPC
● DPCにおける「**手術薬剤**」に関しては，手術室において使用された手術にかかる薬剤のみが算定可能である。ニフレック，グリセリン浣腸など，術前処置に使用される薬剤は算定できない。
● 退院時処方で病名が落ちている例が意外に多い。また，他院へ転院入院となる場合には退院時処方は算定できない。

(4) 投薬・注射
● 17点以下の薬剤の投薬に関しては非電算化医療機関に限り，名称，投与量等の記載が免除されている。その関連から，17点以下の薬剤の投与に関して，使用の原因となった傷病名が主傷病名などから類推できる場合は，すべての医療機関で，その傷病名記載が省略できる。ただし，**図表3**に挙げる薬剤を除く。
● 1つの薬剤の価格が17点以下でも，服薬回数が同じであるものは合算して取り扱うため，合計が17点を超える場合は，適応病名がないと査定の

図表2 心身症の種類

1. **循環器系**：本態性高血圧症，本態性低血圧症，レイノー病，バージャー病，神経性狭心症，発作性上室性頻脈，期外収縮その他の不整脈，心臓神経症，血管神経症，など
2. **呼吸器系**：気管支喘息，神経性呼吸困難（過呼吸症候群も含む），神経性咳嗽，空気飢餓，溜息性呼吸，咽頭けいれん，しゃっくり，など
3. **消化器系**：消化性胃潰瘍，慢性胃炎，急性胃拡張いわゆる胃下垂症，胃アトニー，潰瘍性大腸炎，過敏性大腸症候群，胆嚢症，胆道ジスキネジー，慢性膵炎，慢性肝炎，いわゆる慢性虫垂炎，神経性食欲不振，心因性多食症あるいは拒食症，神経性嘔吐症，腹部緊満症，食道けいれん，噴門および幽門けいれん，反すう，呑気（空気嚥下）症状およびガス貯留症状，など
4. **内分泌代謝系**：肥満症，糖尿病，腎性糖尿，尿崩症，心因性多飲（渇）症，甲状腺機能亢進症，など
5. **泌尿器系**：夜尿症，インポテンツ，心因性多尿症，神経性頻尿（過敏性膀胱），など
6. **神経系**：片麻痺，筋緊張性疼痛，いわゆる自律神経失調症
7. **骨筋肉系**：慢性関節リウマチ，全身性筋肉痛症，脊椎性過敏症，書痙，痙性斜頸，いわゆるむち打ち症，チック，外傷性神経症，など
8. **皮膚科領域**：神経性皮膚炎，皮膚掻痒症，アトピー性皮膚炎，円形脱毛症，多汗症，慢性蕁麻疹，湿疹，尋常性疣贅，など
9. **耳鼻咽喉科領域**：メニエール症候群，アレルギー性鼻炎，咽頭喉頭異物感症，嗅覚障害，難聴，耳鳴り，乗物酔い，嗄声失声，吃音，など
10. **眼科領域**：原発性緑内障，眼精疲労，眼瞼下垂，中心性網膜炎，眼底出血，ボスナー・シュロスマン症候群，眼瞼けいれん，心因性盲目，など
11. **産婦人科領域**：月経困難症，月経前緊張症，無月経，月経異常，機能性子宮出血，不妊症更年期障害，不感症，想像妊娠，など
12. **小児科領域**：小児喘息，起立性調節障害再発症，臍仙痛，周期性嘔吐症，遺糞症，遺尿症，幽門けいれん，心因性発熱，嘔気，心悸亢進，心臓痛，呼吸困難発作，悪心，頭痛，睡眠異常，息どめ発作，チック，尿閉，夜驚症，哺乳嫌悪，憤怒けいれん，吃音，など
13. **手術後の状態**：腹部手術後愁訴（いわゆる腸管癒着），ダンピング症候群，頻回手術症（ポリサージャリー），形成手術後神経症，など
14. **口腔領域**：顎関節症，ある種の口内炎，口腔粘膜の潰瘍，突発性舌痛症，異味症，味覚喪失，唾液分泌異常，ある種の歯痛，歯ぎしり，精神性脳貧血症，吸唇（指）癖，咬爪癖，咬筋チック，義歯神経症，口腔異常症（舌痛症いわゆる口腔神経症），歯牙および歯周組織の異常感覚，口腔手術後神経症（顔面，口唇，歯列，美容等に関して），など

〔「保険診療の手引」月刊保団連臨時増刊号 No.465,1994（10月版）より〕

対象になるので注意が必要である。

●薬剤によっては使用期限の明記されているものがある。明記されていないものでも漫然とした投与は，特に**抗生剤**などでは耐性菌を生ずる恐れがあるため，医療経済的にも医学的にも認められない。突合点検が可能であるため特に注意が必要である。ただし，**降圧剤の合剤**（エックスフォージ，ユニシア，レザルタスなど）の投与制限はなくなった。

●薬剤使用量についてであるが，「用法・用量」に「適宜増減可」と記載がある場合には通常は投与量の2倍までを基準として認められる。最大投与量が決まっている場合はもちろんその量までとなる。

医師が投与量を自由に決められるはずだとする横暴な主張をする方がおられるようであるが，上記投与量を超える場合には詳記が望ましい。

●適応症の限られた薬剤では病名に注意する（**図表4**）。また，主病名以外にも病名を併記する必要があるものとして，**アミノレバン**は肝性脳症，また**リーバクト**は低アルブミン血症などの病名を付けておいたほうがよい。

●**フォイパン**を慢性膵炎に処方した場合，適応は急性症状の寛解であるので，診療開始日が古い場合

は査定の対象になる。診療開始日より3カ月以内は6錠まで可。なお，術後逆流性食道炎は3錠まで。

●胃癌の診断がついた患者に H₂ ブロッカーの投与は認められない。消化性潰瘍に対して**プロトンポンプ阻害剤（プロトンポンプインヒビター）**と H₂ ブロッカーの併用投与も認められない。

●胃潰瘍又は十二指腸潰瘍については，14日以上の休薬期間がある場合は，胃潰瘍の場合8週間，十二指腸潰瘍の場合6週間の H₂ ブロッカーの追加投与が認められる。

●消炎鎮痛剤などの投薬にあたり佐薬として処方される H₂ ブロッカーは，特に病名がなくても認められる。

●外来点滴に際し，消化管出血の病名で H₂ ブロッカーとともに**プリンペラン注射液**を投与する例が目立つが，消化管出血に対しては禁忌である。また，**ブスコパンとプリンペランの併用投与**も認められない。

●**グロブリン製剤**使用時は血液細菌培養検査がないと査定される可能性がある。

●**輸血用製剤**使用時は特に注意が必要で，病名不備が目立つだけでなく，使用理由が明解でないレセ

図表3　17点以下でも査定の対象となる薬剤

1.　強心剤
2.　糖尿病薬
3.　血管拡張剤
4.　血圧降下剤
5.　副腎ホルモン剤
6.　高脂血症用剤

図表4　適応が限られた薬剤の例

薬剤	対象疾患
塩酸バンコマイシン，ハベカシン，タゴシッド	MRSA感染症
アンコーマ	高アンモニア血症
カイトリル，ナゼア，セロトーン	抗悪性腫瘍剤投与に伴う消化器症状
ノイアート，ノンスロン	先天性アンチトロンビンⅢ欠乏に基づく血栓形成傾向，アンチトロンビンⅢ低下を伴うDIC

プトが目立つ。**血液製剤**使用時は症状詳記を必ず付け，具体的な数値（Hb，Alb，PT値など）と必要理由，経過を記すことが要求される。膵炎関連，DIC関連の薬剤に関しても同様である。

- **K920「2」保存血液輸血「イ」1回目と「ロ」2回目以降**にも注意が必要である。1回目とは，一連の輸血における最初の200mLをいい，2回目とはそれ以外の輸血をいう。あくまで「一連」である。また，保存血液輸血時の**カルチコール**は認められる。チトラート中毒の予防であるが，200mLの輸血3本にカルチコール10mLの割合で認められる。
- 化学療法時の好中球減少に対して**G-CSF製剤**を使用する場合も同様に好中球の値を記しておく。
- 規格・単位により適応が異なる薬品があるため，留意する必要がある。たとえば**アピスタンディン**と**プロスタンディン**は，20mg製剤は慢性動脈閉塞に，500mg製剤は外科手術時の低血圧維持，あるいは異常高血圧時（プロスタンディンのみ）に適応が分かれる。また，**ウロキナーゼ**と**ウロナーゼ**の6万単位製剤は脳血栓に，12万および24万単位製剤は心筋梗塞に適応となる。さらに，**フサン**の50mg製剤，**エフオーワイ**，**レミナロン**の500mg製剤は急性膵炎には適応はない。
- 肝性昏睡またはその恐れのあるもの，重篤な腎障害のあるものに対しては禁忌となる薬剤が多いため，注意が必要である。また，**脂肪製剤**は肝障害以外にDICなどに対しても禁忌である。
- **強力ネオミノファーゲンシー**の投与に関しては原則的には慢性肝疾患における肝機能障害異常の改善が適応であるが，薬剤性肝障害，アルコール性肝障害，術後肝障害にも認められている。また単に肝機能障害だけでも認められている。
- **サンドスタチン**の乳糜漏，重症急性膵炎，膵液漏に対する使用は原則認められない。
- 化学療法に伴う低マグネシウム血症に**注射用マグネゾール**の使用は認められない。マグネゾールの現在の適応は子癇のみである。
- **硫酸マグネゾール**：化学療法に伴う末梢神経障害に対して**静注用マグネゾール**は認められない。
- **制吐剤のイメンド**は抗癌剤の直前に投与が必要な

ため，外来化学療法時には，他に院外処方があった場合にも同時処方として院内処方が例外的に認められる。ただし3日間に限る。
- 化学療法時に使用する**ポララミン**や**ラシックス**等の病名の欠落にも注意が必要であるが，最近は認める傾向にある。
- その他の**制吐剤**について，投与日数の制限があるものでも，抗癌剤の投与終了より概ね10日までの投与は認められる。
- **アネキセート**はベンゾジアゼピン系薬剤（セルシン，ホリゾン，サイレース，ロヒプノール，ドルミカム，ミダゾラムなど）の鎮静の解除にのみ使用できる。麻薬使用時の呼吸抑制には認められない。
- **ペンタサ**はクローン病では基本的に認められない。
- **アコファイド**は機能性ディスペプシアに対する治療薬であるが，上部消化管内視鏡検査等により胃がん等の悪性疾患を含めた器質的疾患の除外が必要である。つまり，胃潰瘍等にて内服治療がある場合には査定の対象となりうる。
- **ピコスルファート**（**ラキソベロン**）は月60mLが目安。月100mLを越えると査定対象となりうる（1回30mLを認める場合もある）。
- **セレコックス**は，「手術後，外傷後」の消炎・鎮痛には1回200mgを1日2回使用できるが，「変形性関節症・腰痛症・肩関節周囲炎など」の消炎・鎮痛では1回100mgの1日2回と容量が異なることに注意。
- 上部消化管内視鏡，特に食道の検査に際し，ヨード染色液の中和剤として使用される**デトキソール静注液**の投与は現在のところ認められていない。ヨード染色をした場合に染色部位の痛みを取るために使用したデトキソールは粘膜点墨法加算に含まれると考えられるので算定されない。
- 胃・十二指腸ファイバー時に使用する薬剤として**アルサルミン**，**アルロイドG**および**トローチ類**は認められない。

図表5　肝炎ウイルスに基づく疾患に使用される薬品とその適応

	B型慢性肝炎	B型肝硬変（代償性）	C型慢性肝炎	C型肝硬変（代償性）	備考
バラクルード	○	○			
ヘプセラ	○	○			
ゼフィックス	○	○			
テノゼット	○	○			
セロシオンカプセル	○				
ダルクインザ＋スンベプラ			○	○	セログループ1
ソバルディ＋リバビリン			○	○	セログループ2
ハーボニー			○	○	セログループ1
ヴィキラックス			○	○	セログループ1
ソブリアード			○		セログループ1
テラビック			○		セログループ1と2
バニヘップ			○		セログループ1
レベトール			○	○（ペグイントロンとの併用のみ）	セログループ1
コペガス			○	○（ペガシス45μgとの併用のみ）	セログループ1

●内視鏡的粘膜切除術にグリセリンは算定できない。

●内視鏡手術時（胃・十二指腸ポリープ，粘膜切除術）のインジゴカルミンは算定できない。

●大腸内視鏡検査にガスコン散，ガスコン錠，ガスコンドロップは認められる。

●ついでながら，内視鏡時のキシロカイン製剤は上部で合計30mL（ポンプスプレー，ビスカス，ゼリーなどを合わせて）を限度としている。下部でもキシロカインゼリーの使用限度は30mLである。

●さらに検査別のキシロカイン製剤のおおよその使用量は以下を参照されたい。
・GS：10～20mL
・CS：15～30mL
・直腸鏡：10～20mL
・肛門鏡：5～10mL
・膀胱尿道ファイバー　男性：30mL
　　　　　　　　　　　女性：10mL

●点滴注射を，検査の際に必要により施行した場合は，検査料に包括される。

●近年，肝炎ウイルスに基づく疾患に対しては，多くの抗ウイルス薬や免疫を高める薬剤などが開発されているが，それらの薬品名と適応は図表5のとおりである。

●ヘパリン類似物質・ヒルドイド等は，臨床的に比較的よく使用する薬剤である。添付文書上は，血栓性静脈炎，凍瘡，肥厚性瘢痕／ケロイド，進行性指掌角皮症，皮脂欠乏症，外傷後の腫脹／血腫／腱鞘炎／筋肉痛／関節炎，筋性斜頸――となっており，効能効果は限定的である。しかし，小児の場合は乾燥による湿疹が主体のため，湿疹のみの病名で認められる（急性湿疹では認められない）。成人の場合は湿疹のみの病名では認められず，乾燥を伴う湿疹，主婦湿疹，手湿疹は認められる。アトピー性皮膚炎，放射線性皮膚炎でも認められるが，蕁麻疹，脂漏性皮膚炎，アレルギー性皮膚炎，痒疹，ざ瘡，皮膚炎では認められないことが多い。月当たりの使用量は，成人で500g（場合により750g）まで，幼児で300gまでが妥当であり，それを超える場合には詳記記載が望ましい。

（5）手術

●麻酔薬の算定のない手術は基本的には処置として取り扱われるが，頭部，眼瞼，前額部や膝・肘，耳鼻科関連の手術，6歳以下の小児に対する手術，1点（15円）未満の麻酔薬を用いたことが明記してある場合はこの限りでない。

●手術に関連して行われた点滴を含めた注射手技料は手術料に包括される。ただし同一日に行われたものでも手術と明らかに関係ないものに関しては算定可。

●真皮縫合加算は基本的に露出部位の縫合に際して加算されるが，眼瞼，指・趾，手掌の場合は適応外である。

●傷病名が擦過創あるいは擦過傷のみの場合には，皮膚欠損用創傷被覆材（1）真皮に至る創傷用の算定は認められるが，同（2）皮下組織に至る創傷用の算定は認められない。ただし，擦過創や擦過傷の病名以外に，打撲，皮膚欠損創，皮膚潰瘍などの病名があり創傷が皮下組織に至っていると判断されれば同（2）皮下組織に至る創傷用で算定される。切創の病名ではいずれも認められない。同一部位に対して複数用いた場合は主たるもののみ算

定となる。

　手術などの縫合創に対しては，すべての創が縫合されている場合には算定できない。ただし，一部に縫合されていない皮膚欠損創が残存していると判断できる場合には認められる。

　使用開始から3週間を限度として認められる。それ以上の場合は詳記が必要であるが，原則は3週間を越えた使用は認められない。また，連月の使用は認められない。

● K740-2 腹腔鏡下直腸切除・切断術を算定し，横行結腸に人工肛門を造設した場合，K726 人工肛門造設術は算定できない。これらの術式と人工肛門造設術は一連の手技である。ただし，K719 結腸切除術とK726 人工肛門造設術の併算定は認められる。

● K732 人工肛門閉鎖術「2」腸管切除を伴うもの「イ」直腸切除後のもの：悪性腫瘍に対する直腸切除術（ハルトマン手術）の際に造設した人工肛門に対して人工肛門閉鎖術を行った場合に算定する。それ以外の場合には「ロ」その他のものとなる。

● クローン病または潰瘍性大腸炎の場合，K716 小腸切除術，K719 結腸半側切除術，K719-5 全結腸・直腸切除嚢肛門吻合で超音波凝固切開装置等加算が認められる（悪性腫瘍手術の場合はもちろん認められる）。

● 胃癌に対してK657 胃全摘術を施行した場合のK672 胆嚢摘出術の併施は，胆嚢にかかわる病名がなくても認められる。これはリンパ節廓清に伴い，迷走神経肝枝が切離されるため，術後胆嚢炎，胆石などが発生しうるからである。

● 合成吸収性癒着防止材は，373.38cm^2 を限度として算定できる（婦人科を除く）。

● K476「注1」乳がんセンチネルリンパ節加算1は，放射性同位元素の算定がないと認められない。また，色素の費用は算定できない。

● 乳房インプラント摘出術について，皮膚，皮下腫瘍摘出術では算定できない。K000 創傷処理「2」筋肉・臓器に達するもの（長径5cm以上10cm未満）で算定する。

● 化学療法や中心静脈栄養用のポート留置に際し使用する血管造影用カテーテル，ガイドワイヤーなどは手技料に含まれる。

● 胃管カテーテルは24時間以上体内留置した場合に算定できる。

● 交換用胃瘻カテーテルは4カ月に1回を限度として算定できる。

● 外科領域での生理食塩水による洗浄の目安は5Lである。ただし，状況にもよるため，傷病名から

は予測不可能な多量の洗浄を行った場合には，詳記が望ましい。

● 腹腔鏡手術を2つ以上行った場合，
1. 同じポートからの場合は，主たる手術料のみ。
2. 別のポートからの場合は別々に算定できる。

　ただし同一手術野の場合は，通常の手術と同様主たる手術料と併せて行った手術の100分の50を合算したもの。

　具体的には腹腔鏡下大腸切除術（K719-2, K719-3, K735-3, K740-2）とK672-2 腹腔鏡下胆嚢摘出術は，ポートも術野も違うと判断できるためそれぞれ100％請求できるが，K654-3 腹腔鏡下胃局所切除術とK672-2 腹腔鏡下胆嚢摘出術は同じポートでは主たるもののみ，別のポートでは胆嚢摘出術は100分の50で算定する。

● 腹腔鏡下から開腹に切り替えた場合は，主たる手術が腹腔鏡下で行われた場合は腹腔鏡下として算定できる。また，審査にあたっては，L008「4」閉鎖循環式全身麻酔4にかかる時間と麻酔時間全体を比較し，前者が大きい場合は開腹を主たる手術と判断することも多い。そのため，閉鎖循環式全身麻酔4の時間が短いが腹腔鏡下で主たる手術が行われた場合には詳記の添付が望ましい。

● 単孔式腹腔鏡虫垂切除の場合，閉鎖循環式全身麻酔4の時間が10分未満の症例については，手術記録を含めた詳記が必要である。

● K718 虫垂切除術「2」虫垂周囲膿瘍を伴うものの場合，膿瘍のコメント，またはドレーンの使用，または生食洗浄がある場合に認められる。

● 急性虫垂炎の手術において，腹腔鏡下盲腸切除を施行する場合がある。これをK719-2 腹腔鏡下結腸切除「1」小範囲切除，結腸半側切除で算定する場合，単なる急性虫垂炎では査定される恐れがある。急性壊疽性虫垂炎や穿孔性虫垂炎の病名があると審査員も判断しやすい。また，いずれにしても腹腔鏡下盲腸切除となった理由の詳記をつけるほうが無難である。

● K743 痔核手術にてN000 病理組織標本作製の算定は認められない。

● K721 内視鏡的大腸ポリープ・粘膜切除術（早期悪性腫瘍粘膜切除術）には悪性腫瘍の確定診断が必要である。

● 結腸内視鏡治療後に出血を生じ内視鏡的に止血を行った場合には，K722 小腸結腸内視鏡的止血術では査定される場合が多く，K654 内視鏡的消化管止血術での算定となる場合が多い。

● K653-5 内視鏡的胃，十二指腸狭窄拡張術は，臨床的には複数回の施行が必要となる場合が多い。ただしレセプト上は短期間又は同一入院中におい

て，回数にかかわらず，第１回目の実施日に１回に限り算定となる。短期間の定義がむずかしいところであるが，おおむね２週間に１回である。それ以上回数が重なる場合には詳記の記載が無難である。

● K685 内視鏡的胆道結石除去術は，短期間又は同一入院中において，回数にかかわらず，第１回目の実施日に１回に限り算定できる。さらに，内視鏡的に乳頭切開術（K687）と胆道結石除去術（K685）を行った場合には主たるもののみの算定となる。短期間の定義は，前項同様おおむね２週間に１回である。それ以上回数が重なる場合には詳記の記載が無難である。

（6）検査

● Covid 検査の回数も以前と異なり複数回は認められにくくなっている。支部ごとの取り扱いを確認しつつ，複数回の検査あるいは症状がない場合の検査は詳記の記載が無難である。SARS-CoV-2・インフルエンザウイルス抗原同時検出のキットが使われるようになっているが，同検査がなされている場合，同時に別に SARS-CoV-2 検査を行うことは過剰と判断されうる。

　また，Covid とは関係ないが，インフルエンザ検査とインフルエンザ治療薬の投与の間，または発熱出現との間が48時間以上空いている場合がある。これも査定対象となる。

※新型コロナウイルス感染症は５類感染症になり，行政の関わりも大きく変わり，外出自粛の廃止や濃厚接触者特定の廃止，2024年４月から公費負担が終了するなど，状況が逐一変わっていく。検査などの審査状況も今後変わっていく可能性がある。

● 電子カルテの特徴として，血液検査が前回と同じ項目の場合，ボタン一つで do することができるようになり便利になった。しかし，そのため，術前感染症，血液型などが do されている事例や，１カ月で複数回の検査が不適切であるにもかかわらず do されてしまっている例が見受けられるため注意が必要である。

● 血液生化学の検査回数に関しては状態の安定している場合は週に１回。術後も著変がなければ２週間を目安に週に２回。最重症でも１日に１回を限度としている。

● HIV 検査はエイズ拠点病院・診療連携病院以外は術前検査としては認められない。

● 検査のなかには特に対象疾患が通知されているものが多数ある。例えばヒアルロン酸は，慢性肝炎の経過観察および肝生検の適応の確認に用いられ，肝硬変に対しては認められない。ただし原発性胆汁性肝硬変に対するヒアルロン酸は認められる。

● 肝炎マーカーは図表6のように，項目ごとに算定可能な検査が決まっているが，化学療法（予定含む），免疫抑制剤投与（予定含む），HIV 感染症の場合は，HBs 抗原定性・半定量または抗原，HBs 抗体半定量，HBs 抗体定性または抗体，HBc 抗体半定量・定量，HBV 核酸定量の測定を認める。これは上記の状態では，一旦鎮静化した肝炎が再燃して重篤化することがあるからである。レセプトには「免疫抑制」「化学療法施行」等の注記を必要とする。

● HCV コア蛋白および HBV 核酸定量は輸血後検査において認められる。ただし，輸血後であることが分かるコメント記載が望ましい。

● 抗 TSH レセプター抗体と甲状腺刺激抗体（TSAb）の同時請求が多い。いずれか一方のみが認められる。甲状腺疾患の検査に関しても項目ごとに適応が決まっている（図表7）。

● 抗サイログロブリン抗体は診断時の検査である。橋本病，バセドウ病，無痛性甲状腺炎，甲状腺癌，甲状腺機能低下症，疑いに対して認められる。単なる甲状腺機能異常のみでは認められない。甲状腺機能亢進症での経過観察時においては，TRAb または TSAb の算定がないと算定は認められない。その他甲状腺疾患に対する経過観察のための算定は認められない。

● 結核関連，膠原病関連の検査は多種多様であるが，いずれも初診時に認められる検査のセットには申し合わせがあり，たとえばマイコバクテリウム・アビウム及びイントラセルラー（MAC）核酸検出などは，他の検査で結核菌が陰性である場合のみ認められているため，１回の採血のみで，その他の検査と同時に請求されている場合には査定される。一般的に特殊な検査に関しては特に査定が厳しくなることが多いため，適応に十分注意されたい。

● また，網赤血球数も初診時以外は，血液疾患，悪性腫瘍の病名がないと査定される。

● 同一医療機関で同一患者に対する複数回の血液型検査（ABO 血液型，Rh 血液型）は認められない（造血幹細胞移植等を除く）。過去に別の科での手術歴や輸血歴があった場合には血液型測定がなされているはずであるので，確認が必要である。

● HBs 抗原，HCV 抗体，STS 定性，梅毒トレポネーマ抗体定性について，B 型肝炎・C 型肝炎・梅毒等の確定がない状況で，入院時・術前検査目的のスクリーニング検査として行った場合，連月の算

図表6　肝炎マーカーの算定マトリクス

検査項目	点数	入院時・再入院時	検査前・術前時	肝機能障害の疑	肝機能障害（肝障害）	脂肪肝	肝炎の疑	肝炎	急性肝炎の疑（初回）	急性肝炎	慢性肝炎の疑（初回）	慢性肝炎	慢性肝炎急性増悪	慢性肝炎・肝硬変	アルコール性肝硬変	自己免疫性肝炎	原発性胆汁性肝硬変	ウイルス性肝硬変の疑	劇症肝炎	肝硬変	A型肝炎（疑含む）	B型肝炎の疑（初回）	B型急性肝炎	B型急性肝炎の疑	B型（慢性）肝炎	HBVキャリアの疑（初回）	HBVキャリア	B型肝硬変	C型肝炎の疑（初回）	C型急性肝炎（疑含む）	C型（慢性）肝炎	C型肝硬変	HCVキャリアの疑（初回）	HCVキャリア
D013「8」HA抗体（原則1回限度）	146点				☆		☆	☆	☆									☆	☆		☆													
「8」HA-IgM抗体（原則1回限度）	146点				☆		☆	☆	☆	○			○					☆	☆		☆													
「1」「3」HBs抗原定性・半定量又は抗原（月1回）	29点,88点	○	○		○		○	○	○	○	○	○	○	○				○	○		○	○	○	○	○	○	○	○						
「2」「3」HBs抗体定性・半定量又は抗体（月1回）	32点,88点	●	●		○		○	○	○	○	○	○	○	○				○	○		○	○	○	○	○	○	○	○						
「4」HBe抗原（月1回）	98点																								○									
「4」HBe抗体（月1回）	98点																								○									
「6」HBc抗体半定量・定量（原則1回限度）	130点	●	●		★		★	★	★	★	○			★				★	★			★	★	★	★	○	★	★						
「8」HBc-IgM抗体（原則1回限度）	146点				★		★	★	★					★				★	★			★	★	★										
「12」HBVコア関連抗原（HBcrAg）（月1回）	252点																		□				□		□	□	□	□						
D023「4」HBV核酸定量（月1回）	256点	●	●										○						□				□		□	□	□	□						
D013「14」HBVジェノタイプ判定（1回が限度）	340点																		○				○	○	○	○	○	○						
「13」デルタ肝炎ウイルス抗体（原則1回限度）	330点													▼					○															
「5」HCV抗体定性・定量（月1回）	102点	■	■		■		■	■	■	■	■	■	■	■				■	■	■									■	■	▲	▲	■	▲
「9」HCV構造蛋白及び非構造蛋白抗体定性又は半定量（月1回）	160点	■	■		■		■	■	■	■	■	■	■	■				■	■	■									■	■	▲	▲	■	▲
「7」HCVコア抗体（月1回）	143点	■	■		■		■	■	■	■	■	■	■	■				■	■										■	■	▲	▲	■	▲
「14」HCV特異抗体価（月1回）	340点	■	■		■		■	■	■	■	■	■	■	■				■	■										■	■	▲	▲	■	▲
「5」HCVコア蛋白（月1回）	102点										△							△											△		△	△		△
D023「9」HCV核酸検出（月1回）	330点										△							△											△		△	△		△
「15」HCV核酸定量（月1回）	412点										△							△											△		▲	▲		△
D013「10」HE-IgA抗体定性（原則1回程度）	210点																																	
D014「7」抗核抗体（蛍光抗体法を除く）又は「5」（蛍光抗体法）（月1回）	110点,99点															○																		
「21」抗ミトコンドリア抗体定性又は半定量（月1回）	181点																○																	
「20」抗セントロメア抗体定量又は定性	174点																○																	
「28」抗LKM-1抗体（1回が限度）	215点															▽																		
D013「11」HCV血清群別判定（1回が限度）	215点																																○	○
D215-2 肝硬度測定	200点											◎	◎	◎			◎			◎								◎				◎		
D007「54」肝細胞増殖因子	227点																		○															
「50」Mac-2結合蛋白糖鎖修飾異性体	194点									◆	◆	◆	◆	◆																	◆			

注1　「☆」に該当する検査を複数項目，同時に測定した場合は，いずれか一方の所定点数を算定する（保医発通知より）。

注2　「●」に該当する検査を複数項目，同時に測定した場合は，いずれか一方の所定点数を算定する（保医発通知より）。

注3　「★」については初回のみ算定を認める。

注4　「□」「■」「△」「▲」に該当する検査を複数項目，同時に測定した場合は，それぞれ主たるもののみ算定を認める。

注5　「●」は，HIVなど免疫不全状態，免疫抑制剤投与（予定含む），化学療法（予定含む）の患者は算定を認める。

注6　「▼」については，急性増悪等のコメントがある場合は，算定を認めることもある。

注7　「▲」については，IFN治療時は，開始月は3回，以降ウイルスが消…するまでは月2回の算定を認める（症状詳記で判断）。

注8　「▽」については，核酸抗体陰性の場合に限り算定を認める（保医発知より）。

注9　（原則1回限度）（月1回）は，治療中又は詳記内容では2回程度算定を認めることもある。

注10　「◎」は承認又は認証された超音波装置を用いた場合。3月に1回に限り算定する。2回以上の場合は詳記する（保医発通知より）。

注11　「◆」とPⅢP，Ⅳ型コラーゲン，Ⅳ型コラーゲン7S，ヒアルロン…PHを併施した場合は主たるもののみ算定する（保医発通知より）。

その他（通知より）AFP，PIVKAⅡは，肝硬変，慢性肝炎で月1回算定を…める。

図表7　甲状腺疾患と算定マトリクス　　2024年6月

検査項目＼病名等	初回診断時（疑い病名を含む，▽＝疑い不可）																			再診（治療経過・経過観察）												
	甲状腺腫・単純性甲状腺腫（まるめ検査↓）	びまん性甲状腺腫	結節性甲状腺腫	甲状腺機能異常・障害・検査異常△	甲状腺機能低下症	中枢性甲状腺機能低下症	甲状腺機能亢進症▲	バセドウ病	甲状腺眼症・眼球突出症	橋本病・慢性甲状腺炎	無痛性甲状腺炎	亜急性甲状腺炎	急性化膿性甲状腺炎	甲状腺腫瘍	腺腫様甲状腺腫	甲状腺癌	甲状腺乳頭癌・濾胞癌	甲状腺髄様癌・未分化癌	機能性甲状腺腫・プランマー病	甲状腺腫・単純性甲状腺腫	バセドウ病・甲状腺機能亢進症▲	甲状腺機能低下症	中枢性甲状腺機能低下症	ブロッキング抗体による低下症	橋本病・慢性甲状腺炎	無痛性甲状腺炎	亜急性甲状腺炎	急性化膿性甲状腺炎	腺腫様甲状腺腫	甲状腺腫瘍	甲状腺癌	甲状腺髄様癌・未分化癌
生化学的検査（Ⅱ）																																
D008「6」甲状腺刺激ホルモン(TSH)	○	○	○	○	○	○	○	○	○	○	○	○	○	○	○	○	○	○	○	◑	◑	◑	◑	○	◑	◑	◑	◑	○	○	○	○
「14」遊離サイロキシン(FT4) *	○	○	○	○	○	○	○	○	○	○	○	○	○						○	◑	◑	◑	◑	○	◑	◑	◑	◑				○
「14」遊離トリヨードサイロニン(FT3) *	○	○	○	○	○	○	○	○	○	○	○	○	○						○	◑	◑	◑	◑	○	◑	◑	◑	◑				○
「16」サイログロブリン(Tg) *	○	○	○	▽											○			○		○	◑				◑	◑	◑	◑		○	○	○
免疫学的検査																																
D014「10」抗サイログロブリン抗体(TgAb) #	○	◆			○			○		○		○						◆			▼	▼			○	○						◆
「11」抗甲状腺ペルオキシダーゼ抗体(TPOAb) #	○			▽			○			○											▼	▼			○	○						
「27」抗TSHレセプター抗体(TRAb)				▽			◆														◆	▼	○									
「40」甲状腺刺激抗体(TSAb)				▼			◆														◆											

【補足事項】
1　甲状腺機能検査（TSH/FT₄/FT₃）は甲状腺関連病名があれば原則として月1回で3項目とも算定を認める。1～2項目に限定しての査定は行わない。
2　◑→薬物治療導入時や手術・RI治療の前後など変動の予想される状態において，月複数回の検査（TSH/FT₄/FT₃とTg）の算定を必要限度に認める。
3　◆→Tg検査の初回時にはTgAb併施の算定を認める。甲状腺癌のフォローにおいては繰り返しのTgAbの算定も必要限度に認める。
4　▽→"甲状腺機能低下症疑い"ではTg/TgAb/TPOAb/TRAbは算定を認めない。甲状腺機能低下症の診断確定後に病因検索のために行う場合は算定を認める。
5　◆→TRAb/TSAbはバセドウ病の診断時と薬物治療経過中の寛解判定に月1回でいずれか一方のみを認める。両者の併施は不可（D査定）。
6　▼→特に留意して査定とするもの：甲状腺機能低下症におけるTSAb，バセドウ病再診におけるTgAb/TPOAb，甲状腺機能低下症再診におけるTg/TgAb/TPOAb/TRAb，橋本病再診におけるTg
7　△→甲状腺機能異常・甲状腺機能障害・甲状腺検査異常などは確定病名として不適切。再診時での検査の繰り返しは認めない。
8　▲→"甲状腺機能亢進症"は医療の現状に鑑み"バセドウ病"と同義として扱う。なお，"甲状腺機能低下症"と"橋本病"は区別して扱う。

【その他の甲状腺関連検査】
1　甲状腺自己抗体（抗サイログロブリン抗体半定量・抗甲状腺マイクロゾーム抗体半定量）：抗サイログロブリン抗体半定量とTgAb，抗甲状腺マイクロゾーム抗体半定量とTPOAbはそれぞれ同意義の検査であり，併施は不可（D査定）。
2　総サイロキシン（T₄）・総トリヨードサイロニン（T₃）：T₄とFT₄，T₃とFT₃はそれぞれ同意義の検査であり，併施は不可（D査定）。ただし，同日でなければ必要に応じて同月内の重複は可。
3　サイロキシン結合グロブリン（TBG）：TBGは"TBG異常症（増多症・減少症）"で算定を認める。また，甲状腺機能検査としてT₄あるいはT₃と併施した場合は算定を認める。
4　カルシトニン："甲状腺髄様癌"の診断とフォローにおいて算定を認める。"多発性内分泌腫瘍症2型（シップル症候群）"を疑った場合にも算定を認める。

定は認められない。
● 細かなことであるが，**術前検査**において**STS定量**，梅毒トレポネーマ抗体**定量**は認められない。**定性**なら認められる。定量の場合には病名（疑い含む）が必要である。
● **不規則抗体**は輸血歴又は妊娠歴のある患者に対し，定められた手術が行われた場合に算定できるが，その場合にはレセプトの摘要欄に輸血歴又は妊娠歴がある旨を記載すること。
● **Dダイマー定性・半定量・定量**に関して，手術前においてスクリーニングを目的としたものは原則認められない（血栓症の発症リスクの高い症例は除く）。
● 凝固因子・血栓塞栓症関係の検査について過剰が目立つ。DIC疑い血栓症疑い病名では**AT活性**と**Dダイマー**の併算定は原則認められない。DIC疑い等の病名があってもDICを伴う基礎疾患名が必要である。基礎疾患のない血液凝固異常の病名に対しての**Dダイマー**と**FDP**の併算定は認められない。どちらか一つ認める。また，血栓塞栓症に対する**Dダイマー**にも注意が必要である。疑い病名に対しては1回のみ認める。血栓塞栓症の

診断確定後は，治療を行っている急性期は週2回（3回以上は詳記），慢性期は月1回（2回以上は詳記）——が原則となる。

●**外来迅速検体検査加算**は検査日のうちに一つでも情報提供を行わない検査項目があった場合は算定できない。

●**トランスサイレチン（プレアルブミン）**は，栄養失調，栄養障害等の疑いでも認められる。

●**葉酸**検査は，ビタミンB12欠乏症の要因を知る検査ではないため，悪性貧血の病名では認められない。葉酸が認められるのは，大球性貧血，巨赤芽球性貧血，葉酸欠乏（性貧血）となる。

●**Zn**について：亜鉛欠乏症または増加症（疑いを含む）のみでは認められない。亜鉛欠乏症または増加症の，臨床症状・所見または亜鉛欠乏（または増加）を引き起こす要因・基礎疾患があり，さらに亜鉛欠乏症または増加症（疑いを含む）が傷病名欄にあれば認められる。毎月の算定は認められないことが多い。味覚障害，栄養障害，亜鉛欠乏症の病名に対しては，3カ月に1回を目安に認められる事例が多い。

●糖尿病の疑い病名のみで，**HbA1c**の連月の検査は認められない。

●心不全を起こす明らかな病名（虚血性心疾患，心臓弁膜症，不整脈，高血圧症など）がなく，スクリーニングとして算定している場合のD008「18」**脳性Na利尿ペプチド（BNP）**は認められない。

●心不全疑いの病名で，胸部レントゲン写真なく，心電図もなく，心疾患の既往のない場合**BNP**は認められない。

　　ただし，以下の傷病名や詳記のある場合には胸部レントゲン・心電図がなくても算定を認められることが増えてきた（下記病名があるからといって必ず認められる訳ではないので注意が必要）。
1. 虚血性心疾患，2. 弁膜疾患，3. 先天性心疾患，4. 不整脈，5. 高血圧性，6. 心筋症，7. 肺性心，8. 腎不全，9. 糖尿病

●**シスタチンC**は腎機能低下時に施行するが，ペントシジンを同一日に実施した場合は主たるもののみ算定可能である。また，敗血症に対しプレセプシンとプロカルシトニン（PCT）の併算定もできない。

●**DIC**，肺血栓塞栓症，深部静脈血栓症の病名（疑いも含む），あるいは心血管手術や透析などでヘパリンやフサンなどの抗凝固剤を使用する場合に，**末梢血液一般検査，PT，APTT，フィブリノゲン半定量または定量**に加え，**FDP定性または半定量または定量，D-ダイマー定性または半定量または定量**——の6項目の算定が認められる

（ただし，医療機関ごとに常に同様の検査の傾向が見られる場合には査定されることがあるので注意が必要）。

●特定の医療機関で，特に意味なく**検査をルーチン化**している場合がある。外来で**尿検**だけならよいが，腎泌尿器系に問題がない場合に**尿沈渣**や**尿染色検査**，あるいは特に最近目立つが，**フローサイトメトリー**まで行う必要はない。

●**尿沈渣（鏡検法）**と**尿沈渣（フローサイトメトリー法）**を同一日に行った場合は，主たるもののみの算定となる。

●**消化管細菌培養同定検査の嫌気性培養加算**について：原則は認められない。ただし，以下の場合には認められる。
・偽膜性腸炎またはクロストリジウム感染
・腟の場合，細菌性腟炎に加えて切迫流・早産の病名がある場合
・肺疾患：肺炎，肺化膿症，肺結核疑いなど
・副鼻腔炎，咽頭周囲膿瘍←認めないこともある
・腸炎ではカンピロバクター感染を含む食中毒の場合
　　また，嫌気性培養を行う理由などのコメントが望ましい。

●**ヘリコバクター・ピロリ**の検査は胃潰瘍・十二指腸潰瘍以外に
1. 胃MALTリンパ腫
2. 特発性血小板減少性紫斑病
3. 早期胃癌に対する内視鏡的治療後
4. 慢性胃炎
に適応が拡大されたが，「1」に関しては「悪性リンパ腫」，「非ホジキンリンパ腫」については原則認められない。「2」に関しては，「血小板減少症」，「紫斑病」では原則認められない。「3」に関しては，「胃癌」は認められない。また，「内視鏡治療後」のコメントを必要とする。

●さらに，**ヘリコバクター・ピロリ**の除菌前・除菌後の感染診断の実施には，ランソプラゾール等，ヘリコバクター・ピロリに静菌作用を有する薬剤の投与中止後2週間以上経過していることが必要である。

●除菌後感染診断として**ヘリコバクター・ピロリ抗体測定**を実施する場合，除菌終了後6カ月以上経過している必要がある。

●**移植後のサイトメガロウイルスpp65抗原定性**および**β-D**について：サイトメガロウイルスpp65抗原定性について移植後3カ月は週1回，月5回まで認められる。外来では2週に1回までとなる。また，β-Dは状態にもよるが週1回程度となる。

●**腫瘍マーカー**（CEA，CA19-9，CA125など）につ

いて，悪性腫瘍が疑い病名の場合，悪性腫瘍の診断確定又は転帰決定までの間に1回を限度として算定できる。つまり，疑い病名のみでは3カ月空けようが6カ月空けようが，2回目以降は査定されることとなる。ただし，**PSA** など例外規定もあるため確認が必要である。

● **AFP，PIVKA-Ⅱ** は肝硬変，慢性肝炎の病名で月一回認められる。初診で，病名が慢性肝炎のみである場合，**AFP-L3 分画** は認められない。

● **Ⅰ型コラーゲン-C-テロペプチド（ICTP）** は疑い病名では算定できない。乳癌，肺癌，または前立腺癌であるとすでに確定診断された患者の骨転移診断に行われる。

●「**CEA 高値または高 CEA 血症**」や「**CA19-9 高値または高 CA19-9 血症**」等の病名に対して CEA や CA19-9 は認められない。ただし，詳記の内容次第では認める場合もある。同様に高○○○血症についての○○○検査は原則認められない。

● **抗 PD-1 抗体抗悪性腫瘍剤（オプジーボ・キートルーダ）** 投与時の **KL-6，SP-D，胸部 XP，HbA1c，TSH，FT₃，FT₄，ACTH，コルチゾール**——などに関しては，投与されている月については疑い病名がなくても月1回又は投与ごとの算定が認められる（支部により多少の解離あり）。ただし，**KL-6，SP-D，SP-A** はいずれか1項目のみ認められる（これらの併算定は認めない）。また，投与終了後でも，間質性肺炎の疑い病名と抗 PD-1 抗体悪性腫瘍剤の投与に関する注記があれば，**間質性肺炎に関する検査** は投与終了後3カ月間は月1回認められる。

● 大腸癌で **EGFR 遺伝子検査，RAS 遺伝子検査** を同時に行った場合は，いずれか一方のみ算定可能。**K-ras 遺伝子検査と RAS 遺伝子検査** を同時に行った場合もどちらか一方。

● **免疫染色（免疫抗体法）病理組織標本作製** において，**エストロジェンレセプターとプロジェステロンレセプターの併用** は，いずれか主たる点数および規定の加算のみの算定となる。

● 両側乳腺腫瘍を **細胞診** した場合，両側が別病変だとしても左右を併せて一部位となる。

● 同一日における **マスク又は気管内挿管による閉鎖循環式全身麻酔** と経皮的動脈血酸素飽和度測定の併算定はできない。

● **呼吸抵抗測定** は，呼吸器疾患や心臓疾患がない場合，術前スクリーニング検査としては認められない。

(7) 画像診断

● たとえ **単純撮影** と **造影撮影** の間に何らかの事情で時間があいても，同日の CT では後者のみが認められる。同日の CT と MRI で，部位が同じ場合でも同様である。

● **内視鏡検査** において，すべての生検例で，上部消化管では2臓器，下部消化管では3臓器を請求する医療機関があるが，全症例で，上部なら食道と胃に，下部なら大腸の広範囲に病変が存在するはずもなく，部分的な査定は免れない。

● **胆囊造影，膵胆管造影** 時の **透視診断** は認められない。腎盂造影，尿管造影，膀胱造影，血管造影についても同様である。

● **MRI 検査** で経口造影剤を使用した場合，MRI 撮影造影剤使用加算は算定できない。

● 当該医療機関以外で撮影したフィルムの診断を行った場合の診断料は，初診料を算定した日に限り算定できる。つまり，初診料の算定がない場合の，当該医療機関以外で撮影したフィルムの診断料は算定できない。

● 内視鏡時の **狭帯域光強調（NBI）加算** は，癌あるいは癌疑いの病名が必要である。

● 超音波検査の断層撮影法（心臓超音波を除く）における **パルスドプラ法加算** は以下の傷病名で認められる。

1) 腎悪性腫瘍，腎血管性高血圧症（腎動脈狭窄症），副腎皮質癌，精索静脈瘤，精索捻転症および精巣捻転症，精巣腫瘍，膀胱癌，およびこれらの疑い病名。
   ※尿管腫瘍は認められない。

2) 関節リウマチ（診断時や活動期）

3) 肝癌，肝血管腫，門脈圧亢進症（バッド・キアリ症候群），およびこれらの疑い病名

4) 甲状腺腫瘍，結節性甲状腺腫，甲上腺機能亢進症，副甲状腺機能亢進症，およびこれらの疑い病名

5) 動脈性疾患：内頸動脈狭窄症・閉塞症，頸動脈血栓症，頸動脈硬化症，脳梗塞（頸部動脈），胸部又は腹部大動脈瘤，解離性大動脈瘤，大動脈狭窄，大腿動脈深部血栓症，慢性閉塞性動脈硬化症，肺動脈血栓症，透析シャント狭窄・閉塞，およびこれらの疑い病名
   ※単なる動脈硬化症（疑い含む）では認められない。

6) 静脈性疾患：下肢静脈瘤，血管内焼灼術前の下肢静脈瘤（大伏在・小伏在静脈瘤），下肢（深部）静脈血栓症

7) 産科疾患：妊娠中毒症（妊娠高血圧症候群），子宮内胎児発育不全，多胎妊娠，Rh 不適合妊娠，羊水異常症，これらの確定診断時

図表8　超音波検査の算定方法

	部位	方法	算定
同一患者につき同一日かつ同時	同一	複数	主たるもので算定
		同一	1回のみ算定
	複数	同一	
		複数	別個に算定
同一患者につき同一日別時間帯または別日	複数	複数	
		同一	逓減により算定
	同一	複数	
		同一	

8）婦人科疾患：卵巣癌などや悪性腫瘍診断には診断時に限り1回認められる

　　※乳癌疑いには認められない。

●**超音波検査**については複数回行うと，部位，方法別に算定が異なり，複雑である（**図表8**）。代表的なケースでは乳癌患者に同一日に乳腺と腹部の断層撮影を行った場合はどちらかひとつしか算定されず，同一月で日を変えた場合は逓減で算定される。

（8）麻酔

●**セボフレン**は1時間につき40mL，**笑気ガス**は1時間につき240Lまたは480g，**プロポフォール**は麻酔では1時間につき50mL，鎮静維持には同40mL，7日までが目安。20〜30％の使用量増加は手術内容により加味される。

●神経ブロック施行時の**ステロイドの使用**には詳記が必要である。また，月に2回が限度。その際の外用消毒剤は範囲により10〜30mL。

●**携帯型ディスポーザブル注入ポンプ（PCA型）**は，**硬膜外麻酔加算，神経ブロックにおける麻酔剤の持続注入の算定が必要である。**

●麻酔に伴う**D223経皮的動脈血酸素飽和度測定**については静脈麻酔中にも認められる。これは消化管内視鏡時にも適用される。

（9）その他

●**輸血用血液フィルター**の使用に関しては適応が明記されており，①微小凝集塊除去用フィルターの場合は1日当たり1000mL以上の保存血輸血と自己血輸血に対し，1000mL当たり1個が認められている。また，②白血球除去フィルターの場合は悪性疾患や腎不全など10回以上の反復輸血が予想される際に400mLごとに1個が原則である。両者の併用は認められない。多くの請求はこの要件を満たしていない。

　　血小板製剤は採血時白血球除去がされているとみなされ，白血球除去フィルターの使用は推奨されていない。さらに，2006年12月より薬価基準に収載された**赤血球濃厚液-LR**およびその他の**LR（leucocytes poor）製剤**に関しても，すでに白血球除去用フィルターを通したものであるため，別に輸血用フィルターは算定できない。

●**特別食加算**については，状況により変化がある。特別食については心臓疾患および妊娠高血圧症等の減塩食，十二指腸潰瘍に対する潰瘍食，侵襲の大きな消化管手術後の潰瘍食，クローン病及び潰瘍性大腸炎等により腸管の機能が低下している場合の低残渣食，高度肥満症（BMI：30以上）の治療食，高血圧症に対する減塩食は塩分の総量が6g未満——などと規定されている。高尿酸血症，狭心症，心筋梗塞，先天性心疾患，大動脈疾患では認められる。外科とは関係ないが，脳梗塞・脳塞栓・脳動脈硬化症での減塩食による特別食加算は認められない。手術後については，消化管吻合術を伴うもの，肝臓・膵臓の手術の場合は認められる。消化管術後後遺症については手術後最初に退院するまでの期間のみ。腹腔鏡下胆嚢摘出術のみ，虫垂炎手術，人工肛門を設ける消化管手術では認められないことが多い。腸管切除を伴うイレウスでは認められるが，癒着剥離のみ・イレウス管のみでは認められないことが多い。胆嚢炎・胆管炎・総胆管結石に対しては認められる。また，上部消化管の内視鏡治療は潰瘍合併症の可能性があるため認められるが，内視鏡的大腸ポリープ切除，粘膜切除術後の低残渣食は認められる扱いに変更となった。術前の低残渣食は認められる。小腸内視鏡検査，大腸内視鏡検査のみの場合は，前日及び当日の2日間のみ認められる。

4　請求・症状詳記のアドバイス

（1）症状詳記が必要なレセプト

高額レセプト，高額でなくとも治療内容が複雑であるもの，血液製剤使用時，複雑な手術や特殊な手術，高額な薬剤の使用時，特殊な医用材料の使用時，検査回数の多い場合などには，症状詳記を付ける。請求が正しいものと審査者に納得させるためには，簡潔で必要かつ十分なものである必要がある。

保険適用外の処置や材料，薬剤を使用した場合も，原則としては査定の対象になるだろうが，たとえば抗癌剤の場合には，近年様々なレシピが検討され，その有効性が文献などで報告されており，適応外であっても，画一的に査定する

ことには審査員の間でも議論のあるところである。それまでの抗癌剤で効果がなくなった場合などでは，その旨詳記されていると，柔軟に対処される場合がある。

　少なくとも筆者は，すべての医師, 医療機関は患者さんのために正しい医療をしているものと信じているので, その正当性を伝えるためにも，必要な場合は症状詳記を付けていただきたい。

（2）記載方法

　当然ながら読みやすいものが望ましい。

　具体的に言うと，高額の場合は経時的な症状の経過，検査を施行した理由，医用材料の使用理由，治療の具体的な内容，結果などを簡潔に記載し，患者の全体像が容易にとらえられるようにする。

　それに対し，少額の場合はむしろピンポイントで説明したほうが審査員には理解しやすいし，時間の節約にもなる。

　また，乱筆が多く，判読不能な例がいまだにある。自分で読めても，他人には読めないことがあることを考えて，ワープロを使用したほうが無難である。さらには，略語は避け，診療上の隠語（ワイセ, ローテなど）も慎むべきである。

　手術に関しては理解が増す場合があるので，通常と異なる複雑な術式の場合は図を入れるとよい。また，複数の手術を同時にした場合にはアプローチの方法を記載すると別の手術とみなされ増点される可能性もある（逆の可能性もあるが）。

（3）具体的データの記載

　経過に当たってはヴァイタルサインやその他の検査値，特に血液製剤や化学療法時の G-FS 製剤の使用に当たっては使用前後のデータを記す必要がある。使用後にデータが改善している場合は審査員の心証もよくなる。

（4）上級医師のかかわり

　症状詳記を書くのは多くは若い医師であろう。筆者も若い頃は担当させられたが，診療に忙しく，他に覚えることも多すぎて，レセプトの点検，症状詳記などは正直言ってあまり関心がなかった。年を経るに従い余裕も出てきて，経営的な面からも医療を考えるようになり，さらに少子高齢化を迎え，医療資源が限られるなかでは関心をもたざるを得なくなった。症状詳記を書くことは, 病歴を書くことと微妙に違い，病歴では必要のなかった検査，治療などは場合により省いてもかまわないが，詳記の場合はむしろそうした診療行為を中心に記載する必要があり，無駄となった診療行為を反省する機会ともなり，以後の医療に役立つこともある。

　そのことも含め上級医は，詳記をチェックしながらレセプト内容を再確認することも重要であること，医師である限りはこれからもレセプトとかかわっていく必要があること，自分のした医療が正当であることを訴えられる一つの手段であることなどを若い医師に伝える必要があるものと思われる。

　時に病歴サマリーをコピーしてそのまま詳記としている例も見られるが，これなどはレセプト審査上無駄な情報も含まれており，決してよいことではない。ぜひ，上級医はすべての詳記をチェックしていただきたい。

（5）医事課のかかわり

　医師は主として検査，治療の項目のみに目が行きがちであるが，レセプトはその他，食事や薬剤，各種加算など種々の内容を含んでおり，それらの全体像を見渡せるのは唯一医事課のみである。また，医師の多くは残念ながらどの項目が査定の対象になるのかわかっていない。事前にどの項目が査定されやすいのかや症状詳記の要点を医師に伝えられるのも医事課である。問題点を意識し，意欲をもって書かれた詳記とそうでないものはおのずとわかり，査定点数に直結する。そのため詳記を書く医師の意欲を引き出す際も，上司のみならず，医事課などの事務方もかかわり合いをもつべきと思われる。

（6）具体例

1）病名の不備と不十分な症状詳記の例

例 1　　**56 歳男性　合計点数 35,594 点**

傷病名

（1）脾腫瘍（主）

（2）悪性リンパ腫疑い

（3）慢性 C 型肝炎

摘要欄（部分）

60	アンチトロンビン抗原	70 × 1
	迅速ウレアーゼ試験定性	60 × 1
	Ⅳ型コラーゲン・7S	148 × 1
	ヒアルロン酸	184 × 1
	EF-胃・十二指腸	1,140 × 1
	EF-上行結腸及び盲腸	1,550 × 1
	グロブリンクラス別ウイルス抗体価（水痘）	218 × 1
	グロブリンクラス別ウイルス抗体価（麻疹）	218 × 1
70	頸部胸部 CT 造影剤使用	1,400 × 1
	ポジトロン断層・コンピューター	
	断層複合撮影（^{18}FDG）	8,625 × 1

症状詳記（ほぼ全文）　左季肋部痛を主訴に近医受診，脾腫瘍の診断で当院受診した。CT，超音波検査にて脾下極に径 10cm の境界明瞭な腫瘍を認めた。上部，下部内視鏡検査を施行したところ，胃皺襞の肥厚と多発の小潰瘍を伴う糜爛を認め，悪性リンパ腫を疑った。PET による病期診断が必要と判断した。

審査委員側のコメント　これはある病院でレジデントが書いた症状詳記である。まず病名不備が目立ち，胃疾患および大腸疾患の病名がない。さらに，アンチトロンビン抗原に関しても肝疾患や悪性リンパ腫に関連する血液凝固障害のために測定されたと推定されないこともないが，その旨を詳記する必要がある。水痘，麻疹のウイルス抗体価についても完全な病名落ちである。消化管の内視鏡検査，頸部から胸部の CT についても悪性リンパ腫の病期を判定するために必要ではあるが，特に PET に関しては他の検査，画像診断により病期診断，転移・再発の診断が確定できなかった旨記載したほうがよい。このような初歩的な問題を含んだものは少ないが，施設によるとまったく上級医のチェックを受けていないこのようなものも散見される。

2）疑い病名で高額の薬剤が処方され，医事課のチェックが不十分であった例

例2　**75 歳男性　合計点数 160,527 点**

傷病名（部分）

（1）右変形性股関節症　　（5）不明熱
（2）慢性腎不全　　　　　（6）敗血症の疑い
（3）脳梗塞　　　　　　　（7）尿路感染の疑い
（4）慢性呼吸不全

摘要欄（部分）

20	セレコックス		
	ムコスタ		
	ザイボックス錠 600mg　2 錠	△ × 5	
		2,221 × 17	
30	ヘパリン Na ロック 10 単位/mL シリンジ		
	10mL　1 筒		

	ブドウ糖注射液 5％ 50mL　2 瓶	
	ゾシン静注用 4.5　4.5g　1 瓶	244 × 1
	ヘパリン Na ロック 10 単位/mL シリンジ	
	10mL　1 筒	
	ブドウ糖注射液 5％ 50mL　3 瓶ゾシン静注用	
	4.5　4.5g　1.5 瓶	445 × 13
40	人工腎臓	1,980 × 11
50	保存血液輸血	800 × 1

症状詳記（全文）　患者は人工股関節置換術を行った透析患者。術後の不明熱のためにザイボックスとゾシンを 2 週間投与した。投与開始 2 週間で骨髄抑制が現れ，上記薬剤の副作用と考えられた。Hb7.2 まで低下したため MAP2U の輸血を行った。輸血と原因薬剤の中止の効果が見られ，貧血は改善した。

審査委員側のコメント　周知の如く原則として疑い病名のみでは治療はできない。しかも本例では原因不明の発熱に対し，感染症と確定できない段階で，バンコマイシン耐性腸球菌と MRSA 感染症に適応のザイボックスが処方されていた。更にはゾシシまで投与されていた。実際全査定され，査定点数は 5 万点近くになった。病院経営にとっても無視できない高額査定であるが，この病名と症状症記では査定されてもやむをえない。本例ではそもそも治療の過程でこの薬剤の投与が適正であったか議論されるべき例ではあるが，医事課としても，高額な薬剤の請求を含むレセプトに関しては，主治医の注意を喚起し，正しい病名と，どういう事情でこれらの高額薬剤が使用されるにいたったかの過程を症記するよう指導すべきである。

5　おわりに

　長年レセプト審査を続けていると，さまざまな医療機関を担当することになり，診療内容も医療機関により多様であることに驚くが，ほとんどの医療機関は良心的であり，問題があるのはほんの一握りである。したがって，良心的医療機関のレセプトを査定する際には，同じ医師として「病名さえあれば」，「詳記がもう少し詳しければ」と思うことが多々あり，歯がゆい思いもたびたびである。

　思うにレセプトは医師，特に詳記を書く若い医師のみならず，上司の医師，医事課，薬剤部，栄養課を含めた病院全体で取り組むべきものであり，そのなかで医事課のコーディネーターとしての役割は大きい。積極的に，特に医師その他に働きかけて，保険者までも含め，各関係者いずれもが満足するようなレセプトを作成していただきたい。

❷　泌尿器科編

国保審査委員

　高齢化社会の急速な進展は，前立腺疾患など泌尿器科領域の患者数の増加をもたらした。特に，国民健康保険（国保）診療報酬レセプトの増加が顕著で，審査委員を増員して対応している。本稿では，泌尿器科領域の適切な保険診療の一助となるよう，国保診療報酬の審査の流れとポイント等について述べるとともに，最近の制度，運用の変化などについても述べたい。

1　審査の概要

（1）審査事務共助

　審査委員会の事務職員が審査委員による審査前にレセプトを点検して，疑義事項，重点審査項目等のあるレセプトに「**疑義付箋**」を付けることを「**審査事務共助**」という。電子化，オンライン化により事務的効率は大幅に向上したため，事務共助の役割の重要性が増している。審査委員と綿密な連携のもと，審査の効率化，均てん化に大きく貢献している。

（2）第一次審査

　診療報酬審査委員会の構成は，審査の委託を行う保険者と，審査を受ける側の医療担当者，さらに中立の立場にある公益代表者からなる。

　審査事務共助を経たレセプトは医療機関ごとに束ねられ，審査委員による審査が行われる。

　査定する場合には必ずその理由を A，B，C，D で記載する。A は適応と認められないもの，B は過剰・重複と認められるもの，C は医学的に不適当と認められるもの，D は告示・通知の算定要件に合致していないと認められるもの。

　事務上に関するものとして，固定点数が誤っているもの，請求点数の集計が誤っているものなどが査定される。減点しないまでも注意を要する場合は，その事由を「審査結果票」に記載する。審査上，症状詳記等が必要と判断した場合には付箋に照会理由を記して返戻する。

　また審査委員会には**審査専門部会**が置かれており，高点数レセプトの審査を行っている。医科の対象は **7 万点以上 38 万点未満**，または**入院 1 日当たり 1 万点以上**のレセプトであり，一般審査とは区別されて，審査専門部会委員に配られて上記の要領で点検される。通常，審査委員 1 人・1 カ月分としておよそ 1 万件のレセプトを審査する。このような経過を経て第一次審査は終了し，各医療機関に審査委員による査定結果（増減点連絡票）が送付される。

　なお，**38 万点以上**（特定機能病院・臨床研究中核病院は 35 万点以上）のレセプトについては，全国統一的に審査を行う。国保では国保中央会に「**診療報酬特別審査会**」が置かれ，一括して審査が行われている。

（3）第二次審査

　各医療機関は減点箇所，点数を確認し，医師を含めて査定理由を分析し，再審査の可否を決定することになる。また，保険者からも再審査請求が提出される。

　再審査ができる場合とは，**①診療内容の必要性の判断に帰するもの，②審査の誤りがあった場合**──など。病名もれによる査定についての再審査は不可である。第一次審査は病名・症状詳記のみで判断されるので，「**再審査申出書**」には診療の詳細（診療経緯や意義など）を審査委員に理解できるように記載する必要がある。

　診療報酬審査委員会には**再審査部会**が置かれ，保険医療機関または保険者からの再審査請求に対して審査する。医療機関からの「再審査申出」の審査結果は，**①原審通り，②一部復活，③復活**──のいずれかで医療機関に通知される。

　保険者からの「再審査申出」に関しては「**申出処理結果票**」に，①原審通り，②一部訂正（申出の一部が認められたことになり，回数，用量等の変更があった場合は，具体的な内容を内訳欄に記入する），③申出通り（申出内容が認められるケース）──のいずれかが記入され，再審査結果が保険者に報告される。

2　最近の審査の傾向

（1）DPC による包括評価

2003年から特定機能病院を対象に入院診療報酬の包括（DPC）請求が開始された。2006年以降，民間病院を含めDPCを採用する病院が増加して，現在では大方の大・中規模病院に定着している。包括評価の対象となる診療報酬は，包括評価部分，出来高部分，食事療養部分からなり，包括評価部分は主傷病名や診療行為，副傷病名などによって決定される診断群分類点数表により算定される。入院にかかる基本料のほか，ほとんどの薬剤料，検査料なども包括される（ホスピタルフィーに相当）。手術およびこれにかかわる物品の請求，その他一部の検査や高点数の処置などにかかる費用は出来高払いで算定する（ドクターフィーに相当）。

DPCによる診療報酬請求では副傷病名や個々の診療データの大方の部分が記載不要となり，請求にかかわる事務的作業および審査の負担は著しく簡便化された。

主傷病名は原則1つ，最も医療資源を投入した傷病名をICD10コードから決定する。重要と思われる副傷病名は主たるものを最大4件まで選択する。これらの主・副傷病名に付随した重要でない病名は省略を容認し，それに付随する医師の裁量権の範囲内で想定される検査等は査定しない。しかし，病状が多彩，あるいは複雑な場合，または高額請求の場合は，重要な副傷病名4件すべて選択するとともに，できるだけ病状詳記を添付するとよい。また，入院後に発生した合併症病名が4件まで登録できるので，適切に選択することが望ましい。

原則的に検査，薬剤と病名の照合作業は不要となり，出来高部分についてもほとんどの場合で適応外査定は行わない。このため査定件数，査定額ともに著しく減少した。

DPCによる請求で最も重要なことは主病名の決定である。主病名の違いによって包括評価点数は大きな違いが生ずる場合がある。最も多くの医療資源を投入した診療行為に合致した主病名を選択することが求められる。

(2) 再審査請求の増加，その他

保険者からの再審査請求件数が年々増加しており，特に外来診療での様々な検査，処置，投薬などが過剰ではないかとの問合せが急増して

いる。単月分の個々の審査では査定対象にはならないが，連月のレセプトを3〜6カ月分突き合わせてみると頻回，過剰の検査，処置等の妥当性を問われるケースが見受けられる。

前立腺特異抗原（PSA）をはじめ，各種の腫瘍マーカー，尿流測定などの排尿機能検査，腹部超音波検査，尿培養同定検査などで再審査請求が多い。これらは連月ないし隔月で何年にもわたって継続的に行われている場合もあり，この場合には大幅に査定せざるを得ない。このような医療機関では，単月審査においても，ある特定の検査，処置等の実施比率が著しく高くなるので，審査委員も傾向を把握し，これらの資料も参考にして再審査請求を判定している。

2012年から第一次審査での単月のみならず複数月のレセプトを点検する縦覧審査が可能となった。このため頻回，過剰な検査等に対する審査はさらにきびしくなる傾向にある。一方，薬剤，投薬についても，適応疾患，適応用量をきびしく点検しているが，杓子定規に再審査を請求してくる医療機関も増加している。

2010年から旧総合病院において外来診療の一元的請求が始まった。同一の患者が2つ以上の診療科で外来診療を受けた場合でも1枚のレセプトとして請求するもので，これにより事務的効率は向上した。その一方で，しばしば採血検査や超音波検査で重複するケースがみられる。診療日が異なれば容認できることが多いが，同一診療日については査定せざるを得ない。特に婦人科診療との重複が多くみられる超音波検査等は注意を要する。

一方，審査委員の立場では，いろいろな診療科の診療行為が混入してくることになって困惑することも多い。そのつど他科の審査委員に相談する努力はしているが煩雑である。

3　請求上の留意点

(1) 病名

●原則，主病名を明示する。特に多数病名を列記する場合は注意したい。古い病名や疑い病名は治癒，中止等の転帰を付して終了することが望ましい。

●古い発症日の感染症病名では細菌培養同定検査，抗生剤投与等は査定されやすい。転帰を記し，新

たに病名を付けることが望ましい。

●△△腫瘍の病名は**悪性，良性の別**を明示することが望ましい。悪性の明示がないと当然であるが，**B001「3」悪性腫瘍特異物質治療管理料**は算定できない。また，**腫瘍マーカー，細胞診**なども査定されることが多い。

（2）投薬

●去勢抵抗性前立腺癌に対する新規ホルモン製剤や腎癌に対する分子標的薬など，高価な内服薬については副作用も多く適正使用が求められる。状態が安定していても，原則として 30 日を超える処方は査定される可能性が高い。

● PARP 阻害薬**リムパーザ**の処方のためには去勢抵抗性前立腺癌および遠隔転移の病名が必要である。また BRCA 遺伝子の変異があるかどうかの検査を，がんゲノム医療中核病院，がんゲノム医療拠点病院，がんゲノム医療連携病院において行う必要がある。

●**アーリーダ**の適応は，①遠隔転移を有しない去勢抵抗性前立腺癌，②遠隔転移を有する前立腺癌であり，遠隔転移を有する去勢抵抗性前立腺癌は適応外であり注意を要する。また，**ニュベクオ**の適応は単独では遠隔転移を有しない去勢抵抗性前立腺癌であり，**ドセタキセル**との併用では遠隔転移のある前立腺癌であり病名に注意が必要である。

●**ザイティガ**を内分泌療法未治療のハイリスクの予後因子を有する前立腺癌に対して使用する場合，「内分泌療法未治療の」，「高リスク」の修飾語を使用し，「内分泌療法未治療の高リスク前立腺癌」と病名を登録するか，またはハイリスクの条件を詳記で補う必要がある。

●去勢抵抗性前立腺癌に対する**ジェブタナ**は，化学療法として**タキソテール注**を使用した後のみ適応となる。

●転移性骨腫瘍（または△△癌骨転移）の病名があれば，**ゾメタ，ランマーク**等の骨吸収阻害薬の投与が認められる。前立腺癌に対するホルモン治療中の骨量維持を目的とした**ビスフォスフォネート製剤**の使用に対しては，骨粗鬆症の病名が必要である。

●転移性腎癌や転移性尿路上皮癌に対する薬剤として**スーテント，ヴォトリエント，インライタ，オプジーボ，バベンチオ，キイトルーダ**などが認められている。大変高額な薬剤であるだけでなく，副作用も多彩であり，心不全，血小板減少，皮膚障害，甲状腺機能障害，間質性肺炎など重篤なものも含まれる。したがって各種の検査，チェックが頻回に行われているので，これらの検査につい

てはそれぞれに対応する病名の追加，詳記の添付等が必要である。

●**カボメティックス**は単独で使用する場合，根治切除不能または転移性の腎細胞癌に対して処方可能である。しかし，DI に一次治療における有効性，安全性は確立されていないとの記載があるため，原則二次治療以降の使用となる。詳記にその旨の記載が求められる可能性がある。

●**オプジーボとヤーボイ**の併用療法は化学療法未治療の根治不能または転移性の腎細胞癌に対して使用可能である。IMDC リスク分類が intermediate（中）または poor（高）リスクの患者が対象であるので，その条件を詳記するなどして不十分な部分を補う必要がある。

●尿路上皮癌に対する**キイトルーダ**について，5-FU（尿路上皮癌に対する適応なし）点滴治療後は認められない。

●**ジェブタナ，バベンチオ**（尿路上皮癌に対する維持療法），**キイトルーダ**（腎癌術後の補助療法），**オプジーボ**（尿路上皮癌術後の補助療法），**パドセブ**（白金系抗悪性腫瘍剤および PD-1/PD-L1 阻害剤で治療後の尿路上皮癌）などの使用に関して，基本的に適応の詳記が求められる。例えばオプジーボであれば，「浸潤性膀胱癌に対して施行した膀胱全摘除術の病理が pT3 であったため術後の補助療法としてオプジーボを開始した」などの記載が必要である。

●抗癌剤投与時の**制吐剤**の使用では，注射剤と内服薬の併用は不可であるが，投与時の注射剤，翌日より 3 日間の内服薬の投与は認めている。

●尿路上皮癌に対する**多剤併用化学療法**として**M-VAC**（メトトレキセート，ビンブラスチン，ドキソルビシン，シスプラチン）や **GC**（ゲムシタビン，シスプラチン）が標準的であるが，**カルボプラチン**（腎機能障害がある場合）や**パクリタキセル**（腎機能障害がある場合又は二次化学療法として使用される場合）を適応外使用として認めている（平成 26 年，保医発 0224 第 2 号）。

●精巣癌については種々の多剤併用化学療法があるが，ほとんどの場合は認められている。**二次化学療法**としての**ゲムシタビン**は，**オキサリプラチン**または**パクリタキセル**との併用において適応外使用として認められている（平成 27 年，保医発 0223 第 1 号）。

●最近では種々の新しい抗癌剤が開発され，泌尿器癌に対しても有効なものが報告されている。詳記および資料の添付があれば認められる傾向にある。

●過活動膀胱における尿意切迫感，頻尿および切迫性尿失禁に対する抗コリン薬系薬剤（ベシケア，

デトルシトール，ウリトス，ステーブラ，トビエース，ネオキシテープなど）が多く使用されているが，これらの複数薬の併用は認められない。また，抗コリン薬とβ3受容体刺激薬（ベタニス，ベオーバ）との併用は認められている。ただし，過活動膀胱の病名がない場合は原則として査定される。

●尿失禁，頻尿に使用される排尿障害治療薬には平滑筋弛緩薬であるブラダロンと抗コリン作用を併せもつバップフォー，ポラキスなどの薬剤がある。ブラダロンの適応は神経性頻尿，慢性膀胱炎，慢性前立腺炎に伴う頻尿である。バップフォー，ポラキスの適応は神経因性膀胱，不安定膀胱等における頻尿，尿意切迫感，尿失禁である。単に排尿障害や慢性炎症の病名のみでは認められない。また過活動膀胱のみの病名でも査定の対象となる。

●前立腺肥大症に対して**エビプロスタット**等の**生薬**，**漢方薬**，各種**α₁-ブロッカー**，**抗男性ホルモン剤**，**アボルブ**，**ザルティア**などが認められている。同種薬の併用は認められないが，薬効が異なれば3種までは併用を認める。ザルティアの投与に当たっては，**尿流測定，残尿検査，前立腺超音波検査等**の実施年月日を摘要欄に記入することが必要である。

●尿管結石に伴う疝痛に対して**NSAID**が広く用いられている。**ロキソプロフェンナトリウム水和物内服剤**（ロキソニンなど），**ジクロフェナクナトリウム内服剤および坐剤**（ボルタレンなど）の尿管結石に対する処方は適応外使用として認められている（平成27年，保医発0223第1号）。

●間質性膀胱炎に対してジムソによる再治療は，本剤の治療により症状が改善した後，一定期間経過して治療を要する程度にまで症状が悪化した場合にのみ行うこととなっている。「一定期間」に具体的に決まった期間はないがおおよそ3～6カ月程度と考えられる。ただし傾向診療が認められれば査定の対象となりうる。

(3) 検体検査等

● **D009「9」前立腺特異抗原（PSA）**は前立腺癌のマーカーであり，今日では泌尿器科以外のクリニックを含めて著しく多数の測定が行われて問題となっている。「前立腺癌の疑い」で測定を行う場合，診療報酬の通知では「3カ月に1回に限り，3回を上限として認める」となっているが，臨床の現場ではこれで十分に対応できない場合も多い。検査の継続が必要な場合は，一度，「前立腺癌の疑い」の病名の転帰を中止して，4～6カ月後に再度新たな病名を立ち上げて追跡を行う。また，2回目以降の採血では検査値を摘要欄に記載

しなければならない。

● **PSA**は前立腺肥大症やPSA高値の病名のみでは初診月であっても認められない。

● **D009「17」遊離型PSA比（PSA F／T比）**は前立腺癌が強く疑われる場合に認められるもので，前立腺癌の診断が確定したあとは認められない。

●**前立腺針生検**の病理診断に**免疫染色加算**の請求が増加しているが，原則的には容認する。

●前立腺癌の治療の際，しばしば**テストステロン**（D008「13」），**ゴナドトロピン**〔黄体形成ホルモン（LH）及び卵胞刺激ホルモン（FSH）〕（D008「12」）などのホルモン検査が頻回にみられる施設がある。去勢抵抗性前立腺癌であっても頻回の検査は適切でない。テストステロンは数カ月で著しい低値となり，その後は変動するものではない。年に1，2回のチェックで十分である。

●**尿細胞診（N004）**は血尿のみの病名では初診月でも認められない。

●尿道炎で，**D023「2」淋菌核酸検出**と**D023「1」クラミジア・トラコマチス核酸検出**の両方を行う場合は，**D023「5」淋菌及びクラミジア・トラコマチス同時核酸検出**で請求するほうが望ましい。**細菌培養同定検査**と淋菌核酸検出等の併施は過剰と判断され，査定の対象となりうる。

●男性の尿道炎に対する**トリコモナス／マイコプラズマ・ジェニタリウム同時核酸検出**が算定可能となった（D023「12」）。病名として急性尿道炎のみでは査定される可能性が高い。また，非淋菌性尿道炎の診断名がある場合の初診日における**クラミジア／トラコマチス核酸検出**との同時施行は，傾向診療と認められれば査定される可能性がある。

●尿の**細菌培養同定検査**においては，原則として**嫌気性培養加算**は認められない。

●診療の電子化の普及により検査のセット化が進んでいるようである。初診時，入院時，術前等の検査セットとして，**CRP，血清の蛋白分画，尿の細菌培養同定検査**，胸部X-P，腹部X-P（KUB），**HbA1c，Dダイマー，脈波図検査**等が自動的に組み込まれている医療機関がみられる。相応の病名がない場合には査定されることが多い。

●泌尿器科診療であっても過剰と思われる尿検査に対しては，保険者から再審査請求が増加している。尿路感染症，血尿，悪性腫瘍などを除く，尿中に細胞成分の検出が通常認められない疾患での**尿沈渣（鏡検法，フローサイトメトリー法），細菌顕微鏡検査，染色検査に対する加算**――等は査定の対象となる。また入院診療で連日のように**尿中一般物質定性半定量検査**を行っている医療機関が散見されるが，大幅な査定の対象となっている。

● **腎のクリアランステスト**（D286）については PSP，**チオ硫酸**等を負荷して行ったときに算定するもので，**内因性クレアチニンクリアランステスト**では算定できない。

● **膀胱がん関連遺伝子**（FISH法）（D006-4）は，膀胱がん上皮内癌（CIS）と診断され，経尿道的膀胱腫瘍切除術を実施された患者に対して再発の診断補助を目的に測定した場合に認められる。経尿道的の手術後2年に2回限り算定可能であるが，同時に膀胱鏡で膀胱がん再発の所見が認められないことの確認が必要で，CISと診断された病理所見，経尿道的手術の実施日および過去に算定している場合にはその算定日について記載する。

● **尿中シュウ酸濃度の測定**（D001「18」）は再発性尿路結石症の患者が対象で，原則として年1回限り算定する。

（4）画像診断，排尿機能検査等

● 2020年の改定で，前立腺癌の骨転移の診断を目的に，**全身MRI撮影加算**（E202「注9」）が創設された。施設基準を満たした上で全身のMRI撮影を行った場合は，全身MRI撮影加算として，600点を所定点数に加算できる。腎癌などの骨転移には加算できないので注意が必要である。また骨シンチ，PETなどを同月に施行しても，主たる検査のみの算定となる。

● 2020年の改定で，**超音波検査の胸腹部**〔D215「2」「ロ」(1)〕を算定する場合は，検査を行った領域について摘要欄に記載することが必要になったので注意が必要である（泌尿器科であれば「イ」腎・泌尿器領域）。

● **超音波検査における超音波ドップラー加算**（D215「注2」パルスドプラ法加算）は，尿管癌を除く癌や腫瘍（「の疑い」でも認められる可能性が高い），血管病変（精索静脈瘤など）の病名がなければ査定される可能性が高い。

● 前立腺肥大症の傷病名で，毎月，①**尿流測定**，②**残尿測定検査**，③**前立腺超音波検査**——が行われている場合がある。前述のように保険者より連月のレセプトを並べて行う再審査で指摘される。

①**尿流測定**：原則月1回である。尿閉またはα_1-ブロッカーの投与開始時には月2回まで認められる可能性がある。投与量が安定したあとは3，4カ月ごとで容認している（間隔が短い場合は詳記が必要）。

②**残尿測定検査**：月2回まで認められる。2回目も100分の90の減額請求は不要。また，腹部超音波検査とは別の検査であり，併算定できる。過活動膀胱，前立腺肥大症，神経因性膀胱（疑い病名

を含む）のいずれかが必要である。排尿障害，排尿困難，尿道狭窄などでは認められない。

③**前立腺超音波検査**（D215）：詳記があれば，3〜6カ月ごとに認めている。

● **前立腺超音波検査**時の**パルスドプラ加算**は，血管病変，悪性腫瘍病名またはその疑い病名で認めている。

● 前立腺肥大症のみの病名では腹部CT・MRIは算定できない。

● 尿路結石，尿管結石での**腹部単純CT**は学会の診療ガイドラインでも勧められており，算定できる。合併症を有する場合や治療上必要な場合は造影CTも認められるが，詳記を付けることが望ましい。

● **膀胱尿道ファイバースコピー**（D317）と**膀胱尿道鏡検査**（D317-2）の狭帯域光強調加算（200点）は，膀胱上皮内癌の診断に用いた場合のみが適応であり，膀胱上皮内癌の病名が必要である（疑いでは不可）。

● **ポジトロン断層撮影**（^{18}FDG-PET）が泌尿器系悪性腫瘍等にも認められるようになったが，適応は制限されている。他の検査，画像診断により診断が確定できない場合に使用する。高額検査のためそのつど詳記を付けることが望ましい。他の画像検査が行われていない場合や，単なる経過判定等に使用すると査定される。

（5）手術・麻酔

● 同側の尿路結石に対してTUL（経尿道的尿路結石除去術）やECIRS（TUL＋PNLの同時手術）を同月または連月で複数回算定する症例が増加している。その場合，複数回必要であった理由を詳記に記す必要がある。傾向診療であれば査定される可能性もある。

● 過活動膀胱及び神経因性膀胱に対するK823-6 ボトックス（ボツリヌス毒素）膀胱壁内注入療法が2019年12月に承認された。12週以上の既存治療の効果が不十分であったことに関して具体的に詳記をつけることが望ましい。またこの手術は尿失禁手術に分類されるため「尿失禁症」の病名も必要となることに注意が必要である。

● **K775-2 経皮的腎（腎盂）瘻拡張術**は「腎瘻の状態」であることが必要で，傷病名欄にもその旨を記載する必要がある。この術式は1度しか認められない可能性が高い。また経皮的腎瘻造設術と同様に，拡張時にダイレーターを2個以上算定する場合はその詳細な理由を診療報酬明細書の摘要欄に記載する必要がある。

● 2020年の改定で，**K764 経皮的尿路結石除去術及**

び **K781 経尿道的尿路結石除去術**を同時に行った場合には，**経尿道的尿路結石除去術も算定（50%）**できることになった。珊瑚状結石など大きな結石の治療で施行されることが多いが，複数回行うような場合には詳記が求められる。

● 前立腺肥大症に対する **経尿道的前立腺吊上術（K841-6）** が新たに算定可能となった。前立腺用インプラントの使用に当たっては，他の外科手術が困難な理由及び前立腺体積を診療報酬明細書の摘要欄に記載する必要がある。また前立腺用インプラントは，一連の治療に対して，原則として4個を限度として算定できるとあり，医学的な必要性から5個以上使用する必要がある場合には，その理由を診療報酬明細書の摘要欄に記載する必要がある。

● **K803-6 膀胱悪性腫瘍手術（経尿道的手術）** の算定には悪性の病名「**膀胱癌**」が必要である。「膀胱腫瘍」では査定または返戻される可能性がある。

● **ロボット支援膀胱全摘除術**は **K803-3 腹腔鏡下小切開膀胱悪性腫瘍手術**「1」〜「3」を算定できる。

● 2018年改定により，**K841-5 経尿道的前立腺核出術**（21,500点）が新設された。

● **ロボット支援腎部分切除術〔K773-5 腹腔鏡下腎悪性腫瘍手術**（内視鏡手術用支援機器を用いるもの）〕は，7cm以下の転移のない腎悪性腫瘍のみが適応疾患であり，注意が必要である。

● 尿管ステントの交換は抜去して再留置するものだが，**K783-2 経尿道的尿管ステント留置術**（3,400点），**K783-3 経尿道的尿管ステント抜去術**（1,300点）の併算定はできず，3,400点で請求する。両側の留置の場合は「3,400点×2」で請求できる。片側留置，片側抜去の場合は「3,400点＋1,300点」で請求する。2016年改定で，尿管ステントの一般型に長期留置型（いわゆるメタリックステント）が追加となった。

● **K768 体外衝撃波腎・尿管結石破砕術（ESWL）** は「一連につき」の解釈が問題になる。「一連」とは，治療の対象となる疾患に対して所期の目的を達するまでに行う一連の治療過程，と規定されている。通常3カ月以内の治療は「一連」とみなされる。その後の治療の追加については転帰を中止として，4〜6カ月後に改めて病名を立ち上げることも一つの対応である。左右が別であればそれぞれ請求できるので，必ず左右の別は明記する。結石の部位や水腎症などの状態が初期の状態から変化すれば一連から外れるという解釈もある。

　ESWLと同日に**ステント留置**または**抜去**を行うと「一連」とみなされて査定されるが，実施日が異なれば，ともに請求できる。**ESWL**の後まもな

くの経尿道的尿路結石除去術（K781）も「一連」とみなされて査定される。また，ESWLを入院で行った場合には，**A400 短期滞在手術等基本料「3」**（4泊5日までの場合）「**イタ**」**K768 体外衝撃波腎・尿管結石破砕術**（25,702点）で包括請求（DPC対象病院を除く）。「一連の治療」とみなされるあいだは，2回以上の手術を行っても短期滞在手術等基本料「3」は1回しか算定できない。

● **前立腺悪性腫瘍手術**等の際，尿道留置カテーテルを2本使用した場合でも1本しか算定できない。**膀胱単純摘除術（K801）** でも，尿管皮膚瘻や回腸導管による尿路変向を行った場合は尿道留置カテーテルの留置が行われないため，算定できない。

● **前立腺手術以外**での**膀胱留置カテーテル**（圧迫用）は査定される可能性があり，詳記が必要である。

● **尿管ステント留置**などの際，血管用ガイドワイヤーを請求する場合がある。最近のステントセットには優れた専用のガイドワイヤーが組み入れられているが，セット外使用の場合，血管用ガイドワイヤーは査定されることが多い。

● **K797 膀胱内凝血除去術**は膀胱に充満した凝血塊を洗浄，除去したときに算定できる。使用する生食水は多量になる。**内視鏡検査**を行った場合はその費用は所定点数に含まれる。麻酔を行わず少量の生食水で凝血塊を除去した場合には **J060 膀胱洗浄**で請求するのが望ましい。

● **K803 膀胱悪性腫瘍手術「6」経尿道的手術の狭帯域光強調加算**（200点）は，膀胱上皮内癌の診断に用いた場合のみが適応であり，膀胱上皮内癌の病名が必要である（疑いでは不可）。

● 手術後に認められる**抗生剤**の投与は，小手術で注射3日，内服5日，大きな手術で注射5日，内服5日が目安となる。

● 前立腺針生検を入院から5日目までに行った場合，**A400 短期滞在手術等基本料「3」**（4泊5日までの場合）「**ヘ**」**D413 前立腺針生検法**（10,262点）で包括請求する（DPC対象病院を除く）。3日以上の入院や全身麻酔を施行した場合などは大幅な減点，6日以上の場合は出来高請求となる。また，主たる病名に係る持参薬の使用は禁止となったため，外来でのあらかじめの抗生剤の処方，持参はできない。

● 麻酔中のモニタリングに**体外式連続心拍出量測定用センサー**（フロートラックセンサー）が使用されるケースが増えている。心臓疾患等の既往歴のある患者の手術や，大量出血が予想されるようなハイリスク手術の周術期及び循環動態の大きな変動が予想される症例での血行動態管理に有用とされている。高価な機器であり，症例を選んで使用

すべきである。

● DPC による請求では手術中に使用した薬剤は出来高算定可能であるが，**ロピオン**の適応は術後，各種癌における鎮痛であるので，手術中の投与であっても術後鎮痛を目的としたものと判断される。そのため，DPC による包括部分と考えられ査定される可能性が高い。出来高請求のレセプトであれば，術中投与のロピオンは査定されない。

(6) その他

● 両側のストーマカテーテル交換を同時に施行しても，**尿路ストーマカテーテル交換法 (J043-5)** は1回しか算定できない。

● 膀胱癌や腎癌で**悪性腫瘍特異物質治療管理料 (B001「3」)** を算定する場合に，PSA 測定に際しては「前立腺癌の疑い」の病名が必要である。

● 2020 年の改定で，**在宅自己導尿指導料 (C106)** 算定時にカテーテル加算を1回あたり3カ月分まで算定可能となった。その場合，何月分のカテーテル加算であるかの記載が求められる。また再利用カテーテルと間歇導尿用ディスポーザブルカテーテルまたは間歇バルーンカテーテルを併用しても併算定は認められない。

● 入院中の排尿自立指導については，排尿自立指導料が**排尿自立支援加算 (A251)** へ変更され，地域包括ケア病棟や回復期リハビリテーション病棟でも算定可能となった。また退院後に外来においても継続的な指導が行えるように新たに**外来排尿自立指導料 (B005-9)** が算定できるようになった。**排尿自立支援加算**を算定した期間と通算して計12週まで算定できる。

● C106 在宅自己導尿指導管理料を月当初から算定している場合，排尿記録の管理で排尿状態は把握できるので，残尿測定等の検査は査定される場合がある。尿流量測定検査は認められない。消毒薬などにかかる費用も所定点数に含まれる。なお**キシロカインゼリー**を潤滑剤として処方しているケースがあるが，キシロカインは麻酔剤であり査定される可能性が高い。

● LH-RH アゴニスト剤などホルモン効果薬剤に対する外来化学療法加算 B が 2014 年の改定で削除され，算定できなくなった。

　同加算の替わりとして，**B001「23」がん患者指導管理料**の「ハ」に，医師又は薬剤師が抗悪性腫瘍剤の投薬又は注射の必要性等について文書により説明を行った場合（200点）が設定されてい

る。患者1人につき6回限り算定する。

　また，抗悪性腫瘍剤を処方する際，投薬の必要性，危険性等について文書により説明を行えば，**F100「注7」抗悪性腫瘍剤処方管理加算**として，月1回に限り，70点を別途算定できる。

● **J043-5 尿路ストーマカテーテル交換法**はカテーテルの交換が困難で何らかの**画像診断等**を必要とする場合に算定できる。「**画像診断等**」とは，造影検査，透視診断，内視鏡検査のことで，超音波検査は含まれない。当日，左右行った場合でも1回の請求しかできない。

● 経皮腎瘻や経皮膀胱瘻の造設・交換時には穿刺針やガイドワイヤー，ダイレーター，カテーテルが適宜同梱されたセットが広く用いられている。これらは造設セット・交換用セットとして償還価格が定められていたが，2016 年改定で構成品に基づいた機能区分に分割された。穿刺針，ガイドワイヤー，ダイレーター，カテーテルは別々に算定するようになっただけではなく，原則1個ずつの算定が限度となった。2個以上算定する場合にはその理由を摘要欄に記載しなければならない。

● **白血球除去用フィルター**の適応は，血液疾患，慢性腎不全の手術時および化学療法時等，同一の疾患に対して 10 回以上の反復輸血が行われる（または予想される）場合であり，日赤社製の**血小板輸血，自己血輸血**では算定できない。

● 最近，50，60 歳代の男性更年期に相応すると思われる内分泌的検査と治療を行う医療機関が少しずつ増加している。男性更年期の傷病名で頻回の**LH, FSH (D008「12」)，テストステロン (D008「13」)** 等の測定は認められない。また，**テストステロン，遊離テストステロン (D008「27」)** 両方の請求がみられるが，一方のみしか認められない場合が多い。男性ホルモンの補充療法については異論がある。保険診療では症状の著しく強いときに限り，一時的な補充を認める場合がある。この際はしかるべき詳記を添付することが望ましい。

● 高齢者における性機能低下症の診断での**テストステロン剤**の使用が増加の傾向にあるが，原則的には保険診療では査定される。

● 入院全日，**経皮的動脈血酸素飽和度測定 (D223)** を算定する医療機関があるが，酸素吸入をしていても病状が安定している場合には酸素投与日数の半分を認めることが多く，全日の算定は一般的に査定される。また外来診療での算定や酸素投与のない状況での算定は査定されることが多い。

❸ 内科（血液・膠原病系）編　　国保連合会審査委員

1　審査はどのように行われているのか

　筆者は，東京の国民健康保険の内科系，特に血液や膠原病系の審査を主に担当している。現在，東京の国民健康保険の医科系の審査員は約200名いるが，内科，外科，整形外科などのそれぞれの専門に分かれて審査を行っている。

　審査期間は，毎月18〜24日の1週間である（2月や12月は15〜21日で行われることが多い）。また，医療機関や保険者からの再審査請求についてもこの期間中に審査を行う。

　審査の流れとしては，事務方の予備審査がまず行われ，その後，我々の本審査ということになる。予備審査の段階で，事務方から見ても明らかにおかしいと思われるケースには疑義の付箋がついてくる。また，7万点以上のケースは，それぞれの専門審査委員に振り分けられ，そこで審査されることになる。しかし，審査はあくまでも「診療報酬点数表」と「日本医薬品集」に基づいて行われており，査定や減点の対象となるのは基本的に「診療報酬点数表」や「日本医薬品集」から外れたケースである。

　査定や減点が行われた場合にはその理由を，A〜Dの記号で示している（**図表**）。査定などを受けた場合はその意味合いをよく吟味していただき，次の請求に活かすことが重要と思われる。

2　最近の審査を取り巻く環境

　2003年のDPC導入以来，審査をめぐる環境は著しく変化している。多くの病院でDPCが導入され，最近は，ほとんどの施設がパソコンによる画面審査（電算機審査）になっている。この電算機審査の拡充によって，審査の効率化やペーパーレスによる紙資源の節約などがもたらされるのと同時に，審査に関する様々な統計処理や分析が容易になり，それが公正な審査につながっていくものと考えられる。加えて，レ

図表　査定記号の意味

A	適応外	B	過剰
C	重複	D	その他

セプトの電子化によりレセプトの縦覧が以前より容易になり，疑い病名で診断日を変えて同じ検査を繰り返して行った場合などでは査定されやすくなった。また，レセプトの電子化により今後もコンピューターによるレセプトチェックが今まで以上に拡大されてゆくものと考えられ，その結果，査定率はより上昇すると考えられる。さらに，診療報酬改定2024では医療のDX化を推進してゆくことが明記され，全国医療情報プラットフォームの整備による電子カルテでの情報共有等が掲げられている。

　最近，血液分野では悪性リンパ腫や多発性骨髄腫などの領域において，CAR-T細胞療法等の新たな治療法や検査などが続々と保険適応となり，超高額レセプトが明らかに増加している（他の診療科でも同様の傾向と思われるが）。また，凝固・線溶系分野の血友病領域でも2023年12月，ヘムライブラに続いて非常に高価な血友病製剤であるオルツビーオが保険適用となり，以前にも増して超高額レセプトが増加しているように感じられる。そういったなかで超高額レセプトの審査が2022年10月診療分から厳格化された。審査の効率化を図るため，超高額レセプトを審査する特別審査委員会の審査対象となっている入院レセプトを2022年10月診療分より特定機能病院と臨床研究中核病院に限り，その適用範囲は今までの「38万点以上」から「35万点以上」に拡大されたのである。もっとも，今回の変更では，その対象病院は限定されている。いきなりすべての医療機関を対象にすると審査委員の負担が急激に増えるためである。しかし，今後は対象医療機関を国公立，民間と順次拡大してゆく方針となっている。

3　請求上の留意点（査定や減点になりやすいポイント）

　審査は基本的に「診療報酬点数表」と「日本医薬品集」に基づいて判断しているが，すべてが「診療報酬点数表」や「日本医薬品集」に書いてあるわけではないので，判定がむずかしい

事例も存在する。そのような場合は，過去の事例集や他の審査員との協議を参考にして決定するが，その際にはやはり“医学上の常識”という要素も非常に重要となる。医学上の常識を超えたような請求は査定せざるを得ない。

以下に，最近の事例を中心に注意点を述べる。

（1）病名

●査定されないために，数多くの病名を入れてくる医療機関が多い。病名が20〜30はざらで，40〜50を超えた病名をつけてくる医療機関も少なくない。そういう医療機関に限って不要な病名がずっと継続されていたり，同じ疑い病名が何カ月も続いていたりする。病名を整理して必要な病名のみを残すことが重要である。また，疑い病名を何カ月も続けることも避ける必要がある。

●医学的常識では考えられない病名が並んでいる場合がよくある。例えば，再生不良性貧血と特発性血小板減少性紫斑病（ITP）が並んでいる場合や，播種性血管内凝固（DIC）とITP，巨赤芽球貧血と再生不良性貧血など，枚挙にいとまがない。疑い病名なら，これら2つが並ぶことは理解できるが，決定された病名でこれらの病名が並ぶことは通常ではあり得ないと思われる。さらに言えば，骨髄異形成症候群に悪性リンパ腫，急性骨髄性白血病，そのうえ多発性骨髄腫が並んでいる場合もある（疑い病名ではなく，決定病名として）。こうなるとどれが主病名かも不明となり，大きく査定されやすい。また，査定を避けるためのいわゆる保険病名とも取られ，きびしい査定を受けやすい。

●病気を診断した日時が同じ日に集中している場合も少なくない。例えば，病名の診断日が月初の1日に集中しているケースもよく見受ける。このような場合，医療機関の力量や請求内容そのものが疑われかねないので，注意する必要がある。

（2）検査

●重症の血液疾患において，**末梢血液一般検査**（血算）（D005「5」）や**生化学検査，CRP**（D015「1」）などは，月に13〜14回ぐらいまでが限度となる（都道府県や社保，国保によって異なる）。しかし，末梢血液一般検査等を含めて，詳記によって若干の回数の増減は認められる場合がある。

また，D005の**末梢血液像**は12〜13回程度，**D006出血・凝固検査**のフィブリノゲン，FDPなどでは，7〜8回が限度と思われる。

●化学療法後などに，骨髄機能の回復をみる手段として**網赤血球数**（D005「2」）を検査する場合があ

る。その場合，骨髄機能が回復しそうな時点から網赤血球数を検査すべきである。しかし医療機関によっては，化学療法後の骨髄機能がまったく回復していない時点から血算に網赤血球数を組み入れて頻回に検査する場合が見受けられる。網赤血球数の検査回数は10回程度が限度と考えられる。

●検査には，対象疾患が限定されているものがある。例えば，サイトメガロウイルス感染症における**サイトメガロウイルスpp65抗原定性**（サイトメガロウイルスアンチゲネミア法，CMV抗原血症検査）（D012「57」）の検査である。この検査の適応疾患は，臓器移植後もしくは造血器幹細胞移植後またはHIV感染症であったが，最近，高度細胞性免疫不全の患者に対しても算定できるようになった。しかし，「高度細胞性免疫不全の患者については，当該検査が必要であった理由について診療報酬明細書の摘要欄に記載すること」が要件となる。多くの医療機関では，必要になった理由が書かれていないため，査定されることが多い。

●造血器悪性腫瘍患者で，**染色体分析**や**造血器腫瘍細胞抗原検査**（D005「15」）は，原則的に月1回と考えられる。非ホジキンリンパ腫における**可溶性インターロイキン-2レセプター**（sIL-2R）（D009「36」）検査も同様である。また，造血器腫瘍細胞抗原検査では必ず急性白血病疑いなどの造血器腫瘍の病名が必要となる。

●鉄欠乏性貧血で，**D007血液化学検査「1」総鉄結合能**（TIBC）（比色法）と**不飽和鉄結合能**（UIBC）（比色法）を同時に実施した場合には主たる点数を算定することになっているので注意されたい。

また，**プロカルシトニン**（PCT）（D007「59」）は，敗血症を疑う患者を対象として測定した場合に算定できる。ただし，**エンドトキシン**（D012「52」）と併せて実施した場合は主たるもののみ算定することになっている。最近外来でプレセプシンを血液培養検査なしで行う施設が多いが，プレセプシンは血液培養なしでは査定されることが多い。

●自己免疫疾患でIgG，IgM及びIgA抗体の検査（D011「10」）は初診時には認められるが，再診では認められない。すべて算定するならばその理由を詳記する必要がある。同様に自己免疫疾患，特に全身性エリテマトーデス（SLE）でCH_{50}，C_3，C_4をセットで測定する場合が多く見受けられるが，この3つがOKとなるのは，初診時にSLEを疑った場合のみである。SLEの経過を見る場合にこの3つを検査してもCH_{50}が査定される。

●**血小板輸血**のみでの**ABO**あるいは**Rh（D）血液型**（D011「1」）の算定は認めない。

●悪性リンパ腫疑いで，確定診断のための画像検査

や生検がなく，**血清可溶性 IL-2R**（D009「36」）を 3 カ月以上連続で算定することは認められない方向である。

●悪性リンパ腫の治療効果判定に **PET**（E101-2），**PET/CT**（E101-3）を行った場合も，転移・再発診断に該当するとの厚生労働省の見解が示されている〔事務連絡「疑義解釈資料の送付について（その1）」，H24.3.30〕。そこで，治療効果を判定するため，悪性リンパ腫における PET・PET/CT の検査を頻回に施行する施設が見受けられる。しかし，化学療法を行うたびに PET，PET/CT を施行するのは，明らかに過剰検査と考えられる。また，詳記内容に過不足がある例もある。

●単なる貧血の病名で，**フェリチン，ビタミン B₁₂，葉酸**を測定した場合は，フェリチン以外は査定されることが多い。また，巨赤芽球性貧血（疑いを含む）で上記の 3 項目を同時に測定した場合，最近は葉酸が査定されることが多い。また，フェリチンの検査回数は，成人スティル病や血球貪食症候群の病名でしっかり治療が行われている場合は週 1 回まで認められ，上記以外（例えば鉄過剰症，移植前後など）では月 1 回となる。

●最近，深部静脈血栓症（DVT）疑いで，**D-ダイマー（D-d）**と **FDP** の両方を検査するケースが多い。DVT で上昇するのは D-d であり，FDP は DVT では適用にならない。静脈血栓症（VTE）でも同様である。また，D-d に関して，社会保険診療報酬支払基金は 2022 年 1 月に新たな見解を公表した。手術前のスクリーニングを目的とした D-d 検査のうち約 2 割が職員の知識不足などによって適切に査定されていなかったということである。血栓の有無（主に静脈系）を調べる D-d について，支払基金の審査の取扱いでは，播種性血管内凝固症候群（DIC）などの診断や病勢の推移を評価するために実施するとしている。一方，手術前のスクリーニング検査を目的としたものは必要性が低いことから，血栓症の発症リスクが高い場合を除き，原則認めていない。そのため，社会保険診療報酬支払基金における D-d の審査が今後よりきびしくなると予想される。また，国保でも同様に D-d の審査がきびしくなる可能性が高い。

●**経皮的動脈血酸素飽和度（SpO₂）**の請求回数を多くしている医療機関が多い。化学療法の最初の日などはモニターが必要なケースもあるが，化学療法の期間を超えて請求してくる場合は，請求回数のほとんどが査定されることになる。また，外来化学療法時の呼吸心拍のモニターは，原則的には査定される傾向にある。

（3）投薬

●血液疾患では感染症を合併しやすく（特に移植），その治療薬としてブイフェンドやゾビラックス等の高額薬剤が投与される場合が多い。しかしよく見受けるのが，漫然と長期間投与したり，過剰に投与してしまうケースでは査定を受けやすい。

●血液疾患に重症の感染症が合併した場合，**γ-グロブリン製剤**は，2 バイアル・3 日間の投与が原則的に認められる方向である。ただし，感染初日から **γ-グロブリン製剤**を投与すると査定の対象となる。また，移植後の投与は，3 カ月をめどに月 8 バイアル程度までが認められる方向にある。

●悪性リンパ腫や慢性リンパ性白血病では，化学療法が入る例でのバクタの予防投与は認められるが，**抗菌薬や抗真菌薬**の予防投与は，急性白血病のような強度の高い治療を行う場合のみ認められ，**リツキサン単独投与や R-CHOP 療法**では認められない。

●最近の新薬が投与されている多発性骨髄腫においては，帯状疱疹予防のために**アシクロビル 200mg** の連日投与は問題なしの方向となっている。しかし，治療終了後も長期にわたり投与されている場合は査定される可能性が高い。

●DIC の患者に**新鮮凍結血漿（FFP）**を使用した場合には，DIC による凝固因子の低下，あるいは消費性凝固障害などの病名が必要となる。また，それをデータ的にサポートするために **PT**（D006「2」），**APTT**（D006「7」）あるいは**フィブリノゲン（Fbg）**などの値も症状詳記に記載する。**L-アスパラギナーゼ（ロイナーゼ）**使用によって Fbg が低下した場合には，FFP を使用しても査定を受けない方向にある。

●DIC に**リコモジュリン**が使用される機会が多い。使用に際しては，体重当たりの投与量を考慮すること。長期投与（例えば 1 週間以上）した場合には，その理由（血管内凝固亢進状態にあるか否か）を詳記する。また，**アンチトロンビン（AT）製剤**との併用は，出血症状，凝血学的の検査値に十分注意すること。併用した場合は詳記するが，添付文書からすると，まずリコモジュリンから投与し，AT 値が 70％以下の DIC（敗血症性）で重症度が高い場合のみ，併用を考慮することになる。

●食事が供されている場合に，**ビタミン剤**が必要もなく投与されている例が多い。このような例では，消耗性疾患などでビタミンの需要が増した状態，あるいは消化・吸収障害があることなどが明記されていないと査定対象となる。また，食事が供されているにもかかわらず，**ソリタ T₃** などの維持液の投与が行われているケースでも維持液が査定

の対象となりやすい。
- **頓服**の処方日数では，10日を超えての処方は査定される。また，化学療法等で**プロトンポンプ阻害薬（PPI）**を静脈投与している施設は多いが，このときに食事が出されているようなケースでは，PPIが査定されやすい。
- 我々もつい大量に処方しがちな貼付剤（湿布薬）については，薬剤給付の観点から，処方箋等に理由を記載することなく処方できる枚数の上限が，1処方につき63枚とされているので，注意が必要である。

4　症状詳記のアドバイス

(1)　症状詳記はどのような場合に必要か

症状詳記は，以下のような場合に必要である。
① 高額レセプト（7万点以上）の場合
② 高額でなくとも内容が複雑な場合
③ 血液製剤を使用した場合
④ 高額な薬剤を使用した場合
⑤ 検査の回数が多い場合
⑥ 数日で3万点や4万点となった場合

(2)　何を記載するか

簡潔で読みやすいものが望ましい。具体的には，①経時的な症状の経過，②検査の理由，③具体的な治療内容やその必要性（データを入れる）——などを簡潔に記載して，患者の全体像が容易に把握できるようにする。また，輸血を行った場合は具体的なデータも記載する。

次に，絶対に記載してはいけないことをあげておく。それは，レセプトの内容と違うことを症状詳記に書くという単純ミスである。しかし，現実には両者の内容が食い違ったレセプトが時々見受けられる。そうなると，医療機関の力量，ひいては請求内容そのものが疑われることにもなりかねないので，注意されたい。

(3)　詳記やレセプトからわかること

症状詳記の具体例を一つ提示し，説明していく。症状詳記には，「緑膿菌の敗血症のため，γ-グロブリン製剤を投与した」と記載されており，病名は重症感染症と敗血症であったケースである。γ-グロブリン製剤は，2バイアルが2日間投与されていた。

しかし，血液培養の検査は行われておらず，治療のための抗生物質は，緑膿菌にあまり効果がなさそうなものが投与されていた。

審査側がこのような症状詳記やレセプトを見ると，本当に重症の感染症や敗血症を合併していたのかと疑ってしまう。病名で重症な感じは出せても，実際のレセプトの内容から様々なことが判断できることを理解していただきたい。

5　保険者からの再審査請求

国保や社保の審査が済んだあとに，保険者もレセプトを点検するが，最近，保険者からの再審査請求が非常に多くなっている。ここでは，保険者からの再審査請求における最近の傾向をいくつか挙げておく。
- 数カ月にわたって繰り返し同じ検査（D009「2」CEAなどの腫瘍マーカーやD014自己抗体検査「8」MMP-3，D007血液化学検査のフェリチンなど）を行っている場合があるが，保険者からの再審査請求の対象になるので，注意が必要となる。審査機関では，従来1カ月分のレセプトしか審査していなかった（前月や前々月のことはわからない）が，保険者は同じ人がどのような治療や検査が行われているかを継続的に掌握できるためだ。
- 疑い病名を付け，その病名に関連する検査を施行する場合に，毎月，同じ疑い病名をつけてその検査を繰り返し，毎月疑い病名の診断日を変えて請求するケースが最近非常に多く見られる。例えば，悪性リンパ腫疑いで，毎月あるいは隔月でsIL-2Rを繰り返して行うケースなどである。このようなケースでは，保険者からの再審査請求の対象となり，再審査請求があった場合にはほとんど査定を受ける。また，最近，審査員もそれぞれのレセプトの縦覧が可能となり，疑い病名で診断日を変更して何度も同じ検査を繰り返す事例の検出が可能となった。
- 外来レセプトで，保険者からの再審請求が多い検査は，CRP（D015「1」），IgG，IgA，IgM，補体系の検査〔CH$_{50}$（D015「4」），C$_3$（D015「8」），C$_4$（D015「8」）〕，サイトメガロウィルスpp65抗原，P-ANCA，C-ANCAなどである。また，染色体分析や造血器腫瘍細胞抗原検査も保険者からの再審査請求が多い。これらの検査を行ったときには，検査に必要な病名があるか，検査回数は守られているかなどをチェックする必要がある。

❹ 皮膚科編　　　　　　　　　　　　支払基金審査委員

1　皮膚科レセプト審査のポイント

傷病名は合致していても，診療報酬点数表に明記されている算定要件を無視した請求が多い。また，個々の傷病名と算定要件を満たしていても，その施設全体としての診療内容の傾向が常識を逸脱している場合や，画一的である場合には査定・返戻の対象となる。

以下，しばしば問題となる点について述べる。

（1）初診料算定及び休日・深夜・時間外加算

●病名や診療・投薬内容より医学的に明らかに初診には該当しないと思われる場合や，慢性疾患等明らかに同一の疾病であると推定される場合には，**初診料**は算定できない。このような場合でも，一定期間経過後の受診に対し自動的に**初診料**を算定している医療機関が見受けられる。縦覧点検により，このような事例に対する査定・返戻が行われるようになった。また，**休日・深夜・時間外加算**については，基本的に「急患等やむを得ない事由」という制限があり，傷病名上緊急性がないと考えられる例では認められない。例えば，休日に「**いぼ等冷凍凝固法**」を行っても加算は認められない。また，処置や点滴等を目的に休日受診を指示した場合なども，加算の対象とはならない。

（2）医学管理等

●**皮膚科特定疾患指導管理料**（B001「8」「イ」「ロ」）
　「紅皮症」という病名で年余にわたって同（Ⅰ）を請求している施設がときにみられるが，医学的に考えて「紅皮症」状態が年余にわたって存在することは考えにくく，実際そうであっても何らかのコメントが必要と思われる。

　また，同（Ⅱ）は，アトピー性皮膚炎については「16歳以上」で「外用療法を必要とする場合」のみ算定できることになっている。ときに16歳未満の患者での算定がみられる。

（3）処置

　皮膚科軟膏処置（J053）の場合，処置時に使用した外用剤の量と処置範囲に乖離がみられる請求がよくある。塗付量の目安として，フィンガーチップユニット（fingertip unit）というものがあり，

これは“大人の人差し指の第一関節までの量が約0.5gで，大人の手の平2つ分の患部に塗るのが適量”という考え方である。もちろん外用剤の剤形や病変の性質により微妙に必要量は異なるが，算定した処置範囲に対して使用した外用剤の量が明らかに少ない場合には（逆に過量である場合にも），査定・返戻の対象となる。

　$100cm^2$ 未満の皮膚科軟膏処置と $100cm^2$ 未満のⅠ度熱傷に対する熱傷処置は，2008年の改定時から基本診療料に包括され，別途算定できなくなっている。そのため，$100cm^2$ 未満の皮膚科軟膏処置を「J000 創傷処置」として算定する医療機関があるが，「創傷」に相当する病名がない場合や，処置薬剤等から明らかに皮膚科軟膏処置と思われる場合には認められない。同様に，$100cm^2$ 未満のⅠ度熱傷に対する熱傷処置を創傷処置として請求することも認められない。

●**凍傷への熱傷処置**（J001）：「熱傷には電撃傷，薬傷及び凍傷が含まれる」と明記されている。よって凍傷は熱傷処置で算定でき，逆に単なる日焼けや凍瘡（しもやけ）は熱傷処置では算定できない。

●**処置の併施**：同一部位に対して皮膚科軟膏処置，創傷処置，面皰圧出法，湿布処置が行われた場合にはいずれか1つのみにより算定し，併算定不可。

●**皮膚科光線療法**（J054）：非選択的な皮膚科光線療法は，長波・中波紫外線療法よりも適応疾患がかなり幅広く認められることが多いが，円形脱毛症・乾癬・掌蹠膿疱症・白斑・アトピー性皮膚炎等の長期を要すると思われる疾患以外に漫然と照射している施設や，総患者数に対する照射数が異常に多い施設は査定・返戻の対象となる。

●**皮膚科光線療法の併施**：赤外線療法，紫外線療法，長波・中波紫外線療法を同一日に行った場合は，主たるものの所定点数のみ，同じものを同一日に複数回行った場合でも1日につき所定点数のみの請求となっており，注意が必要である。例えば，同一日に，痤瘡に対し赤外線療法，足白癬に紫外線療法を行い，別個に請求する例が見受けられる。

●**皮膚レーザー照射療法**（J054-2）：老人性色素斑など単なる美容目的の治療では認められない。それ以外でも保険適用となる疾患は限られている。色素レーザーは単純性血管腫・苺状血管腫・毛細血管拡張症が適応となり，Qスイッチ付レーザーは太田母斑・異所性蒙古斑・外傷性色素沈着症・扁平母斑（ただし，扁平母斑はルビーのみ）が適

応となる。アレキサンドライトやヤグの場合，扁平母斑にあっては算定できないので，注意が必要である。また，Ｑスイッチ付レーザーは，①Ｑスイッチ付ルビーレーザー，②ルビーレーザー，③Ｑスイッチ付アレキサンドライトレーザー，④Ｑスイッチ付ヤグレーザーのみ認められる。

　さらに，「一連につき」請求とあるが，これは「概ね３月間にわたり行われるもの」と定義されている。したがって，３カ月の間に対象部位の一部ずつに照射する場合や，全体への照射を数回繰り返す場合には，１回のみ算定する。このため，皮膚レーザー照射療法を開始した場合は，レセプトの摘要欄に前回の一連の治療の開始日を記載する。縦覧点検が行われるようになり，一連とすべき照射を毎月算定しているような場合，保険者の再審査を待たず一次審査で査定されるようになった。

●「Ｑスイッチ付ルビーレーザー」と「ルビーレーザー」で一連の治療が終了後に再発した症例に対する照射：同一部位について，扁平母斑に対しては初回治療を含め２回を限度として，太田母斑，異所性蒙古斑，外傷性色素沈着症に対しては初回治療を含め５回を限度として算定する。アレキサンドライトレーザー・ヤグレーザーには制限がない。

●Ｑスイッチ付レーザーの併施など：色素レーザーは10cm²まで2,170点，10cm²を超えた場合には10cm²又はその端数を増すごとに500点を加算するが，8,500点を上限とする。Ｑスイッチ付レーザーでは，4cm²未満2,000点，4cm²以上16cm²未満2,370点，16cm²以上64cm²未満2,900点，64cm²以上3,950点を算定する。ただしＱスイッチ付きレーザーでは，頭頸部・左上肢・左下肢・右上肢・右下肢・胸腹部又は背部（臀部を含む）の各部位ごとに所定点数を算定でき，また病変部位が重複しない複数の疾患に対して行った場合もそれぞれ算定できる。また，３歳未満の乳幼児に対して行った場合には，所定点数に2,200点を加算する。

●血腫，膿腫穿刺（その他の穿刺含む）（J059-2）：「血腫・膿腫その他における穿刺は，新生児頭血腫又はこれに準ずる程度のものに対して行う場合に算定できるが，小範囲のものや試験穿刺については，算定できない」と定めがある。これに該当するものとして，炎症性粉瘤・せつ・ようなどの穿刺を80点で算定してくる施設があるが，算定できるのはかなり大きなものに限られる。

●いぼ等冷凍凝固法（J056）：３箇所以下が210点，４箇所以上が270点であるが，これは個々のいぼの数ではなく，「部位」の数と解釈されている。何を基準にいぼの部位の数をカウントするかには諸説あり，個々の審査委員の医学的判断に委ねら

れているのが現状であるが，ある範囲に密生しているような場合は全体で１箇所とカウントする。

　また，その医療機関のいぼ冷凍凝固術全体を縦覧して，あまりにも270点での算定の比率が高い場合には，査定・返戻の対象となることもある。

　処置は概ね週１回程度が上限の目安とされている。最近では縦覧情報及び個々の処置の算定日情報が確認出来るようになったため，例えば「月５回までなら査定されない」という従来の基準は必ずしも通用せず，あくまで個々の処置の実施間隔により判断される。

　脂漏性角化症，軟性線維腫に対する凍結療法については，本法により算定する。

●軟属腫摘除（J057）：個数（10箇所未満，10箇所以上30箇所未満，30箇所以上）によって点数が異なる。いぼとは異なり，この場合の「箇所」は部位数ではなく摘除した個数と解釈されている。「30箇所以上」での算定があまりに長期にわたる場合などに査定・返戻の対象となる可能性がある。

　処置は概ね週１回程度が上限の目安とされている。最近では縦覧情報及び個々の処置の算定日情報が確認出来るようになったため，例えば「月５回までなら査定されない」という従来の基準は必ずしも通用せず，あくまで個々の処置の実施間隔により判断される。なお，処置時のペンレス使用は１回２枚までで，処置薬剤として算定し，処方せんによる処方はできない。

●鶏眼・胼胝処置（J057-3）：「同一部位について，その範囲にかかわらず月２回」とあり，「同一部位」については「手・足は別部位，左右は一連」と考えられており，左足と右足の鶏眼・胼胝を処置しても「×１」であり「×２」では算定できないが，左足と左手の鶏眼・胼胝を処置した場合には「×２」で算定できる。

（4）手術

●麻酔の算定のない手術：麻酔を使用しない手術は原則として処置とみなすことになっている。ただし，冷凍凝固術（K006-4など）の場合はこの限りでない。また，せつ・よう・炎症性粉瘤・粘液嚢腫等に対する皮膚切開術（K001）も麻酔を使用しなくても手術として認められる。

　また，麻酔を用いない程度の爪甲除去については「J001-7　爪甲除去（麻酔を要しないもの）」70点により算定する。この場合200床以上の病院において外来診療料を算定する場合には包括されてしまい別途算定できないので注意が必要である。なお，麻酔薬の量が少なく，15円以下で算定で

きない場合には，少量で算定しなかった旨を明記しておいたほうがよい。

● **手術時の外皮用殺菌剤**：手術の所定点数に含まれ，別に算定できない。

● **「露出部」と「露出部以外」**：皮膚腫瘍（および血管腫）摘出術の「露出部」の定義は「頭部，頸部，上肢にあっては肘関節以下及び下肢にあっては膝関節以下」とされている。頭部や足底は今は「露出部」の扱いになっている。

● **併施手術**：同一術野等の手術は「主たる手術」の所定点数のみ算定するのが原則だが，神経移植術，骨移植術，植皮術，動脈（皮）弁術，筋（皮）弁術，遊離皮弁術（顕微鏡下血管柄付きのもの），複合組織移植術，自家遊離複合組織移植術（顕微鏡下血管柄付きのもの），粘膜移植術，筋膜移植術は例外としてそれぞれを合算して算定できる。

　また，K015 皮弁作成術，移動術，切断術，遷延皮弁術，K021-2 粘膜弁手術，K022 組織拡張器による再建手術，K611 抗悪性腫瘍剤動脈，静脈又は腹腔内持続注入用植込型カテーテル設置，K618 中心静脈注射用植込型カテーテル設置は複数手術に係る費用の特例として，「主たる手術の所定点数」＋「従たる手術の所定点数の 100 分の 50 に相当する点数」の方式で合算できる。「主」と「従」はあくまで点数の高低で決まるため，例えば「K006 皮膚，皮下腫瘍摘出術」（「1」1,280 点）という手術に伴って行われた「K015 皮弁作成術」（「1」5,180 点）であっても，皮弁作成術のほうが点数が高いので「主」，点数の低い皮膚，皮下腫瘍摘出術が「従」となり，算定は「5,180＋1,280 × 50/100」となる。

● **「筋肉，臓器に達するもの」**：筋肉，臓器に達するものとは，単に創傷の深さを指すものではなく，筋肉，臓器に何らかの処理（筋膜縫合，骨膜縫合等）を行った場合をいう。

● **デブリードマン加算（K000「注3」）**：汚染された挫創に対してデブリードマンを行った場合に当初の 1 回に限り加算（100 点）するものであり，創傷処理を行っていないのに単独で請求したり，何度も繰り返し請求することはできない。

● **デブリードマン（K002）**：K013 〜 K021-2 の植皮・皮弁作成等の再建術を前提に行う場合にのみ算定するものであり，保存的治療の一環として行われるデブリードマンは算定の対象とならない。また，「通常麻酔下で行われる程度のものを行ったとき」に算定し，無麻酔で可能な小規模のものは算定できない。原則当初の 1 回に限り算定するが，熱傷により全身の 20 ％以上に植皮を行う場合または A 群溶連菌感染症に伴う壊死性筋膜炎の場合においては，5 回を限度として算定する。また，骨，腱または筋肉の露出を伴う損傷については，当初の 1 回に限り，深部デブリードマン加算として，所定点数に 1,000 点を加算する。水圧式もしくは超音波式デブリードマンを実施した場合は，一連の治療につき 1 回に限り，2,500 点を加算する。ただし，Ⅱ度以上の熱傷，糖尿病性潰瘍又は植皮を必要とする創傷に限られる。なお，加圧や噴霧に用いた生理食塩水の費用は所定点数に含まれ，別に算定できない。

● **皮膚腫瘍冷凍凝固摘出術（K006-4）**：「一連につき」算定する。ここでいう「一連」とは，治療の対象となる疾患に対して所期の目的を達するまでに行う一連の治療過程をいい，概ね 3 月間にわたり行われるものをいう。縦覧点検が行われるようになり，一連とすべき冷凍凝固を毎月算定しているような場合，保険者の再審査を待たず一次審査で査定されるようになった。

　脂漏性角化症，軟性線維腫に対する凍結療法については，J056「1」「2」いぼ等冷凍凝固法により算定する。

（5）検査

● **算定要件の定められている検査**：適応となる傷病名等に制限がある検査や，1 つの検体について検査項目数に制限が設けられている検査についての理解が不十分なまま請求されている例が多い。皮膚科関連としては，以下のようなものがある。

● **ウイルス抗体価（D012「11」）**：同一検体について 8 項目を限度として算定。

● **ヘルペスウイルス抗体価**：単純ヘルペスウイルスと水痘・帯状疱疹ウイルスはそれぞれ算定可能。誤解による保険者からの再審査請求が多い。

● **グロブリンクラス別ウイルス抗体価（D012「44」）**：同一検体については 2 項目を限度として算定。IgG と IgM を測定しても，いずれか一方のみ。同じウイルスの他の方法による抗体価と併せて測定しても，いずれか一方のみの算定。

● **水痘ウイルス抗原定性（上皮細胞）**：上皮細胞の水痘ウイルス抗原を検出する検査である。適応は水痘および帯状疱疹（疑いでも可）。デルマクイック VZV では，イムノクロマト法により皮膚擦過物を適用検体とし，特別な機器を必要とせず，5 〜 10 分で判定が可能である。デルマクイック VZV では，後述のデルマクイック HSV と検体抽出液が共通化されており，同一検体でそれぞれの判定が迅速にできる。

● **単純ヘルペスウイルス抗原定性（皮膚）**：単純ヘルペスウイルス感染症が疑われる皮膚病変を認めた初発の患者に対し，イムノクロマト法によ

り実施した場合に算定できる。検査を2回目以降行う場合は，本検査を実施した医学的な必要性を診療報酬明細書の摘要欄に記載する。性器ヘルペスに対してイムノクロマト法により実施した場合には，「単純ヘルペスウイルス抗原定性（性器）」で請求する（こちらの方が高点数）。「単純ヘルペスウイルス抗原定性」を「準用」して算定するため誤りやすいが，こちらは「ヘルペスウイルスの型別確認を行った場合に算定出来る」もので，区別して請求する必要がある。また，単純ヘルペスウイルス抗原定性（皮膚）と，単純ヘルペスウイルス抗原定性及び単純ヘルペスウイルス抗原定性（角膜），単純ヘルペスウイルス抗原定性（性器）は併算定不可。デルマクイックHSVを用いた場合，前述のデルマクイックVZVと検体抽出液が共通化されており，同一検体でそれぞれの判定が迅速にできる。

ヒトパルボウイルスB19抗体価（D012「44」）：「紅斑が出現している15歳以上の成人について，このウイルスによる感染症が強く疑われ，IgM型ウイルス抗体価を測定した場合」に算定可能。

サイトメガロウイルスpp65抗原定性（D012「57」）：従来，臓器移植後もしくは造血幹細胞移植後の患者またはHIV感染者のみに認められていた本検査が，高度細胞性免疫不全の患者に対して行った場合でも算定できるようになった。ただし，高度細胞性免疫不全の患者については，当該検査が必要であった理由について，診療報酬明細書の摘要欄に記載する必要がある。「サイトメガロウイルス感染症の疑い」等の病名のみで摘要欄の記載もなく請求されているケースがよくある。

可溶性インターロイキン-2レセプター（sIL-2R）（D009「36」）：非ホジキンリンパ腫，ATLの診断の目的で測定した場合のみ算定できる。経過観察，寛解後のフォローのために測定した場合には悪性腫瘍特異物質治療管理料にて算定する。

抗セントロメア抗体（D014「20」）：原発性胆汁性肝硬変または強皮症の診断あるいは治療方針の決定を目的に用いた場合のみ算定。

抗ARS抗体（D014「23」）：抗Jo-1抗体定性，抗Jo-1抗体半定量又は抗Jo-1抗体定量を併せて実施した場合は，主たるもののみ算定。特異抗核抗体検査の「まるめ」に際し，抗Jo-1抗体定性，抗Jo-1抗体半定量又は抗Jo-1抗体定量を併せて実施した場合は，1項目として数える。

抗MDA5抗体・抗Mi-2抗体・抗TIF1-γ抗体：調査研究班による「皮膚筋炎診断基準」を満たす患者において，ELISA法により測定した場

合に算定できる。他の特異抗核抗体検査と同様に，「まるめ」の対象となる。

抗RNAポリメラーゼⅢ抗体（D014「19」）：びまん性型強皮症の確定診断を目的として行った場合，1回を限度として算定。また，陽性と認められた患者に関し，腎クリーゼのリスクが高いものについては治療方針の決定を目的として行った場合に，腎クリーゼ発症後のものについては病勢の指標として測定した場合に，それぞれ3月に1回を限度として算定。

リウマトイド因子（RF）（D014「2」）・**抗ガラクトース欠損IgG抗体**（D014「8」）・**マトリックスメタロプロテイナーゼ-3（MMP-3）**（D014「9」）・**C1q結合免疫複合体**（D014「15」）・**モノクローナルRF結合免疫複合体**（D014「25」）・**IgG型リウマトイド因子**（D014「26」）のうち3項目以上を併施：主たるもの2つに限り算定。

抗ガラクトース欠損IgG抗体（D014「8」）とリウマトイド因子（RF）（D014「2」）併施：主たるもののみ算定。

抗シトルリン化ペプチド抗体（D014「24」）：

（イ）関節リウマチと確定診断できない者に対して診断の補助として検査を行った場合に，原則として1回を限度として算定。ただし，当該検査結果が陰性の場合においては，3月に1回に限り算定。なお，当該検査を2回以上算定するに当たっては，検査値を診療報酬明細書の摘要欄に記載。

（ロ）（イ）とは別に，関節リウマチに対する治療薬の選択のために行う場合においては，患者1人につき1回に限り算定。

抗シトルリン化ペプチド抗体（D014「24」）・**抗ガラクトース欠損IgG抗体**（D014「8」）・**マトリックスメタロプロテイナーゼ-3（MMP-3）**（D014「9」）・**C1q結合免疫複合体**（D014「15」）・**モノクローナルRF結合免疫複合体**（D014「25」）・**IgG型リウマトイド因子**（D014「26」）のうち2項目以上の併施：主たるもの1つに限り算定。

治療効果判定目的の抗デスモグレイン1抗体と抗デスモグレイン3抗体（D014「39」「36」）：主たるもののみ算定。ただし，診断目的の併施は可能である。

抗カルジオリピン抗体と抗カルジオリピンβ2グリコプロテインⅠ（抗CLβ2GPⅠ）複合体抗体（D014「30」「29」）：主たるもののみ算定。

抗好中球細胞質ミエロペルオキシダーゼ抗体（MPO-ANCA）（D014「32」）：急速進行性糸球体腎炎の診断または経過観察のため測定した場合に算定。現在，MPO-ANCAは顕微鏡的多

発血管炎やアレルギー性肉芽腫性血管炎の診断に特異的な抗体として測定されており，この要件はやや疑問であるが，「膠原病疑い」「血管炎疑い」のような曖昧な病名のもとに濫用することは慎むべきであろう。

TARC（D015「18」）：月1回に限り算定できる。アトピー性皮膚炎確診例の病勢の判断に用いられ，疑い例では認められない。

SCCA2（D015「26」）：TARC同様にアトピー性皮膚炎の病勢を反映する検査であるが，基準値がTARCのように小児で上がることはない。15歳以下の小児に対するアトピー性皮膚炎の重症度評価を目的として，ELISA法により測定した場合に，月1回を限度として算定する（点数は「抗デスモグレイン1抗体」を準用）。ただしTARCを同一月中に併せて行った場合は，主たるもののみ算定する。TARC同様にアトピー性皮膚炎疑い例への実施は不可である。16歳以上の患者への実施も不可である。

リンパ球刺激試験（LST）（D016「7」）：2008年の改定から薬疹の被疑医薬品によるものが認められた。1／2／3薬剤以上で点数が異なる。

●IgE-RAST（D015「13」特異的IgE半定量・定量）：1項目は110点であるが，項目数が多くなることで点数が高くなり目立ちやすい。1,430点を上限とし，アトピー鑑別試験との併施も項目が重複せず両者合わせて1,430点以下であることが条件である。同日の皮内反応・パッチテスト・スクラッチテストとの併施は不可である。

　なお，「アレルギー性皮膚炎」という病名でIgE-RASTを行っている例がある。しかし，通常，アレルギー性皮膚炎とはアレルギー性接触皮膚炎を指し，Ⅳ型アレルギーであることから，IgE-RAST検査の対象とはならない。また，1人の患者に異常に頻回に実施している施設や，総患者数に対して検査数が異常に多い施設は査定・返戻の対象となる。縦覧点検になり，連月算定しているような場合，一次審査で査定されるようになった。

●真菌の培養検査（D018）：足白癬や爪白癬などの皮膚真菌症において，診断のために培養を行うことは認められており，簡易培養（60点），細菌培養同定（その他）（170点）どちらでも実施・請求することは可能である。ただし，直接鏡検〔細菌顕微鏡検査（S-M）64点〕を行ったうえで培養を併施するのが原則であり，直接鏡検なしにいきなり培養を行うことは認められない。

●白癬菌抗原定性（D012「53」）：爪白癬が疑われる患者に対して，イムノクロマト法により爪中の白癬菌抗原を測定した場合に算定する（点数は「水

痘ウイルス抗原定性（上皮細胞）」を準用）。ただしKOH直接鏡検が陰性であったものの臨床所見等から爪白癬が疑われる場合，またはKOH直接鏡検が実施できない場合に限り算定できることになっており，それ以外の場合は算定できない。いずれの場合も摘要欄に本検査の医学的必要性かKOH直接鏡検を実施できない理由を記載することになっている。また，関連学会の定める指針（日本皮膚科学会も策定している）に従って実施する。

●皮膚超音波（D215）：近年増加しているが，皮膚科関連で認められる超音波検査の項目は現在のところ「下肢血管」450点と「その他（頭頸部，四肢，体表，末梢血管等）」350点のみである（「体表には肛門，甲状腺，乳腺，表在リンパ節等を含む」とされている）。軟部組織腫瘍，リンパ節腫大，リンパ節転移，皮下腫瘍等の疾患が対象となる。

　なお，表在性の母斑細胞母斑や上皮系の腫瘍についての判断は微妙なところで，悪性腫瘍との鑑別が問題となる場合や，手術方針決定のため深部組織との位置関係を把握する必要がある場合などに限られると思われる。その場合はその旨詳記しておいたほうがよいだろう。

　また，パルスドプラを全例に加算しているような場合は，査定・返戻の対象となる。

●ダーモスコピー（D282-4）：「ダーモスコピーは，悪性黒色腫，基底細胞癌，ボーエン病，色素性母斑，老人性色素斑，脂漏性角化症，エクリン汗孔腫，血管腫等の色素性皮膚病変，円形脱毛症若しくは日光角化症の診断又は経過観察の目的で行った場合に，検査の回数又は部位数にかかわらず4月に1回に限り算定する。なお，新たに他の病変で検査を行う場合であって，医学的な必要性から4月に2回以上算定するときは，診療報酬明細書の適応欄にその理由を記載することとし，この場合であっても1月に1回を限度とする」とある。したがって，①明らかに適応外の疾患に対して施行している，②「皮膚腫瘍」などの曖昧な病名に多用している，③手術例全例に施行している――などの場合には査定・返戻の対象となる。

●皮内反応・貼布試験など（D291）：21箇所以内の場合には1箇所につき16点で個数分算定，22箇所以上の場合には21箇所まで1箇所につき16点，それ以上は1箇所につき12点を算定する。

●免疫染色（免疫抗体法）病理組織標本作製（N002）：確定診断のために4種類以上の抗体を用いた免疫染色が必要な患者に対して標本作製を実施した場合には，所定点数に1,600点が加算できるが，対象は原発不明癌，原発性脳腫瘍，悪性リンパ腫，悪性中皮腫，肺悪性腫瘍（腺癌，扁平上皮癌），消

化管間質腫瘍(GIST), 慢性腎炎, 内分泌腫瘍, 軟部腫瘍, 皮膚の血管炎, 水疱症(天疱瘡, 類天疱瘡等)又は悪性黒色腫, 筋ジストロフィー又は筋炎が疑われる患者に限られるので注意が必要である。

(6) 投薬

● **抗ヒスタミン剤・抗アレルギー剤**：従来, 抗ヒスタミン剤・抗アレルギー剤の2種類以上の併用については, 抗ヒスタミン作用のない抗アレルギー剤同士の組合せや抗ヒスタミン作用のある抗アレルギー剤同士の組合せは認めないという原則があった。しかしながら, 175円以下の薬剤は査定しないというもう一つの原則により (ほとんどの抗アレルギー剤が175円以下であることから), それぞれの用法が異なれば, たとえ組合せの原則に反しても査定の対象となることは少ない。

● **新規抗ヒスタミン薬 (ビラノア・デザレックス・ルパフィン)**：2016年11月にビラノア・デザレックス, 2017年11月にルパフィンと, 新規の抗ヒスタミン薬が相次いで発売された。ビラノア・デザレックスは添付文書に適宜増減の文言がなく, 倍量投与は不可であるが, ルパフィンは症状に応じて倍量に増量が可能である。

● **タクロリムス軟膏 (プロトピック軟膏0.1%およびプロトピック軟膏0.03%小児用)**：アトピー性皮膚炎以外の疾患への使用がときにあるが, アトピー性皮膚炎のみに適応である。本剤の使用はアトピー性皮膚炎の治療法に精通している医師のもとで行うこととされている。小児に0.1%軟膏を用いることは認められないが, 成人に小児用0.03%軟膏を用いることは認められる。また, 小児用でも2歳未満には認められない。

● **コレクチム軟膏**：ヤヌスキナーゼファミリーと呼ばれる一連の非受容体型チロシンキナーゼは, 種々のサイトカインのシグナル伝達に関わっている。これを阻害することによって, アトピー性皮膚炎でサイトカインにより誘発される免疫細胞及び炎症細胞の活性化を抑制して皮膚の炎症を抑制し, 掻破行動 (瘙痒) を抑制することが期待される。デルゴシチニブは, ヤヌスキナーゼファミリー (JAK1, JAK2, JAK3及びTyk2) のすべてのキナーゼ活性を阻害する。軟膏基剤の外用剤で1日2回 (間隔は12時間程度あけることが望ましい) 外用するが, 1回あたりの塗布量は5gまでである。成人には0.5%, 小児 (6カ月以上) には0.25%を使用するが, 症状に応じて小児にも0.5%を使用できる (改善したら0.25%に変更)。皮膚感染部位や粘膜, 潰瘍, 明らかに局面を形成している

びらん等への外用は避ける。日本皮膚科学会により, 「デルゴシチニブ軟膏 (コレクチム® 軟膏0.5%) 安全使用マニュアル」が策定されている。

● **モイゼルト軟膏**：ホスホジエステラーゼ4(PDE4) 阻害薬の外用剤である。適応はアトピー性皮膚炎のみで, それ以外の疾患への適用は不可。成人には1%製剤を1日2回, 小児 (3カ月以上) には0.3%製剤を1日2回, 適量を患部に塗布する。症状に応じて, 小児にも1%製剤を1日2回塗布できるが, 症状が改善した場合は0.3%製剤への変更を検討する。塗布量は, 皮疹の面積 $0.1m^2$ あたり1gを目安とする。低出生体重児, 新生児又は3カ月未満の乳児を対象とした臨床試験は実施していない。皮膚感染部位や粘膜, 潰瘍, 明らかに局面を形成しているびらん等への塗布は避ける。妊婦又は妊娠している可能性のある女性には, 禁忌ではないが投与しないことが望ましい。また, 妊娠可能な女性には, 本剤投与中及び投与終了後一定期間は適切な避妊を行うよう指導する。授乳婦には, 治療上の有益性及び母乳栄養の有益性を考慮し, 授乳の継続又は中止を検討する。日本皮膚科学会より「ジファミラスト軟膏 (モイゼルト® 軟膏0.3%, 1%) 安全使用マニュアル」が策定されている。

● **活性化ビタミンD3外用剤**：各薬剤により適応疾患が微妙に異なるので注意が必要である。
　ボンアルファ：乾癬, 魚鱗癬, 掌蹠膿疱症, 掌蹠角化症, 毛孔性紅色粃糠疹
　ドボネックス・ドボベット・マーデュオックス：尋常性乾癬のみ
　オキサロール：尋常性乾癬, 魚鱗癬群, 掌蹠角化症, 掌蹠膿疱症
　ボンアルファハイ：尋常性乾癬のみ
　その他, 使用量の上限が定められているものもある (ドボネックス・ドボベットは1週間90gまで, オキサロール・マーデュオックス・ボンアルファハイは1日10gまで)。

● **コムクロシャンプー**：コムクロシャンプーはstrongest クラスのステロイドであるプロピオン酸クロベタゾールのシャンプーであり, 塗布の15分後に洗い流すいわゆるshort contact therapyにより, 副作用の低減をはかっている。頭部の尋常性乾癬のみに保険適用であったが, 頭部の湿疹皮膚炎にも適用が拡大した。

● **オテズラ**：オテズラはホスホジエステラーゼ4(PDE4) の阻害薬であり, 細胞内cAMP濃度を上昇させて各種炎症性サイトカインの発現を制御することにより, 炎症反応を抑制する。投与開始1～5日目までの間, 投与量を漸増していき, 6日目以降は1回30mgを1日2回朝夕に経口投与

する。10mg 錠と20mg 錠は漸増時に用いるスターターキットのみに含まれ，キット以外の形では処方できない。保険適用は局所療法で効果不十分な尋常性乾癬，関節症性乾癬，および局所療法で効果不十分なベーチェット病による口腔潰瘍のみ。

● **内服抗真菌剤**：ラミシール・イトリゾールの処方例が近年増加しているが，不適切と思われる長期にわたる投与が散見される。

ラミシールの投与期間は概ね6カ月が目安とされており，年余にわたって漫然と投与されている場合には査定・返戻の対象となることがある。

イトリゾールについても連続投与の場合にはおおむね6カ月が目安とされ，パルス療法の場合には3クール（1週間の投薬と3週間の休薬を1クールとして）までとされている。またパルス療法は「爪白癬」にのみ認められており，他の白癬やカンジダ症などには認められていない。「足白癬」のみでパルス療法を行い査定される例が時々ある。

2018年7月には，新しい内服抗真菌剤であるネイリンが登場したが，適応症は爪白癬のみで，直接鏡検や培養などにより確定診断された患者に限られる。投与期間は12週間である。

突合・縦覧点検が行われるようになり，一次審査での査定が増えている。

● **ディフェリンゲル**：適用は顔面の尋常性ざ瘡のみとなっており，胸部や背部など顔面以外の部位への適用は認められない。また，妊婦または妊娠している可能性のある婦人には禁忌である。

● **ベピオゲル／ローション**：過酸化ベンゾイル製剤で，欧米ではざ瘡に対し，OTC薬も含めて旧来より広く用いられてきた薬剤であるが，本邦では2015年ゲルから販売開始となった。ディフェリンと異なり，顔面以外のざ瘡に対しても使用可能であるが，塗付範囲が広いために処方量が多い場合には，顔面以外のざ瘡にも使用することが解るように，傷病名欄に部位を明記しておいたほうが良い。また，ディフェリンと異なり妊婦または妊娠している可能性のある婦人に対して「禁忌」ではないが，「治療上の有益性が危険性を上回ると判断される場合にのみ使用」とある。ただし「慎重投与」などではない。ざ瘡のみが適応であり，毛包炎・せつ・よう・毛瘡などには認められない。

● **デュアック配合ゲル**：クリンダマイシンと過酸化ベンゾイルの合剤である。ベピオゲル同様に，顔面以外のざ瘡に対しても使用可能であるが，塗付範囲が広いために処方量が多い場合には，顔面以外のざ瘡にも使用することが解るように，傷病名欄に部位を明記する。またベピオゲル同様に，妊婦または妊娠している可能性のある婦人に対して「禁忌」ではないが，「治療上の有益性が危険性を上回ると判断される場合にのみ使用」とある。ただし「慎重投与」などではない。ざ瘡のみが適応であり，毛包炎・せつ・よう・毛瘡などには認められない。「12週間で効果が認められない場合には使用を中止する」，「炎症性皮疹が消失した場合には，他の適切な維持治療を検討する」，「12週間を超えて塗布した際の有効性および安全性は検討されていないため，12週間を超えて塗布する際はその必要性を慎重に判断する」等の記載があり，長期にわたる漫然投与には注意が必要である。

● **エピデュオゲル**：アダパレンと過酸化ベンゾイルの合剤。ディフェリン同様，顔面の尋常性ざ瘡に対してのみ使用可能で，妊婦又は妊娠している可能性のある婦人には禁忌である。また，各単剤よりも皮膚刺激が発現するおそれがあるため，本剤より先に各単剤による治療を考慮する。

● **アクアチム（クリーム・ローション・軟膏）**：ナジフロキサシンの外用剤で，3種の剤形があり，それぞれ微妙に適応が異なるので注意が必要である。クリームは表在性皮膚感染症・深在性皮膚感染症・ざ瘡いずれにも可，ローションはざ瘡のみ可で，表在性皮膚感染症・深在性皮膚感染症には不可，軟膏は表在性皮膚感染症・深在性皮膚感染症のみ可で，ざ瘡には不可である。「ざ瘡は4週間，表在性皮膚感染症及び深在性皮膚感染症は1週間で効果の認められない場合は使用を中止する」，「ざ瘡においては炎症性皮疹が消失した場合には継続使用しない」，「耐性菌の発現等を防ぐため，原則として感受性を確認し，疾病の治療上必要な最小限の期間の適用にとどめる」等の記載もある。「妊娠中の投与に関する安全性は確立していない（使用経験が「少ない」または「ない」）」との記載はあるが，禁忌や慎重投与等の記載はない。

● **ゼビアックスローション／油性クリーム**：オゼノキサシンの外用剤で，剤形にはローションと油性クリームがある。ざ瘡と表在性皮膚感染症に適応である。妊婦または妊娠している可能性のある婦人には使用しないことが望ましい。また，「ざ瘡の治療にあたっては，4週間で効果が認められない場合は使用を中止」，「炎症性皮疹が消失した場合には継続使用しない」，「耐性菌の発現等を防ぐため，疾病の治療上必要な最小限の期間の使用にとどめる」等の記載がある。ローションでは13歳未満の小児等を対象とした臨床試験は実施していないが，油性クリームでは1歳以上の伝染性膿痂疹患者に対する臨床試験が行われている。

● **ベセルナクリーム**：適用は外性器又は肛門周囲の尖圭コンジローマと顔面又は禿頭部の日光角化症

に限られ，他の部位への適用は認められない。また，尖圭コンジローマ・日光角化症以外の疾患（尋常性疣贅・扁平疣贅・ボーエン病など）への適用も認められない。さらに，外用は1日1回・週3回が原則で連日の外用等は認められず，使用期間は尖圭コンジローマの場合原則として16週まで，日光角化症の場合4週間塗布後4週間休薬し効果不十分の場合のみさらに4週間となる。

●ロゼックスゲル：メトロニダゾール含有ゲルで，従来はその抗菌作用により，がん性皮膚潰瘍部位の殺菌・臭気の軽減に対して用いられてきた。それが，酒さ病変部において増加している活性酸素種の生成を抑制することで抗炎症作用を示すことや免疫細胞による TNF-α の産生や貪食細胞の免疫能等を抑制することで免疫抑制作用を示す機序により，2022年より，酒さへの適応拡大が承認された。酒さには1日2回，患部を洗浄後，適量を塗布する。使用期間は通常12週間までとされ，12週間を超えて使用する場合にはその必要性を慎重に判断する。妊娠3カ月以内の女性には使用しない。授乳婦は授乳しないことが望ましい。小児等を対象とした臨床試験は実施していない。

●シクロスポリンのアトピー性皮膚炎への適用：2008年にアトピー性皮膚炎に対する適応拡大が認められたが，これはネオーラルに限られ，同じシクロスポリンでもサンディミュンには認められていない。さらに，ネオーラルの後発品の中でも，アトピー性皮膚炎に対する適応を取得しているものと，していないものがある。院外処方の場合，後発品への変更不可の欄に署名捺印し，当該欄に✔又は×印を付けないと，適応のない後発品に変更されてしまう恐れがある。また，1回の治療期間の目安が12週間以内とされており，次の治療までに最低2週間程度の休薬が必要である。

●オルミエント：ヤヌスキナーゼファミリーと呼ばれる一連の非受容体型チロシンキナーゼは，種々のサイトカインのシグナル伝達に関わっている。これを阻害することによって，アトピー性皮膚炎でサイトカインにより誘発される免疫細胞及び炎症細胞の活性化を抑制して皮膚の炎症を抑制し，掻破行動（瘙痒）を抑制することが期待される。オルミエントはJAK1／JAK2の選択的かつ可逆的阻害剤である。4mgを1日1回経口投与するが，治療効果が認められた際には，2mg1日1回投与への減量を検討する。従来の保険適応であった関節リウマチに加えて，アトピー性皮膚炎に適応拡大されたが，ステロイド外用剤やタクロリムス外用剤等の抗炎症外用剤による適切な治療を一定期間施行しても，十分な効果が得られず，強い炎症を伴う皮疹が広範囲に及ぶ患者に用いることとなっている。最適使用推進ガイドライン対象品目であり，デュピクセントと同様の要件を満たす必要がある。また乾癬に対する生物学的製剤と同様に，結核・肺炎・敗血症・ウイルス感染等に留意する必要がある。2022年より，円形脱毛症（50%以上に脱毛，6カ月程度自然再生なし）にも適応拡大された。日本皮膚科学会より「アトピー性皮膚炎におけるヤヌスキナーゼ（JAK）阻害内服薬の使用ガイダンス」が策定されている。

●リンヴォック：リンヴォックも JAK 阻害薬であり，JAK1 により選択制が高い。成人には15mgを1日1回経口投与するが，患者の状態に応じて30mgを1日1回投与することができる。また12歳以上かつ体重30kg以上の小児には15mgを1日1回経口投与する。最適使用推進ガイドライン対象品目であり，デュピクセントと同様の要件を満たす必要があること，また乾癬に対する生物学的製剤と同様に，結核・肺炎・敗血症・ウイルス感染等に留意する必要があることはアトピー性皮膚炎に適応を有する他の JAK 阻害薬と同様である。日本皮膚科学会より「アトピー性皮膚炎におけるヤヌスキナーゼ（JAK）阻害内服薬の使用ガイダンス」が策定されている。

●サイバインコ：サイバインコも JAK 阻害薬であり，JAK1 により選択制が高い。成人及び12歳以上の小児には，100mgを1日1回経口投与する。なお，患者の状態に応じて200mgを1日1回投与することができる。最適使用推進ガイドライン対象品目であり，デュピクセントと同様の要件を満たす必要があること，また乾癬に対する生物学的製剤と同様に，結核・肺炎・敗血症・ウイルス感染等に留意する必要があることはアトピー性皮膚炎に適応を有する他の JAK 阻害薬と同様である。日本皮膚科学会より「アトピー性皮膚炎におけるヤヌスキナーゼ（JAK）阻害内服薬の使用ガイダンス」が策定されている。

●ソーティクツ：JAK 阻害薬の一つ。JAK には JAK1・JAK2・JAK3・tyrosine kinase2（Tyk2）──の4つが存在するが，本剤は Tyk2 阻害薬である。Tyk2 の機能制御部位に結合し，IL-23，IL-12，I型インターフェロンなどで誘導される Tyk2 の活性化が阻害され，Tyk2 が介在する炎症や免疫応答が抑制される。本邦で皮膚科領域において承認されている他の JAK 阻害薬（アトピー性皮膚炎に適応）と異なり，既存治療で効果不十分な尋常性乾癬・膿疱性乾癬・乾癬性紅皮症が適応である。1回6mgを1日1回経口投与する。本剤と適応疾患の生物製剤との併用については，

安全性及び有効性が確立していないので避けることとされている。乾癬に対する生物学的製剤と同様に，結核・肺炎・敗血症・ウイルス感染等に留意する必要がある。

●リットフーロ：リットフーロは，JAK3 及び 5 種類の TEC ファミリーキナーゼ（BTK, BMX, ITK, TXK 及び TEC）の ATP 結合部位に不可逆的に結合することにより，これらの酵素を阻害する経口投与可能な低分子化合物である。適応は円形脱毛症のみであり，脱毛部位が広範囲に及ぶ難治の場合に限る。具体的には本剤投与開始時に，頭部全体の概ね 50％以上に脱毛が認められ，過去 6 カ月程度毛髪に自然再生が認められない患者が対象となる（このあたりの要件はオルミエントと同様）。成人及び 12 歳以上の小児には，50mg を 1 日 1 回経口投与する。12 歳未満の小児等を対象とした臨床試験は実施していない（オルミエントは小児には不可）。乾癬に対する生物学的製剤と同様に，結核・肺炎・敗血症・ウイルス感染等に留意する必要があることは他の JAK 阻害薬と同様である。

●ペンレステープ：従来は「静脈留置針穿刺時の疼痛緩和」という適応に限られたが，「伝染性軟属腫摘除時の疼痛緩和」と「皮膚レーザー照射療法時の疼痛緩和」という 2 つの適応が追加された。これら以外の処置・手術等の施行時への適用（冷凍凝固・皮膚切開など）は認められない。

　　伝染性軟属腫摘除時の場合，本剤 1 回 2 枚までを，伝染性軟属腫摘除予定部位に約 1 時間貼付する。

　　皮膚レーザー照射療法時の場合，成人には本剤 1 回 6 枚まで，小児には年齢に応じて 2～6 枚までを，レーザー照射予定部位に約 1 時間貼付する。

　　いずれも処方せんによる投薬はできず，個々の処置 1 回に使用される枚数を，その都度処置薬剤として請求し，月単位等の使用分を 1 回の処置でまとめて請求するのは不適当。また，皮膚レーザー照射療法時の場合，貼付後に施行されるレーザー照射療法が保険適用の範囲内である必要がある。

●エムラクリーム・パッチ：皮膚レーザー照射療法時および注射針・静脈留置針穿刺時の疼痛緩和のみに認められる。個々の処置 1 回に使用される量を，その都度処置薬剤として請求し，処方せんによる投薬はできない。クリームは，レーザー照射予定部位に 10cm^2 あたり 1g を，密封法（ODT）により 60 分間塗布する。1 回当たりの塗布量は 10g までである。パッチはそのまま 60 分間貼付するが，1 回あたりの貼付枚数は 10 枚までである。照射面積に対して過大な量が請求される例が見られる。塗布後に施行されるレーザー照射療法は保険適用の範囲内である必要がある。

●クレナフィン：外用抗真菌剤として，初めて爪白癬に効能を有するクレナフィン爪外用液が 2014 年に発売となり（それまでも抗真菌剤の液剤が慣習的に爪白癬に用いられてきたが，厳密には爪白癬への効能は有していなかった），肝・腎機能障害や併用禁忌・注意薬等のために，抗真菌剤の内服がむずかしかった患者への治療の選択肢の 1 つとなった。適応症はあくまで皮膚糸状菌（トリコフィトン属）による爪白癬のみであり，例えばカンジダ爪炎への使用は認められない。また，「直接鏡検又は培養等に基づき爪白癬であると確定診断された患者に使用すること」という使用上の注意があり，肉眼的所見のみから爪白癬と診断されている場合には適応とならない。本剤は外用開始後 3 カ月後くらいから効果が現れ始めるとされ，3 カ月程度使用しても効果が不十分な場合には内服抗真菌剤との併用を検討しても良いと思われるが，診断直後からの併用や傾向的な併用は返戻・査定の対象となる可能性がある。

●ルコナック：爪白癬に効能を有する外用抗真菌剤として，クレナフィンに次いで発売された。クレナフィン同様，適応症は皮膚糸状菌（トリコフィトン属）による爪白癬のみであり，直接鏡検又は培養等に基づき爪白癬であると確定診断された患者に使用する。内服抗真菌剤との併用時の取扱い等もクレナフィンと同様である。ただし，本剤にはクレナフィンのような「開封後 12 週間経過した場合は，残液を使用しない」という注意書はない。

●ストロメクトール：皮膚科領域では疥癬に適応を有する内服薬である。疥癬については，確定診断された患者又はその患者と接触の機会があり，かつ疥癬の症状を呈する者に使用する。体重 1kg 当たり約 200μg を 1 回経口投与（空腹時が望ましい）する。重症型（角化型疥癬等）の場合，本剤の初回投与後，1～2 週間以内に検鏡を含めて効果を確認し，2 回目の投与を考慮する。爪疥癬には無効であるため，爪疥癬の治療には使用しない。

●スミスリンローション：内服薬として疥癬に効能を有するストロメクトールに加え，疥癬に効能を有する初の外用剤として 2014 年に発売された。使用上の注意として「疥癬については，確定診断された患者又はその患者と接触の機会があり，かつ疥癬の症状を呈する者に使用すること」とあり，患者本人もしくは，少なくとも感染発端者における直接鏡検において，虫体・虫卵・糞等が認められることが必要である。「ヒゼンダニを確実に駆除するため，少なくとも 2 回の塗布を行うこと」とされているが，2 回目塗布以降再塗布を考慮する場合には，「1 週ごとに検鏡を含めて効果を確認

すること」とされ，漫然と外用を続けることは認められない。「角化型疥癬及び爪疥癬における有効性及び安全性は確立していない。（使用経験がない）」という注意もあるが，もう一つの治療選択肢であるストロメクトールでは，「本剤は爪疥癬には無効であるため，爪疥癬の治療には使用しないこと」とあるため，通常疥癬に爪疥癬を合併している場合には，ストロメクトール内服と本剤の外用の併用もやむを得ないと思われる。また，重症型である角化型疥癬に対しても，内服と外用の併用はやむを得ないと思われる。

●**バルトレックスとファムビル**：帯状疱疹や単純疱疹に対する抗ヘルペスウイルス剤としてそれまで広く用いられてきたバルトレックスに加え，ファムビルが2008年にまず帯状疱疹の治療薬として認められ，さらに2013年に単純疱疹にも適応拡大した。バルトレックスを単純疱疹に投与する場合は1日2錠であるが，ファムビルの場合は1日3錠となっているので注意が必要である。投与期間はバルトレックス・ファムビルともに原則として単純疱疹に対しては5日間，帯状疱疹に対しては7日間である。また，バルトレックスでは，①水痘への投与，②性器ヘルペスの再発抑制を目的とした長期投与，③造血幹細胞移植における単純ヘルペスウイルス感染症（単純疱疹）の発症抑制目的に移植7日前から35日後までの投与，④初発型性器ヘルペスにおける10日間までの投与延長──が認められているが，ファムビルではこれらは認められていないので注意が必要である。

一方ファムビルでは，再発性の単純疱疹に対し，1回1000 mg（4錠）を2回投与することが認められている。年3回以上の再発であること，再発の初期症状から6時間以内に服用などの条件があるが，6時間以上の場合もPIT（Patient Initiated Therapy）として，次回1回の再発分の処方が認められる。

●**アメナリーフ**：アメナリーフは従来の抗ウイルス薬とは異なる作用機序に基づく抗ウイルス薬であり，1日1回の内服で水痘・帯状疱疹ウイルスに従来薬と同等の効果を示し，さらに主として糞中に排泄されるため，腎機能の低下した高齢者等にも使用しやすい。現在，帯状疱疹（2錠を7日間）・再発性単純ヘルペスへのPIT（6錠を1回）のみに保険適用となっている。

●**エクロックゲル**：ソフピロニウム臭化物はM1〜M5のいずれのムスカリン受容体サブタイプに対しても高い結合親和性を示すが，M3に対する結合親和性が最も強い。同剤はエクリン汗腺に発現するムスカリン受容体サブタイプのM3を介した

コリン作動性反応を阻害し，発汗を抑制する。適応は原発性腋窩多汗症のみであり，腋窩以外の多汗症や続発性多汗症には認められない。5%ゲル製剤であり，1日1回適量を腋窩に塗布する。HDSS（Hyperhidrosis disease severity scale：多汗症疾患重症度評価尺度）が3以上（3：発汗はほとんど我慢できず，日常生活に頻繁に支障がある，4：発汗は我慢できず，日常生活に常に支障がある）がおおむねの対象とされ，投与開始に当たっては摘要欄にHDSSを記載する。12歳未満の小児等を対象とした国内臨床試験は実施していない。閉塞隅角緑内障の患者・前立腺肥大による排尿障害がある患者・本剤の成分に対し過敏症の既往歴のある患者には禁忌である。

●**ラピフォートワイプ**：エクロックゲルと同様の作用機序により発汗を抑制する外用剤。適応も同様に原発性腋窩多汗症のみであり，腋窩以外の多汗症や続発性多汗症には不可である。1日1回，1包に封入されている不織布1枚を用いて薬液を両腋窩に塗布する。HDSS3以上がおおむねの対象とされ，投与開始に当たっては摘要欄にHDSSを記載する。9歳未満の小児等を対象とした臨床試験は実施していない。閉塞隅角緑内障の患者・前立腺肥大による排尿障害のある患者・本剤の成分に対し過敏症の既往歴のある患者には禁忌である。

●**アポハイドローション**：エクロックゲル・ラピフォートワイプと同様の作用機序により，発汗を抑制する外用剤であるが，適応は原発性手掌多汗症のみであり，腋窩多汗症や手掌以外の部位の多汗症，および続発性多汗症には不可である。1日1回，就寝前に適量（両手掌に対しポンプ5押し分が目安）を両手掌全体に塗布する。エクロックゲル・ラピフォートワイプのようにHDSSを摘要欄記載する指示はないが，HDSS2以上および手掌の発汗量一定以上が目安とされる。12歳未満の小児等を対象とした臨床試験は実施していない。閉塞隅角緑内障の患者・下部尿路閉塞疾患（前立腺肥大等）による排尿障害のある患者・重篤な心疾患のある患者・腸閉塞又は麻痺性イレウスのある患者・重症筋無力症の患者・本剤の成分に対し過敏症の既往歴のある患者には禁忌で，エクロックゲル・ラピフォートワイプの禁忌より多岐にわたっている。また，エクロック・ラピフォートでは，妊婦又は妊娠している可能性のある女性には，有益性が危険性を上回ると判断される場合だが，アポハイドでは「使用しないことが望ましい」となっている。授乳婦に対する記載は同様──治療上の有益性及び母乳栄養の有益性を考慮し，授乳の継続又は中止を検討──である。2024年5月末

日までは, 投薬は1回14日分を限度とされており, 5プッシュが約500μLであることから, 1回の処方で1本（4.5mL）までしか認められない。

●**新薬の処方制限**：販売開始1年以内の新医薬品の処方は, 原則14日が限度となっている。内服薬の場合には14日を超えた処方は検出が容易であるため, 査定の対象か否かが問題になることは少ない（倍量処方等にて事実上の14日超処方を行っている例もあるが, 他の内服薬の投与日数との対比から, その意図が明白と見なされ, ほとんどは査定される）。しかし外用剤の場合, 1回の使用量が明確でない場合があり, 査定基準がバラつくことがある。このため,「1度に○本までは大丈夫」等の俗説も流布されるが, 根拠に乏しいものも多い。傷病名欄に記載された部位や診療実日数などから, 事実上の14日超処方と見なされ査定されることもあるので, 一定量以上の新薬（外用剤）処方の際には, 部位記載や通院間隔と整合性が取れているかどうかに留意が必要である。病変が広範囲であったり重症であったりで, 実際に大量の新薬処方が必要な場合には, 14日ごとの通院が原則となる旨を患者に説明し, 理解を得る必要がある。

（7）注射

●**注射による減感作・解毒など**：ヒスタグロビン, ノイロトロピン, 強力ネオミノファーゲンC, タチオン等の非特異的減感作や解毒について, 濫用と思われる施設が散見される。急性期に適切な頻度で行うことは認められようが, 投与が年余にわたっていたり, あまりにも頻回に行われていたりすれば, 査定・返戻の対象となる。

●**点滴抗ウイルス剤**：ゾビラックスやアラセナ-Aの点滴投与は, 原則的には入院下に行われるべきものと考えられており, 外来で認められるのは1回程度のみである。満床により入院不能などやむを得ない理由の場合には, その旨付記すれば3日間程度であれば認められる。

●**乾癬に対する生物学的製剤**：乾癬に対する生物学的製剤として, 2010年にTNF-α阻害薬であるレミケードとヒュミラが承認され, さらに抗IL-12/23 p40抗体製剤であるステラーラ抗IL-17のコセンティクス, ルミセフ, トルツ, 抗IL-23 p19抗体のトレムフィア, スキリージ, ペグヒト化抗ヒトTNF-αモノクローナル抗体Fab'断片製剤であるシムジア, 抗IL-23p19抗体のイルミア, 抗IL-17のビンゼレックスと続々登場し, 注射剤は計11種類となった。トレムフィア・スキリージ・ルミセフでは中等症から重症の膿疱・小水疱を有

する掌蹠膿疱症にも適応が認められている（ただしルミセフでは, 他の生物学的製剤による対症療法を実施した上で効果不十分, あるいは他の生物学的製剤の使用を優先的に検討したうえでの使用が求められている）。致死的な感染症・B型肝炎や結核の再活性化・間質性肺炎等をきたす恐れがあり, 使用にあたって胸部X線やCT・ツ反やクオンティフェロン・B型肝炎関連検査・$(1 \rightarrow 3)$-β-D-グルカンなどの様々な検査の実施は常識的な範囲であれば認められる。日本皮膚科学会より, 種々の生物学的製剤についての使用上の注意文書と「乾癬における生物学的製剤の使用ガイダンス」が策定されている。

レミケードにおいて, 効果不十分又は効果が減弱した場合の投与量の増量や投与間隔の短縮が, 関節リウマチと同様に認められるようになった。

薬剤によっては患者による自己注射が認められており, 在宅自己注射指導管理料の算定が可能だが, これを算定する場合, 外来受診時に医師が皮下注射を行ってしまうと注射の手技料と注射薬の費用が算定できなくなるため, 注意が必要である。高額な薬剤であるので, 在宅自己注射指導管理料を医事課が算定する場合, 医師による注射は不可である旨周知する, どうしても医師による外来受診時の注射が必要な場合にはこの管理料を算定しない——等の対応が必要である。また, 在宅自己注射指導管理料は皮膚科特定疾患指導管理料等と同一月に算定できないので注意が必要である。

●**ゾレア**：ゾレアはヒト化抗ヒトIgEモノクローナル抗体であり, 気管支喘息に対する治療薬として発売開始されたが, 2017年に慢性蕁麻疹に適応拡大された。既存治療で効果不十分な特発性の慢性蕁麻疹に保険適用であり他の疾患や誘発する原因の明確な慢性蕁麻疹には使用できない。1回300mgを4週間ごとに皮下注射し, 気管支喘息のように投与前の血清中総IgE濃度と体重により投与量を増減することはしない。2021年8月より, 自己注射も認められるようになった。

●**デュピクセント**：デュピクセントはヒト型抗ヒトIL-4/13受容体モノクローナル抗体であり, 初回に600mgを皮下投与し, その後は1回300mgを2週間隔で皮下投与する。既存治療で効果不十分なアトピー性皮膚炎に適用で, 本剤の投与はアトピー性皮膚炎の診断及び治療に精通している医師のもとで行う。さらに本剤は最適使用推進ガイドラインにより, 医師免許取得後2年の初期研修を終了した後に,（ア）5年以上の皮膚科診療の臨床研修を行っているか,（イ）6年以上の臨床経験を有し, うち3年以上は, アトピー性皮膚炎を含む

アレルギー診療の臨床研修を行っている医師が治療の責任者として配置されていることが施設要件となり，加えて前治療要件として，（ア）成人アトピー性皮膚炎患者であって，アトピー性皮膚炎診療ガイドラインで重症度に応じて推奨されるステロイド外用薬（ストロングクラス以上）やカルシニューリン阻害外用薬による適切な治療を直近の6ヵ月以上行っているか，（イ）ステロイド外用薬やカルシニューリン阻害外用薬に対する過敏症，著明な局所性副作用若しくは全身性副作用により，これらの抗炎症外用薬のみによる治療の継続が困難な場合に適用が認められ，疾患活動性として（ア）IGAスコア3以上，（イ）EASIスコア16以上又は顔面の広範囲に強い炎症を伴う皮疹を有する場合（目安として頭頸部のEASIスコアが2.4以上），（ウ）体表面積に占めるアトピー性皮膚炎病変の割合10%以上のいずれにも該当する患者のみを対象とする。レセプトの摘要欄に以上の事項を記載することになっている（継続投与時においても，投与開始時の情報を記載する）。

2019年5月より，自己注射も認められるようになった。

2023年9月より生後6ヵ月以上の小児にも使用できるようになり，200mgシリンジの規格が追加された。また，11月より結節性痒疹に，さらに2024年2月より特発性の慢性蕁麻疹にも適応拡大した。

●ミチーガ：ミチーガは，ヒト化抗ヒトIL-31受容体A（IL-31RA）モノクローナル抗体であり，IL-31と競合的にIL-31RAに結合することにより，IL-31の受容体への結合及びそれに続く細胞内へのシグナル伝達を阻害し，瘙痒を抑制する。成人及び13歳以上の小児には1回60mgを4週間の間隔で皮下投与する。適応はアトピー性皮膚炎に伴う瘙痒（既存治療で効果不十分な場合に限る）。本剤は瘙痒を治療する薬剤であることから，アトピー性皮膚炎に対する治療を継続することが必要であり，瘙痒が改善した場合もアトピー性皮膚炎に対する治療を怠らないことを患者に説明し，理解したことを確認したうえで投与する。デュピクセントやアトピー性皮膚炎に対するJAK阻害薬と同様に，最適使用推進ガイドラインが策定されている。EASIの要件は10以上と他のガイドラインより緩いが，瘙痒VAS／NRSとかゆみスコアの要件があり，投与前のストロングクラス以上のステロイド／カルシニューリン阻害薬外用治療期間と抗ヒスタミン薬／抗アレルギー薬治療期間（行っていない又は規定の期間未満の場合はその理由），瘙痒VAS／NRSとかゆみスコアについては投与開始2

日前から本剤投与開始までの3日間全ての値を記載するなど，摘要欄記載がかなり煩雑である。

●アドトラーザ：アドトラーザは，IL-13に結合するヒトIgG4モノクローナル抗体である。この点，受容体に対する抗体であるデュピクセントと異なっている。成人には，初回に600mgを皮下投与し，その後は1回300mgを2週間隔で皮下投与する。適応症状はデュピクセントと同様であり，最適使用推進ガイドラインも同様に設定されている。デュピクセントでは6カ月以上の小児への適応拡大がされたところであるが，本剤では小児等を対象とした臨床試験は実施していない。

●イブグリース：イブグリースは，IL-13に結合するヒト化IgG4モノクローナル抗体である。この点，受容体に対する抗体であるデュピクセントと異なっている。成人及び12歳以上かつ体重40kg以上の小児には，初回及び2週後に1回500mg，4週以降，1回250mgを2週間隔で皮下投与する。なお，患者の状態に応じて，4週以降，1回250mgを4週間隔で皮下投与することができる。適応症状はデュピクセントと同様であり，最適使用推進ガイドラインも同様に設定される見込みである。本剤では12歳未満の患者及び12歳以上18歳未満でかつ体重40kg未満の患者を対象とした臨床試験は実施していない。2024年1月に製造販売承認を取得し，同年4月，薬価基準に収載された。

●スペビゴ：抗ヒトインターロイキン-36受容体（IL-36R）モノクローナル抗体であり，IL-36Rに結合することにより，内因性のIL-36Rリガンドである IL-36α，β 及び γ のシグナル伝達を阻害し，IL-36Rリガンドによる炎症及び線維化シグナルを抑制する。適応は膿疱性乾癬における急性症状の改善である。1回900mgを点滴静注する。なお，急性症状が持続する場合には，初回投与の1週間後に900mgを追加投与が可能。投与に先立って結核に関する十分な問診及び胸部X線検査，適宜胸部CT検査を行い，結核の活動性が確認された場合は結核の治療を優先し，本剤を投与しない。投与と並行してインターフェロン γ 遊離試験又はツベルクリン反応検査を行い，結核の活動性が確認された場合は結核の治療を優先し，本剤を追加投与しない。また，投与中は，胸部X線検査等の適切な検査を行うなど結核の発現には十分に注意し，結核を疑う症状（持続する咳，体重減少，発熱等）が発現した場合には速やかに担当医に連絡するよう患者を指導する。結核以外の感染症に対する留意点は乾癬に対する他の生物学的製剤と同様である。日本皮膚科学会より「スペソリマブ使用上の注意」が策定されている。

❺ 脳神経外科編

1 最近の審査の動向

医療現場における診療記録は電算化システムが進み，電算請求に効率よく連動しているのが現状であるが，一方で電子カルテは従来の紙面カルテ様式と異なり，病名が目につき易いとか確認し易いといったシステムにはなっていないので，病名が未登録のまま見逃される場合があったりするため注意を要する。

他方，審査業務は画面審査システムの導入により迅速化・効率化が図られているため，請求業務においては上記事情も踏まえ，なおいっそう念入りに点検を怠らないようにしたい。

審査業務は高額レセプトを中心に個々の診療行為が重点的にチェックされるのが原則であるが，一次審査や低額レセプトに関しても審査は充実しており，審査基準に関しては基本的に従来と変わりはない。事務共助等審査体制は以前以上に充実して来ているので，日頃から保険診療の原則に沿った適切な診療及び点数請求を行うよう心掛けたい。

(1) 検査

D227 頭蓋内圧持続測定について，前々回，「1」1時間以内又は1時間につき125→200点に増額，「2」3時間を越えた場合（1日につき）は600→800点に増額されたが，その後は不変。

D236 脳誘発電位検査について，前々回，「1」体性感覚誘発電位，「2」視覚誘発電位，「3」聴性誘発反応検査，脳波聴力検査，脳幹聴力検査，脳幹反応聴力検査，中間潜時反応聴力検査がそれぞれ804→850点に，「3」聴性定常反応960→1010点へ増額されたが，その後は不変。

D239-3 神経学的検査は今回不変。ただし当該検査の算定は，専ら神経系疾患の診療を担当した経験を10年以上有する医師が行った場合にのみ限られており，また定められた様式の神経学的検査チャート（小児においては「小児神経学検査チャート」）を用いて行った場合に一連につき1回に限りの算定が可能とされているので引き続き注意を要する。

なお神経学的検査と一連のものとして実施された検査（眼振を検査した場合の**D250 平衡機能検査**，眼底を検査した場合の**D255 精密眼底検査**等）については，所定点数に含まれ，別に算定できないものとされている。

また**D241 神経・筋検査判断料**は，神経・筋検査等の種類又は回数にかかわらず月1回に限り算定することが可能なので注意を要する。

臨床心理・神経心理検査のうち**D283 発達及び知能検査**は，「操作が容易なもの（80点）」，「操作が複雑なもの（280点）」，「操作と処理が極めて複雑なもの（450点）」の3項目で編成されている。「極めて複雑なもの」は，これまで「複雑なもの」に分類されていたもののうち，WISC-Ⅲ知能検査，WISC-Ⅳ知能検査及びWISC-Ⅲ成人知能検査が該当することになっている。なお，改訂長谷川式簡易知能評価スケールを用いた検査および国立精研式認知症スクリーニングの費用は基本診療料に含まれるものであり，別途「操作が容易なもの」として算定することはできないので注意を要する。

D403 腰椎穿刺（脳脊髄圧測定を含む）は今回220→260点に増額となった。

(2) 画像診断

E200 コンピューター断層撮影（CT撮影），**E202 磁気共鳴コンピューター断層撮影（MRI撮影）**については，特に変更はない。

(3) 手術

K145 穿頭脳室ドレナージ術は前々回1,940→2,330点へ増額され，その後は不変。穿頭術の手技料は所定点数に含まれ，別に算定できない。

前々回新設された**K147-2 頭蓋内モニタリング装置挿入術**はその後不変。

K151-2 広範囲頭蓋底腫瘍切除・再建術は前回193,060→216,230点へと増額があった。

K169 頭蓋内腫瘍摘出術のうち，**K169-2 内視鏡下脳腫瘍生検術**80,000点，**K169-3 内視摘出術**100,000点はそれぞれが独立新設され，その後は不変。

K169 頭蓋内腫瘍摘出術の「2」その他のものについて，術中に MRI を行った場合の術中 MRI 撮影加算 3,990 点が前回新設された。

K171 経鼻的下垂体腫瘍摘出術は前々回増額（83,700 → 87,200 点），その後は不変。

K171-2 内視鏡下経鼻的腫瘍摘出術は前々回，「1」下垂体腫瘍 108,470 → 110,970 点，「2」頭蓋底腫瘍（下垂体腫瘍を除く）123,620 → 126,120 点がそれぞれ増額され，その後は不変。

K172 脳動静脈奇形摘出術は，「1」単純なもの 141,830 点，「2」複雑なもの 179,830 点へと分類されたが，その後は不変。

K174 水頭症手術のうち，**K174-3 シャント再建術**が前回新設され，「イ」頭側のもの 15,850 点，「ロ」腹側のもの 6,600 点，「ハ」頭側及び腹側のもの 19,150 点となっている。

脳動脈瘤関係の各種手術では，**K175 脳動脈瘤被包術**は今回は不変。**K176 脳動脈瘤流入血管クリッピング（開頭して行うもの）**のうち，「注1」ローフローバイパス術による頭蓋外・頭蓋内血管吻合を併せ行った場合は，ローフローバイパス併用加算とし，16,060 点を所定点数に加算する。「注2」ハイフローバイパスの場合は 30,000 点を加算する──という項目が前回それぞれ新設されている。

K176-2 脳硬膜血管結紮術 82,730 点は，硬膜動静脈瘻に対する脳硬膜結紮術として今回新設された。

K188-3 癒着性脊髄くも膜炎手術（脊髄くも膜剥離操作を行うもの） 38,790 点が前回新設となった。

K189 脊髄ドレナージ術は前回 408 → 460 点へと増額があった。

機能外科関係では，前々回新設された **K154-4 集束超音波による機能的定位脳手術**について，通知が一部改正され，「薬物療法で十分に効果が得られない本態性振戦及びパーキンソン病の患者に対し，振戦症状の緩和を目的として，視床を標的とした MR ガイド下集束超音波治療器による機能的定位脳手術」及び「薬物療法で十分に効果が得られないパーキンソン病の患者であって，脳深部刺激術が不適応の患者に対し，運動症状の緩和を目的として，淡蒼球を標的とした MR ガイド下集束超音波治療器による機能的定位脳手術」が対象とされている。

K190 脊髄刺激装置埋込術　「1」脊髄刺激電極を留置した場合は今回 24,200 → 27,830 点に増額となった。

K190-8 舌下神経電気刺激装置植込術 28,030 点は前回新設された。

なお，前々回新設された **K181-6 頭蓋内電極植込術**は「1」硬膜下電極によるもの 65,100 点，「2」脳深部電極によるもの「イ」7 本未満の電極による場合 71,350 点，「ロ」7 本以上の電極に依る場合 96,850 点と設定され，その後は不変。なお，その解釈として，当該植込術に関する施設基準における医師の研修として，当該手術に係る医療機器の製造販売業者による「定位手術ロボット技術講習会」が該当するとされる。

手術種類が多いだけに，**K178 脳血管内手術**と **K615 血管塞栓術**，**K610 動脈形成術，吻合術**「1」頭蓋内動脈と **K178-2 経皮的脳血管形成術**の区別，また **K615 血管塞栓術**（頭部，胸腔，腹腔内血管等）のうち「1」止血術によるもの，「2」選択的動脈化学塞栓術，「3」その他のもの等々の区別など，正確な請求事務手続きが行えるよう心掛けたい。

(4) 処置

J005 脳室穿刺は今回 600 → 750 点へ増額となった。

J007-2 硬膜外自家血注入（今回 800 → 1,000 点へ増額）は，起立性頭痛を有する患者に係るものであって，関係学会の定める脳脊髄液漏出症の画像診断基準に基づき脳脊髄液漏出症として「確実」又は「確定」と診断されたものに対して実施した場合に限り算定できるとされている。

さらに診療報酬請求に当たっては，当該診断基準を満たすことを示す画像所見，撮影日，撮影医療機関の名称等の症状詳記を添付することと定められている。なお，当該処置に伴って行われた採血および穿刺等の費用は，所定点数に含まれ，別途に算定することは出来ない。

また **J027 高気圧酸素治療**（1 日につき）は項目の見直しとして「1」減圧症又は空気塞栓に対するもの(5,000 点)，「2」その他のもの(3,000 点)へと分類されている。

(5) 医学管理

B001「6」**てんかん指導料** 250 点に関しては前回，「注6」の施設基準に適合した医療機関において，てんかん指導料を算定すべき医学管理を情報通信機器を用いて行った場合は，所定点数に代えて算定する額が 100 点→ 218 点へと増点があった。なお月1回限りの算定とされていた但し書きは削除されている。

B001-2-6 **夜間休日救急搬送医学管理料** 600点は，医療機関が表示する診療時間以外の時間，休日又は深夜において，救急用の自動車等により緊急に搬送された患者に対して必要な医学管理を行った場合に，初診料を算定する初診の日に限り算定するものである。

(6) 輸血

『「輸血療法の実施に関する指針」（改訂版）及び「血液製剤の使用指針」（改訂版）』は平成24（2014）年3月6日に一部改正が行われたが，その後は不変。脳神経外科領域に関する使用要領は以下のとおりである。

すなわち，新鮮凍結血漿の使用指針は，以下のように定められている。

① 「凝固因子の補充による治療的投与を主目的とする」

② 「消費性凝固障害」や「大量輸血時」など高度の凝固因子不足に対しては認められるが，「循環血漿量減少の改善と補充」は不適切使用

③ 循環血液量の減少している病態には，新鮮凍結血漿と比較して膠質浸透圧が高く，より安全な人工膠質液あるいは当張アルブミン製剤の投与が適応である

次にアルブミン製剤の使用指針は，「血漿膠質浸透圧を維持することにより循環血漿量を確保する」ことを目的とするとされており，「出血性ショック」に対する投与は認められるが，「脳虚血」や「単なるアルブミン濃度の維持」に対しては，従来どおり「不適切な使用」方法にあたるとして例示されている。

ここに「脳虚血発作あるいはクモ膜下出血後の血管攣縮に対する（中略）アルブミン製剤の投与により，脳組織の障害が防止されるという医学的根拠はなく，使用の対象とはならない」

と明記されている。投与の適応を正しく理解して，適切な保険診療を行うよう心掛けたい。

2　保険請求上の留意点（査定減点対象になりやすいポイント）

査定減点頻度の高い項目について述べる。

(1) 病名

レセプトは「表記されている病名」と「診療行為に基づく保険点数請求」との間に，合理的な因果関係・整合性のあることが客観的に示されるものであることがまず基本である。両者の間にバランスの良い因果関係・整合性が認められる場合には，その医療機関の診療レベルが信頼度の高いものであることが理解されやすい。

過剰診療行為に対して，後から無理やり保険請求用に付けたいわゆる「レセプト病名」の場合は，不自然さが露呈しやすい。

疑い病名の段階からスクリーニング・テスト，精密検査，特殊検査等を経て病態の分析・鑑別を経て確定病名に至る過程において，検査結果が判明するつど，レセプト上の病名を整理・登録する習慣をつけておきたい。

医師法第24条「診療録に関する規定」では，「医師は（中略）診療を行った場合（中略）遅滞なく，必要事項を診療録に記載しなければならない」とされている〔診療録の様式（第1号の1）には傷病名欄と開始日，終了日，転帰を記載することになっており，経過等のなかに記載しただけでは要件を満たしたことにはならない〕。つまりカルテにそのつど病名を記載しないことは，医師法やその他の法律に違反することになる。特に，電子カルテにおいては病名欄への登録手続きが脱落しやすいので細心の注意を要する。

【東京都の保険医療機関向け講習会資料より】

1) 診療録は診療経過の記録であると同時に，診療報酬請求の根拠でもある。

2) 診療の事実に基づいて必要事項を適切に記載していなければ不正請求の疑いを招く。

3) 診断の都度，医学的に妥当適切な傷病名を診療録に記載する。

4) いわゆる「レセプト病名」をつけるのではなく，必要があれば症状詳記等で説明を補うよ

うにする。

　5）実体のない架空の傷病名（いわゆるレセプト病名）を用いてレセプトを作成することは極めて不適切であり認められない。

　診療・治療行為の経過中，新たに発生した病態に対しても，漫然と経過観察を第一選択にすることなく，適切な時期に必要・十分な範囲の対応を行うことにより手遅れ医療，過剰診療に陥らぬよう，日頃より心がける習慣づけが大切である。

　良い習慣は単に査定を防ぐのみならず，診療の場におけるより適切な医療行為につながり，医療機関にとってメリットは多い。特に経験の浅い医師が適切な保険診療の習慣を身につけやすくなるよう，早い段階からの上席医師などによる指導やアドバイスが望まれる。

【マークされやすい病名付けの不適切パターン】
　①（重症）病名の羅列
　②疑い病名（のみ）の多いもの
　③合併症病名が多いもの
　④一律にある種の病名のみの多いもの

　画一的な病名を表記して一律にCT，MRI等の画像診断のみ施行するケースでは，軽症例に適応外の検査（過剰診療）を行っている可能性が疑われやすい。

《例》
　＊「頭蓋内器質性病変（疑い）」という傷病名で通院1〜2日，CT，MRIを併施している例が多い
　＊「1　頭部外傷，2　脳挫傷疑い」と2種類の傷病名列記で，通院1〜2回，CT，MRIを併施している例が多い

　どのような症状があってどのような頭蓋内器質性病変を疑ったか，また受傷時の症状やその後の経緯はどのようであったか——などがレセプトから推測できない場合は，同一病名を付した一律検査のパターン化診療として査定の対象となりやすい。

　CT，MRIは一般的なスクリーニング検査ではないことを銘記して，症例をよく選んだうえで臨床経過に応じた適切な対応を行うよう心がけたい。

（2）検査
《モニター》

●初診時や入院時の一般的検査は常識的なスクリーニングの範囲に止めるのが原則である。
　すなわち呼吸器系に異常がない場合のD200「3」**機能的残気量測定**は，術前ルーチンとしては不可。D200「1」肺気量分画測定または「2」フローボリュームカーブは可。同様に凝固系に異常がない場合のD006「2」PT，「4」フィブリノゲン，「7」APTTは併施不可。感染症スクリーニング検査としての**梅毒血清反応（STS）定性**（D012「1」），**梅毒トレポネーマ抗体定性**（D012「4」）の併施は不可。また3カ月前に梅毒，肝炎マーカーの検査が行われており，再び術前検査等として行った場合などは査定される。
●**経皮的動脈血酸素飽和度測定**（D223）：酸素投与のない例では原則算定不可。人工呼吸時にはJ045人工呼吸の所定点数に含まれる。回数は月14回程度まで。L001-2静脈麻酔，L002硬膜外麻酔の場合は併算定可。L008マスク又は気管内挿管による閉鎖循環式全身麻酔の場合は算定不可。外来では呼吸器疾患があれば月1回。上気道疾患のみでは不可。
●**呼吸心拍監視**（D220）：適応は，重篤な心肺機能障害を有するあるいはその恐れのある症例。酸素吸入を行っている場合は「その恐れのある症例」とみなされ，呼吸心拍監視算定が認められる。ただし月14回程度まで。
　人工呼吸時の呼吸心拍監視は人工呼吸の所定点数に含まれる。痙攣発作時も認められるが，症状詳記の添付が望ましい。
●**非観血的連続血圧測定**（D225-2）：人工呼吸と同一日に算定することは不可。
●**観血的動脈圧測定**（D225）：月14回程度まで。
●**頭蓋内圧持続測定**（D227），**中心静脈圧測定**（D226）：それぞれ月7日程度まで。
●**脳波検査**（D235）：てんかん慢性期は年1〜2回程度。毎月1回の定期的検査は不可。症状変化時や抗痙攣剤減量中など理由があれば月2回も可。
●**血管内超音波法**（D215「5」），**血管内視鏡検査**（D324）：併施不可。
●**血管伸展性検査**（D214「6」）：動脈硬化症が適応。末梢血管障害，脈なし病，大動脈弓症候群も可。脈波図検査との併算定は不可。
●「めまい」病名のみでのフルコースセット検査は過剰診療にて不可。
●**重心動揺計，下肢加重検査**（D250「5」）：併施不可。
《血液検査》
●**腫瘍マーカー**（D009）：具体的な腫瘍病名に対応したもののみ可（マーカー検査をセットで漫然と行うことは不可）。原則，同一月に2回以上の算

定は不可。胚芽腫，胚細胞腫病名に対して CEA，AFP は不可。

● **PSA**（D009「9」）：前立腺癌が疑われる場合のみ可。高齢者への一律スクリーニングの施行は不可。

● **同時に実施したトロンボテストとプロトロンビン時間**（D006「2」）：主たるもののみ算定。

● **同時に測定した総コレステロール**（D007「3」），**HDL-コレステロール**（「3」），**LDL-コレステロール**（「4」）：2項目まで算定可。

● **血液ガス分析**（D007「36」）：月18回程度まで。

● **血算・生化**：月9回程度まで。慢性期，安定時期は半減とする。

● **CRP（C反応性蛋白）**（D015「1」）：月14回程度まで。

● **血小板凝集能**（D006「34」）：一過性脳虚血発作（TIA）は可。単なる「めまい」のみでは不可。

● **フェリチン**（D007「25」）：急激に変動するものではないため，測定頻度は月1回程度。

● **HbA1c**（D005「9」）：上記同様，月1回。D007「21」1,5AG と「17」グリコアルブミンの併施は不可。また IRI，CPR の併施も不可。

《細菌学的検査》

● **細菌培養同定検査**（D018）：感染ありの場合週1回。褥創の場合は2週間に1回程度。

● **細菌薬剤感受性検査**（D019）：検査回数は週1回まで。「○○炎疑い」病名での施行は不可。

《認知症外来等での検査》

● 認知症外来等における長谷川式簡易知能評価スケールによる検査および国立精研式認知症スクリーニング・テストの検査費用は，それぞれ基本診療料に含まれるので，**D283 発達及び知能検査**として費用を別途算定することはできない。

（3）画像診断

● 画像検査の回数は CT，MRI 合わせて急性期（発症月および翌月）5～6回／月程度。ただし，症状の経緯により増減可。詳記添付がのぞましい。

● **MRI のフィルム枚数**：急性期診断時は6～9枚程度。慢性期フォローアップでは6枚まで。

● **同日同一部位の CT, MRI 併施**：MRI のみ算定可。

● **脳槽造影 CT**：経時変化の追跡撮影を行うが，これらは一連とされる。

● **脳動脈造影（脳血管撮影）**における造影剤使用量は 200mL まで。超える場合は詳記添付が必要。

● **頭蓋単純撮影**：原則頭部外傷時のみ認められるが，開頭手術の術前・術後も可。

● **くも膜下出血手術前の Xe-CT**（E201 非放射性キセノン脳血流動態検査）は算定不可。

● **核医学診断**（E102）：算定は月1回。ただし，脳血管障害発症月は2回まで可。

● **シングルホトンエミッションコンピューター断層撮影（SPECT）**（E101）：初診で他の検査がない場合は，原則返戻。

● **胸部 XP**：月10回程度まで。

● **エックス線検査**：アナログ，デジタルは同一扱い。

● **CT 撮影**（E200），**MRI 撮影**（E202）の慢性期における定期検査：査定の対象となる場合があるので，当該画像検査が必要であった医学的理由を記載しておくことが望ましい。

（4）手術

《脳神経外科手術全般》

● **手術後再出血に対する再手術例**：同一日の例では K149 減圧開頭術で算定。麻酔管理料は一連。

● **クリップの本数**：手術で体の中に残したもののみ認められる。したがって，テンポラリークリップは認められない。クリップの複数本数請求に関しては，体の中に残したクリップの状況がわかるよう，詳記が必要であり，術中写真の添付や手術記載・スケッチを添付しておくことが望ましい（p.205 図表参照）。

● **脳動脈瘤頸部クリッピング**（K177）：開頭の部位数にかかわらず，クリッピングの箇所数（1箇所または2箇所以上）に応じて算定。

● **プレート，スクリューの数**：プレート4枚，スクリュー各4，5本程度が原則。頭蓋底手術の場合はより多い本数が認められる。詳記，手術記録の記載によって判定される。

● **カスタムメイド人工骨**：適応は，原則感染例と悪性頭蓋骨腫瘍に限られる。単なる美容上の目的では認められない。

● **K145 穿頭脳室ドレナージ術**は，K147 穿頭術（トレパナチオン）と併算定できない。

● 穿頭術，開頭術に脳室穿刺を併せて算定することはできない。

● 神経系・頭蓋の手術において，内視鏡の使用費用を別途算定することはできない。

《血管内手術》

● **コイルの本数**：手術で体の中に残したもののみ認められる。その状況がわかるよう手術記載，施行記録チャート，看護記録等の添付が必要。

● **造影剤の量**：原則 200mL まで。超える場合は詳記，術式記載のチャート添付が望ましい。

● **血管内視鏡**：経皮的冠動脈形成術（PTCA）（K546）の場合は認められることに鑑み，頸動脈手術を前提とする場合は認められる場合が多い。単なる検

査時には不可。

《手術薬剤》

- **フィブリン糊**：原則 3 mL（頭蓋底手術では 5 mL 可）。トランサミンとの併用可。
- **術中抗生剤**：術中洗浄等の用法外使用は認められない。
- **術後抗生剤**：単剤投与が原則。

（5）麻酔

- **高血圧緊急症**：ペルジピン等の薬剤は認められるが，低血圧麻酔は認められない。
- **低血圧麻酔**：低血圧麻酔の本来の適応は，手術に際し大出血の恐れのある高血圧症例であり，一定時間収縮期血圧を 60mmHg 程度に下げるものをいう。脳動脈瘤クリッピング操作などで上記のような低血圧管理を行った一定時間のみ算定可能。麻酔時間全体を対象として算定している場合は間違いである。そのため低血圧麻酔の請求には，麻酔チャートの添付が必要となる。
　頭部外傷，脳出血の手術は対象とはならない。

（6）薬剤

- **くも膜下出血治療**：エダラボン（ラジカット注）は認められない。ウロキナーゼは認められない（ただし凝血塊洗浄目的での術中使用は可）。
　アルブミンの使用は原則不可〔アルブミンの適正使用法に関しては『「輸血療法の実施に関する指針」（改訂版）及び「血液製剤の使用指針」（改訂版）』平成 24 年 3 月 6 日一部改正を要参照〕。
- **脳梗塞治療**：2 剤の治療薬まで認められる。
　ただしエダラボン（ラジカット注）に関しては，オザグレルナトリウム（カタクロット注，キサンボン注）との併用時，初めの 7 日間は両者の全量投与（full dose）は認められるが，後の 7 日間はどちらか一方を半量として，計 14 日投与までとする。
　なお，エダラボン注はクモ膜下出血，脳内出血，クモ膜下出血後脳梗塞では認められない。エダラボン（ラジカット注）とアルガトロバン（スロンノン注，ノバスタン注）との併用も同様である。
　また，t-PA（グルトパ，アクチバシン）は，発症 3 時間以内の虚血性脳血管障害が対象。他剤併用は不可。
- **ウロキナーゼ**の予防的投与は不可。
- 脳血流評価のための**キセノンガス**使用量は，1 回 925MBq で十分。アセタゾラミド（ダイアモックス注）負荷で 2 回行う要件は，発症直後，手術適応例，術後早期に限られる。
- **アセタゾラミドナトリウム（ダイアモックス注）**は，脳梗塞，もやもや病等の閉塞性脳血管障害における脳循環予備能（安静時および負荷時の脳血流量の増加）の検査（SPECT または非放射性キセノンガス脳血流動態検査）を目的に，静脈内に 500 ～ 1,000mg または 15 ～ 17mg/kg を投与した場合，2016 年 10 月から審査上認められるようになっている。
- **未破裂脳動脈瘤クリッピング後のアルガトロバン**は不可。
- **エリル**：使用条件は血管攣縮およびこれに伴う虚血，くも膜下出血後。使用量は「3A × 14 日」まで。オザグレルナトリウム併用は認められるが，併用時はエリルの投与量 3A を 2A とする。
- **ニカルジピン（ペルジピン）**：使用量は 1 日 200mg まで。
- **ジルチアゼム（ヘルベッサー）**：高血圧緊急症に対し発症当日はモニター監視下に 50mg × 20 本まで，以後は 1 日あたり 7 本まで。
- **急性循環不全改善剤**：最大限 7 日まで。
- **プロチレリン（ヒルトニン）**：適応はくも膜下出血，頭部外傷後の遷延性意識障害が適応。発症後 7 日以降から投与開始する。投与は「4A × 10 日」まで。いわゆる「植物状態」例には投与不可。
- **感染症の予防・治療**：術後の感染症予防目的は，単剤による常用量投与が原則（**ユナシン**：肺炎に対して 1 日量 6g，膀胱炎に対しては 3g を目安とするが，一般的な術後予防的投与としては不可。**トブラシン**は「60mg × 2 管」まで）。
- **抗生剤**の治療投与は一般的投与量の範囲内とし，投与期間は 2 週間までを原則とする。
- 重症感染や効果不十分の例でも常用量の 2 倍まで。小児重症例は最大量でも成人常用量を超えることはない。
- **抗 MRSA 薬**：確定診断が得られていること，感染部位を明記することが必要。投与の原則は 2 週間であるが，これを越えて認められることもある。
　多剤投与，大量投与，長期投与の場合には症状詳記が必須。
　ガンマグロブリン投与は重症感染例に限られ，抗生剤投与が行われている場合のみ。投与量は原則「2 瓶× 3 日間」まで。
- **抗生剤等の適応外使用**：注射液を外用に使用することは不可。上記の術中洗浄等は適応外（用法外）。
- 「MRSA 術後創部感染」なる病名があっても，創部の細菌検査・薬剤感受性検査なしで**塩酸バンコマイシン**が投与されている場合は，単なる予防的投与とみなされ査定の対象となる。
- **ノイロトロピン注**：投与法は皮下注，筋注，静注とのみ定められている。トリガーポイント注射で

の使用は目的外投与となる。

●**アシクロビル（ゾビラックス）**：ヘルペス脳炎に対して注射投与は 14 日まで可。原因ウイルスの同定できない脳炎は 7 日間まで。

●**ボトックス注**：上肢痙縮，下肢痙縮がそれぞれ適応追加となっている。

●**H₂ ブロッカー**：「上部消化管出血」では 7 日以内に内服に切り替え，内服不能時は維持量に減量して注射。投与期間は原則として食事なしの期間（＋a）。ただし「術後の予防的使用」では 3 日間のみ。「ストレス潰瘍」も 3 日間のみ。

●**H₂ ブロッカーとプロトンポンプインヒビター**：注射併用投与は不可。後者のみ。

●**注射薬残量廃棄**：70％以上使用した場合，薬剤が保存不能の場合は，それぞれ全量算定が認められる。レセプトに残量廃棄の旨記載のこと。

●**血小板凝集抑制剤**：頸部内頸動脈狭窄症のみの病名での投与は不可。

●**抗てんかん剤**：適応症以外に，脳腫瘍術後，脳血管障害，頭部外傷，開頭手術後は可。

　新規抗てんかん剤（新世代薬）のうちラモトリギン（ラミクタール）は，2014 年 8 月に適応追加として成人てんかんの単剤療法が承認されるようになった。ただし初回投与，初期漸増時は定められた用法・用量を超えないことが大切であり，査定の対象となるので注意を要する。また，レベチラセタム（イーケプラ）等は併用療法が適応であるため，すでに投与服用中の薬剤に本剤を追加処方した場合には，（単月審査のレセプト上では見かけ上，単剤投与と区別がつかないので）症状詳記に明記しておくことが必要である。

　ロラゼパム静注製剤（商品名；ロラピタ静注 2 mg）が今回薬価収載された。適応は「てんかん重積状態」で，用法用量は「成人：4 mg を緩徐に静脈内注射。必要に応じて 4 mg を追加するが，総量は 8 mg を超えない」とされている。

●**睡眠薬・抗不安薬**：エチゾラム（デパス他）及びゾビクロン（アモバン他）はそれぞれ第 3 種向精神薬に指定され，2016 年 11 月から投与期間が 30 日までに制限されることになった。

●**片頭痛治療剤**：イミグラン，ゾーミッグ，マクサルト，レルパックスは頓服投与のみ可，10 回分まで。

　片頭痛発作を抑制する初の抗体製剤として，今回新たに注射剤のエレヌマブ（アイモビーグ），フレマネズマブ（アジョビ），ガルカネズマブ（エムガルディ）が認可された。片頭痛の病態形成に関わる血管拡張作用を有するカルシトニン遺伝子関連ペプチド（CGRP）に対して，前者はその受容体を選択的に阻害し，後二者は CGRP に対して選択的に結合することにより，それぞれ症状発現を抑制するとされている。すでに高い標的特異性と効果持続性が実証されている。高分子化合物で血液脳関門をほとんど通過しないため，眠気を初めとする中枢神経系の副作用が生じにくい。

　適応は反復性片頭痛（月間 4 〜 5 回の片頭痛発作），慢性片頭痛（月間 15 回以上の片頭痛発作）に限定されて居る。高価な製剤でもあり，当分の間は症状詳記の添付が望ましい。

●**アルツハイマー病治療新薬**：アルツハイマー病は脳内にアミロイド β が蓄積することにより神経細胞の機能低下・脱落を来たして認知機能低下を招くのが本態である。近年，この脳内アミロイド β を除去する働きを有する新しいタイプの新薬レカネマブが開発された。不可逆的変化を生じた神経細胞は回復しないので，投与対象は認知症の前段階である軽度認知障害（MCI）及び軽度認知症（いずれもアミロイド β が脳内に蓄積しているアルツハイマー病が原因とされるケースに限る）となる。高価な製剤であるため，投与の適応が確認できるかたちでの検査データ添付，症状詳記添付が望まれる。

（7）処置

●**気管切開術後の創傷処置**(J000)：術後 7 日間のみ。

●**ドレナージ部位の消毒**：処置料の算定は不可。

●**内視鏡下気管支分泌物吸引**（J018-2）：1 日 2 回以上の算定は不可。

●**消炎鎮痛等処置の器具等による療法**（J119「2」）：B001「17」慢性疼痛疾患管理料（130 点）と併算定することはできない。

（8）医学管理等

●**特定疾患療養管理料**（B000）：脳神経外科関係の対象疾患は，脳血管疾患，一過性脳虚血発作および関連症候群，高血圧性疾患，悪性新生物等（てんかんは対象外）。

　初診日・退院日から 1 カ月以内は算定不可。また算定回数は月 2 回まで。また，B001「17」慢性疼痛疾患管理料とは同時算定不可。

　複数の特定疾患により複数の診療科を受診している場合は，主病名と認められる特定疾患で受診している診療科でのみ算定する。

●**てんかん指導料**（B001「6」）：レセプトには「てんかん」病名が必要。診療録には診療計画と診療内容の記載が必要。算定は月 1 回。

　入院中は算定不可。初診料算定日・退院日から

1カ月以内は算定不可。

● **特定薬剤治療管理料（B001「2」）**：レセプトには「てんかん」等の該当病名と薬品名の記載が必要。診療録には当該抗てんかん剤の血中濃度，治療計画の記載が必要。

月1回算定可。抗てんかん剤では4月目以降の逓減はない。複数の抗てんかん剤の血中濃度を測定し，これにより医学管理を行った場合は，月2回まで算定できる。

同一疾患に同一薬効薬剤を複数用いても，特定薬剤治療管理料は複数回分の算定はできない（上記月2回までを適応限界とする）。

● **てんかん指導料**と**特定薬剤治療管理料**は同時に算定できる。

● 脳血管疾患に起因する（症候性）てんかんの場合に，①脳血管障害に関する**特定疾患療養管理料**と②てんかんに関する**てんかん指導料**を同時に算定することはできない。主たるもののみ算定が可能。

● **薬剤管理指導料（B008）**：入院患者に対し週1回，月4回まで。

（9）その他

● **救急医療管理加算，乳幼児救急医療管理加算（乳幼児例）（A205，A205「注2」）**：入院日から起算して7日を限度として算定するが，ICUに入室した場合はA301特定集中治療室管理料に含まれる。

● **在宅移行早期加算（C002「注4」）**：C002在宅時医学総合管理料を算定した月の属する月から起算して3月以内の期間，月1回に限り算定できるが，同一月に2回の入院があっても算定は月1回に限られる。

● **廃用症候群に対するリハビリテーション料**：発症，手術または急性増悪から30日に限り早期リハビリテーション加算を所定点数に加算可能。

● **通院・在宅精神療法（I002）**：対象精神疾患に伴うてんかん，認知症，心身症にて可。一般に週1回，退院4週以内は週2回算定可。B000特定疾患療養管理料，I003-2認知療法・認知行動療法と併算定は不可。

● **言語聴覚士療法（H008）**：脳血管障害，脳梗塞等の病名のみでは不可。

3　症状詳記のアドバイス

症状詳記とは，傷病名と保険請求との因果関係について補足説明を行うものである。

請求点数の多寡にかかわらず，傷病名と医療行為との関係について第三者に補足説明を要すると思われる事例については，それぞれこまめに詳記を添付しておくことが望ましい。

（1）わかりやすく書く

手書き文字が誰にでも普通に読めるものであることは最低の要件である。走り書き，乱暴な書き方，自己流の省略文字等は問題である。

パソコン入力による詳記は読みやすい点が利点であるが，パターン化に陥らないよう注意が必要である。

「ですます調」「である調」は，いずれかに統一するのが文章作成の原則。

文章は論理的要点を簡潔に述べるに止める。分量が多いからといって詳しい説明・わかりやすい説明であるとは限らない（「最簡単ノ文章ハ最良ノ文章ナリ」と正岡子規が言い残したように，また，医学の歴史上有名なババンスキー反射の発見，レントゲン線の発見等は，それぞれに大変簡潔明瞭な短い論文として後世に良き模範を示している）。

また，略語，記号は医学的に広く行き渡っているものを用いる。点数表にはレセプト用の略語，記号が記載されているので，決まった方法で用いること。

保険審査では，事務方も目を通すことがあるので，横文字が多すぎるもの，専門用語のみ羅列するもの等は避けるようにしたい。

（2）病名

レセプトは「表記されている病名」と「診療行為に基づく保険点数請求」との間に，合理的な因果関係のあることが，客観的に示されるものであることがまず基本である。

詳記とは，これら「病名」と「点数請求」の関係について，それらの内容が何故に，どの程度必要であったか，それらの因果関係を提示・説明するものでなければならない。

したがって，病名が表記されていないもの，表記病名の不適切なもの等は，詳記に記載があったとしても査定されるのが原則であると考えてよい。だからといって，査定対策用として過剰に重症病名，合併症，後遺症等をずらずら列挙したような，いわゆるレセプト病名の列挙であるとかえって信憑性を疑わせる。

バランスの良い整合性が示されるよう常日頃より心掛け，日常診療のその場その場において，的確な病態把握による医療行為の施行に努め，適切な病名登録を行うよう習慣づけておくことが大切である。

（3）記載内容

症状詳記とは読んで字のごとく症状の経緯を詳しく記載したものをいうが，保険請求上の詳記としては，請求内容の必要性・妥当性が客観的に示されたものであることが必要である。入院サマリーや転院時の医療情報提供書などは，確かにある程度の病状理解には役立つが，個々の診療行為が保険診療上過不足のない適切なものであったかどうかの審査を受けるにあたっては，必要十分な情報が示されているとは限らない。

手術記載や退院時サマリーが詳記の代用としてレセプトに添付される場合が多いが，詳記は詳記として別途作成することが望ましい。

以下，症状詳記の記載内容について例を示す。

（4）症状詳記の不適切な例

参考のため，パターン分類にて述べる。

①病名・診療行為名の列挙型

病名や診療行為名に"てにをは"をつけて文章を作成しただけのパターン。審査の参考にならない。

例1

症状詳記　○月○日：くも膜下出血を発症し救急来院。意識レベルは○○，CT にてくも膜下を証明し，脳血管撮影を行ったところ，○○に動脈瘤を証明した。
○月○日：右前側頭開頭にて動脈瘤クリッピングを行った。
○月○日：CT を施行したところ脳室の拡大がみられたので脳室ドレナージを行った。
○月○日：水頭症に対し V-P シャントを行った。
審査委員側のコメント　病名・病態は傷病欄に発症日を記して表示されており，手術や処置等の診療行為はレセプトから容易に把握できるものであるから，これらは羅列しても詳記にはならないし，また審査の参考にもならない。こういう羅列型詳記に限って，必要な内容が述べられていないことが多い。

審査の参考となるのは，どのような症状経過でどのような検査の組立てや医療処置が必要であったかや，術中所見はどのような特筆すべき所見があったかなどである。したがって，①検査回数や②薬剤投与量が多くなった理由，③クリップの使用本数が多くなった理由――等の内容が適切に述べられていなければならない。

②理由なき診療行為型

なぜそれが必要であったかが不詳のパターン。様々な推理や拡大解釈をすれば理解できなくはないが，普通に一読して理解できる詳記が必要である。

例2

症状詳記　くも膜下出血の患者に対しクリッピング術を行った。高度脳血管攣縮出現によりアルブミン製剤，オザグレル，エリルを集中的に投与，さらに経皮的血管形成術を2日連続で行った。最終的には中大脳動脈領域の一部の脳梗塞が出現している。脳血管攣縮の出現時期は半昏睡が続き，全身管理とともに頻回に頭部断層写真などの検査を必要とした。

審査委員側のコメント　「さらに経皮的血管形成術を2日連続で行った」ことの理由が不明。傷病名欄に脳血管攣縮の記載がなくても，くも膜下出血の病名記載があれば，脳血管攣縮を生じる可能性・必然性はあるので，経皮的血管形成術の適応は理解される。しかし，これを「2日連続で行った」ことについての説明がないことが問題。初回の経皮的血管形成術施行の翌日付けの病名として，再度脳血管攣縮や再狭窄の病態をうかがわせる傷病名の記載が必要である。脳血管攣縮や血管狭窄は，本来脳血管撮影上の病態病名なので，この場合も翌日再度脳血管撮影が行われて，そのような病態が証明されたものと推測することになる。そうであれば，再度脳血管撮影を行う必然性を示唆する何らかの臨床症状があったはずであり，何らかの神経症状（右または左の片麻痺再発や言語障害再発などの病名）が，その日付で記載されていなければならない。

以上のような経緯を推測し，好意的に解釈することは不可能ではないが，審査は本来中立的な立場から行われるべきものであり，レセプト，詳記を普通に一読して理解できる範囲で判断さ

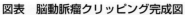

図表　脳動脈瘤クリッピング完成図

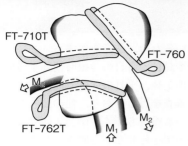

れることになる。

　本例の「2日連続で行った」という文言のみの説明は，結果的な事実を述べたに過ぎないので，詳記にも説明にもなっていない。はじめから2日連続の経皮的血管形成術を予定して行ったと取られかねないし，結果的に2日連続になったとしても，その経緯や理由について述べられていないので，査定の対象となる。

例3

症状詳記　○○動脈瘤は巨大紡錘状動脈瘤を呈し，○○動脈本幹部より分岐部を巻き込む形態をしており，手術は動脈瘤の特殊な形態のためクリップを4本使用している。

審査委員側のコメント　動脈瘤の開頭手術に関しては，形・大きさ・親動脈や周囲血管との関係等，三次元的な位置関係を示す情報が必要とされるが，これらを文章のみでわかりやすく伝えるのは大変に困難である。前記詳記例文の内容では，第三者にわかりやすいような説明が必要十分になされているとは言えない。

　少なくともクリップを3本以上必要としたような動脈瘤の場合は，クリッピング完成時の三次元的な術中スケッチを添付するなど，審査に必要な情報を十分にわかりやすい方法で提示するよう工夫したい。そのため手術後は可及的速やかに手術記録を作成し，記憶の新しいうちにクリッピング完成時等のスケッチを正確に記録しておく習慣を身につけておきたい（**図表**）。

③結果論型

　重症のため頻回の検査や，薬剤等の大量投与が必要であり，その結果症状が改善したと称するもの。

審査委員側のコメント　結果論的な臨床経過

を強調することにより，その診療行為を正当化しようとするものであり，審査委員の臨床医としての良心に訴えるところが大きいであろうという計算ずくのパターン。

　単に医療行為の事前・事後を比較しただけでは行為の妥当性や正当性が科学的に証明されたことにはならない。当該診療行為が必要であったことのエビデンスについては，結果から見た後方視的（retrospective）見地から判断するのではなく，事前の前方視的（prospective）な見地から，妥当性・必要性（またはその可能性）が無理なく推測・証明されなければならない。

④直情型（非礼型および陳情型）

　審査に対し叱責，脅し，非難等の感情的な表現を詳記に盛り込むもの。

　威力業務妨害もどきの犯罪に準ずる例にも遭遇する場合がある。また，ひたすらへり下って平身低頭，何卒状況をご理解いただきたしという姿勢の例も見られる。いずれも診療内容の正当性を説明・証明することにはならず，詳記としては不適切である。ただ反感を買うなど自らの信頼度を下げるのみで，得られるものは何もない。

4　おわりに

　一般にレセプトの作成に当たって，症状詳記は医師側，請求内容は医事課側と，それぞれ役割分担して行われているのが現状であるが，両者が日頃から常に良好な協力関係の下で作成作業を行っていく体制が有用である。

　また，詳記作成は若い担当医によるものが多いようであるが，経験の深い上席医師が関わり，より適切な内容になるよう指導することのメリットは大きい。さらに，検査の進め方や治療の実際について，保険診療の面でも適切であるよう指導に努めることも重要である。

　より良いレセプトを提出するためには，各部門との協力関係が大切で，病院全体としての体制作りがしっかりしていれば，単に保険請求上の改善や増収につながるのみならず，医療機関全体としてもレベルアップやイメージアップにつながる。そのことはとりも直さず利用者側の恩恵・メリットを大きくするはずである。

❻ 整形外科編

1 審査の概要

筆者は国保審査委員会で整形外科のレセプト審査を行っている。当県の国保審査委員の総数は約70名で，そのうち整形外科のレセプト審査は保険者代表1名，学識経験者1名および診療側担当者代表1名の計3名の整形外科医と一部を外科の審査委員が担当している。

レセプトは，診療を行った医療機関から各保険者への請求書であり，その請求内容は保険医療担当規則に則って行わなければならない。そのため，行った診療行為がよくわかるようなレセプトを作成することが肝要である。医師ならその内容が当たり前と思われる診療行為でも，病名が誤っていたり，抜けていたりすると審査で査定され不愉快な思いをすることになる。

審査会の1カ月あたりの審査件数は約100万件で，38万点（特定機能病院・臨床研究中核病院では35万点）以上のレセプトは本部に送られ，7万点以上38万点（35万点）未満のレセプトは高額レセプトと呼ばれる。

一次審査では医療機関から提出されたレセプトを各支払い側（国保の場合は市町村）に送付する前に，各科の審査委員が保険医療担当規則や医科診療報酬点数表に準拠しているか，薬剤の処方および使用が適応・用法容量に合っているかをチェックしている。1名の整形外科審査委員の審査枚数は1カ月に1万4000件程度であり，高齢化社会を反映して国保の審査件数は年々多くなっている。当県では日曜・祝日を除く5日間が審査日となっている。夜間は20時まで，土曜日は17時まで審査が可能である。

一次審査で診療内容に疑義が生じれば医療機関に返戻し内容を詳しく記載してもらうことができる。二次審査（医療機関および保険者からの再審査請求）は査定か原審かの選択となる。

返戻があると医療機関にはそのレセプトの診療報酬が遅れての入金となり，経営上の問題が生じることもある。そのため，高額のレセプトにおいて病名が不適合なものなどに関しては一次審査で査定し，なるべく返戻はしない方針となっているため，注意を要する。

審査委員は，各自の診療時間終了後の夜間や土曜日の午後，平日の休診時間や昼休み等を利用して審査を行っており，他の公的な仕事を兼任している委員も多く，学会・研究会などの時期には時間を作りながら審査をしており，各審査委員の負担は大きい。そのため各医療機関でのレセプト作成に当たっては十分に確認してからのレセプト提出をお願いしたい。

審査の基準は以下を基本としている。

(1) **保険医療担当規則を守っているか**
(2) **医科診療報酬点数表に準拠しているか**
(3) **薬剤処方は適応・用法容量を守っているか**
(4) **過剰診療や傾向的診療になっていないか**

また，審査会では審査委員で判断に疑義の出たものに対して討議を行い独自の内規を作成し，上記審査基準に加え，この内規も参考にして審査を行っている。

一次審査において上記審査基準や内規に多少合致していなくても，レセプト内容から算定内容が十分納得できる場合は原審とし，やや過剰な内容，病名の不適合や診療報酬点数表に計上されていない項目の代替請求等は返戻を基本とし，詳記やコメントを求めている。医師には裁量権が認められており，同じ診断名でも症状は症例ごとに異なり医療内容も違ってくる。これらを考慮し，基準に合わないものをすべて査定するのではなく，返戻を行い，できるだけ整合性のあるレセプト（請求書）の作成をされるよう医療機関にお願いしている。しかし，保険医療担当規則，医科診療報酬点数表や薬剤の添付文書をよく確認せずに請求する場合も見受けられ，保険診療を担当する医師はこれらの規則を一度熟読してほしいと考えている。

2 最近の審査の傾向

近年，関節鏡を用いた低侵襲手術の進歩，新しい検査や薬剤の開発が目覚ましく，保険収載がそのスピードに追い付いていないのが現状である。さらに種々のガイドラインが作成され，

保険上の取り扱いが問題となっている。これらの問題に対し整形外科においては，毎年9月に国保，社保，労災・自賠，柔整の審査委員が参加し，各都道府県から審査上問題となる疑義事項を集め討議を行っている。その目的は，審査基準の公平化・平準化および弾力的な運用である。統一した基準を求める意見もあるが，審査結果については各都道府県のそれぞれの審査会が責任をもっているため，あくまでも他の審査会の考え方を参考にし，その後の審査に役立てていただくことを主眼としている。

また，この会議の結果を参考に診療報酬改定において新設項目や改定事項の要望等を日本整形外科学会や関連学会が行うこともある。

最近の審査上の問題は，IT化により縦覧点検と突合点検が可能となったことである。縦覧点検では，過去数カ月のレセプト内容が点検できるため，初診料の算定や各種検査の回数，頻度などのチェックが可能となった。突合点検においては医療機関のレセプトと調剤薬局のレセプトを突き合わせ，その処方内容が審査できる。このため，院外処方においても病名のもれなどきびしくチェックされるようになった。

次に問題となっているのは，各学会等から発表されたガイドラインである。保険者から各種指導管理料や骨粗鬆症のガイドラインをきびしく遵守するよう求められることや，医療機関が新薬使用時の合併症予防目的にガイドラインに沿った検査を行うことである。これらは保険診療と乖離している場合があり，この運用について意見の相違がある。特に肺血栓塞栓症予防管理料，救急医療管理加算や関節リウマチに対する生物製剤使用時の各種検査等はこの会議で討議を行っているが，毎年のように疑義事項として取り上げられている。

最近の一次審査および二次審査からレセプト作成時に注意してほしい点を以下に列挙する。

(1) 疑い病名での処置・処方は認められない
(2) レントゲン検査での左右などの部位違い
(3) 薬剤の適応外使用および過剰使用（局所洗浄や感染予防目的での抗生剤の過剰使用及び多剤併用）
(4) 検査での病名漏れ（HbA1c，KL-6 等）
(5) 骨吸収マーカー検査の検査可能時期
(6) 絆創膏固定術の適応外施行（足関節捻挫と膝関節靱帯損傷のみ適応）
(7) ヒアルロン酸製剤の関節内注射や神経ブロックの頻度・施行間隔
(8) 皮膚欠損用創傷被覆材の適応外使用
(9) 特別食加算の対象

3　請求上の留意点

2024年度改定による新規収載項目や改定項目，請求上注意が必要と思われる項目を示す。

(1) 初診料・医学管理等・在宅医療

●時間外加算，深夜加算，休日加算等については，新たな病名・時間外であった理由などが記載されていないと加算が査定または返戻となる。

●同一患者・同一疾患でA000 初診料が算定できるのは，慢性疾患（OAなど）で3カ月後，骨粗鬆症で4カ月後。処方薬の日数も考慮し，疾患ごとに治癒後か一定期間中止後の受診かを判断し，算定することが必要。

● A205 救急医療管理加算1（1050点）

次のア～ケの状態にあって，医師が診察の結果，緊急に入院が必要であると認めた重症な患者。

　ア　吐血，喀血又は重篤な脱水で全身状態不良の状態
　イ　意識障害又は昏睡
　ウ　呼吸不全又は心不全で重篤な状態
　エ　急性薬物中毒
　オ　ショック
　カ　重篤な代謝障害（肝不全，腎不全，重症糖尿病等）
　キ　広範囲熱傷，顔面熱傷又は気管熱傷
　ク　外傷，破傷風等で重篤な状態
　ケ　緊急手術，緊急カテーテル治療・検査又はt-PA療法を必要とする状態
　コ　消化器疾患で緊急処置を必要とする重篤な状態
　サ　蘇生術を必要とする重篤な状態
　シ　その他の重症な状態

救急医療管理加算2（420点）

上記アからサに準ずる状態またはシの状態にあって，医師が診察の結果，緊急に入院が必要であると認めた重症患者。

＊救急医療管理加算を算定するにあたって，イ，ウ，オ，カもしくはキの状態を選択する場合は，それぞれの重症度に係る指標の入院時の測定結

果について記載すること。また，入院後3日以内に実施した検査，画像診断，処置または手術のうち主要なものについて記載すること。

＊緊急入院が必要であると判断した医学的根拠を診療報酬明細書の摘要欄に記載すること。

＊救急医療管理加算1は，**生命にかかわるほどの重篤な状態**と考えられている。また，患者の状態が入院時に重篤な状態であれば，その後継続して重篤な状態でなくても算定できる。しかし入院時には重篤ではなく，入院後その状態が悪化し重篤な状態になると予想された場合では算定できない。

● **A252 地域医療体制確保加算（入院初日）（620点）** は，地域の救急医療体制の評価（救急搬送件数が年2000件以上）。

● **A308 回復期リハビリテーション病棟入院料（1日につき）** では，脳血管疾患又は，大腿骨頸部骨折等の患者に対して，ADLの向上による寝たきりの防止と家庭復帰を目的として，リハビリを集中的に行う。

● **A308-3 地域包括ケア病棟入院料（1日につき）** は，急性期治療を経過した患者及び在宅において，療養を行っている患者等の受入，在宅復帰支援の評価。

● **A400「2」短期滞在手術等基本料3** に，骨内異物除去術等の整形外科疾患が新設された。

● **B000 特定疾患療養管理料** の算定は主病について算定するのが原則。そのため，高齢者の場合などは整形外科疾患が主病か内科疾患が主病かを確認し，算定する必要がある。

● **B001「17」慢性疼痛疾患管理料** は新鮮外傷・急性炎症に由来する疼痛の初月や下肢痛などの曖昧な病態以外は算定可能としている。算定初月は同管理料の算定日以前の **J118 介達牽引，J118-2 矯正固定，J118-3 変形機械矯正術，J119 消炎鎮痛等処置，J119-2 腰部又は胸部固定帯固定，J119-3 低出力レーザー照射，J119-4 肛門処置，** 算定条件を満たした **外来管理加算** の算定は可能としている。同管理料に係る診療が中断され，再開される場合の中断期間は，3カ月程度以上が妥当。

● **B001「28」小児運動器疾患指導管理料** は，20歳未満の患者で小児の運動器疾患に関する専門の医師が，計画的な医学管理を継続して，療養上必要な指導を行った場合，6月に1回に限り算定可能。初回算定日より6月以内は月1回算定可。対象疾患は限定される。

● **B001「34」二次性骨折予防継続管理料** は，骨粗鬆症の評価と治療。大腿骨近位部骨折の患者に対して「イ」：手術・治療を行った医療機関で管理料1（1,000点）を，「ロ」：転院しリハビリテーショ

ンを行う医療機関で管理料2（750点）を，「ハ」：「イ」を算定していた患者を外来で継続的に骨粗鬆症に関する評価と治療を実施する医療機関で管理料3（500点）を算定する。骨折の病名とともに「骨粗鬆症」の病名が必要である。なお，有床診療所でも「イ」が算定可能となった。

● **B001「36」下肢創傷処置管理料（500点）** には，整形外科，形成外科，皮膚科，外科，心臓血管外科又は循環器内科の診療に5年以上従事し，下肢創傷処置に関する適切な研修を修了した医師の配置が必要である。届出要。

● **B010-2 診療情報連携共有料（3月に1回）** は，歯科診療を担う別の医療機関からの求めに応じて文書で提供した場合に算定する。同月での **B009 診療情報提供料（Ⅰ）** との併算定はできない。

● **B011 連携強化診療情報提供料** は3月に1回→月に1回となった。

● **C101 在宅自己注射指導管理料**

　1　複雑な場合　　　　1230点

　2　1以外の場合

　　イ　月27回以下　　650点

　　ロ　月28回以上　　750点

　「2」については，難病外来指導管理料と併算定を可能とする。

　注意点として，投与初月で自己注射が27回以下になる場合は「イ」の650点と導入初期加算を算定することとなる。

　バイオ後続品を処方した場合は，**バイオ後続品導入初期加算** として，3月を限度として150点が加算できる。

---

(2) 投薬・注射

● 外来患者に対する **貼付剤（湿布薬）** 投与は，1処方につき計63枚が限度。ただし，医師が医学的上の必要があると判断し，やむを得ず計63枚を超えて投薬する場合には，その理由を処方箋及び診療報酬明細書に記載することで算定可能となる。貼付剤の処方時は，処方箋及び診療報酬明細書に，全投薬量のほか，1日分の量又は何日分に相当するか記載すること。また，この医学的な理由を，単に「次回来院分まで」などと書いてしまうと，「疾患の特性等により必要性がある」と判断した理由として不適切なため，63枚を超えた分の薬剤料が査定されてしまう。さらに，調剤料や処方料や処方箋料も査定される可能性が高い。

● **低薬価（17点以下）** の薬剤であっても適応病名を記載することが望ましい。**降圧剤** の処方では，特に病名もれに注意を要する。

● **ロキソニンやボルタレン等のNSAIDs** は胃潰瘍

に禁忌であるが，胃潰瘍病名が古い場合は医学的有用性が上回れば認めている。病名の整理が必要である。

●**ユベラ錠・ユベラ N** は末梢循環障害が適応であるので，神経症状に対して処方した場合は査定もあり得るので注意を要する。

●**ヒアルロン酸製剤**の関節内注射は週 1 回を連続 5 回。以後は 2 ～ 4 週間に 1 回の維持が通常であり，長期・頻回の場合は再発等のコメントを要する。適応症と部位，回数に注意が必要である。

●**アルツ，スベニール**を肩関節に使用する場合の病名は，変形性肩関節症や肩腱板断裂では返戻・査定となる。適応どおり肩関節周囲炎が対象である。

●**関節内ステロイド注射**は 2 週間に 1 回，最大月 3 回まで認めている。

●外来患者に**ビタミン剤静脈注射**（ネオラミン 3B など）は認められない。一般にビタミン剤は経口投与が原則，注射は経口摂取困難な場合のみ適応となっている。

●静脈注射の鎮痛解熱剤は，用法に「鎮痛剤の経口投与が不可能な場合又は急速に症状を改善する必要がある場合にだけ使用する」とあり，漫然と経口可能な状態で使用した場合査定されてしまう。

●術後感染予防の抗生剤投与については，従来から原則単剤投与で常用量とされてきたが，日本整形外科学会から「骨・関節術後感染予防のガイドライン」が示され，1 回の投与量は標準投与量で，術前から 6 ～ 8 時間おきに 24 時間～ 48 時間投与が望ましいとなっている。現在，この指針が用いられており，より長期投与が必要な場合はコメントが必要である。

●**リウマトレックス**（MTX 剤）投与時の合併症である肝障害予防目的での**フォリアミン**投与は，病名なしで認めている。**リウマトレックス**は 16mg まで使用可能である。

●**血漿・アルブミン製剤**等の使用は，厚労省の「血液製剤の使用指針」，「輸血療法の実施に関する指針」に従うことが大切である。

●**エルシトニン注**は骨粗鬆症に伴う疼痛が軽減する 3 ～ 6 カ月程度が妥当と考えられる。漫然と長期にわたって投与すると査定される場合があるため，注意を要する。

●**骨粗鬆症治療薬**は Ca 剤，VitD 剤，VitK 剤，ビスフォスフォネート，ラロキシフェン，バセドキシフェン，デノスマブ等あるが，これらの併用については，Ca 剤以外で注射 1 剤＋内服 2 剤までが妥当としている。しかし，骨吸収抑制剤の 2 剤併用は認めておらず，ビスフォスフォネートとラロキシフェンの併用や，デノスマブとラロキシ

フェンの併用は査定される。

●**テリパラチド製剤・ロモソズマブの適応病名・用法とレセプト記載**：①単なる骨粗鬆症では不可で，脊椎骨折，大腿骨頸部骨折などの既往など，「骨折の危険性が高い」ことを記載，②注射開始日を記載することが望ましく，全体の使用期間は能書通り，③ビス剤との併用は不可であるが，最終月にテリパラチド・ロモソズマブに続いて投与する場合はその旨の詳記をしておくとよい。

●エコーガイド下の注射の手技は，健康保険では点数化されていない。肩や膝の注射と同日の超音波検査は，疑義をもたれることがある。

（3）処置

●**J000 創傷処置**の「1」100 cm² 未満が 2018 年度改定で 45 点から 52 点となった。これにより，A001「注 8」外来管理加算（52 点）より創傷処置の点数が低いという矛盾が解消された。

●**J007-2 硬膜外自家血注入**（1,000 点）が 2016 年度改定で新規収載された。脳脊髄液減少症に対する処置で，施設基準，ガイドラインがある。

●**J057-3 鶏眼・胼胝処置**は 2018 年度改定で月 2 回算定可となった。局所麻酔を用いて切除縫合した場合は，鶏眼・胼胝切除術（K006-2 または K006-3）での算定となる。

●同一部位での **J000 創傷処置**と **J053 皮膚科軟膏処置**はいずれか一方を算定するとしている。

●処置に使用する**イソジン液**等の消毒液は，その処置範囲の大きさに合わせて請求する。処置では 10mL ～ 20mL 位まで，**関節腔内注射**の際の消毒では，5mL 位までが適当である。

●**皮膚科軟膏処置**は，成人でおおむね 10g 以上，小児で 5g 以上の軟膏を塗布した場合に算定するのが望ましい。

●関節穿刺・排液後に薬剤を注入した場合は **J116 関節穿刺**（120 点），排液を伴わない場合は **G010 関節腔内注射**（80 点）で算定する。

●滑液包や外顆部水腫などの穿刺の場合は，**G10-2 滑液囊穿刺後の注入**（100 点）で請求する。

●頸部・胸部・腰部をカラーや既成のコルセットで固定した場合は，**J119-2 腰部又は胸部固定帯固定（頸部含む）**：35 点と **J200 腰部，胸部又は頸部固定帯加算**：170 点で請求する。

●**ギプス固定**の通則が変更され，3 歳未満の加算が 6 歳未満に拡大された。年齢を確認して請求してほしい。

●**J129-3 治療用装具採寸法**は，既製品の治療用装具を処方した場合は原則として算定できない。

- ●体幹装具の採型は，J129-4 治療用装具採型法「1」**体幹装具**（700点）により請求する。
- ● **G007 腱鞘内注射**が 42 点となった。

（4）検査

- ● **D004「2」関節液検査**が 2022 年改定で新設された。関節水腫を有する結晶性関節炎が疑われる者に対して実施した場合，一連につき1回に限り算定する。
- ● **D014「2」リウマトイド因子（RF）定量，「8」抗ガラクトース欠損 IgG 抗体，「9」MMP-3，「15」C_1q 結合免疫複合体，「25」モノクローナル RF 結合免疫複合体，「26」IgG 型リウマトイド因子**を3項目以上検査した場合は主たるもの2つのみ算定（例：リウマトイド因子と MMP-3 等の同時算定は3つ以上検査施行の条件で可）。連月の検査は査定される。
- ● **D014「24」抗シトルリン化ペプチド抗体，「8」抗ガラクトース欠損 IgG 抗体，「9」MMP-3，「15」C_1q 結合免疫複合体，「25」モノクローナル RF 結合免疫複合体，「26」IgG 型リウマトイド因子**を2項目以上検査した場合は主たるもの1つのみ算定（例：リウマトイド因子初診時に抗シトルリン化ペプチド抗体と MMP-3 を検査した場合は MMP-3 が査定）。
- ● **D014「24」抗シトルリン化ペプチド抗体**は，「関節リウマチ疑い」の患者に対して補助診断として行った場合に原則1回認める。しかし，この検査が陰性の場合はさらに3カ月以内に1回検査を認めるが，検査値の記載が必要。確定診断された関節リウマチには認められない。
- ●生物学的製剤使用ガイドラインには，**D291 ツベルクリン反応，D008「18」BNP，D012「42」(1→3)-β-D-グルカン，D013「1」HBs 抗原定性・半定量，「6」HBc 抗体半定量・定量，D007「28」KL-6，胸部 X-P**（肺 CT）が推奨されているが，疑い病名など適切なコメントを記載するほうがよい。
- ●入院前検査と入院時検査の重複が時々みられ，査定の対象となる。また，外来カルテでは，入院前検査は疑い病名をもれなく記載しないと，感染症検査を中心として査定となる項目がある。
- ●糖尿病・高血圧症・高コレステロール血症患者に，ASO を疑い**脈波図・心機図検査**（ポリグラフ）をスクリーニング検査として行った場合は，**D207 体液量等測定「2」の血流量測定**または**D214「6」血管伸展性検査**となることが多い。
- ●セット検査での **D005「3」「6」末梢血液像，D007「4」蛋白分画，D015「4」免疫グロブリン**などは

査定されやすく，症例を選んで行う。
- ●外来・入院・転科等で同一検査を実施（血液型など）した場合は1回のみ認め，重複したものは時期が異なっても査定となる。
- ● **HIV 検査**（D012「16」「17」「20」）は，① HIV 感染・疑い，②輸血前後——の場合は認められる。術前検査としては原則認められない。
- ●輸血後に起こりうる感染症については，輸血，輸注時期，量のコメントがある場合は，「梅毒・ウイルス性肝炎・HIV 感染疑い」（輸血後1〜3カ月）として認められる。
- ● **DVT**（深部静脈血栓症）の診断目的での **D006「13」D ダイマー**は認められるが，一律に経過観察での施行は認めていない。人工関節手術や脊椎手術等の術前検査として行う場合でも病名が必要である。
- ● **RA**（関節リウマチ），**DM**（糖尿病），高血圧症，痛風は特にコメントがなくても尿沈査を認めている。
- ●骨粗鬆症に対する**骨吸収マーカー**は，診断確定後の薬剤治療方針の選択時に1回，その後の6カ月以内の薬剤治療効果判定時に1回，また薬剤治療方針を変更した時は，変更後6カ月以内に1回に限り算定できる。骨粗鬆症（疑い）での**骨代謝マーカー検査**は査定となる。
- ● **D215 超音波検査**は，あくまで検査であり，関節穿刺・注射・神経ブロック等のガイドとしての点数は認められていない。
- ● **25OH ビタミン D**：
  - （ア）原発性骨粗鬆症の薬剤治療方針の選択時に1回に限り算定できる。
  - （イ）ビタミン D 欠乏性くる病もしくはビタミン D 欠乏性骨軟化症の診断又は治療中に測定する。診断時に1回，その後は3月に1回が限度となる。ビタミン D 欠乏症，骨粗鬆症の病名では査定される。
- ● **1.25-ジヒドロキシビタミン D_3**（D007「63」）は，骨粗鬆症に適応がないため，骨粗鬆症の病名では査定となる。

（5）エックス線・CT・MRI 検査など

- ●**エックス線撮影**での査定で最も多いのは左右の入力間違いで，これは審査委員の裁量ではいたしかたないので，提出前に十分チェックすべきである。
- ●手術中の**エックス線透視**は手術行為の一部であるので，算定できない。しかし，労災診療では**術中透視装置使用加算**が算定できる。
- ●エックス線の**多方向撮影**（4〜6方向）は症例を選んで行い，一律に行っている場合は査定の対象

図表1　リハビリテーション料改定後（運動器リハ）

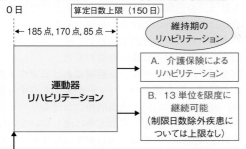

★初期加算・早期リハ加算：2016年改定で算定要件の見直しがあり，算定対象の患者は，「運動器リハビリテーション料の算定患者のうち入院中等のもの（急性疾患，手術，及び慢性疾患の急性増悪などの患者に限る）」とされた。
★急性増悪の定義：急性増悪とは，当該疾患別リハビリテーションの対象となる疾患の増悪等により，1週間以内にFIM又はBIが10以上低下するような状態等に該当する場合
★リハ評価料：毎月1回算定300点

となる。
● 比較のための健側撮影は一連となり，50/100で算定する。
● 同一日同一部位2回の画像診断（CT，MRI含む）検査は，算定理由や症状の変化を説明するコメントがあれば認めている。
● 単なる加齢性の病名（変形性脊椎症など）ではMRIの適応になりにくく，病名に注意を要する。
● 手術を要すると思われる関節内骨折のCTは術前検査の適応としている。
● 不全骨折や骨壊死に対して医学的に必要なコメントがあればMRIを認めている。
● D215「2」断層撮影法「ロ」その他は，小児股関節疾患（CDH），皮下・軟部腫瘍及び腫瘤，肩腱板損傷，アキレス腱断裂，大関節の靭帯損傷及び下肢の深部静脈血栓症等が適応となる。腱鞘炎や肋骨骨折では認めていない。

（6）リハビリテーション

● 2022年改定で，**リハビリテーションデータ提出加算（50点）（月1回）**が新設された。
● 2018年度改定で，リハビリテーション料の算定日数の上限の除外対象患者に，①軸索断裂の状態にある末梢神経損傷（発症後1年以内），②外傷性の肩関節腱板損傷（受傷後180日以内）の患者が追加された。
● 疾患別リハビリテーションに係る日常生活動作の評価項目の見直しで，ADL項目として，BIまた

図表2　標準的算定日数を超えた疾患別リハビリ

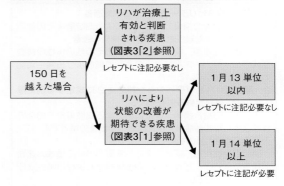

図表3　疾患別リハビリテーション料の算定日上限の除外対象患者

1. 下記の患者で，治療を継続することにより状態の改善が期待できると医学的に判断できる場合
①失語症，失認および失行症の患者
②高次脳機能障害の患者
③重度の頸髄損傷の患者
④頭部外傷および多部位外傷の患者
⑤慢性閉塞性肺疾患（COPD）の患者
⑥心筋梗塞の患者
⑦狭心症の患者
⑧軸索断裂の状態にある末梢神経損傷（発症後1年以内）の患者
⑨外傷性の肩関節腱板損傷（受傷後180日以内）の患者
⑩回復期リハビリテーション病棟入院料を算定する患者
⑪難病患者リハビリテーション料に規定する患者（先天性または進行性の神経・筋疾患の者を除く）
⑫障害児（者）リハビリテーション料に規定する患者（加齢に伴って生ずる心身の変化に起因する疾病の者に限る）
⑬その他別表第9の4から別表第9の7までに規定する患者または廃用症候群リハビリテーション料に規定する患者であって，リハビリテーションを継続して行うことが必要であると医学的に認められるもの（注）「別表第9の4〜9の7」は従来の疾患別リハビリテーション料の対象疾患
2. 下記の患者で，患者の疾患，状態等を総合的に勘案し，治療上有効であると医学的に判断される場合
①先天性または進行性の神経・筋疾患の患者
②障害児（者）リハビリテーション料に規定する患者（加齢に伴って生ずる心身の変化に起因する疾病の者を除く）

はFIMのいずれかを用いることとなった。リハ実施計画書の作成は，疾患別リハ日算定開始後原則7日以内に行い，診療録に添付する。
● **要介護被保険者等の維持期リハビリテーション**
　脳血管疾患リハビリテーション料，廃用症候群リハビリテーション料及び運動器リハビリテーション料について，要介護被保険者に対する維持期リハビリは，2019年4月以降は介護保険の対象。
● 高齢者のバランス能力・移動能力低下を来たす状態として「運動器不安定症」が規定され，運動器

図表４　運動器リハビリテーションの対象患者等

１．運動器リハビリテーション料の対象患者
　上・下肢の複合損傷，脊椎損傷による四肢麻痺その他の急性発症した運動器疾患又はその手術後の患者
　関節の変性疾患，関節の炎症性疾患その他の慢性の運動器疾患により，一定程度以上の運動機能および日常生活能力の低下を来している患者

２．運動器リハビリテーション料の注２に規定する別に厚生労働大臣が定める患者
　上・下肢の複合損傷，脊椎損傷による四肢麻痺その他の急性発症した運動器疾患またはその手術後の患者であって，入院中の患者以外のもの
　関節の変性疾患，関節の炎症性疾患その他の慢性の運動器疾患により，一定程度以上の運動機能および日常生活能力の低下を来している患者

●運動器不安定症とは
【定義】
　高齢化にともなって運動機能低下をきたす運動器疾患より，バランス能力および移動歩行能力の低下が生じ，閉じこもり，転倒リスクが高まった状態。
【診断基準】
　下記の高齢化にともなって運動機能低下をきたす11の運動器疾患または状態の既往があるか，罹患している者で，日常生活自立度ならびに運動機能が以下の機能評価基準１または２に該当する者。
【高齢化に伴って運動機能低下をきたす11の運動器疾患または状態】
①脊椎圧迫骨折および各種脊柱変形（亀背，高度脊柱後弯・側弯など）
②下肢の骨折（大腿骨頚部骨折など）
③骨粗鬆症
④下肢の変形性関節症（股関節，膝関節など）
⑤腰部脊柱管狭窄症
⑥脊髄障害
⑦神経・筋疾患
⑧関節リウマチおよび各種関節炎
⑨下肢切断
⑩長期臥床後の運動器廃用
⑪高頻度転倒者
【機能評価基準】
日常生活自立度：ランクＪまたはＡに相当（要支援＋要介護1，2）（※）
運動機能：1）または2）
　1）開眼片脚起立時間15秒未満
　2）3m Timed up and go test が11秒以上
　（※）日常生活自立度ランク
　　Ｊ：生活自立…独力で外出できる
　　Ａ：準寝たきり…介助なしには外出できない

リハビリテーションの対象となっていたが，その規定が改定された（図表4）。
● 規定時間以下の**運動器リハビリテーション**は，**A001 再診料＋外来管理加算**で算定は認められるが，傾向的な場合は返戻となる。
● 意識障害患者，寝たきり状態患者の運動器リハビリテーションは通常認められていない。
● 腰痛症に対して骨盤牽引などの**介達牽引**（J118）は一般的に有効であり，認められることが多い。

● 介護保険で疾患別リハビリテーションを行っている時は，介護保険が優先されるため医療保険での算定はできないので注意が必要である。
● バネ指，筋膜炎は運動器リハビリテーションを算定するより，消炎鎮痛等処置が妥当。
● **回復期リハビリテーション病棟におけるアウトカムの評価**：回復期リハビリテーションを有する保険医療機関について，当該病棟におけるリハビリテーションの実績が一定の水準に達していない保険医療機関については，回復期リハビリテーション病棟入院料を算定する患者に対して1日6単位を超えて提供される疾患別リハビリテーション料を，回復期リハビリテーション病棟入院料に包括する。算定要件に注意が必要である。

（7）麻酔料

● **低血圧麻酔**は，以下の条件が揃っている場合に認めている。
　（1）**大出血が予想され，低血圧麻酔が必要である旨が記載されている。**
　（2）**麻酔記録のコピーが添付されている。**
　（3）**手術時に低血圧維持の適応のある薬剤を用いている（プロスタンディン500，ミリスロール，ニトプロなど）。**
　（4）**低血圧麻酔の時間のみ算定している。**
● **プロスタンディン500** の使用では術中異常高血圧症との病名がよくみられるが，実際に麻酔記録を見ると正常範囲のことが多い。この薬剤は，麻酔科医が麻酔中の副作用を防止するための薬剤として使用していると判断すれば，算定に問題はなく，特にこの薬剤を使ったための病名は必要ない。
● **L105 硬膜外ブロックにおける麻酔剤の持続的注入（1日につき）**の名称が変更され，「**神経ブロックにおける**」となり対象が広くなった。

（8）神経ブロック料

● **神経ブロック（L100，L101）**の適応と回数は図表5のとおり。
● 神経ブロックと **L104 トリガーポイント注射**の同時算定は散見されるが，認めていない。
● **神経ブロック**または**トリガーポイント注射**と同日に**消炎鎮痛剤の筋肉注射**などを同時に行う場合は，1日常用量を超えないこと，連続頻回投与にならないことに注意すべき。
● **トリガーポイント注射**と同日の **J119 消炎鎮痛等処置**は認められることが多いが，頻回にならないように注意すべき。
● **トリガーポイント注射**は，1日1回算定できると

図表5　保険診療における神経ブロックの適応について（抜粋）

Ⅰ．体性神経ブロック

●肩甲上神経ブロック・肩甲背神経ブロック（L100「6」）
【適応症】頚腕症候群，肩関節周囲炎（五十肩），胸郭出口症候群および類似疾患

●傍脊椎神経ブロック（頚部，胸部，腰部）（L100「7」）
【適応症】痛みが当該脊髄分節に限局している場合。

●坐骨神経ブロック（L100「7」）
【適応症】坐骨神経痛

●神経根ブロック（L101「1」）
【適応症】椎間板ヘルニア，脊柱管狭窄症，根性神経痛，帯状疱疹，帯状疱疹後神経痛，悪性腫瘍
（注）神経根ブロックはX線透視下に行うブロックであり，部位確認のための造影法も必要である。

●各ブロックの回数について
原則として週1～2回である。漫然と長期にわたる施行は望ましくない。

Ⅱ．交感神経節ブロック

●星状神経節ブロック（L100「5」）
【適応症】帯状疱疹，帯状疱疹後神経痛，癌性疼痛，反射性交感神経性ジストロフィー，幻肢痛，カウザルギー，断端痛，乳房切除後症候群，振動病などで激痛があり他の療法では効果のない病態，その他

●各ブロックの回数について
星状神経節ブロックは原則として，急性期は症例によっては月10～20回毎日施行されることがある。以後は原則週1～2回になる。

Ⅲ．硬膜外ブロック・くも膜下脊髄神経ブロック
このブロックは体性神経ブロックと交感神経ブロックを同時に行えるという大きな長所がある。しかし，血圧低下など重大な合併症を起こすこともあり，十分

な設備と監視が必要である。他のブロックとの同時併施は認められない。
【適応症】反射性交感神経性ジストロフィー，幻肢痛，カウザルギー，断端痛，乳房切除後症候群，振動病などで激痛があり他の療法では効果のない病態，血行障害（レイノー病，バージャー病，閉塞性動脈硬化症，外傷性浮腫，栓塞，潰瘍，褥瘡）帯状疱疹，帯状疱疹後神経痛，脊椎手術後疼痛，脊柱管狭窄症，癌性疼痛および各部位適応症
（頚部・胸部）
筋緊張性頭痛，外傷性頚部症候群，頚椎椎間板ヘルニア，頚椎椎間板障害，頚腕症候群，群発頭痛
（腰部・仙骨部）
腰椎椎間板ヘルニア，腰椎椎間板障害，根性坐骨神経痛，腰部脊柱管狭窄症

●各ブロックの回数について
週1～2回程度である。漫然と長期にわたる施行は望ましくない。ただし，癌性疼痛など特殊な病態ではこの限りではない。帯状疱疹などその他急性期の重症例では頻回に行うこともある。

Ⅳ．その他のブロック（注射）

●トリガーポイント注射（L104）
・圧痛点に局麻剤あるいは局麻剤を主剤とする薬剤を注射する手技である。
・ネオビタカインおよび同系の薬剤は適応。
・ノイコリンエー，ノイロトロピン特号は局麻剤と併用した場合は適応。

●神経幹内注射（L102）
・Ⅰ～Ⅳに掲げた神経ブロック以外で神経幹内に注射をした場合に算定する。

なっているが，当県では週2回までとしている。ただし，回数の多い場合はコメントが必要である。

●**トリガーポイント注射**の薬剤は，**局麻剤**を用いる必要があり，**生食やノイロトロピン等単独では査定される**（注：医学的必要性があり，局所麻酔剤・神経破壊剤にそれ以外の薬剤を混合注射した場合は，必要性をコメントすれば算定できる）。

●肩関節周囲炎に，**関節腔内ステロイド注射と肩甲上神経ブロック**（L100「6」）の同時施行は過剰としている。

●硬膜外ブロックの術前検査として，感染症，梅毒，肝炎，出血性素因，出血凝固等の検査の算定は認められていない。

●硬膜外ブロック時の安全のための血管確保は薬剤のみ算定可とし，点滴手技料の算定は認められていない。

●カテラン硬膜外注射（L103）にステロイドの併用は認めている。

（9）手術

● 2022年改定において大腿骨近位部骨折に対する加算として，**K046 骨折観血的手術**に「注」**緊急整復固定加算**（4,000点），**K081 人工骨頭挿入術**に「注」**緊急挿入加算**（4,000点）が新設された。

● 2020年度改定において，以下の項目が改定，新規収載された。

　・**K031 四肢・躯幹軟部悪性腫瘍手術，K053 骨悪性腫瘍手術**において，自家処理骨を用いた再建を行った場合，15,000点の加算が可能。

　・**K079-2 関節鏡下靱帯断裂形成手術**にて，前十字靱帯に一期的に形成術を実施した場合，5,000点を加算。

　・（新）**K082-5 人工距骨全置換術**（27,210点）

　・（新）**K082-6 人工股関節摺動面交換術**（25,000点）

　・（新）**K134-4 椎間板内酵素注入療法**（5,350点）

●**真皮縫合加算**は露出部に限るが，眼瞼，手掌，指，趾は認められない。

● **K000 創傷処理**および**K000-2** の小児創傷処理のうち「筋肉，臓器に達するもの」とは，単に創傷

の深さを指すものではなく，筋肉，臓器に何らかの処理（筋膜縫合，骨膜縫合等）を行うことを示す。

● K000，K000-2「注3」デブリードマン加算は汚染された挫創に対して当初1回のみ算定し，切創では算定できない。

● K002 デブリードマンは K013 ～ K021-2 までの手術を前提に行う場合のみ算定できる。

● 骨折整復の2回目以降は K044 骨折非観血的整復術を算定できず，J000 創傷処置における手術後の患者に対するものに準ずる。

● 同一手術野であっても，2010年改定で新たに K198 神経移植術と他の手術，大腿骨手術と臼蓋手術等の合算が認められた。

● 2016年改定で，「同一手術野又は同一病巣の手術」についての通則が変更され，K082-3 人工関節再置換術の「3」中の指（手足）について，同一指内の複数の関節について行った場合には，各々の関節について算定できるようになった。

● K047 難治性骨折電磁波電気治療法は，四肢（手足を含む）の遷延治癒骨折や偽関節であって，観血的手術，骨折非観血的整復術，骨折経皮的鋼線刺入固定術または超音波骨折治療法等ほかの療法を行っても治癒しない難治性骨折に対して行った場合に算定する。算定に際しては，当該治療の実施予定期間および頻度について患者に対して指導したうえで，当該指導内容を診療報酬明細書の摘要欄に記載する。

● K047-3 超音波骨折治療法は，四肢（手足を含む）の観血的手術，骨切り術または偽関節手術を実施したあとに，骨折治癒期間を短縮する目的で，当該骨折から3週間以内に超音波骨折治療法を実施した場合に算定する。算定に際しては，当該治療の実施予定期間および頻度について患者に対して指導したうえで，当該指導内容を診療報酬明細書の摘要欄に記載する。

● K080-3 肩腱板断裂手術，K080-4 関節鏡下肩腱板断裂手術は，1.簡単なもの，2.複雑なものに分けられている。複雑なものとは，腱板の断裂が5cm以上の症例に対して行う手術であって，筋膜の移植又は筋腱の移行を伴うものをいう。

● K080-4 関節鏡下肩腱板断裂手術「2」簡単なもの（上腕二頭筋腱の固定を伴うもの）（37,490点）が新設。

● K080-5 関節鏡下肩関節唇形成術は，「1」腱板断裂を伴うもの（45,200点）と「2」腱板断裂を伴わないもの（32,160点）に分かれ，肩関節脱臼および肩関節亜脱臼に対する関節鏡下手術は，この術式での算定が望ましい。

● K080-7 上腕二頭筋腱固定術が新設された。

● K081 人工骨頭挿入術に「注」緊急挿入加算が新設された。

● K134-4 椎間板内酵素注入療法は施設基準及び届出を要する。

● K142 の項目に椎弓切除，椎弓形成が追加され，脊椎固定術，椎弓切除術，椎弓形成術がまとめられた。椎間又は椎弓が合わせて2つ以上の場合は，1椎間又は1椎弓を増すごとに，その術式ごとにそれぞれ所定点数の100分の50に相当する点数を加算する。ただし，加算は椎間又は椎弓を合わせて4を超えないものとする。

● K142 脊椎固定術と K144 体外式脊椎固定術（ハローベストなど）を同時に行った場合は，主たる手術に従たる手術の50/100を合算できるようになった。

● K142-5 内視鏡下椎弓形成術が新設。椎弓が2以上の場合は，1椎弓を増すごとに所定点数に所定点数の100分の50に相当する点数を加算する。ただし，加算は4椎弓を超えないものとする。

● K134 椎間板摘出術のうち，2.後方摘出術について，2カ所以上の椎間板の摘出術を行った場合には，1椎間を増すごとに所定点数の100分の50に相当する点数を加算する。ただし，加算は4椎間を超えないものとする。

● 半月板脱臼の整復は，膝関節非観血的整復術によるとしている（K061 関節脱臼非観血的整復術「1」）。

● ACL（関節鏡視下）手術と MCL（内側側副靱帯）縫合術は別皮切として認められる。

● 感染した人工関節抜去時に，抗生剤入り骨セメント使用は認めている（コメントを要す）。

● 血管吻合のない不全切断の再接着術は認められていない。

● 人工骨のみを移植した場合は K059 骨移植術を算定できず，自家骨または非生体同種骨と併せて人工骨を移植した場合のみ，K059「3」の「ロ」その他の場合を算定できる。

（10）その他

● 傷病名もれの取扱い：基本的には個々について返戻・照会は行っていないが，高額なもの，処置，検査，手術が不明な場合は返戻している。

● 医療機関から再審査請求時の注意点：査定後の再審査請求では以下が必要。

（1）事実確認のための，病名欄と該当部分の事実を記載したカルテのコピー・画像・検査結果（カルテ等のコピーのないものは原審どおりとなることが多い）

（2）査定部分の詳細な経過説明，復活を要求する

根拠

●**高額レセプトについて**：整形外科では人工関節，脊椎のインスツルメンテーションなど材料費に高額レセプトとなるものが多く，最近ではリハビリテーション病院でも散見される。経過の複雑な例や特殊な例は症状詳記をつけることが望ましい。

4　再審査請求・症状詳記のアドバイス

請求のアドバイス

審査委員にとって見やすいレセプトとは，病名，検査内容，医療行為を順番に見ていったときに，その一連の流れがイメージできるものである。しかし，未整理で多数記載されている病名，同じ目的での複数の検査や頻回・多数の検査，病名に対応しない処置・手術術式等の請求は問題である。適切な病名，診断するうえで必要最低限の検査，病名に適合した処置・手術等の請求が望ましい。また，疑い病名では検査は認められるが，投薬，処置行為は認められず，注意が必要である。

整形外科では，骨折の疑いでの処置行為が時々見られ，査定の対象となっている。レントゲン検査においては，病名と撮影部位，撮影頻度・回数に注意が必要である。打撲，捻挫等では2回まで認められる。骨折の病名での毎週の検査や長期間経過後のレントゲン検査は査定の対象となる。手術術式については医科診療報酬点数表に通則や疑義解釈も記載されており，熟読し請求してほしい。通常の診療の経過と違う場合などは，詳記やコメントを付け納得できる説明を加える必要がある。

症状詳記の注意点

高額のレセプトには症状詳記をつけることが望ましい。症状詳記によってレセプト上の薬剤・検査・手術内容等が補足され，審査側の理解が容易となる。

整形外科での高額レセプトは大半が手術例である。そのなかで，人工関節の材料費による高額レセプトについては簡単な説明でよい。

最近，増加している脊椎手術による高額レセプトの場合は，前後同時・椎体間固定・後側方固定・骨移植・人工骨使用の有無に加えて椎弓根スクリュー・フック・コネクター・ロッド・プレート・トランスバース・バンド・ワイヤーなど，多様な材料によるインスツルメンテーションが行われ判断に難渋することが多いため，手術の概要，X-Pなどを添付して説明することが望ましい。

感染症を併発したり，再手術を行ったりして，経過が複雑で高額となった例では，症状詳記を必ずつけるようにしたほうがよい。

⑦ 呼吸器外科編

支払基金審査委員

1　最近の審査の動向

　レセプトがほぼ電子化されたこともあり，基金では昨年（2022年）秋からレセプトの点検作業にAIを導入した。その後も定期的に改良が加えられ，定型的なレセプトは機械審査のみとなり，審査委員が目視するレセプトの件数は従来の10分の1程度に減少した。

　査定対象となる定型的な算定ミスは機械的に査定されることになった。一方，術式の選択など詳記を参考にし，場合によっては返戻をして確認を要する事案は相変わらず人の手に委ねられている。したがって高額レセプトにかける時間的余裕が増えたこともあってか，総査定点数はむしろ増加している。

　佐薬等がどこまでAIで判断できているかは若干不安なところもあるので，当面は症状詳記や診療報酬明細書の摘要欄への記載を充実させていただきたい。

　AIを使用した結果，疑い病名での連月の**フェリチン**，**HbA1c**などが自動的に査定対象として挙げられてくる。これを審査員は主病などの関係から査定が適切か判断することになる。例えば，膠原病などの主病に対してステロイドが投与されていて糖尿病の疑いとして連月**HbA1c**を検査している場合などはAIでは査定対象として挙げられる可能性があるので，症状詳記や診療報酬明細書の摘要欄での対応を忘れずにお願いしたい。

2　保険請求上の留意点

(1) 病名

● 明らかに審査のためのいわゆる保険病名は極力避けるべきだろう。例えば，同月内に頭部，胸部，腹部のCT撮影を行って，「脳梗塞の疑い」「肺癌の疑い」「肝臓癌の疑い」と3つの疑い病名が付けられていても，審査する側としては，本当にこの3疾患を疑って行われた検査だと信じるのはむずかしい。こういう検査の仕方をする体質の病院だと思って審査に臨まざるを得なくなる。

● 疑い病名の日付を毎月変更して，連月で**フェリチ**ンや**HbA1c**を検査した場合は査定される。検査値に疑問がありどうしても再度検査を行いたい場合は，詳記や摘要欄で対応する。

(2) 検査

● 呼吸器外科手術前の検査として，**心電図**，**呼吸機能**が必須であることには議論の余地はない。しかし，心機能の評価として**負荷心電図**，**心臓エコー**までが一律に必要かといえば，少なくとも我々はそのようには考えていない。同様に呼吸機能についても，**機能的残気量測定**，**換気力学的検査**，**肺内ガス分布**，**肺胞機能検査**を一律に行う必要性を認めていない。しかし，しかるべき基礎疾患や症状がある場合にその病名を付すか，詳記をしていただければ，施行していただいて構わない。

● 気管支鏡下の検査のうち，**気管支肺胞洗浄術**は，びまん性肺疾患の診断に行われるものであって，回収された液体の細胞分画が測定されなければならない。主に末梢型の肺癌をターゲットにしたキュレット後の気管支洗浄液を**細胞診**に提出した場合は**気管支肺胞洗浄術**の請求は認められない。

● **D009腫瘍マーカー**は，悪性腫瘍が未確定の場合にあってはその存在を強く疑う画像的な裏付けがあり，それに対する補助的な診断を目的として行われる場合に算定可能である。逆に言うと，咳が長引き肺癌が心配だからという理由で，**胸部エックス線撮影**も行わずに**CEA**を調べるというのでは認められない。腫瘍マーカーを算定するために，疑い病名のみを付けて，ほかに何も検査を行っていなければ査定の対象になる。診断を目的とする**腫瘍マーカー**の測定は，1つの腫瘍に対し，診断若しくは転帰が確定するまでに1回を限度として認めるのが原則である。診断が確定する前に，経過を追跡する目的で**腫瘍マーカー**の測定を複数回行うことは査定の対象となる。この点はAIの導入により厳格になったことを意識されたい。確定診断後に追跡を目的に**腫瘍マーカー**を測定する場合は，**B001「3」悪性腫瘍特異物質治療管理料**で請求しなければならない。治療管理料であるから，カルテにはその値に基づいて治療管理計画を立てた旨の記載が必要である。また，病理学的に確定診断のついていない腫瘍癌について，腫瘍マーカーを測定する場合，**B001「3」悪性腫瘍特異物質治療管理料**で請求することはできない。

● 画像的に前縦隔の悪性腫瘍が疑われる場合，胸腺

腫，悪性リンパ腫，胚細胞性腫瘍，縦隔型肺癌，胸腺癌について腫瘍マーカーを調べたくなるのは理解できる。もちろん，年齢や画像，臨床経過からもっと絞り込むのがプロの仕事ではあるが…。

　腫瘍マーカーが総花的に測定されているところに，「重症筋無力症の疑い」として抗アセチルコリンレセプター抗体を同時に測定するのはいかがなものであろうか。胸腺腫を強く疑っているのなら納得できるが，そうであれば腫瘍マーカーの測定は不要であろう。

● D023「16」マイコバクテリウム・アビウム及びイントラセルラー（MAC）核酸検出は，原則的には他の検査で結核菌が陰性であった場合に行うことができる。したがって，1回の喀痰等から結核菌の遺伝子検査と同時に本検査を行った場合は，本来査定の対象となる。しかし，気管支鏡検査で採取した検体であれば，いったん結核菌が陰性であることを確認後，再び気管支鏡検査を行うわけにいかないことも理解できるので，その旨詳記していただきたい。

（3）画像診断

●肺癌に対して E101-2 ポジトロン断層撮影（FDG-PET 診断）が適応になるのは，病期診断，転移・再発の組織学的確定診断を付けるのに困難を伴う場合である。通常，遠隔転移巣の確定診断は困難であるから，遠隔転移に対する準確定診断を付ける目的で行われる FDG-PET 診断は可である。具体的には，①肺癌の術前の病期診断を目的に行われるもの，②術後腫瘍マーカーの上昇や画像上の新たな陰影の出現により転移・再発が強く疑われるもの——などが適応とみなされる。また，③画像的に肺癌を強く疑うが確定診断が得られない場合についても適応となる。

　非手術症例においては，化学療法や放射線治療の効果判定に用いることは不可である。ただし，経過中に新たな病変が出現してその良・悪性の診断に用いる場合は可である。

●同一月に CT 撮影を行っている場合，E101-3 ポジトロン断層・コンピューター断層複合撮影（PET-CT）は認められず，E101-2 ポジトロン断層撮影による請求となる。

（4）手術

● D303 胸腔鏡検査と K488-3 胸腔鏡下試験開胸術ならびに K488-4 胸腔鏡下試験切除術については，主に内科系の医師が局所麻酔下に胸腔内を観察し，胸水や胸膜の一部を採取する場合は D303 胸腔鏡検査で算定すべきと考える。

　一方，外科医が全身麻酔下に肺切除を前提して手術を開始し，先行して挿入した胸腔鏡の所見から肺切除の適応なしと判断し検査値等の採取後に閉胸した場合は試験開胸に準じて K488-3 胸腔鏡下試験開胸術で請求することになる。

　びまん性肺疾患などに対して肺生検を目的として，全身麻酔下に主に自動縫合器を用いて肺組織の一部を切除するときに K488-4 胸腔鏡下試験切除術で請求する。K488-4 胸腔鏡下試験切除術は，これまで自動縫合器加算が1個までしか認められていなかったが，これでは十分な肺組織の切除ができず，まして複数個所からの採取など困難である，との意見が出されていた。2016 年度の改定で使用できる自動縫合器の個数が1個から4個に増やされた。なお，特定の肺内病変に対して十分な surgical margin を取って肺切除を行う場合は，これまでどおり良性病変に対しては K513 胸腔鏡下肺切除「2」～「4」，悪性の場合は K514-2 胸腔鏡下肺悪性腫瘍手術「1」部分切除で請求していただきたい。ただし，支払い側からみると単なる病名だけではこれらの術式の選択が適当であるかどうかは判定できないことも多々あるので，原則として詳記を付けていただきたい。

●術後，出血や空気漏れがひどく再手術（再開胸）を要することはしばしば経験される。一度退院した後の再入院再開胸は別として，同日もしくは数日以内の再開胸術の保険請求はしばしば悩ましい。閉胸した時点でドレーンからの空気漏れが多くて，その場でもう一度創を開く場合には別の術式を加えることはできないのは当然である。しかし一端滅菌術野を取り払って，麻酔を覚ます，病室に戻るなどした段階から再手術となった場合は新規の医療材料，麻酔料などが発生するので新たに術式を立てる必要が生じる。

　この術式に関して一定の解釈はないが，先行手術の一部とみなされることから，再手術に伴う手術以外の費用が請求できる最低限の術式にとどめるべきとする考え方が一般的である。

　具体的には，空気漏れに対して再開胸して自動縫合器を使用してその空気漏れを止めた場合には K488-4 胸腔鏡下試験切除術を，出血に対して再手術として胸腔鏡下に超音波凝固切開装置を使用して止血した場合には K488-3 胸腔鏡下試験開胸術を，胸腔内の血腫の除去が主たる作業であった場合には，K494-2 胸腔鏡下胸腔内（胸膜内）血腫除去術を選択するのが妥当と考える。

●肺癌の手術をはじめとして肺を切除する大方の手術では，胸腔鏡が様々な目的で使用されている。これを胸腔鏡下手術として請求するか，開胸手術

として請求するかは，一応皮膚の切開創の長さが 8cm 以内か否かで分けられているが，すべてのレセプトに手術記録の添付を要求しているわけではないので，審査側が限られた情報のなかで判断する際の基準は，骨接合ピンや有茎筋弁作成の手術料が請求されているか否かである。つまり，これらが同時に請求されていれば，**開胸手術**とみなすことになる。

●気管狭窄に対して透視下にナイチノールステントを挿入する場合，そのコストは請求できない。ナイチノールステントが気管狭窄に対しては未承認医療器材であるためである。2016 年秋に気管・気管支ステントとして AERO ステントが特定医療材料として認可された。適応は悪性腫瘍に限定される。償還価格は納入額の約半分である。

●悪性腫瘍の気管浸潤に対して硬性気管支鏡を用いてデュモンチューブを挿入するときは，気管内腔に浸潤する腫瘍の摘出も当然伴うはずなので（ただし病理組織検査が必要），**K393 喉頭腫瘍摘出術「2」直達鏡によるもの**（気管腫瘍という項目がないので喉頭腫瘍を準用。**K394 喉頭悪性腫瘍手術**は頸部リンパ節郭清を伴うので準用不可）とデュモンチューブの費用は請求できる。

●気管切開のあとに T チューブを挿入する場合は，**K398 喉頭狭窄症手術「3」T チューブ挿入術**と T チューブの費用を請求することは可能である。

●**K509-4 気管支瘻孔閉鎖術**（9,130 点）は，2018 年度改定により，増点された術式である。

　EWS（Endobronchial Watanabe's Spigot）など固形充填材により気管支瘻を閉鎖した時の請求に用いるべき術式名である。**D302 気管支ファイバースコピー**を同時に算定することはできないが，固形充填材である EWS は算定できる。外科的に直接気管支を縫合閉鎖する場合は，それに付随する術式に応じて，**K497 膿胸腔有茎筋肉弁充填術**や**K498 胸郭形成手術**などを選択していただきたい。

　なお，この術式に対応する DPC（この場合疾患群分類）は設定されていない。既存収載技術で類似性があるものがないため，包括評価が可能なだけのデータが集まるまで当面は包括対象外とされるので注意されたい。

●膿胸に対して胸腔鏡下に手術を行う場合，**K496-2 胸腔鏡下醸膿胸膜又は胸膜胼胝切除術**（51,850 点）と **K496-4 胸腔鏡下膿胸腔掻爬術**（32,690 点）のどちらで行うべきか，解釈に苦慮することが少なからずあると思う。開胸術にあっては，**K496 醸膿胸膜，胸膜胼胝切除術**と **K496-3 胸膜外肺剥皮術**が同点数で併記されており，膿胸の状態をどう判断して術式をどう解釈しようとも保険請求上は困ら

ないようになっている。そもそも開胸術しかなかった時代では慢性膿胸に対して外科治療が選択されてきたものが，胸腔鏡の利用が可能になりその低侵襲性から比較的急性期に近い膿胸にまで外科治療の適応が拡がったことからこの混乱が起こっていると思われる。単なる胸腔ドレナージよりは効率的に膿と醸膿胸膜を摘出できるという考え方から比較的早期の膿胸に対して胸腔鏡下手術を適応する場合には，**K496-4 胸腔鏡下膿胸腔掻爬術**が適当であろう。ある程度慢性化して肥厚した胸膜を切除するのであれば **K496-2 胸腔鏡下醸膿胸膜又は胸膜胼胝切除術**が適応できる。ただしこれは術者の主観が大きく作用しうるので，手術記録の提出を求めたり，膿胸発症から手術までの期間や手術直前の抗菌薬の使用状況の確認などが必要となるかもしれない。そのあたりを明確にした詳記を付けられることをお勧めする。なお，レセプト上では麻酔時間が短い場合には **K496-4 胸腔鏡下膿胸腔掻爬術**が適当と推測することはありうる。

●胸腺腫や胚細胞性腫瘍などの縦隔の悪性腫瘍を摘出した場合に，**K504 縦隔悪性腫瘍手術「1」単純摘出**で請求すべきか「2」広範摘出で請求すべきか，特に明記されていないため個々の解釈で請求がなされている。通常の胸腺腫や胚細胞性腫瘍などの縦隔悪性腫瘍の摘出術は **K504「1」単純摘出**で請求し，肺，心膜，上大静脈，左右腕頭静脈，横隔膜への浸潤に対してそれらを合併切除あるいは切除再建した場合には **K504「2」広範摘出**で請求していただきたい。要は，周辺臓器を合併切除した場合が広範摘出である。ただし縦隔胸膜を合併切除しただけでは広汎摘出には当たらない。

●複数手術：縦隔悪性腫瘍が肺に浸潤し，腫瘍の摘出に際して肺を自動縫合器 4 個で合併切除する場合を例にとって請求法について概説する〔詳しくは「複数手術に係る費用の特例」（『診療点数早見表』2024 年度版，p.738）を参照されたい〕。

　K504 縦隔悪性腫瘍手術（広範摘出）は 58,820 点であって **K931 超音波凝固切開装置等加算**の対象であるが，**K936 自動縫合器加算**の対象ではない。一方，**K511 肺切除（楔状切除）**は 27,520 点であって **K936 自動縫合器加算**の対象である。複数手術といっても認められる術式は 2 個までであるが，この 2 個の術式の「主」と「従」については，所定点数及び記載されている加算対象項目で合致するものの加算点数を合算した点数の高い手術が「主」と定義されている。言い換えれば，縦隔腫瘍の手術だからといって必ずしも縦隔腫瘍の術式が「主」となるわけではない。

　このケースでは，肺切除の方が 27,520 点＋2,500

点×4で合計 37,520 点となり，「主」は K504 縦隔悪性腫瘍手術（広範摘出）と決まる。

したがって，本術式の請求点数は K504（58,820 点）＋K511（27,520 点×50%）で 72,580 点となり，これに自動縫合器加算も算定できる。

呼吸器外科の手術において複数手術による請求が考慮されるのは，**悪性縦隔腫瘍の肺浸潤，上大静脈や腕頭静脈浸潤，肺癌の肺動脈浸潤，大動脈浸潤，上大静脈浸潤**などであろう。

令和 6 年度（2024 年度）改定において，かねてよりの懸案であった胸腔鏡手術における複数手術が認められた。すなわち，**K514-2 胸腔鏡下肺悪性腫瘍手術**に対して **K504-2 胸腔鏡下縦隔悪性腫瘍手術**と **K513-2 胸腔鏡下良性縦隔腫瘍手術**を同時に行った場合，主たる手術（点数の高い方）に対して従たる手術（点数の低い方）の所定点数の 50% が合算できる。

したがって，これまでどちらか一方の手術料しか請求できなかった胸腺腫の肺浸潤部の胸腔鏡下での合併切除などは，これから複数手術として開胸術同様に請求できることになる。

● 自然気胸に対して胸腔鏡下に手術を行った場合，**K513 胸腔鏡下肺切除術「1」肺嚢胞手術（楔状部分切除によるもの）**と **K513-4 胸腔鏡下肺縫縮術**のどちらで請求すべきか，未だ混乱があるようである。結論から言うと，自然気胸に対する手術はすべて **K513「1」肺嚢胞手術（楔状部分切除によるもの）**で請求していただきたい。嚢胞を処理するのにステイプラーを使うかエンドループを使うかでこれほど点数が異なる理由がないことを考えれば，容易に理解できると思う。**K513-4 胸腔鏡下肺縫縮術**は巨大肺嚢胞に対して Naclerio-Langer 法などを適応した際に請求できる。

（5）麻酔

● **マスク又は気管内挿管による閉鎖循環式全身麻酔（L008）**はその困難さの度合いから「1」～「5」に分類されている。一部の手術を除き，呼吸器外科手術では原則として左右別分離換気が必要であることから，**L008「2」**が選択される。

しかし，①麻酔の導入から体位変換までと，②手術終了による仰臥位への体位変換から抜管まで——については，一般的な麻酔であるため L008「5」を選択し，③側臥位になってから開胸までと，④閉胸操作開始から体位を仰臥位に戻すまで——については，「4」を選択し，それぞれに要した時間を加味し合計の麻酔料を算定している施設も多々みられる。確かに挿管時から開胸までと閉胸から抜管までは原則として分離換気は行っていな

いが，実際には挿管時は分離換気を繰り返して分離換気ができていることを聴診にて確認している。また開胸のしばらく前から開胸側の換気を止めて肺が虚脱しやすい状態にしておくことも一般的に行われている。閉胸後は抜管に向けて気管支鏡で気道内の吸痰を繰り返すので，やはり分離換気が度々必要となる。すなわち分離換気用のチューブが入っている限り，麻酔科医は分離換気に必要な注意を払いながら麻酔管理を行っているわけである。したがって，挿管から抜管まですべて「2」で請求するという解釈も成り立つ。実際，すべてを「2」で請求しても我々は査定していない。

● **携帯型ディスポーザブル PCA 用注入ポンプ**を算定するには麻酔で**硬膜外麻酔**を行っていることが必要である。硬膜外麻酔に代わって**神経ブロック麻酔**が請求されている場合も携帯型ディスポーザブル PCA 用注入ポンプを算定できる。

（6）薬剤

● **タココンブとフィブリン糊**は，同じ効能効果をもった薬品であるとみなされ，同時に請求すると査定を受けやすい。特に気胸や併存呼吸器疾患をもたない肺癌手術では査定対象になると思っていただいてよい。肺の高度の癒着や重度の気腫性肺のために空気もれを止めるのに難渋する場合や，比較的太い血管からの出血で止血困難な場合など，両者の使用がやむを得ないケースが当然存在することは理解しているが，その頻度がそれほど高くないことも事実である。症状詳記に術中の所見を記載してもらえば，頻繁にこのような使用がされている場合を除き，査定対象になることはないと思われる（「症状詳記のアドバイス」参照）。

● コンピュータによる電子レセプトの普及により，前述のように薬剤の適応，用量，用法と傷病名との突合が自動で行われる品目が増加している。肺癌の対象患者は高齢者が多いので，合併疾患のため他科からの処方薬を継続して使用するケースも少なくない。何らかの事由により適応外使用が行われていることもあるので，詳記を付けるような事務的な努力が必要である。今後，請求側のコンピュータにも同様の機能の付いたソフトが普及してくるものと思われる。

（7）処置

● **胸腔鏡下手術**後の処置料の算定に当たっては **J000 創傷処置「1」**を，通常の**開胸術**後では **J000「2」**が妥当と考える。

● 術後 2，3 日目に胸腔ドレーン抜去後に抜去部位の処置が必要な場合の処置料は，保医発通知（『診

療点数早見表』2024 年度版，p.697）に記載されているとおり，J000「1」を適応とする。局所麻酔下に数針縫合しても手術料は請求できない。逆に**胸腔穿刺**の翌日に穿刺部の処置を行えば，創の処置料（J000）を請求できる。

●胸腔ドレーンが挿入されている場合，**J002 ドレーン法「1」持続的吸引を行うもの**（50点）が算定できる。これは包交等の処置の有無にかかわらない。逆にドレーン刺入部の消毒等の処置料は所定点数に含まれるので算定できない。しかし，術後の場合，開胸創や胸腔鏡手術のポート等はドレーンとは別の創であるから，**J000「1」または「2」**の算定対象となる。つまり，両者を同時に算定することはあり得るし，算定も可能である。

●術後の創痛に対して，**J119 消炎鎮痛等処置「3」**を請求することはできない。

(8) その他

●DPC に外付け可能な項目として手術当日の使用薬剤が挙げられているが，これは麻酔中に使用された薬剤であって，厳密には帰室後病棟で使用される薬剤は含まれない。抗菌薬は 1 回または 2 回の投与であれば手術中の投与を判断するが，3 回以上となると麻酔時間を考慮して適否を判断することになる。

●**医療補助材料の算定要件：膀胱留置カテーテル**は，原則として 24 時間以上留置されたものについて請求できることになっている。呼吸器外科の手術では多くの膀胱留置カテーテルは翌日抜去されるので，算定は可能と解釈されるが，若年者の気胸など術当日の夜に抜去することが多いと考えられる場合は，査定されることもあり得る。若年者の気胸などで特別の事情があって翌日まで留置した場合は，詳記を付けることをお勧めする。

　胃管は，呼吸器外科手術では気管内挿管チューブを抜去する際に一緒に抜去されることが多く，遅くとも手術当日の夕方には抜かれる。したがって胃管を請求することは一般的にはないと考えているので，もし 24 時間以上留置した場合には詳記を付けて請求する必要がある。

3　症状詳記のアドバイス

　レセプトは固有名詞と数字の羅列である。臨床医である審査委員は，そこから診療経過というストーリーを読み取りながら，日々審査を行っている。それでも，こちらの想像力には限界がある。どう想像してみても，そのストーリーに収まらない検査や処置，術式などに出くわす

と査定すべきかどうかを考えるわけである。であるから，請求側も同じ外科医として，あるいは臨床医として同じような感性をもって自身が治療した患者への先入観を排して，一見無意味に見える固有名詞と数字の羅列からストーリーを想像してみることをお勧めする。そうすればそのストーリーに収まらないと思える検査や処置，術式などが見えてくるのではないだろうか。そこを文章で補えば（詳記に書けば），審査する側も実に気持ちよくレセプトをストーリーとして読み続けることができるはずである。

　しかし，このような感性は後期研修医レベルの人たちにはまだないと思われる。にもかかわらず，詳記作成を彼らに丸投げしているとしたら上級医の職務怠慢と言わざるを得ない。上級医のチェックが不十分と思われる詳記の具体例を以下に挙げる。

(1) やる気のない詳記

　散々言い古されたことであり，どの診療科のレセプトでも同様だと思うが，一向に改善される兆しがないので，あえて書かせていただく。

　「**○月○日に入院して，△日に手術，術後経過は順調につき×月×日に退院した**」などと，単なる時系列で書かれた詳記が実に多い。これは詳記すべき問題点がまったくわかっていない人，おそらくは上級医に命令された後期研修医レベルの人がいやいや書いたものであろうことは容易に想像がつく。このなかに査定防止に役立つ情報が全然含まれていないことは明らかであるが，査定に利用されるマイナス情報すら含まれている。詳記の作成がマイナスになりかねないことは意外と知られていない。

　例えば，「30・40 歳代の縦隔腫瘍や転移性肺腫瘍に対して鏡視下手術を行って，術後に ICU に入り，FOY やミラクリッド，プラズマエクスパンダーなど通常重篤な病態に用いる薬剤（処置）が使用されていた」場合に上記のような詳記が提出されたとすると，このような治療は不要とみなされ，査定する根拠になる可能性がある。このような無意味な詳記なら提出しないほうがいいので，事務方がこういう詳記を拾い出して破棄する努力は必要だと思う。

(2) 問題の本質がつかめていない詳記

　では，上級医もしくは事務方が査定されそう

な項目をあらかじめ洗い出して，詳記すべき対象として列挙して後期研修医クラスの人に詳記を書かせればよいかというとそうでもない。それでも問題のある詳記は作成されるのである。

　例えば，60歳代の肺癌患者に右上葉切除を行った際にフィブリン糊とタココンブの両方を使用せざるを得なかったとする。この2剤には効能効果で重複するものがあるため，査定される可能性を考えた。この2剤の使用について詳記するように後期研修医に指示したところ，**「肺尖部に高度の癒着を認め，癒着剥離部からの出血に対してタココンブを，肺からの空気もれに対してフィブリン糊を使用した」**という記載がなされた。通常，胸壁からの出血には電気メスでの対処は十分可能であり，タココンブの使用は過剰ではないかという疑問が生じる。例えば，**「右腕頭静脈付近からの出血があり，電気メスの使用が危険であったためタココンブを使用した」**と書かれていればまったく問題はないが，前述の詳記では査定されても致し方ないだろう。さらに意地の悪い解釈をすれば，肺尖の癒着剥離に伴う空気もれなら摘出された上葉

からのはずで，フィブリン糊は不要ではないか，といういかにも机上の論議もできそうである。術者であれば**「葉間形成を行った下葉S6からの空気もれに使用した」**などの誤解を招くことのない明確な記載ができるはずである。

　言いたいことは，「記載すべき項目を列挙したのだから，あとは研修医さん，よろしくね」という姿勢もやはり駄目だということである。

4　終わりに

　呼吸器外科領域では扱う疾患は比較的限られていることから，レセプト上の請求項目も限定的である。したがって，請求上問題となる点もかなり絞り込むことができる。医師側と医事課側で話し合って請求上問題となりやすい項目を拾い出し，請求方法や詳記等の記載の仕方をマニュアル化することは比較的容易と思われる。呼吸器外科はそういった取組みを院内に広める際のモデルケースにしやすい診療科であることを自覚して奮起されることを期待したい。

⑧ 麻酔科編

1 はじめに

　社会保険診療報酬支払基金の審査を担当する医師の専門委員は，診療担当代表，保険者代表，学識経験者代表からなる。筆者は学識者代表の外科系審査員で，麻酔科担当は1人のみだ。

　都道府県によって異なるが，筆者の所属する県では各月の15日前後に運営委員会があり，土日を含めて6日間で一般レセプト審査を行う。一定点数以上の高額レセプトは専門部会にて別途審査となっているが，専門部会は専任委員と専門知識を有する審査委員合計20人前後で構成されている。およそ月に5000〜8000件のレセプト審査と，数十件の再審査（中央差し戻し再審査），それに専門部会で十数点の高額レセプト審査を行っている。

　診療側からは必ずしもそのように評価されていないが，審査委員は実はいかに診療報酬を査定しないで済むかを腐心しており，常に適切な診療行為が保険上認められるように努力している。実際にはコンピュータチェックおよび事務レベルのチェックが必ず青マークで入り，さらに高額医薬品についても電子レセプト上にマークがつく。支部を通過しても中央からの差し戻し再審査があるので，きちんとしたルールに則って審査を行っており，必ずしも審査基準を曲げるわけではない。しかし，明らかなルール違反ではない診療行為のうちには医療行為として正当なものもあり，こういったものについては事務方と折衝してでも可能な限り診療報酬を認める努力をしている審査委員が大部分である。査定における寄与率は，コンピューターチェックが50%，事務方と審査委員が30%，50%とされている。

　このあたりを認識して，診療側としてもルールに則った，あるいはルールに沿った解釈が可能な診療報酬請求を行うことが第一である。特にペインクリニック領域については，神経ブロックについては，麻酔（ペインクリニック）標榜医が請求する場合においても，点数の多寡にかかわらず症状詳記などで診療の必要性をきちんと説明し，ペインクリニック学会認定医で

あること等を記載するほうがよい。

2 最近の審査の動向

　最近の変化としては，DPCと電算システムの導入が挙げられる。

　DPCレセプトは，包括部分では請求された診断群分類が診療行為から見て妥当かどうかを判断する。また，コーディングの妥当性は，出来高部分に記載された施行手術や包括部分に入らない検査・処置などの内容から判断し，傷病情報，入退院情報，診療関連情報なども参考にする。出来高部分の審査は基本的には従来と同じであるが，ICD-10に準拠するため，記載できる病名の数に限りがあるので，手術や処置のなかで過剰請求や適応外請求があった場合に査定する。その結果，DPCにおいては従来に比べ査定率は減少している。

　審査用コンピュータには，①診療報酬点数表，②医薬品のチェックマスター（医薬品の適応傷病名，投与量，基準投与日数を収載），③特定器材マスター，④臨床検査の説明とその適応疾患名，⑤全国各支部の疑義照会の結果──など，審査に必要なほとんどの情報が装備されており，いつでもポップアップ形式で参照可能になっている。また，月をまたいだレセプトの縦覧が可能となったため，縦覧による査定が認められるようになったので注意されたい。特に治療開始日や，薬剤の投与継続については厳密に行う必要がある。縦覧点検は審査用パソコン画面上で縦覧点検のボタンを押すと，右画面半分に当月および過去6カ月分の請求が集計して表示され，点検は極めて容易になっている。

　電子レセプトは，ソート機能も充実していて，医薬品の名前，患者情報（保険別，年齢別，請求点数別など）によるレセプト抽出が可能である。この機能を用いれば同種内容のレセプトを比較して平行審査が可能となり，偏りのない審査が容易にできるようになる。医療機関にとっても利点が多い反面，患者診療録は患者診察ごとに変化していくものであるから，同一患者に

おいて病名追加・変更は日々生じる。再審査請求のときなどに初回請求時と病名等記載事項の変更が生じないように，医療機関側としてもきちんとした整備をしておく必要がある。

＊　　　＊　　　＊

麻酔管理料のうち，**麻酔管理料（Ⅰ）**については，すべての麻酔に必要な手技を標榜医が自身で行った場合のみに算定できると明記され，基本的に医学部付属病院等の研修指定病院においては算定が困難である。一方，**麻酔管理料（Ⅱ）**は一般病院では請求しにくい要件となっており，指導医（麻酔標榜医以上）の指導のもとで（同室），研修医など麻酔標榜医でない医師が麻酔を行った場合に限り算定可能となっている。現在のところ，**麻酔管理料（Ⅱ）**の要件で返還命令等がなされた話は聞いていない。医療現場の実際に即したものといえる。

L008 マスク又は気管内挿管による閉鎖循環式全身麻酔の請求方法は複雑で，手術の種類の多い病院の請求では注意が必要（**図表1**）だが，手術部門システムである程度,解決可能である。「麻酔が困難な患者」の加算（現在は加算の方式はとっていないが）開始当初は，循環器疾患などに偏りが大きかったが，現在はかなり是正されてきた。しかし，まだ感覚的にとらえられる「重症疾患」とは乖離があり，病名記載に留意しないと要件に適合していても査定される場合がある。ここに含まれる多くの疾患（病名）は治療を必要とする疾患だが，緊急手術などでは欠落することが多く注意を要する（**図表2**）。

術中経食道エコー心連続監視加算は付帯条件も多いので基本事項に注意する。また，**同種臓器移植術（生体を除く）加算**も制限がきびしいので注意する。

近年，「非侵襲的血行動態モニタリング」が術中モニターとして認められるようになったが，麻酔が困難な症例でしかも腹腔鏡下内視鏡手術（胆嚢摘出術および虫垂摘出術を除く）に限られているので注意されたい。L008-3 経皮的体温調節療法とともに，使用する機器が指定されているのでその点も留意されたい。

特にDPCが導入されている施設では手術・麻酔に対して集中してチェックが入る傾向にあり，以下の基本的な確認や記載が必要である。

図表1　全身麻酔の点数

閉鎖循環式全身麻酔の種別		2 時間以内		2 時間超
		麻酔困難症例	一般症例	30 分，端数毎
1	人工心肺を用い低体温で行う心臓手術 低体温で行う OFF-Pump CABG（2 枝以上）（K552-2） 分離肺換気と高頻度換気法の併施	24,900	18,200	1,800
2	坐位における脳外科手術 人工心肺下の心臓手術（低体温なし） OFF-Pump CABG（2 枝以上）（K552-2）（低体温なし） 低体温麻酔 分離肺換気 高頻度換気法	16,720	12,190	1,200
3	心臓手術一般（上記以外） 腹臥位（伏臥位）での麻酔	12,610	9,170	900
4	腹腔鏡を用いた手術・検査 側臥位の麻酔	9,130	6,610	660
5	その他の場合	8,300	6,000	600

神経ブロックについては，ボツリヌス毒素局所注入療法の適応範囲が拡大されたが，ボトックスの適応年齢等に制限があり，注意が必要である。高周波熱凝固とボツリヌス毒素の使用はいずれもある程度技術が必要であり，使用理由を症状詳記に記載するほうがよい。2012 年度に久々に，神経ブロックの適応が新設された。L100，L101 ともに，不対神経節ブロック，前頭神経ブロック，腰神経叢ブロック，仙腸関節枝神経ブロック，頸・胸・腰椎後枝内側枝神経ブロック，背髄神経前枝神経ブロックの6種であるが，特に L101 での施行は困難なものも混ざっているので，請求にあたって注意が必要である。使用理由記載必要。

①病名もれ。特に DPC では MDC（主要診断群），疾患の分類コードと主傷病名（ICD10 のコード番号）が合っているかどうかを確認して，傷病情報欄に記載することが重要。

② DPC で傷病情報欄の手術・処置等には輸血等も入るので，もれのないようにする。もれることで診断群分類が誤る可能性がある。

③全身麻酔は，必ず区分番号と時間を「L008 マスク又は気管内挿管による閉鎖循環式全身麻酔5（215分）」のように記載する（**図表1**）。

④薬剤（全身麻酔薬）の過剰使用

⑤手術に対する麻酔法の選択（診療上の必要理由

図表2　全身麻酔における「麻酔が困難な患者」の要件

算定要件	解　説
ア．心不全（NYHA Ⅲ度以上のものに限る）の患者	NYHAとは，New York Heart Associationの心機能分類のことである。Ⅰ度（心疾患はあるが，身体活動に特に制限はなく，日常労作では愁訴を生じない），Ⅱ度（心疾患があり，身体活動に軽度の制限あり，比較的強い日常労作時には愁訴を生じる），Ⅲ度〔心疾患があり，身体活動が著しく制約されるもの；安静時には愁訴はないが，比較的軽い日常労作（歩行，会話など）においても呼吸困難，狭心痛，疲労感，動悸などの愁訴が発生する〕，Ⅳ度（いかなる程度の身体労作でも愁訴が生じ，心不全症状又は狭心症症状が安静時にもみられる）に分類されている。本要件はⅢ度あるいはⅣ度の心機能障害を持つ心不全をいう
イ．狭心症（CCS分類Ⅲ度以上のものに限る）の患者	CCS分類とは，CCS（Canadian Cardiovascular Society）の狭心症重症度分類のことで，クラスⅠ（日常の身体活動では狭心症発作を起こさない），クラスⅡ（日常の身体活動は多少制限され，急ぎ足の歩行，上り坂歩行，食後，寒冷，強風，精神的緊張などで狭心症発作を生じる），クラスⅢ（日常活動は著しく制限され，普通の速さ・状態で100〜200mの歩行または一階階段を上ることなどで，狭心症発作を生じる），クラスⅣ（いかなる動作でも症状が生じ，安静時にも狭心症発作を起こすことがある）に分類されている。CCS分類Ⅲ度以上とはクラスⅢ，Ⅳの重症狭心症で，心臓手術以外で待機的手術対象となることはまれである
ウ．心筋梗塞（発症後3月以内のものに限る）の患者	本要件に当てはまる患者は，必ずしも（ア）や（イ）に当てはまる心不全を呈している状態とは限らない。周術期の再梗塞を考えての算定要件であると思われる
エ．大動脈弁閉鎖不全，僧帽弁閉鎖不全または三尖弁閉鎖不全（いずれもⅡ度以上のものに限る）の患者	この場合，Ⅱ度以上の診断はエコー法などで一般的に行われている診断方法でよいが，病名に記載する必要はある
オ．大動脈弁狭窄（大動脈弁平均圧較差50mmHg以上のもの），僧帽弁狭窄（僧帽弁平均圧較差10mmHg以上のもの）の患者	一般には循環器的治療を行ったうえでの数値と考えられる。病名記載は必要
カ．植込み型ペースメーカまたは植込み型除細動器を使用している患者	この重症加算要件のなかで，（ネ）と並んで当てはまる症例が多い算定要件であろう
キ．先天性心疾患（心臓カテーテル検査により平均肺動脈圧25mmHg以上であるものまたは，心臓超音波検査によりそれに相当する肺高血圧が診断されているものに限る）の患者	小児心臓手術麻酔に対する加算と一般には捉えられる。成人でこの要件を満たすことはきわめてまれ
ク．肺動脈性肺高血圧症（心臓カテーテル検査により平均肺動脈圧25mmHg以上であるものまたは，心臓超音波検査によりそれに相当する肺高血圧が診断されているものに限る）の患者	こちらの要件は，特発性肺高血圧症などの成人症例も該当する
ケ．呼吸不全（動脈血酸素分圧60mmHg未満または動脈血酸素分圧・吸入気酸素分画比300未満のものに限る）の患者	特に記載はないが，空気呼吸下（Room Air）で測定した動脈血酸素分圧であろうと考えられる。また，動脈血酸素分圧・吸入気酸素分画比とはP/F比（PaO_2/FiO_2 ratio）のことで，急性肺傷害（ALI/ARDS）の診断基準に用いられる。300未満の呼吸不全患者とはもし急に発症していれば急性肺傷害（ALI）の診断基準に入るほどひどい呼吸不全状態である。人工呼吸管理になっていることが多いと思われる〔（ヌ）参照〕
コ．換気障害（1秒率70%未満かつ肺活量比70%未満のものに限る）の患者	呼吸機能検査で1秒量が強制肺活量（FVC）の70%未満，かつ肺活量が年齢・性別標準値の70%未満の換気障害で，混合性換気障害患者のことであるが，いずれも70%未満であり古典的な換気障害分類による「混合性換気障害」とは数値が異なっている（拘束性換気障害：FVC<80%）ことに注意する
サ．気管支喘息（治療が行われているにもかかわらず，中発作以上の発作を繰り返すものに限る）の患者	一般には待機的手術の適応外である
シ．糖尿病（HbA_{1C} 8.0%以上，空腹時血糖160mg/dL以上または食後2時間血糖220mg/dL以上のものに限る）の患者	この場合も内分泌代謝科等で治療を行ったうえで，しかも術前にこの値を示す患者と考えられる。病名記載が必要
ス．腎不全（血清クレアチニン値4.0mg/dL以上のものに限る）の患者	透析患者については別に算定用件に入っている（ネ）
セ．肝不全（Child-Pugh分類B以上のものに限る）の患者	Child-Pugh分類とは肝機能を評価する分類法のひとつ。総ビリルビン値／血清アルブミン値／腹水の程度／肝性脳症の程度／プロトロンビン時間の5項目をそれぞれ1, 2, 3点で点数をつけ，5〜6点：A，7〜9点：B，10〜15点：Cと分類した。点数が多いほど肝機能が悪いことを示している
ソ．貧血（Hb 6.0g/dL未満のものに限る）の患者	待機的手術では手術前に輸血などで補正してから行うことが多く，本算定要件には当てはまらないことが多いと思われる
タ．血液凝固能低下（PT-INR2.0以上のものに限る）の患者	（ソ）と本件はともに一般には待機的手術の適応外である。主に緊急手術をにらんだ要件であろう
チ．DICの患者	原因疾患はともかく播種性血管内凝固症候群（DIC：Disseminated intravascular coagulation）を生じている患者，診断基準に則った病名記載が必要

ツ. 血小板減少（血小板５万/μL 未満のものに限る）の患者	一般には待機的手術の適応外である。血液内科などで治療を行ったうえでやむを得ずこの数値で手術を行う場合には手術時に血小板輸血の用意が必要な範囲に入る。病名記載は必要
テ. 敗血症（SIRS を伴うものに限る）の患者	全身性炎症反応症候群 SIRS（Systemic Inflammatory Response Syndrome）は、主に感染症が引き金となって全身に炎症が波及し炎症反応が亢進している病態である。3つのバイタルサインと１つの臨床検査数値のみで診断し（以下の４項目のうち２項目以上）（体温；38℃以上または 36℃以下，心拍数；90/ 分以上，呼吸数；20 回 / 分以上または $PaCO_2 < 32torr$，白血球数；12,000/mm^3 以上か 4,000/mm^3 以下など），SIRS でかつ感染症が存在する場合は敗血症と診断してよいと定義した
ト. ショック状態（収縮期血圧が 90 mmHg 未満のものに限る）の患者	ショックの原因は問わないが、全身麻酔導入前にショック状態を呈している患者。1. 神経性ショック，2. 循環血液量減少性（出血性）ショック，3. 細菌性（エンドトキシン）ショック，4. 心原性ショック，5. アナフィラキシーショックがあり、いずれもショック徴候と呼ばれる症状（蒼白、虚脱、冷汗、脈拍触知不能、呼吸不全）を呈することが多い
ナ. 完全脊髄損傷（第５胸椎より高位のものに限る）の患者	「完全型」の脊髄損傷とは脊髄が横断的に離断し損傷部位以下の神経伝達が完全に断たれた状態。第５胸椎レベルでの完全麻痺では剣状突起付近より下位の完全麻痺が生じる
二. 心肺補助を行っている患者	まれではあるが、心停止患者に PCPS（percutaneous cardiopulmonary support）を行いながら手術に入ることはある。その他の補助循環はきわめて特殊で一般の医療機関の算定要件にはなり得ない
ヌ. 人工呼吸を行っている患者	気道確保をして、人工呼吸器の補助が必要な患者
ネ. 透析を行っている患者	この重症加算要件の中で、（カ）と並んで当てはまる症例が多い算定要件であろう
ノ. 大動脈内バルーンパンピングを行っている患者	心臓手術の緊急症例が大部分の要件と考えられる
ハ. BMI 35 以上の患者	BMI = body mass index：体重(kg)÷〔身長（m）〕^{2} で計算する。肥満の指標に用いられるが、成人の標準値は 22 で、25 以上が肥満とされている。したがって、BMI 35 以上の超肥満手術患者は、日本の一般的医療機関ではめったに遭遇しない

記載）
⑥神経ブロックの過剰

　なお、2020 年 3 月から、神経ブロック使用機器については、誤接続防止機能に対応した機器以外の製造は停止された。保険上はまだ特に問題になっていないが、いずれ、例えば持続硬膜外ディスポーザブル注入器の保険請求上の制限がかかることなどが予想される。

3　保険請求上の留意点

（1）麻酔全般

●麻酔法の選択は、診療上の理由が最優先される。選択が一般的ではないと思うとき（例：下肢の比較的短時間の整形外科手術に対する閉鎖循環式全身麻酔法等）は、症状詳記に診療上の理由を記載し、麻酔記録（手術記録）をつけて請求する。

●L009 麻酔管理料（Ⅰ），L010 麻酔管理料（Ⅱ）を請求するにあたっては、常勤麻酔科標榜医の名前と施設基準の届出があらかじめ必要である。

●L009 麻酔管理料（Ⅰ）を請求する場合は、すべての麻酔にかかわる手技を麻酔標榜医が自ら行うことが必要。研修指定病院ではこの項目での請求はなかなかきびしい。帝王切開術では「1」の点数が異なる（700 点加算）ので注意。

●L010 麻酔管理料（Ⅱ）を算定する場合は、麻酔標榜医が麻酔担当医に対して同室で指導することが必要条件であるので、研修指定病院で請求することが前提となっている。

（2）全身麻酔関係

●全身麻酔で算定可能かどうかは手術の大小によるものではない。たとえ小手術であっても、意識低下を伴っている患者で気道確保を必要とする場合や、患者が重篤な合併症を伴っている場合、あるいは乳幼児・小児では、麻酔科医の管理下全身麻酔を選択する診療上の必要理由が明確であるから、全身麻酔が妥当と思われる。

　この場合には診療上の必要理由を併記すれば、L008 の通知により、「静脈注射用麻酔剤を用いた長時間の全身麻酔」として算定可能。

●有床診療所で全身麻酔を請求するときには、麻酔記録のコピーを併せて提出するとよい。

●「麻酔が困難な患者」として請求する場合には、算定要件に該当する病名（複数科にまたがる）および加算請求要件の記載を必ず行う。

●「麻酔が困難な患者」の算定要件にはかなり偏りがあるので、きちんと把握して請求する（図表 2）。

●図表 2 の「シ」については、HbA1c8.0 以上の重症糖尿で、手術を延期してインスリン等にて加療して手術に臨んだ場合には、理由を記せば、認められる場合もある。特に、手術に臨んでインスリン加療中であれば、手術直前の HbA1c 値にかかわらず、重症加算要件に該当すると考えられる。

●L001-2 静脈麻酔は、麻酔薬を経静脈ルートで投与することとは同義ではなく、自科麻酔として手術医（検査施行医）が施行した場合に算定する。静脈麻酔で一般に行われる手術を全身麻酔で行った場合は、診療上の必要理由を症状詳記に記載しないと認められない。この場合は麻酔科医が実際

に麻酔を行ったことを示す必要がある。

●**L007 開放点滴式全身麻酔**は，マスクまたは気管内挿管による特別な気道確保を必要とせずに自発呼吸下で吸入麻酔を行った場合に算定する項目と解釈されている。したがって**L000 迷もう麻酔**との差異は主に時間的なものであり，**L008**との差異は気道確保法の必要性である。

　手術目的深度で揮発性吸入麻酔薬を使用して気道確保を必要としない場合は考えられないため，ガス吸入麻酔薬などの比較的安全性の高い麻酔をやや長時間行った場合であろうと推測され，請求要件を満たす例は限られている。

●麻酔時間は，全身麻酔器から酸素を患者に投与開始した時点を開始時間とし，麻酔器から接続を解除した時点を終了時間として算定する。たとえ麻酔科医が立ち会っていても，回復室等での患者観察の時間は含まれない。実際に麻酔記録の提出を求めることは多くないが，麻酔開始・終了時刻は麻酔記録に記載することが義務づけられている。

●手術・麻酔上手術・麻酔時間が一般常識より長くなった場合には，必要理由を症状詳記に記載する。時に麻酔時間と使用麻酔薬量が合わないことがあり，薬剤過剰による査定となる。

●一般的な吸入麻酔薬使用量の目安は，時間当たり**セボフルラン**は40mL，**笑気ガス**は240Lまたは480g。2〜3割の増減は手術内容によって可。

●**デスフルラン**は一般にセボフルランの約2.5倍の必要量（mL）。目安は時間当たり100mL。

●**腹腔鏡下手術**から**開腹手術**に切り替えた場合，主たる手術が腹腔鏡下で行われたときは腹腔鏡下として算定できるが，この場合，全身麻酔の請求が一致していないと査定になるので注意する（例えば，手術時間3時間の**腹腔鏡下胆嚢摘出術**で，最後の60分を開腹手術で行い麻酔時間が総計205分であった場合は，厳密には「**マスク又は気管内挿管による閉鎖循環式全身麻酔5**（95分）（手術開始から気腹開始までの時間を10分と計算し，開腹手術時間60分＋麻酔導入／覚醒時間25分），**マスク又は気管内挿管による閉鎖循環式全身麻酔4**（110分）」のようになる）（図表1）。

●**全身麻酔**のうち「分離肺換気」，「腹腔鏡下」等の付加的手技の算定要件は，その手技を行った時間のみその区分で算定可能。

●**アネキセート**はベンゾジアゼピン系薬剤（セルシン，ホリゾン，サイレース，ロヒプノール，ドルミカム，ミダゾラムなど）の鎮静の解除にのみ使用できる。麻薬使用時の呼吸抑制には認められない。**全身麻酔**時の使用には注意。**アネレム（レミマゾラム）**は2020年8月に全身麻酔の導入・維持に対して承認されたが，自己回収や供給に問題があり，最近ようやく安定供給がなされるようになった。導入時は概ね2バイアル（12mg/kg）まで，維持は1時間に1バイアル（1mg/kg）を目安に投与する。使用した場合は，しばらくは診療上の必要理由（プロポフォールに対してアレルギー反応を生じたなど）を記載したほうが良い。また，拮抗薬として**アネキセート**は使用可である。

●「**高頻度換気法**」の適応手術は限られており，主として分離肺換気時の呼吸補助としての使用や，耳鼻咽喉科領域の喉頭微細手術において使用される。算定には診療上の必要理由の記載が必要。

●「**分離肺換気**」は，呼吸器外科手術，心臓血管外科領域の胸部大血管手術，一般外科領域の食道手術等が適応である。

●「**低体温麻酔**」は，主として心臓手術において人工心肺を使用するか否かに関わらず算定可能である。重度脳障害患者に対する**治療的低体温療法**は算定できないが，脳神経外科手術においてまれに**低体温麻酔**が行われることはあり（脳血管遮断時間が長い手術など），この場合は治療上の必要性を明記して算定可能と思われる。

●**L008-2 体温維持療法**は「心肺蘇生後の患者」「頭部外傷患者」に限り，36℃以下で24時間以上維持した場合に3日間認められる。この場合には重症脳障害の治療として行ったのではないとの病状詳記が必ず必要。重症脳障害患者に対して脳温を32〜34℃に保つ**治療的脳低体温療法**は，たとえ心肺蘇生後患者であっても算定できない。頭蓋内の手術で**術後軽度低体温療法**を必要とする症例については，最近ではかなり審査が厳しく，必要理由が（症状詳記で）よほど明確でないとほとんど査定される。

●**L008-2**「**注2**」**体温維持迅速導入加算**については，15分間のしばりがあり，かつ咽頭冷却装置の使用が必須要件。その旨記載した症状詳記が必要。

●**L008-3 経皮的体温調節療法**では，「集中治療室等」で行った旨の記載が必要。

●**L008-3 経皮的体温調節療法**は，「サーモガードシステム」という専用の器材が必要なので，本項で請求する場合には，「スタートアップキット」と「Cool Line カテーテルキット」を併記すること。

●**時間外加算**等は，「通則」による時間外（40/100），深夜（80/100），休日（80/100）加算が算定可能であるが，基本的に，①緊急手術であることと，②麻酔開始時間が摘要欄に示されていることが算定要件である。この場合は**L008**「**注2**」，「**注4**」，「**注5**」，「**注7**」の**術中経食道心エコー連続監視加算**を含む全体に対して加算される。

● L008「注7」に術中経食道心エコー連続監視加算が新設されたが，適応に「麻酔が困難な患者」とある。これは「ア 心不全」から「ク 肺動脈性肺高血圧症」までの心疾患の重症患者と捉えるのが一般的であろう。心臓手術以外で同加算を請求する場合には，理由を記したほうがよい。

● 経食道心エコー施行時に，感染対策などのためにプローブカバーを使用してエコープローブを挿入することが多いが，この透明ビニール製のカバーについては保険請求できない。

● カイトリル，オンダンセトロンが，2021年8月30日の通達から「術後悪心嘔吐」の適応になったが，実際には手術室で投与されることも多く，麻酔記録上は術後ではないようにみえる。この場合，麻酔科医が手術室内で投与した場合については適応とされる場合も多いので，「厳密には手術中（麻酔中）ではあるが，治療上必要であったので麻酔科医が（手術終了後に）手術室内で投与した」旨，記載すれば査定されないことも多い。

(3) 伝達麻酔法関連

● 硬膜外麻酔は，全身麻酔との併用が可（L008の「注4」全身麻酔に硬膜外麻酔を併用）であるが，L004 脊椎麻酔と全身麻酔の併用は請求できない。

● L004 脊椎麻酔と L002 硬膜外麻酔の併用はどちらか一方での請求。

● L005 上・下肢伝達麻酔に手術時間の制約はない。

● L005 上・下肢伝達麻酔は，保険請求上は，①上肢の手術（検査，画像診断，処置など）に対する腕神経叢ブロックと，②下肢の手術（同上）に対する坐骨神経＋大腿神経ブロック──の二方法のことのみを指している。

● 静脈麻酔や脊椎麻酔，硬膜外麻酔時などに経皮的動脈血酸素飽和度を持続的にモニターした場合は，D223 経皮的動脈血酸素飽和度測定で算定可。

● D220 呼吸心拍監視は，以前は重篤な心機能障害もしくは呼吸機能障害を有する患者またはそのおそれのある患者でないと算定できなかったが，最近は一般に静脈麻酔や脊椎麻酔，硬膜外麻酔による手術に伴って実施した場合は認められる。

● L002 硬膜外麻酔は，穿刺部位によって点数が異なる。頸・胸部は1,500点（L002「1」），腰部800点（L002「2」），仙骨部340点（L002「3」）である。第12胸椎と第1腰椎間より刺入した場合には「1」で，第5腰椎と第1仙椎間より刺入した場合には「2」で算定する。

● L003 硬膜外麻酔後における局所麻酔剤の持続的注入は，部位による点数の差はない。精密持続投与した場合に1日につき80点を算定する。

● L003 は，麻酔当日は算定できない。

● L002 硬膜外麻酔（L004 脊椎麻酔）の実施時間（麻酔時間）は，硬膜外腔（くも膜下腔）へ薬液を注入した時刻を開始時間とし，当該手術を終了した時点を終了時刻として計算する。麻酔実施時間が2時間を超えた場合には30分ごとに所定点数の50/100を加算できる。

● L008 マスク又は気管内挿管による閉鎖循環式全身麻酔に硬膜外麻酔を併用した場合には，L008の硬膜外加算の項目で算定するが，L002 硬膜外麻酔の時間加算はできない。

● 術後の痛み緩和のため，全身麻酔＋伝達麻酔（神経ブロック）が普及しているが，麻酔請求は全麻＋神経ブロック加算（45点）で行う。神経ブロック（L100）に記載してある神経ブロック名を必ず麻酔記録に記入しておくこと。超音波エコーの加算はない。＜例：全身麻酔＋前斜角筋間ブロック：上腕骨骨折整復術に対して，など＞

(4) 神経ブロック

● 神経破壊剤使用の神経ブロック（L101）では，必ず症状詳記に診療上の必要性を記載する。

● L100「5」星状神経節ブロックや硬膜外ブロックについては週1～2回をめどに算定できるが，長期間にわたる場合や急性期などでより頻回のブロックを必要とした場合には，診療上の必要理由を症状と併せて症状詳記に記載する必要がある。必要理由を詳しく書いても査定される場合はあるが，詳記がなければまず間違いなく過剰で査定されると考えたほうがよい。

● 原則として，「アレルギー性鼻炎」に対する星状神経節ブロックは認められない。

● 「座骨神経痛」に対する硬膜外ブロックは，陳旧例であってもしばしば再発，症状の増悪を繰り返す記載があれば認められる。

● 原則として，神経根ブロックは外来通院患者に対して行っても算定可能である。

● 神経ブロックは，一診療回数に対して一法のみ算定可能である。L104 トリガーポイント注射と星状神経節ブロックの併請求などは査定される。ただし，J119 消炎鎮痛等処置と L104 トリガーポイント注射の併施は一般に認められる。

● 神経ブロックの適応については専門の麻酔科医でもしばしば迷う場合もあり明確ではない。県によっては専門審査委員が不在のところも多く，可能な限り症状詳記を記載したほうがよい（図表3）。

図表3　主な神経ブロックの適応疾患

体性神経ブロック		
三叉神経ブロック	三叉神経半月神経節ブロック	特発性三叉神経痛で末梢枝のブロックでは痛みが止まらない症例や，第一枝を含む複数枝罹患の場合。帯状疱疹後神経痛，癌性疼痛など
	眼神経ブロック	三叉神経第一枝領域の帯状疱疹／帯状疱疹後神経痛，三叉神経痛。前額部の癌性疼痛。前額部の術後痛，非定型顔面痛など
	上顎神経ブロック	三叉神経第二枝領域の帯状疱疹／帯状疱疹後神経痛，三叉神経痛。顔面の癌性疼痛。頬部など顔面の術後痛，非定型顔面痛など
	下顎神経ブロック	三叉神経第三枝領域の帯状疱疹／帯状疱疹後神経痛，三叉神経痛。顔面の癌性疼痛。顔面・顎部の術後痛，非定型顔面痛など
	前頭神経ブロック	三叉神経第一枝眼窩上神経領域の帯状疱疹／帯状疱疹後神経痛，三叉神経痛。前額部の癌性疼痛。前額部の術後痛，非定型顔面痛など
	眼窩上神経ブロック，滑車上神経ブロック	三叉神経第一枝眼窩上神経領域の帯状疱疹／帯状疱疹後神経痛，三叉神経痛。前額部の癌性疼痛。前額部の術後痛，非定型顔面痛など
	眼窩下神経ブロック	三叉神経第二枝眼窩下神経領域の帯状疱疹／帯状疱疹後神経痛，三叉神経痛。頬部の癌性疼痛。頬部の術後痛，非定型顔面痛など
	おとがい神経ブロック	三叉神経第三枝頤神経領域の帯状疱疹／帯状疱疹後神経痛，三叉神経痛。下顎部の癌性疼痛。下顎部の術後痛など
舌神経ブロック		舌，下顎部の癌性疼痛。舌の術後痛，舌痛症など
舌咽神経ブロック		特発性舌咽神経痛。口腔の癌性疼痛，術後痛など
蝶形口蓋神経節ブロック		Vidian 神経痛，Sluder 神経痛，鼻アレルギー，血管運動性鼻炎など
顔面神経ブロック		眼瞼痙攣（眼輪筋ジストニア，Meige 症候群），半側顔面痙攣，痙性斜頸
後頭神経ブロック		後頭神経痛，後頭部の帯状疱疹痛など
腕神経叢ブロック		頸肩部上肢領域の帯状疱疹／帯状疱疹後神経痛。頸肩部上肢領域の癌性疼痛。上肢の反射性交感神経性萎縮症，カウザルギー。肩部・上肢の術後痛など
浅頸神経叢ブロック		咽頭部の悪性腫瘍の痛み，頸部外傷後痛や術後痛。後頭神経痛など
肩甲背神経ブロック		肩関節周囲炎（五十肩），外傷・骨折・脱臼後の肩関節痛など
肩甲上神経ブロック		肩関節周囲炎（五十肩），外傷・骨折・脱臼後の肩関節痛，関節リウマチを含む関節炎，悪性腫瘍の浸潤など
肋間神経ブロック		腹部，胸部，背部の悪性腫瘍／帯状疱疹／外傷／手術などによる痛み。適応範囲は広いと考えられる
頸・胸・腰椎後枝神経ブロック		脊柱管狭窄症，椎間板症，脊椎こり症，変形性脊椎症，外傷性頸部症候群，頸肩腕症候群，頸性頭痛，その他背部，腰椎症など多数
仙腸関節枝神経ブロック		腰痛症（仙腸関節由来），変形性仙腸関節症，強直性脊椎炎など
神経根ブロック		頸胸椎領域の神経根症状を有する各種疼痛（頸椎症など）。頸部胸部領域の帯状疱疹／帯状疱疹後神経痛。頸部胸部領域の癌性疼痛。上肢／胸部の反射性交感神経性萎縮症，カウザルギー，帯状疱疹／帯状疱疹後神経痛。頸部，上肢，胸部の術後痛，腰下肢痛（神経根症状を有するもの），腰下肢痛の神経部位診断目的（治療を兼ねる）など
交感神経ブロック		
星状神経節ブロック		頸胸椎領域の各種疼痛（頸椎症など）。頸肩部上胸部領域の帯状疱疹／帯状疱疹後神経痛。頸肩部胸部領域の癌性疼痛。上肢／上胸部の反射性交感神経性萎縮症，カウザルギー〔以上は世界疼痛会議の分類では CRPS（complex regional pain syndrome）type Ⅰ，Ⅱに相当する痛み全体を含むこととする〕。頸部，肩部，上肢，上胸部の術後痛。レイノー病・バージャー病（TAO）など上肢の動脈閉塞性疾患，特発性顔面神経麻痺（ベル麻痺），突発性難聴，顎関節症など多数。鼻アレルギーには適応なし
腹腔神経叢ブロック		慢性膵炎，上腹部内臓悪性腫瘍による上腹部痛，背部痛（肝，胆，膵，脾，胃，小腸，右半結腸，大動脈周囲リンパ節由来の内臓痛）
下腸間膜動脈神経叢ブロック		左下腹部内臓悪性腫瘍による下腹部痛（横行結腸左半分，下行結腸，S状結腸，直腸，大動脈周囲リンパ節由来の内臓痛）
上下腹動脈神経叢ブロック		左右下腹部内臓悪性腫瘍による下腹部痛（横行結腸左半分，下行結腸，S状結腸，直腸，大動脈周囲リンパ節由来の内臓痛）
胸・腰部交感神経節ブロック		動脈閉塞性硬化症（ASO），バージャー病（TAO），レイノー病など上肢下肢の動脈閉塞性疾患
不対神経節ブロック		直腸癌手術（Miles 手術）術後1日肛門部痛，痔核根治術の接続性の痛み，外傷後肛門部瘢痕痛，難治性肛門部痛，外傷による会陰部の難治性の痛み，肛門・会陰部周囲（S3-5）の帯状疱疹／帯状疱疹後神経痛など
硬膜外ブロック	頸・胸部硬膜外ブロック	頸胸椎領域の神経根症状を有する各種疼痛（頸椎症など）。頸部胸部領域の帯状疱疹／帯状疱疹後神経痛。頸部胸部領域の癌性疼痛。上肢／胸部の反射性交感神経性萎縮症，カウザルギー。頸部，上肢，胸部の術後痛。レイノー病・バージャー病（TAO）など上肢の有痛性動脈閉塞性疾患など
	腰部硬膜外ブロック	腰椎領域の神経根症状を有する各種疼痛（根性坐骨神経痛など）。腰部脊柱管狭窄症などの腰痛疾患。腰部・下肢領域の帯状疱疹／帯状疱疹後神経痛。腰部・下肢領域の癌性疼痛。下肢の反射性交感神経性萎縮症，カウザルギー，幻肢痛など。腰部，下肢領域の術後痛，動脈閉塞性硬化症（ASO），バージャー病（TAO），レイノー病など下肢の有痛性動脈閉塞性疾患など
	仙骨硬膜外ブロック	仙椎領域の神経根症状を有する各種疼痛（根性坐骨神経痛など）。腰部脊柱管狭窄症などの腰痛疾患。臀部・下肢領域の帯状疱疹／帯状疱疹後神経痛。臀部・下肢領域の癌性疼痛。反射性交感神経性萎縮症，カウザルギー，幻肢痛など
その他		
ボツリヌス毒素局所注入法		眼瞼痙攣（眼輪筋ジストニア，Meige 症候群），半側顔面痙攣，上肢痙縮，下肢痙縮，痙性斜頸（2歳以上に限る：ボトックス）

4　請求・症状詳記のアドバイス

例1　68歳　男性

病名　急性解離性大動脈瘤，糖尿病

手術　上行大動脈人工血管置換術（3月3日）低体温下人工心肺使用

麻酔　マスク又は気管内挿管による閉鎖循環式全身麻酔1（麻酔困難症例）380分，マスク又は気管内挿管による閉鎖循環式全身麻酔5（麻酔困難症例）110分

症状詳記（抜粋）　緊急入院。術前の血液検査にてHbA1cが8.2％と高値であったが，緊急手術が必要であったためそのまま手術を行った。麻酔が困難な患者要件〔保医発通知「シ」（『診療点数早見表』2024年度版，p.859）〕。

審査側のコメント　本症例の麻酔請求上のポイントは，一つは閉鎖循環式全身麻酔の請求方法で，手術に応じた麻酔に対する区分の場合には（人工心肺を用い低体温で行う心臓手術），手術時間380分に対する麻酔区分（1-イ）と麻酔導入／離脱（本症例では麻酔器の接続解除まで）の麻酔区分（5-イ）を分けて請求する。

　もう一点は麻酔が困難な症例としての要件で，本来待機的手術であればHbA1cを8％以下にコントロールして手術とすべきところ（麻酔困難要件から外れる），緊急性の高い手術であったために，診療上の必要理由により麻酔困難症例として全身麻酔を行ったことである。症状詳記に上記のように記載され，数値の記入があれば査定理由はない。本例のように全身麻酔料が高額になる場合には，必ず要件を満たすように記載すること。

例2　78歳　男性

病名　S状結腸がん，肺気腫

手術　S状結腸切除術（開腹によるもの）

麻酔　マスク又は気管内挿管による閉鎖循環式全身麻酔5（麻酔が困難な患者）215分。

症状詳記（抜粋）　肺気腫があり重症の閉塞性換気障害を呈している患者である。麻酔が困難な患者要件〔保医発通知「コ」（『診療点数早見表』2024年度版，p.859）〕。

審査側のコメント　病名記載はあるが，実際の呼吸機能検査の1秒率・肺活量比の数値が書かれておらず，麻酔困難症例の算定要件（コ）（保医発通知「麻酔が困難な患者とは」の「コ」）を満たしているとは判断できない（返戻またはD査定）。

例3　38歳　女性

病名　顔面神経麻痺（ベル麻痺）

治療　星状神経節ブロック13回（診療実日数13日；1月10日〜31日）

症状詳記　なし

審査側のコメント　診療日を考えると少なくとも週に4回の星状神経節ブロックを施行していることになる（B査定）。必要理由が記されていない場合には，急性期においても星状神経節ブロックは週2回までしか一般に認められない。この症例の場合，顔面神経麻痺の発症日とこの回数の診療上の必要理由が記載されていれば（例：発症が1月6日で非常に急性期であり，また重症の麻痺であったため初期には連日の星状神経節ブロックによる治療が必要と判断したなど），査定されなかった可能性が高い。

5　おわりに

　医療機関によって査定対象には傾向があり，また同じ査定が何カ月も続くと重点審査対象になることが多く，ますます査定がきびしくなるという悪循環に陥っている医療機関もある。

　はじめに述べたように，審査委員の多くは決して査定しようと思って査定しているわけではない。むしろ良心的医療機関に対しては守る立場に立ち，仕事量を増やしてでも返戻を積極的に行っている審査委員も少なくない。医療機関側ももう少し保険審査の実情を理解して，病名不備や記載の不備などの「もったいない」査定を防ぐべく努力をしていただきたい。

　医師はどうしても検査，治療の項目のみに目が行きやすいが，レセプトはその他に各種加算，薬剤，食事なども含んでおり，医師単独のチェックには限界がある。病院の医事課はこのあたりをカバーするべく，医療機関全体で査定が減少するように取り組んでいただきたい。

和文索引

監修（第 1 章）：川杉　和夫（桐ヶ丘団地診療所）

※　定価は裏表紙に
　　表示してあります

レセプト総点検マニュアル
2024 年版

2024 年 6 月 6 日　第 25 版第 1 刷発行

発行者　　小　野　　章
発行所　　[il]医学通信社

〒 101-0051　東京都千代田区神田神保町 2-6 十歩ビル
電 話 03-3512-0251（代表）
FAX 03-3512-0250
03-3512-0254（書籍の記述についてのお問い合わせ）

https//www.igakutushin.co.jp
※　弊社発行書籍の内容に関する追加
情報・訂正等を掲載しています。

装丁デザイン／とくだあきら
印刷／製本：教文堂

※本書に掲載されたすべての内容に関する権利は著作者及び医学通信社
が保有します。本書の内容につき，一切の無断使用・転用・転載・デー
タ化は固く禁じます。
※[JCOPY]〈（一社）出版者著作権管理機構　委託出版物〉
本書の無断複製は，著作権法上での例外を除き，禁じられています。
複製される場合は，そのつど事前に（一社）出版者著作権管理機構（電
話 03-5244-5088，FAX 03-5244-5089，e-mail：info@jcopy.or.jp）の
許諾を得てください。

ISBN　978-4-87058-940-7

最新 検査・画像診断事典

2024年改定の最新検査・通知を完全収載!!

【2024-25年版】 日本臨床検査医学会　編著

検査の手技・適応疾患・保険請求がすべてわかる

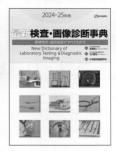

B5判／約440頁／2色刷
価格：2,800円（＋税）

2024年5月刊

- ●診療報酬点数表の検査・画像診断・病理診断を完全収録し，手技・適応疾患を解説。疾患名から適応検査の検索も可能です。また，全項目に最新の診療報酬点数・通知（保険請求上のポイント）を付記しています。
- ●臨床検査医師の全国組織「**日本臨床検査医学会**」の多重チェックにより適応疾患を精緻化。適応疾患は「標準病名」に統一しています。
- ●**2024年診療報酬改定**と最新の医学的知見に基づき，適応疾患を全面的に見直した最新版。審査機関でも使われているレセプト点検の即戦力!!

★臨床検査医の全国組織「**日本臨床検査医学会**」が監修・執筆。審査機関の審査の「参照情報」としても活用されているスタンダードな1冊!!

【ご注文方法】①HP・ハガキ・FAX・電話等でご注文下さい。②振込用紙同封で書籍をお送りします（料金後払い）。③または書店にてご注文下さい。

☎ 101-0051 東京都千代田区神田神保町2-6 十歩ビル
tel.03-3512-0251　fax.03-3512-0250
ホームページ https://www.igakutushin.co.jp

医学通信社

手術術式の完全解説

2024-25年版　診療報酬点数表

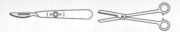

全1450術式の手技と適応疾患・使用材料

東京逓信病院・副院長
一般・消化器外科部長
寺島　裕夫 編著

2024年6月刊

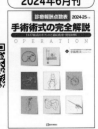

B5判／2色刷　約620頁
価格：3,500円（＋税）

- ★**2024年診療報酬改定**に完全準拠させた最新版!!
- ★最新の点数表の全手術（約1450術式）について，「目的・手技」「適応疾患」「医療材料・医療機器」「保険請求上の留意点」（2024年改定準拠）などを，イラスト・図解付きで明快に解説しています。
- ★第一線の専門医24名と外保連の学会専門医23名が二重に精査した確かな内容!!　2024-25年版ではさらなる精緻化を実現!!
- ★手術の保険請求・レセプト点検に不可欠の1冊!!　多数の医療機関はもちろん，審査機関における保険審査の「参照情報」としても活用される唯一無二のスタンダード解説書!!

◆2024年の診療報酬点数改定の新術式を完全収載!!『診療報酬点数表』に収載されている全ての手術術式について，その①適応疾患と病態，②手術の目的と原理，③具体的な手技と手順，④使用する医療材料，⑤併施手術や類似手術を，多数の図表・イラストを使い詳細に解説しました。

【ご注文方法】①HP・ハガキ・FAX・電話等でご注文下さい。②振込用紙同封で書籍をお送りします（料金後払い）。③または書店にてご注文下さい。

☎ 101-0051 東京都千代田区神田神保町2-6 十歩ビル
tel.03-3512-0251　fax.03-3512-0250
ホームページ https://www.igakutushin.co.jp

医学通信社

2024-25年版　診療報酬点数表　2024年6月刊
臨床手技の完全解説
〜処置・リハビリ・注射・麻酔・放射線治療等／適応疾患と手技〜

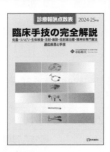

★ 2024年診療報酬改定に完全対応‼「処置」「リハビリ」「注射」「麻酔」「放射線治療」等を網羅し，適応疾患を標準病名に準拠‼

★専門医40名の著者陣と，外保連（外科系学会社会保険委員会連合）の学会専門医がダブルチェックで精査‼　審査機関の保険審査の「参照情報」としても活用される唯一無二のスタンダード事典‼

★ "臨床手技の入門書" として，"レセプト点検マニュアル" として画期的に役立ちます‼

東京通信病院
副院長　寺島裕夫　他著
Ｂ５判／２色刷
約400頁
3,000円（＋税）

● 多数のイラスト・図解を用いて，様々な臨床手技のディテールを具体的に解説しているので，臨床の入門・手引き書として最適です。また，実際に行われた手技が，診療報酬点数表のどの項目・算定区分に該当するのかが明快にわかります。
● 2024年改定により新設された項目（手技）も完全収載し，適応疾患をすべて「標準病名」に統一。また，全項目に最新の診療報酬点数・保険請求上のポイントを付記しているので，本書1冊でレセプト点検が可能です。

【ご注文方法】① HP・ハガキ・FAX・電話等でご注文下さい。②振込用紙同封で書籍をお送りします（料金後払い）。③または書店にてご注文下さい。

☎ 101-0051 東京都千代田区神田神保町2-6 十歩ビル
tel.03-3512-0251　fax.03-3512-0250
ホームページ https://www.igakutsushin.co.jp
医学通信社

特定保険医療材料ガイドブック
2024年度版　電子版ダウンロードサービス付‼
材料の図解，使用目的・方法，適応疾患・手術・処置の全ガイド
2024年7月刊予定

電子版ダウンロードサービス付

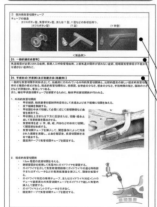

★2024年診療報酬改定準拠のすべての特定保険医療材料（医科）を収載。①材料の定義，②製品の特色，③使用目的・方法，④算定の留意事項，⑤適応疾患，⑥適応手術・処置——等について，ビジュアルなカラー写真やイラストを多用し，わかりやすく解説しています。

特定保険医療材料 2024年度版 ガイドブック
GUIDE BOOK 202

ビジュアルなカラー写真・イラストを豊富に使用：医療材料の実際の形態や色，使用方法，術式のディテールが目で見てわかります。
主な適応疾患，適応手術・処置：どのような疾患に対する，どのような手術・処置術式で，どのように使用されるのか——を手術例と処置例を示して具体的に解説しています。
※　その他，「材料の定義の解説」「価格」「算定の留意事項」「関連する手術・処置料」「取扱い企業」等についても詳細に解説しています。
※　2024年7月現在の「特定保険医療材料」に関する臨床上かつ保険請求上のすべての情報を収載。さらに電子版（本書購入者のみダウンロード可能）により，パソコンでの利用も可能です。

■編集：日本医療機器テクノロジー協会
■販売：医学通信社（本書は医学通信社への直接注文に限ります）
■Ａ４判　約920頁■フルカラー
■定価：25,000円（＋税）

★ 200社以上が加盟，全医療用具出荷額の５割を超す「日本医療機器テクノロジー協会」が，厚生労働省の協力，日本医用機器工業会，日本画像医療システム工業会の参画を得て編纂‼

【ご注文方法】① HP・ハガキ・FAX・電話等でご注文下さい。②振込用紙同封で書籍をお送りします（料金後払い）。

☎ 101-0051 東京都千代田区神田神保町2-6 十歩ビル
tel.03-3512-0251　fax.03-3512-0250
ホームページ https://www.igakutsushin.co.jp
医学通信社

最新刊 診療報酬「解説」シリーズ最新作——医学管理編!!

2024-25年版 診療報酬点数表 〔2024年6月刊〕

医学管理の完全解説

点数表「医学管理等」全100項目の全ディテール

柳原病院在宅診療部長 川人 明, 山内常男 著

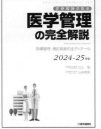

B5判/2色刷
約190頁
1,800円(＋税)

★「医学管理等」全100項目につき，①指導管理や連携の目的・内容・手法，②対象患者・適応疾患，③使用機器・薬剤，④診療報酬点数，⑤保険請求上の留意点，⑥カルテ・レセプト摘要欄への記載事項を明快かつ詳細に解説。算定解釈が最も曖昧で，それゆえに請求もれも多い分野「医学管理等」がすっきり理解できます!!

★点数表の全項目の診療行為と適応疾患を解説。**臨床とレセプト請求を一体化させた好評シリーズ**——「検査・画像診断事典」「手術術式の完全解説」「臨床手技の完全解説」「在宅医療の完全解説」——の「医学管理」編!!

★臨床現場で実際に行っている患者への説明や指導管理，他医との連携が診療報酬とどう結びつくのか，逆に，**こうした指導管理や連携をすれば，こうした点数が算定できるという法則**が明快に見えてきます!!

【ご注文方法】① HP・ハガキ・FAX・電話等でご注文下さい。②振込用紙同封で書籍をお送りします(料金後払い)。③または書店にてご注文下さい。 ☎ 101-0051 東京都千代田区神田神保町 2-6 十歩ビル tel.03-3512-0251　fax.03-3512-0250 ホームページ https://www.igakutushin.co.jp **医学通信社**

最新刊 臨床手技と診療報酬の適応を解説したシリーズ——在宅医療編!!

2022-23年版 診療報酬点数表 〔2022年8月刊〕

在宅医療の完全解説

在宅診療・指導管理・適応疾患・使用材料の全ディテール

柳原病院在宅診療部長 川人 明 著

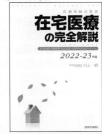

★診療報酬点数表（2022年4月改定準拠）の在宅医療の全項目につき，①診療行為と指導管理の内容，②適応疾患（標準病名対応），③使用材料・機器，④診療報酬点数，⑤保険請求上の留意点を明快に解説。さらに在宅医療の部の**特定保険医療材料**についても，そのディテールと使用法を解説しています。

★診療報酬項目の手技と適応疾患を解説した臨床シリーズ三部作「検査・画像診断事典」「手術術式の完全解説」「臨床手技の完全解説」に続く姉妹編!!

★在宅医療（往診料から各種の在宅療養指導管理料・材料加算，特定保険医療材料まで）をすべて解説した書籍は本書のみ。本書1冊あれば，在宅医療の「指導管理」＝「診療報酬」＝「病名」の適応チェックは万全!! 臨床と保険請求を完全一致させるための1冊です。

B5判/2色刷
186頁
1,600円(＋税)

【ご注文方法】① HP・ハガキ・FAX・電話等でご注文下さい。②振込用紙同封で書籍をお送りします(料金後払い)。③または書店にてご注文下さい。 ☎ 101-0051 東京都千代田区神田神保町 2-6 十歩ビル tel.03-3512-0251　fax.03-3512-0250 ホームページ https://www.igakutushin.co.jp **医学通信社**

★2040年に向けて激変する医療制度——**2024年トリプル改定**，第8次医療計画，医療DX，働き方改革，かかりつけ医制度，地域包括ケアと地域医療構想等——の最新の動向と施策を的確にキャッチ‼

★①最適の診療報酬＆施設基準の選択，②効率的な経営マネジメントと組織活性化，③医療の質と患者サービスの向上，④請求もれ・査定減ゼロ——など，医療機関の経営・業務改善に役立つ**最新知識と実践ノウハウ**を“オールインワン”で凝縮した医療総合誌です‼

★2024年6月・7月号では，2024年度改定に照準を合わせた**施設基準＆経営シミュレーション**，改定対応＆経営戦略策定，点数算定・請求の事例解説——などの大型特集を組みます。また，改定後の告示・通知・事務連絡など最新情報をすべて掲載して改定対応を的確にナビゲート‼

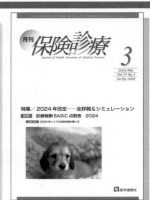

■A4判／約110頁
■フルカラー／2色刷

月刊 保険診療
Journal of Health Insurance & Medical Practice

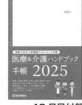

12月号付録

2024年改定から2040年に向けたマネジメントと実務ノウハウを満載‼

本誌特集

⑤ゼロからわかる“薬剤”入門
⑥診療単価アップの“力点”
⑦“ハラスメント”ゼロ対策
⑧人を集める技術，人が集まる条件
⑨10年後の“未来予想図”
⑩“セキュリティ”の鉄則
⑪Before 2024
⑫“モチベーション”を科学する
【2024年】(予定含む)
①【比較検証】データで見る日本の現実
②特集Ⅰ 2024年診療報酬改定・新旧対照表
　特集Ⅱ 2024年介護報酬改定はこうなる
③2024年改定——全詳報＆シミュレーション
【別冊】診療報酬BASIC点数表2024
④⑤診療点数早見表2024年度版
⑥2024年改定“完全攻略”マニュアル〔Ⅰ〕
⑦2024年改定“完全攻略”マニュアル〔Ⅱ〕

本誌の主な連載

日本の元気な病院＆クリニック…先進的な経営事例を徹底取材
視点…医療界キーパーソンの提言・異論・卓説を毎回読み切り掲載
DATA分析“特別捜査官”…各種DATA分析のノウハウを明快解説
病院＆クリニック経営100問100答…経営改善ノウハウQ＆A
こうして医療機関を変えてきた…病医院改革成功の秘訣とは？
NEWS縦断…医療界の最新動向から2025年改革をナビゲート
プロの先読み・深読み・裏読みの技術…制度と経営戦略の指標
実践DPC請求Navi……病名選択・請求点検の事例解説
パーフェクト・レセプトの探求…100％請求実現マニュアル
レセプト点検の名探偵…隠れた請求ミスを推理するプロの目
点数算定実践講座…カルテからレセプト作成までを事例解説
カルテ・レセプトの原風景…全診療行為のディテール再現
医療事務Openフォーラム…現場の画期的取組み等を紹介
オールラウンドQA……点数算定の疑義解釈に明快に解答
読者相談室…保険診療のあらゆる疑問に答える完全Q＆A

■お申込みはHP・ハガキ・電話・FAXで，何月号から購読されるかお知らせ下さるだけでOK。
■希望者には見本誌をお送りいたします。

■価格：**1,800円**(税込1,980円)
■定期購読（送料無料）半年：**10,800円**(税込11,810円)
　　　　　　　　　　　1年：**21,600円**(税込23,760円)

★**口座引落による1年契約には割引特典（1割引）→1年：19,440円**(税込21,384円)

※ 診療報酬改定年の4・5月合併号（『診療点数早見表』）は特別価格（税込5,060円）となりますが，**定期購読の場合は定期購読料のみで，差額分はサービス（無料）**とさせていただきます。

【ご注文方法】①HP・ハガキ・FAX・電話等でご注文下さい。②振込用紙同封で書籍をお送りします（料金後払い）。③または書店にてご注文下さい。

〒101-0051 東京都千代田区神田神保町2-6 十歩ビル
tel.03-3512-0251　fax.03-3512-0250
ホームページ https://www.igakutushin.co.jp
医学通信社

料金受取人払郵便

神田局
承認

3123

差出有効期間
2026年 4 月
20日まで

101-8795

308

（受取人）
東京都千代田区神田神保町 2-6
　　　　　　　（十歩ビル）

医 学 通 信 社 　行
TEL. 03-3512-0251　　FAX. 03-3512-0250

‖•‖•‖•‖‖•‖•‖•‖•‖•‖‖•‖•‖•‖•‖•‖•‖‖•‖•‖•‖•‖•‖•‖‖•‖•‖‖•‖•‖‖•‖•‖•‖•‖•‖‖•‖

【ご注文方法】

①裏面に注文冊数，氏名等をご記入の上，弊社宛に FAX して下さい。
　このハガキをそのまま投函もできます。
②電話(03-3512-0251)，HP でのご注文も承っております。
→振込用紙同封で書籍をお送りします。(書籍代と,別途送料がかかります。)
③または全国の書店にて，ご注文下さい。

（今後お知らせいただいたご住所宛に，弊社書籍の新刊・改訂のご案内をお送りい
　たします。）

※今後，発行してほしい書籍・CD-ROM のご要望，あるいは既存書籍へのご意見
　がありましたら，ご自由にお書きください。

お客様コード						（わかる場合のみで結構です）

ご住所〔ご自宅又は医療機関・会社等の住所〕	〒		電話番号	
お名前〔ご本人又は医療機関等の名称・部署名〕	（フリガナ）		ご担当者	（法人・団体でご注文の場合）

〔送料〕1～9冊：100円×冊数，10冊以上何冊でも1,000円（消費税別）

書籍	ご注文部数	医療事務100問100答 2024年版 〔2024年4月刊〕	
診療点数早見表 2024年度版 〔2024年5月刊〕		入門・診療報酬の請求 2024-25年版 〔2024年7月刊予定〕	
DPC点数早見表 2024年度版 〔2024年5月刊〕		レセプト請求の全技術 2024-25年版 〔2024年6月刊予定〕	
薬価・効能早見表 2024年4月版 〔2024年4月刊〕		プロのレセプトチェック技術 2024-25年版 〔2024年8月刊予定〕	
受験対策と予想問題集 2024年版 〔2024年7月刊予定〕		在宅診療報酬Q＆A 2024-25年版 〔2024年8月刊予定〕	
診療報酬・完全攻略マニュアル 2024-25年版 〔2024年6月刊予定〕		労災・自賠責請求マニュアル 2024-25年版 〔2024年8月刊予定〕	
医療事務【実践対応】ハンドブック 2024年版 〔2024年5月刊〕		医師事務作業補助・実践入門BOOK 2024-25年版 〔2024年8月刊予定〕	
窓口事務【必携】ハンドブック 2024年版 〔2024年5月刊〕		"保険診療＆請求"ガイドライン 2024-25年版 〔2024年7月刊予定〕	
最新・医療事務入門 2024年版 〔2024年4月刊〕		介護報酬早見表 2024-26年版 〔2024年6月刊〕	
公費負担医療の実際知識 2024年版 〔2024年4月刊〕		介護報酬パーフェクトガイド 2024-26年版 〔2024年6月刊予定〕	
医療関連法の完全知識 2024年版 〔2024年6月刊〕		介護報酬サービスコード表 2024-26年版 〔2024年5月刊〕	
最新 検査・画像診断事典 2024-25年版 〔2024年5月刊〕		特定保険医療材料ガイドブック 2024年度版 〔2024年7月刊予定〕	
手術術式の完全解説 2024-25年版 〔2024年6月刊〕		標準・傷病名事典 Ver.4.0 〔2024年2月刊〕	
臨床手技の完全解説 2024-25年版 〔2024年6月刊〕		外保連試案 2024 〔2023年12月刊〕	
医学管理の完全解説 2024-25年版 〔2024年6月刊予定〕		診療情報管理パーフェクトガイド 2023年改訂新版 〔2023年9月刊〕	
在宅医療の完全解説 2024-25年版 〔2024年7月刊予定〕		【電子カルテ版】診療記録監査の手引き 〔2020年10月刊〕	
レセプト総点検マニュアル 2024年版 〔2024年6月刊〕		"リアル"なクリニック経営―300の鉄則 〔2020年1月刊〕	
診療報酬・完全マスタードリル 2024-25年版 〔2024年5月刊〕		医業経営を"最適化"させる38メソッド 2021年新版 〔2021年4月刊〕	
医療事務【BASIC】問題集 2024 〔2024年5月刊〕		（その他ご注文書籍）	

電子辞書BOX『GiGi-Brain』申込み	※折返し，契約・ダウンロードのご案内をお送りいたします
□ 『GiGi-Brain』を申し込む （□欄に ∨ を入れてください）	
メールアドレス（必須）	

『月刊／保険診療』申込み (番号・文字を○で囲んで下さい)	※割引特典は支払い手続き時に選択できます
① 定期購読を申し込む 〔 〕年〔 〕月号から 〔 1年 or 半年 〕	
② 単品注文する （ 年 月号 冊）	③ 『月刊／保険診療』見本誌を希望する（無料）